Medizin in Haft

Karlheinz Keppler · Wolfgang Lesting
Heino Stöver
Hrsg.

Medizin in Haft

Gesundheitsversorgung im Justiz- und Maßregelvollzug

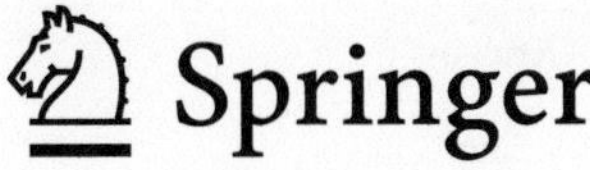

Hrsg.
Karlheinz Keppler
Arzt in verschiedenen
Justizvollzugsanstalten, v.a. Vechta
Niedersachsen, Deutschland

Wolfgang Lesting
ehem. Vorsitzender Richter am
Oberlandesgericht Oldenbrug
Oldenburg, Deutschland

Heino Stöver
Fachbereich 4: Soziale Arbeit und Gesundheit
Frankfurt University of Applied Sciences
Frankfurt am Main, Deutschland

ISBN 978-3-662-69509-8   ISBN 978-3-662-69510-4   (eBook)
https://doi.org/10.1007/978-3-662-69510-4

Die Deutsche Nationalbibliothek verzeichnet diese Publikation in der Deutschen Nationalbibliografie;
detaillierte bibliografische Daten sind im Internet über https://portal.dnb.de abrufbar.

Planung/Lektorat: Renate Scheddin
Springer ist ein Imprint der eingetragenen Gesellschaft Springer-Verlag GmbH, DE und ist ein Teil von
Springer Nature.
Die Anschrift der Gesellschaft ist: Heidelberger Platz 3, 14197 Berlin, Germany

Wenn Sie dieses Produkt entsorgen, geben Sie das Papier bitte zum Recycling.

Inhaltsverzeichnis

Teil IV   Rechtliche Grundlagen D, A, CH

Autorenverzeichnis

Leonel da Cunha Gonçalves Abteilung für Gefängnismedizin, Universitätskliniken Genf, Genf, Schweiz

Jochen Goerdeler Hannover, Deutschland

Gregor Groß JVA Straubing, Straubing, Deutschland

Peter Kastner Wien, Österreich

Karlheinz Keppler Arzt in verschiedenen Justizvollzugsanstalten, v.a. Vechta, Niedersachsen, Deutschland

Wolfgang Lesting ehem. Vorsitzender Richter am Oberlandesgericht Oldenburg, Oldenburg, Deutschland

Rolf Marschner Rechtsanwalt und Fachanwalt für Sozialrecht, München, Deutschland

Jörg Pont Wien, Österreich

Herbert Steinböck Haar, Deutschland

Heino Stöver Fachbereich 4: Soziale Arbeit und Gesundheit, Frankfurt University of Applied Sciences, Frankfurt am Main, Deutschland

Susanne Stübner Zentrum für Stationäre Forensische Therapie, Rheinau, Schweiz

Oliver Weßels Oldenburg, Deutschland

Wilfried Weyl Butzbach, Deutschland

Hans Wolff Abteilung für Gefängnismedizin, Universitätskliniken Genf, Genf, Schweiz

Service de médecine pénitentiaire (SMP), Hôpitaux Universitaires de Genève, Genève, Schweiz

Jochen Woltmann Ärztlicher Direktor, Justizvollzugskrankenhaus NRW, Fröndenberg, Deutschland

Teil I

Einführung in die Gefängnismedizin

Einleitung

1

Wolfgang Lesting, Heino Stöver und Karlheinz Keppler

Von der Öffentlichkeit noch immer weitgehend unbeachtet gehen Ärzte und Pfleger im Straf- und Maßregelvollzug ihren anspruchsvollen Berufen nach. Während für Außenstehende im wahrsten Sinne des Wortes hohe Mauern Einblicke verwehren, können die im Vollzug Beschäftigten nur selten mit ernsthaftem Interesse statt oberflächlicher Neugierde hinsichtlich ihrer ungewöhnlichen Tätigkeit rechnen. Selbst wer sich mit Gefängnissen und Maßregelvollzugseinrichtungen näher beschäftigt, ist nur selten mit den speziellen Fragen der gesundheitlichen Versorgungssituation Gefangener konfrontiert. Auch im wissenschaftlichen Diskurs waren die Praxis, Problembereiche und Perspektiven der gesundheitlichen Versorgung von Gefangenen und Untergebrachten lange Zeit kaum Thema. Berührungspunkte zwischen Medizin und Vollzug bestehen zunächst lediglich für die kleine Gruppe von Gefängnisärzten, deren beruflicher Alltag weder Gegenstand ihres Studiums war, noch verstärkt Anlass für grundsätzlichere Fragestellungen zu bieten schien, weil der starre juristische Rahmen vorgegeben ist und die haftspezifischen fachlichen Herausforderungen vorrangig scheinen. Für die wenigen Juristen, die sich mit dem eher abseitigen Vollzugsrecht beschäftigen, sei es als Anstaltsleiter, Richter oder Rechtsanwalt, stehen häufig andere Fragen des Vollzugsalltags im Vordergrund, während die Leistungen und Mängel der medizinischen Versorgung eher nebensächlich sind. Die lange Zeit vergleichsweise geringe Anzahl wissenschaftlicher

W. Lesting (✉)
ehem. Vorsitzender Richter am Oberlandesgericht Oldenburg, Oldenburg, Deutschland
e-mail: wolfgang.lesting@icloud.com

H. Stöver
Fachbereich 4: Soziale Arbeit und Gesundheit, Frankfurt University of Applied Sciences, Frankfurt am Main, Deutschland
e-mail: hstoever@fb4.fra-uas.de

K. Keppler
Arzt in verschiedenen Justizvollzugsanstalten, v.a. Vechta, Niedersachsen, Deutschland

© Der/die Autor(en), exklusiv lizenziert an Springer-Verlag GmbH, DE, ein Teil von Springer Nature 2024
K. Keppler et al. (Hrsg.), *Medizin in Haft*,
https://doi.org/10.1007/978-3-662-69510-4_1

3

Veröffentlichungen zu Fragen der Gesundheitsfürsorge im Vollzug beschränkte sich meist auf kürzere Aufsätze zu Teilaspekten oder knappe Erläuterungen der einschlägigen Vorschriften in juristischen Kommentaren und Lehrbüchern.

Aus medizinischer Perspektive gewann das Thema erst im Jahr 2009 an Bedeutung, als zwei Herausgeber auch dieses Buches mit *Gefängnismedizin – Medizinische Versorgung unter Haftbedingungen* ein multiprofessionelles, interdisziplinäres Werk von 34 Autoren vorlegten (Keppler und Stöver 2009). Der erstaunliche Einfluss, den dieses Werk in den Folgejahren erreichen sollte, erklärt sich vermutlich nicht nur aus den fehlenden einschlägigen Veröffentlichungen, sondern auch daraus, dass es den Herausgebern und Autoren gelungen war, das Buch im führenden medizinischen Fachverlag zu publizieren und damit die Anstaltsmedizin im medizinischen Kontext zu verankern sowie mit seinem umfassenden Ansatz den Berufsalltag, die Problembereiche und Perspektiven intramuraler Medizin in nationaler und internationaler Perspektive zu beleuchten. Die kurzen, bewusst praxisnahen und auf den beruflichen Alltag von Ärzten und Pflegern zugeschnittenen Beiträge thematisierten nicht nur die ethischen und gesetzlichen Grundlagen der medizinischen Versorgung in unterschiedlichen geschlossenen Einrichtungen wie Haftanstalten, dem Polizeigewahrsam oder Maßregelvollzug und ihre jeweiligen organisatorischen Besonderheiten, sondern vermittelten zugleich Einblicke in eine Vielzahl unterschiedlicher Tätigkeitsfelder und Aufgabenbereiche.

Trotz überschaubarer Verkaufszahlen erfuhr das Buch eine bemerkenswert breite Rezeption. Zu den langfristigen Folgen der durch die Veröffentlichung gestiegenen fachspezifischen Aufmerksamkeit und offen zutage getretenen Rekrutierungsproblemen könnte vielleicht sogar gehören, dass mit der Gefängnismedizin im Modellstudiengang Humanmedizin an der Universitätsmedizin Oldenburg (Weßels und Dehlfing 2023) ein Projekt zur Gewinnung von Nachwuchskräften etabliert wurde und dem Ärztemangel in Justizvollzugsanstalten auch durch eine Kooperationsvereinbarung der Justiz NRW mit der Universität Witten/Herdecke (Münster und Möller 2023) entgegengewirkt werden soll. Schließlich hatte Keppler in dem genannten Werk (Keppler 2009, S. 305) erste Überlegungen zu einem Curriculum für die ärztliche Arbeit im Justizvollzug angestellt und damit dringend notwendige Anstöße geliefert, um der absehbaren Problematik zu begegnen.

Zu den erstaunlichen Nachwirkungen des Buches gehört sicherlich auch, dass in der Folgezeit weitere Veröffentlichungen folgten, in denen einzelne Aspekte der Medizin und Pflege vertieft und andere hinzufügt wurden. Dies betrifft insbesondere *Gesundheit im Gefängnis – Ansätze und Erfahrungen mit Gesundheitsförderung in totalen Institutionen* (Bögemann et al. 2010). Der Fokus der Autoren dieses Werkes liegt neben der Schilderung typischer gesundheitlicher Problemlagen der Gefangenenpopulation v. a. auf dem Aspekt der Gesundheitsförderung durch eine Stärkung gesundheitlicher Handlungskompetenzen von Gefangenen wie auch Bediensteten und der Vermittlung praktischer Strategien gesundheitsfördernden Verhaltens. Einige Jahre später erschien mit *Gesundheit und Haft – Handbuch für Justiz, Medizin, Psychologie und Sozialarbeit* (Lehmann et al. 2014) ein mit der *Gefängnismedizin* konzeptionell vergleichbarer Sammelband für Leser unterschiedlicher Ziel- und Berufsgruppen. Ein besonderer Schwerpunkt der in diesem umfangreichen Werk versammelten Beiträge liegt auf der in seinen folgenreichen Auswirkungen nicht zu unterschätzenden Notwendigkeit einer Kontinuität medizinischer Behandlungen in Sinne einer gleichmäßigen und durchgehenden Versorgung, die Behandlungsunterbrechungen oder -abbrüche durch und nach einer Inhaftierung möglichst vermeidet, Versorgungsschwierigkeiten minimiert und die gesundheitliche Situation der Gefangenen generell verbessert. Dabei werden die typischen Phasen einer Inhaftierung, spezielle Problemlagen, Krankheitsbilder und Zielgruppen ebenso in den Blick genommen wie die Situation in einigen europäischen Nachbarstaaten.

Zur Aktualität des Themas tragen inzwischen auch die von den Herausgebern der *Gefängnismedizin* jährlich organisierten Frankfurter „Gefängnismedizintage"[1] bei, die einem stetig wachsenden Publikum aus Vollzugsbediensteten, Mitarbeitern von Aufsichtsbehörden und weiteren, mit Fragen der Gefängnismedizin und Pflege Befassten Gelegenheit zum fachlichen Austausch bieten und innovative Behandlungsansätze neben neuen, bei Abhängigkeitserkrankungen auch medikamentösen Behandlungsformen vermitteln.

Im juristischen Kontext wurde die *Gefängnismedizin* auch deshalb so umfangreich rezipiert, weil das Thema der medizinischen Versorgung im Strafvollzug nahezu zeitgleich verstärkt Gegenstand rechtlicher Auseinandersetzungen und rechtswissenschaftlicher Veröffentlichungen geworden war. Von kleineren Zeitschriftenbeiträgen mit zumeist begrenzter Thematik abgesehen waren neben vereinzelten juristischen Dissertationen (Kirschke 2003; Schäfer 2009) insbesondere zwei Tagungsbände nicht zuletzt wegen der ausgewiesenen Referenten von großer Bedeutung: Dabei handelt es sich zum einen um *Intramurale Medizin – Gesundheitsfürsorge zwischen Heilauftrag und Strafvollzug* (Hillenkamp und Tag 2005), zum anderen um *Intramurale Medizin im internationalen Vergleich – Gesundheitsfürsorge zwischen Heilauftrag und Strafvollzug im Schweizerischen und internationalen Diskurs* (Hillenkamp und Tag 2008). Beide Publikationen benannten teils erhebliche Defizite und gaben Anstöße für Wissenschaft, Praxis und Kriminalpolitik zugleich aus internationaler Perspektive. Bezeichnend für die gestiegene Aufmerksamkeit, die die Gefängnismedizin in der Rechtswissenschaft danach erfahren hat, ist auch, dass in den letzten Jahren in renommierten medizinrechtlichen Zeitschriften und einer Festschrift Aufsätze zum Thema erschienen (Brettel 2017; Lesting 2018; Lindner und Huber 2019), die Zeitschrift *Forum Strafvollzug* dem Thema zwei Sonderhefte widmete[2] und sich gleichzeitig der Umfang einschlägiger Darstellungen und Kommentierungen in den juristischen Lehrbüchern und Kommentaren bemerkenswert erhöhte, was v. a. auf der Berücksichtigung und Einarbeitung des gewachsenen Schrifttums beruhen dürfte, während die Anzahl gerichtlicher Entscheidungen der zuständigen Strafvollstreckungskammern und -senate zur medizinischen Versorgung und Behandlung vermutlich zwar ebenfalls zugenommen haben dürfte, im Spektrum möglicher Streitgegenstände vor Gericht

---

[1] https://www.sv-veranstaltungen.de/de/event/gefaengnismedizin-tage/.
[2] Schwerpunkthefte 5/2013 und 3/2023.

aber weitgehend unverändert von geringerer Bedeutung[3] blieb, sodass hinsichtlich der Rechtsprechung weniger Ergänzungsbedarf bestand.

Die verstärkte Aufmerksamkeit gegenüber dem Thema und die einschlägigen Veröffentlichungen in der Medizin und Rechtswissenschaft haben aber zugleich dazu geführt, dass ältere Beiträge oftmals überholt erscheinen und dringend einer Überarbeitung und Aktualisierung bedürfen. Dies gilt gleichermaßen für die Beiträge in der *Gefängnismedizin*. Was vor 15 Jahren noch mitteilenswert erschien, ist heute wahrscheinlich zumindest den interessierten Kreisen wohlbekannt, wo offene Fragen oder Klärungsbedarf bestand, sind möglicherweise Lösungen gefunden und was undenkbar schien, gehört inzwischen womöglich zur alltäglichen Praxis. Gleichzeitig haben sich neue Problemfelder aufgetan und vorher unbekannte Schwierigkeiten gezeigt.

Wir versuchen deshalb mit dem vorliegenden Buch zugleich einen Spagat zwischen einer aktualisierten Neuauflage und einem gänzlich neuen Konzept umzusetzen. Dazu haben wir den Anspruch einer primär praxisorientierten, flächendeckenden Beschreibung der Anstaltsmedizin aufgegeben und uns auf die Darstellung einiger ausgewählter Bereiche mit einem wissenschaftlichen Anspruch konzentriert. Dies geschah teils freiwillig, weil eine umfassendere Bearbeitung unsere Kapazitäten gesprengt hätte, teils notgedrungen, weil uns Autoren oder Zugänge zu den hierfür erforderlichen Daten fehlten. So scheiterte die Idee einer umfassenden Bestandsaufnahme der Anstaltsmedizin mit Angaben etwa zur personellen und sachlichen Ausstattung an öffentlich zugänglichen Quellen und dem absehbaren Unwillen der Länder, entsprechende Daten zur Verfügung zu stellen und sich damit möglicherweise einer externen Kritik oder einem ungewollten Ranking zwischen den Ländern auszusetzen. Dabei zeigt doch die beispielhafte Untersuchung zur medizinischen Versorgung im baden-württembergischen Justizvollzug,[4] welche Bedeutung einem transparenten Vorgehen zukommen kann, um nicht nur den aktuellen Zustand zu erfassen, sondern auch vorhandene Stärken und Schwächen aufzuzeigen.

Wir hoffen dennoch, mit unseren Beiträgen zur gesundheitlichen Versorgung im Justiz- und Maßregelvollzug in Deutschland, Österreich und der Schweiz der interessierten Leserschaft einen aktuellen Zustandsbericht vorlegen, die wissenschaftliche Diskussion weiterführen und Anhaltspunkte für notwendige Verbesserungen geben zu können.

März 2024
Wolfgang Lesting/Heino Stöver/Karlheinz Keppler

---

[3] Eine allerdings ältere Untersuchung zu den Streitgegenständen beim OLG kam auf einen Anteil von lediglich 3,7 % (Feest, J.; Lesting, W.; Selling, P. Totale Institution und Rechtsschutz, Opladen 1997, 48) bei einem insgesamt vergleichsweise geringen Beschwerdeaufkommen.

[4] Abschlussbericht der Expertenkommission zur medizinischen Versorgung im baden-württembergischen Justizvollzug von 2021, abrufbar unter justiz-bw.de.

Literatur

Bögemann H, Keppler K, Stöver H (Hrsg) (2010) Gesundheit im Gefängnis. Ansätze und Erfahrungen mit Gesundheitsförderung in totalen Institutionen. Juventa, Weinheim/München

Brettel H (2017) Patientenrechte von Strafgefangenen. GesR 16:477–483

Hillenkamp T, Tag B (Hrsg) (2005) Intramurale Medizin – Gesundheitsfürsorge zwischen Heilauftrag und Strafvollzug. Springer, Berlin/Heidelberg

Hillenkamp T, Tag B (Hrsg) (2008) Intramurale Medizin im internationalen Vergleich – Gesundheitsfürsorge zwischen Heilauftrag und Strafvollzug im Schweizerischen und internationalen Diskurs. Springer, Berlin

Keppler in Keppler/Stöver 2009, 305

Keppler K, Stöver H (Hrsg) (2009) Gefängnismedizin. Medizinische Versorgung unter Haftbedingungen. Thieme, Stuttgart/New York

Kirschke B (2003) Medizinische Versorgung im Strafvollzug. Kovac, Hamburg

Lehmann M, Behrens M, Drees H (Hrsg) (2014) Gesundheit und Haft. Handbuch für Justiz, Medizin, Psychologie und Sozialarbeit. Pabst Science Publishers, Lengerich (Westfalen)

Lesting W (2018) Die rechtlichen Grundlagen der medizinischen Versorgung im deutschen Strafvollzug. MedR 36:69–73

Lindner, F. J.; Huber, F. Medizinische Versorgung von Strafgefangenen. Zur Anwendung der §§ 630a ff. im Strafvollzug, In: Beckmann, R., Duttke, G.; Gärditz, F. K.; Hillgruber, Ch.; Windhövel, Th. (Hrsg.) Gedächtnisschrift für Herbert Tröndle, Duncker & Humblot, Berlin 2019, 443.

Münster E, Möller (2023) , Ministerium der Justiz NRW schließt Kooperationsvereinbarung mit der Universität Witten/Herdecke Ärztemangel in Justizvollzugsanstalten entgegenwirken. Forum Strafvollzug 3:156

Schäfer AT (2009) Rechtliche Probleme der medizinischen Versorgung im Strafvollzug. Kovac, Hamburg

Weßels O, Dehlfing A (2023) Gefängnismedizin im Modellstudiengang Humanmedizin an der Universitätsmedizin Oldenburg; Projekt zur Gewinnung von Nachwuchskräften und zur künftigen Sicherstellung der ärztlichen Versorgung in Justizvollzugsanstalten in Niedersachsen. Forum Strafvollzug 3:157

Medizinische Ethik in der Behandlung von inhaftierten Menschen

2

Jörg Pont

Menschen in Haft befinden sich hinsichtlich ihrer Gesundheitspflege in völliger Abhängigkeit von der Gefängnisverwaltung. Da der Staat (und nicht die Gefängnisverwaltung) ihnen die Freiheit genommen hat, trägt der Staat als Ganzes die Verpflichtung für die Gesundheitspflege Inhaftierter „auf höchst erreichbarem Standard" zu sorgen.[1,2] Gesundheitspflege auf höchst erreichbarem Standard erfordert höchste ärztliche und pflegerische Professionalität und medizinische Ethik.

Die Grundsätze medizinischer Ethik[3,4] bei der Behandlung von Menschen in Freiheit gelten in gleicher Weise bei der Behandlung inhaftierter Menschen. Nach den Europäischen Strafvollzugsgrundsätzen behalten Personen, denen die Freiheit entzogen ist, alle Rechte, die ihnen durch die Entscheidung, mit der über sie eine Freiheitsstrafe verhängt oder die Untersuchungshaft angeordnet wird, nicht aberkannt werden.[5] Das bedeutet, dass inhaftierte Menschen, ebenso wie Menschen in

---

[1] WHO, UNODC. Good governance for prison health in the 21st century. A policy brief on the organization of prison health, 2013. https://www.unodc.org/documents/hivaids/publications/Prisons_and_other_closed_settings/Good-governance-for-prison-health-in-the-21st-century.pdf.

[2] United Nations. International Covenant on Economic, Social and Cultural Rights, 1966. https://www.ohchr.org/en/instruments-mechanisms/instruments/international-covenant-economic-social-and-cultural-rights.

[3] World Medical Association (WMA) International Code of Medical Ethics. https://www.wma.net/policies-post/wma-international-code-of-medical-ethics/.

[4] WMA Medical Ethics Manual, 2005. https://www.whcaonline.org/uploads/publications/em_en.pdf.

[5] Council of Europe. European prison Rules, 2006. https://rm.coe.int/european-prison-rules-978-92-871-5982-3/16806ab9ae.

J. Pont (✉)
Wien, Österreich
e-mail: joerg.pont@meduniwien.ac.at

© Der/die Autor(en), exklusiv lizenziert an Springer-Verlag GmbH, DE, ein Teil von Springer Nature 2024
K. Keppler et al. (Hrsg.), *Medizin in Haft*,
https://doi.org/10.1007/978-3-662-69510-4_2

Freiheit, das Recht auf den höchst erreichbaren Standard physischer und mentaler Gesundheit besitzen.[2]

Vor dem Hintergrund dieser Feststellungen erhebt sich die Frage, warum Überlegungen zu medizinischer Ethik bei der Behandlung von inhaftierten Menschen überhaupt erforderlich sind. Der Grund hierfür liegt in den Besonderheiten der Haft und der Haftinstitutionen, wie sie bei Polizeihaft, Untersuchungshaft, Verbüßung von Freiheitsstrafen, Maßnahmenvollzug und Abschiebe- und Auslieferungshaft vorliegen: Deren Aufgabe ist der Vollzug und die Sicherung der Freiheitsbeschränkung nach den Bestimmungen der einschlägigen Gesetze, also eine völlig andere Zielsetzung als die der Gesundheitsbetreuung nach den Grundsätzen medizinischer Ethik.

Daraus resultieren Konfliktsituationen zwischen Vorgaben des Vollzuges – wie Sicherheit und Ordnung an erster Stelle, Ressourcen- und Personalmangelmangel, Besoldung des Gesundheitspersonals durch die Gefängnisbehörden, pathogene Haftbedingungen durch Verminderung der Selbstbestimmung und Abschottung vom familiären Umfeld und der Gesellschaft – und denen optimaler Gesundheitsbetreuung – wie PatientInautonomie, medizinische Vertraulichkeit, medizinisch-professionelle Unabhängigkeit, Gesundheitsvorsorge, Nachsorge und Gesundheitsförderung mit eigenverantwortlicher Selbstbestimmung. Dieses Konfliktpotenzial erfordert nicht nur, dass inhaftierte Menschen betreuendes medizinisches Personal strikt auf solider ethischer Grundlage agiert, sondern auch, dass die Grundlagen medizinischer Ethik den anderen AkteurInnen im Gefängnis – Inhaftierten, JustizwachebeamtInnen und der Gefängnisadministration – bekannt sind und von ihnen akzeptiert werden.

Aus diesem Grund haben nationale und internationalen Organisationen es als erforderlich erachtet, Empfehlungen und Grundsätze medizinischer Ethik bei der Behandlung inhaftierter Menschen auszuarbeiten und in Prinzipien, Richtlinien, Regeln, Deklarationen, Statements, Protokollen oder Empfehlungen darzulegen. Die wichtigsten sind in Tab. 2.1 aufgelistet.

In Berücksichtigung besonders vulnerabler inhaftierter Menschen – Frauen, Minderjähriger und Transgender/LGBTQI-Personen – wurden medizin-ethische Richtlinien spezifiziert auf deren Bedürfnisse in den Bangkok Rules für Frauen[6], in den Beijing Rules für Jugendliche[7] und in einem Technical Brief für Transgender/LGBTQI-Personen[8] vorgelegt.

---

[6] Bangkok Rules, United Nations Rules for the Treatment of Women Prisoners and Non-custodial Measures for Women Offenders with their Commentary, UNODC 2011. https://www.unodc.org/documents/justice-and-prison-reform/Bangkok_Rules_ENG_22032015.pdf.

[7] Beijing Rules, United Nations Rules for the Protection of Juveniles Deprived of their Liberty. www.ohchr.org/en/instruments-mechanisms/instruments/united-nations-rules-protection-juveniles-deprived-their-liberty.

[8] Technical Brief: Transgender People and HIV in Prisons and Other Closed Settings. UNODC, WHO, UNAIDS, UNDP, Penal Reform International, www.unodc.org/documents/hiv-aids/publications/Prisons_and_other_closed_settings/22-03088_Transgender_HIV_E_ebook.pdf.

Tab. 2.1 Dokumente zu Grundsätzen medizinischer Ethik bei der Behandlung inhaftierter Menschen

United Nations
Principles of Medical Ethics relevant to the Role of Health Personnel, particularly Physicians, in the Protection of Prisoners and Detainees against Torture and Other Cruel, Inhuman or Degrading Treatment or Punishment, 1982. www.ohchr.org/en/instruments-mechanisms/instruments/principles-medical-ethics-relevant-role-health-personnel
The United Nations Standard Minimum Rules for the Treatment of Prisoners (the Nelson Mandela Rules), 2015. www.unodc.org/documents/justice-and-prison-reform/Nelson_Mandela_Rules-E-ebook.pdf
Istanbul Protocol: Manual on the Effective Investigation and Documentation of Torture and Other Cruel, Inhuman or Degrading Treatment or Punishment (2022 edition). www.ohchr.org/en/publications/policy-and-methodological-publications/istanbul-protocol-manual-effective-0
Europarat
Recommendation no. R (98) 71 of the Committee of Ministers to member states concerning the ethical and organisational aspects of health care in prison, 1998. https://rm.coe.int/16804fb13c
Recommendation Rec(2006)2-rev of the Committee of Ministers to member states on the European Prison Rules, 2020. https://search.coe.int/cm/Pages/result_details.aspx?ObjectID=09000016809ee581
Health care services in prisons. Extract from the 3rd General Report of the European Committee for the Prevention of Torture and Inhuman or Degrading Treatment or Punishment (CPT), 1993. https://rm.coe.int/16806ce943
Prison health care and medical ethics. A manual for health-care workers and other prison staff with responsibility for prisoners' well-being, 2014. https://rm.coe.int/publications-healthcare-manual-web-a5-e/16806ab9b5
World Medical Association (WMA)
WMA Declaration of Tokyo – Guidelines for physicians concerning torture and other cruel, inhuman or degrading treatment or punishment in relation to detention and imprisonment, 1975, rev 2016. www.wma.net/policies-post/wma-declaration-of-tokyo-guidelines-for-physicians-concerning-torture-and-other-cruel-inhuman-or-degrading-treatment-or-punishment-in-relation-to-detention-and-imprisonment/
WMA Declaration of Hamburg concerning Support for Medical Doctors Refusing to Participate in, or to Condone, the Use of Torture and Other Cruel, Inhuman or Degrading Treatment, 1997, rev. 2017. www.wma.net/policies-post/wma-declaration-of-hamburg-concerning-support-for-medical-doctors-refusing-to-participate-in-or-to-condone-the-use-of-torture-or-other-forms-of-cruel-inhuman-or-degrading-treatment/
WMA Resolution on the Responsibility of Physicians in the Denunciation of Acts of Torture or Cruel or Inhuman or Degrading Treatment of which they are aware, 2003. www.wma.net/policies-post/wma-resolution-on-the-responsibility-of-physicians-in-the-documentation-and-denunciation-of-acts-of-torture-or-cruel-or-inhuman-or-degrading-treatment/
WMA Declaration of Malta on Hunger Strikers, 1991, rev. 2017. www.wma.net/policies-post/wma-declaration-of-malta-on-hunger-strikers/
WMA Statement on Body Searches of Prisoners, 1993, rev. 2016. www.wma.net/policies-post/wma-statement-on-body-searches-of-prisoners/
WMA Statement on Solitary Confinement, 2014, rev. 2019. www.wma.net/policies-post/wma-statement-on-solitary-confinement/

(Fortsetzung)

Tab. 2.1 (Fortsetzung)

WMA Declaration of Edinburgh on Prison Conditions and the Spread of Communicable Diseases, 2000, rev. 2022. www.wma.net/policies-post/wma-declaration-of-edinburgh-on-prison-conditions-and-the-spread-of-tuberculosis-and-other-communicable-diseases/
International Council of Nurses (ICN)
Position Statement Nurses' role in the care of detainees and prisoners, 1998, rev. 2011. www.icn.ch/sites/default/files/inline-files/A13_Nurses_Role_Detainees_Prisoners.pdf
World Health Organisation (WHO)
Prisons and Health, WHO Regional Office for Europe, 2014. https://intranet.euro.who.int/__data/assets/pdf_file/0005/249188/Prisons-and-Health.pdf
Health without Barriers (HWB), the European Federation for Prison Health
Human Rights Charta of Health without Barriers (HWB), the European Federation for Prison Health, 2017. https://www.healthwithoutbarriers.org/_files/ugd/85e3fe_b419aa98ed404d12be73005a5bd98 29b.pdf
Schweizerische Akademie der Medizinischen Wissenschaften (SAMW)
Medizin-ethische Richtlinien. Ausübung der ärztlichen Tätigkeit bei inhaftierten Personen. SAMW, 2018. https://www.samw.ch/de/Publikationen/Richtlinien.html

In den zitierten Dokumenten wurden im Konsens folgende Grundsätze medizinischer Ethik bei der Behandlung von inhaftierten Menschen festgelegt:

- Die einzige Aufgabe von Gesundheitspersonal ist die Betreuung der physischen und mentalen Gesundheit der Gefangenen.
  - Ungehinderter Zugang zur Gesundheitsbetreuung.
  - Äquivalente und adäquate Gesundheitsbetreuung mit Integration in das öffentliche Gesundheitswesen (Äquivalenzprinzip).
  - PatientIneinverständnis und Verschwiegenheit des Gesundheitspersonals.
  - Gesundheitsvorsorge.
  - Humanitärer Beistand.
  - Professionelle Unabhängigkeit.
  - Professionelle Kompetenz.
  - Verpflichtung, Gewalt, Misshandlungen und Folter an inhaftierten Personen zu identifizieren, dokumentieren und anzuzeigen.

Diese Grundsätze werden im Folgenden im Einzelnen und mit praktischem Bezug diskutiert.

Die einzige Aufgabe von Gesundheitspersonal ist die Betreuung der physischen und mentalen Gesundheit der Gefangenen

Diese Aufgabe schließt die Prävention, Erkennung und individuelle Behandlung von Gesundheitsstörungen (einschließlich Aufdeckung, Behandlung, Dokumentation und Anzeige von Gewaltanwendung), Gesundheitsförderung („health promotion") und die Beratung der Gefängnisadministration hinsichtlich Bereitstellung gesunder und Vermeidung der Gesundheit abträglicher Lebensbedingungen für die Inhaftierten ein.[9]

Dieser Grundsatz weist darauf hin, dass medizinische Interventionen, die nicht im Interesse von Gesundheit und Wohlergehen der Gefangenen, sondern im Interesse oder über Auftrag Dritter, wie der Gefängnisadministration oder anderer Behörden liegen, vom behandelnden Gesundheitspersonal nicht durchgeführt werden sollen. Dazu zählt jegliche Mitwirkung bei der Anordnung und Durchführung von Zwangsmaßnahmen und disziplinären Strafen wie Leibesvisitationen[10,11], Drogentests für die Aufrechterhaltung von Sicherheit und Ordnung und das Erstellen medizinischer Atteste für die Unbedenklichkeit disziplinärer Strafen wie Einzelhaft.[11,12] Sollten solche Interventionen erforderlich werden, so sollen sie von Fachpersonen, die nicht mit der gesundheitlichen Betreuung von Gefangenen betraut sind, durchgeführt werden. Die Haltung internationaler Gremien zu diesem Grundsatz ist eindeutig:

„OHCR Principles of Medical Ethics: 3. It is a contravention of medical ethics for health personnel, particularly physicians, to be involved in any professional relationship with prisoners or detainees the purpose of which is not solely to evaluate, protect or improve their physical and mental health.[13]

CPT Health care services in prisons. Extract from the 3rd General Report: 73. A prison doctor acts as a patient's personal doctor. Consequently, in the interests of safeguarding the doctor/patient relationship, he should not be asked to certify that a prisoner is fit to undergo punishment. Nor should he carry out any body searches or examinations requested by an authority, except in an emergency when no other doctor can be called in.[11]

The Nelson Mandela Rules: 46.1. Health-care personnel shall not have any role in the imposition of disciplinary sanctions or other restrictive measures."[12]

Es ist aber die Aufgabe des Gesundheitspersonals, Inhaftierte in disziplinärer Einzelhaft täglich zu untersuchen und Einwand gegen eine Fortsetzung der Isolation zu erheben, wenn dies aus gesundheitlichen Gründen geboten erscheint[9,12] sowie nach jeglicher Anwendung von Gewalt eventuelle Gesundheitsfolgen zu untersuchen, zu behandeln und zu dokumentieren.[14]

[9] Recommendation Rec(2006)2-rev of the Committee of Ministers to member States on the European Prison Rules, 2020. https://search.coe.int/cm/Pages/result_details.aspx?ObjectID=09000016809ee581.

[10] WMA Statement on Body Searches of Prisoners, 1993, rev.2016. www.wma.net/policies-post/wma-statement-on-body-searches-of-prisoners/.

[11] Health care services in prisons. Extract from the 3rd General Report of the CPT, 1993. https://rm.coe.int/16806ce943.

[12] The United Nations Standard Minimum Rules for the Treatment of Prisoners (the Nelson Mandela Rules), 2015. Rule 46. www.unodc.org/documents/justice-and-prison-reform/Nelson_Mandela_Rules-E-ebook.pdf.

[13] Principles of Medical Ethics relevant to the Role of Health Personnel, particularly Physicians, in the Protection of Prisoners and Detainees against Torture and Other Cruel, Inhuman or Degrading Treatment or Punishment, 1982. www.ohchr.org/en/instruments-mechanisms/instruments/principles-medical-ethics-relevant-role-health-personnel.

[14] Istanbul Protocol: Manual on the Effective Investigation and Documentation of Torture and Other Cruel, Inhuman or Degrading Treatment or Punishment (2022 edition). www.ohchr.org/en/publications/policy-and-methodological-publications/istanbul-protocol-manual-effective-0.

Unabhängigkeit bedingt eine strikte Aufgabentrennung. Unter diesem Grundsatz (aber auch dem Grundsatz der ärztlichen Schweigepflicht) ist die gleichzeitige Tätigkeit als BehandlerIn und als GutachterIn eines/einer inhaftierten PatientIn unvereinbar,[15] insbesondere für PatientInnen im Maßnahmenvollzug. Organisatorisch getrennt bleiben sollte auch die Gesundheitsbetreuung von Gefängnispersonal durch Inhaftierte betreuendes Gesundheitspersonal – Notfallsituationen sind freilich ausgenommen.[16]

2.1 Ungehinderter Zugang zur Gesundheitsbetreuung

Es ist der Staat, der mit der Aufgabe, für die Gesundheitspflege Inhaftierter zu sorgen, verpflichtet ist, die personellen und materiellen Voraussetzungen zu schaffen, um Inhaftierten den ungehinderten Zugang zur Gesundheitsbetreuung zu sichern. Das stellt in Zeiten knapper öffentlicher Ressourcen, Mangel an ÄrztInnen und PflegerInnen in der Gesellschaft und mangelnder politischer Priorität und Popularität von Gesundheit in Haft eine beträchtliche Herausforderung dar. Umso mehr obliegt es dem mit der Betreuung Inhaftierter betrauten Gesundheitspersonal, den personellen und materiellen Bedarf für seine Aufgabe zu belegen, zu dokumentieren und einzufordern.

Diese Aufgabe umschließt im Rahmen der primären Gesundheitsbetreuung die gründliche Aufnahmeuntersuchung, die binnen 24 h erfolgen soll[11], die unverzögerte Konsultation von ÄrztInnen und PflegerInnen, wann immer Inhaftierte dies wünschen und benötigen, die Organisation von jederzeit einsatzbereiter medizinischer Notfallhilfe und die ärztliche Entlassungsuntersuchung. Die primäre ärztliche Betreuung soll durch ÄrztInnen mit allgemeinmedizinischer oder familienmedizinischer Ausbildung erfolgen, zusätzlich soll jede Haftanstalt die Dienste von ZahnärztInnen und PsychiaterInnen gewährleisten sowie für Frauen und Mütter mit Kindern GynäkologInnen und PädiaterInnen. Für erforderliche weitere, sekundäre, spezialisierte Gesundheitsbetreuung ist die poliklinische Betreuung durch FachärztInnen oder Fachabteilungen an Krankenhäusern sicherzustellen.

Alle diese Leistungen sollen den Inhaftierten gewährleistet werden, ohne dass sie dafür zahlen müssen (Nelson Mandela Rule 24).[12]

Information über die in der Haft vorhandenen Gesundheitsdienste durch die Gesundheitsbetreuer bei der Aufnahmeuntersuchung und/oder schriftliche Information, wie sie kontaktiert werden können, erleichtern den Zugang. Die Anmeldung zu Untersuchungen und Konsultationen soll unter Wahrung medizinischer Vertraulichkeit erfolgen und ohne Triage durch nichtmedizinisches Personal. Nachfolgeunter-

---

[15]Medizin-ethische Richtlinien. Ausübung der ärztlichen Tätigkeit bei inhaftierten Personen. SAMW, 2018. file:///C:/Users/1856943%202Y/Downloads/richtlinien_samw_aerztliche_taetigkeit_inhaftierte_personen_2002.pdf.

[16]Prison health care and medical ethics. A manual for health-care workers and other prison staff with responsibility for prisoners' well-being, 2014. https://rm.coe.int/publications-healthcare-manual-web-a5-e/16806ab9b5.

suchungen sollten nicht nur mit den PatientInnen vereinbart, sondern auch systemisch programmiert werden. Die Ordinations- und Behandlungsräume sollen barrierefrei erreichbar sein, Verständigungsproblemen wie Sprachbarrieren oder sensorische Beeinträchtigung muss durch geeignete Maßnahmen Rechnung getragen werden (professionelle DolmetscherInnen, am besten vor Ort, oder wenn dies nicht möglich ist per Telefon- oder Videoschaltung).

Der unbehinderte Zugang zu medikamentöser Therapie in Haft erfordert auch die unverzügliche Verfügbarkeit aller in primärer Gesundheitspflege notwendiger Medikamente, etwa gemäß der WHO- Liste essenzieller Medikamente. [17]

2.2 Äquivalente und adäquate Gesundheitsbetreuung mit Integration in das öffentliche Gesundheitswesen

Dieser Grundsatz, ursprünglich Äquivalenz der Betreuung[11] oder Äquivalenzprinzip genannt und als solches häufig zitiert und diskutiert, hat in den letzten Jahren in zweierlei Hinsicht eine Erweiterung erfahren:

Bei Festlegung dieses Grundsatzes in den Dokumenten der Vereinten Nationen[13,18] und des Europarates[11] wurde die geforderte Gleichwertigkeit der gesundheitlichen Betreuung Gefangener an den Parametern gleiche Qualität und Standard, gleicher Zugang und vergleichbare Bedingungen wie bei der Betreuung von Menschen in Freiheit festgemacht. Obwohl diese Kriterien in vielen Haftsystemen und Haftanstalten bei weitem noch nicht erreicht sind, haben praktische Erfahrung und wissenschaftliche Erkenntnis zur Überzeugung geführt, dass sie allein nicht ausreichen, um das eigentliche Ziel, gleich gute Ergebnisse der Gesundheitsbetreuung in Haft wie in Freiheit, zu erreichen: Die Prävalenz von zahlreichen Gesundheitsstörungen bei Inhaftierten, psychischen Erkrankungen, Suizidalität, Gewaltbereitschaft und Gewalterfahrung, Abhängigkeit von psychoaktiven Drogen, Infektionserkrankungen Hepatitis C und B, HIV/AIDS, Tuberkulose und anderen chronischen Krankheiten ist um ein Vielfaches höher als in der Allgemeinbevölkerung.[19] Es sind daher in Anbetracht des deutlich schlechteren Gesundheitszustandes Inhaftierter, der potenziell pathogenen Haftsituation, der alleinigen Verantwortung des Staates für die Gesundheit Gefangener und deren Bedeutung für die öffentliche Gesundheit, sogar ein besserer Zugang, höherer Aufwand und mehr Leistungen als für die Allgemeinbevölkerung erforderlich, um ein gleichwertiges Ergebnis der Gesundheitsbetreuung für Menschen in Haft zu erzielen.

Um äquivalente und adäquate medizinische Betreuung in Haft unter Verantwortung des Staates zu erreichen, erscheint eine weitgehende Integration in öffentliche Gesundheitsstrukturen unumgänglich.[1] Da die Integration die institutionelle Konse-

---

[17] World Health Organization Model List of Essential Medicines, 2023. file:///C:/Users/1856943%202Y/Downloads/WHO-MHP-HPS-EML-2023.02-eng.pdf.

[18] Basic Principles for the Treatment of Prisoners, 1990. www.ohchr.org/en/instruments-mechanisms/instruments/basic-principles-treatment-prisoners.

[19] Fazel S Baillargeon J. The health of prisoners. Lancet. 2011; 377: 956–965.

quenz des Äquivalenzprinzip darstellt, wurde vorgeschlagen, die Integration in das Äquivalenzprinzip mitaufzunehmen.[1] Integration kann durch enge Zusammenarbeit der Justiz- und Gefängnisadministration mit den staatlichen Gesundheitsstrukturen erreicht werden oder aber durch teilweise oder völlige operative und administrative Übernahme der Gesundheitsbetreuung von Personen in Haft durch das Gesundheitsministerium, wie es zahlreiche europäische Staaten und Regionen (Norwegen, Frankreich, UK, Island, Zypern, Luxemburg, Kosovo, Italien, Slowenien, Nord-Mazedonien, Finnland, die Schweizer Kantone Genf, Waadt, Wallis, Neuenburg, Basel und die spanischen Regionalbehörden Katalonien und Baskenregion) durchgeführt haben.

Neben der Sicherung äquivalenter Behandlung hat die Integration der Gesundheitsbetreuung in Haft in öffentliche Gesundheitsstrukturen auch den Vorteil, Gefangene in staatliche Gesundheitsinitiativen (Vorsorgeuntersuchungen, Impfungen) einzuschließen, die Kontinuität der Betreuung Inhaftierter nach der Entlassung zu verbessern, die professionelle Unabhängigkeit des Gesundheitspersonals von den Gefängnisbehörden zu sichern, ihre berufliche Isolation zu vermindern, ihre professionelle Fort- und Weiterentwicklung zu fördern, die Rekrutierung von Gesundheitspersonal für die Arbeit in Gefängnissen zu verbessern, die zentrale epidemiologische Überwachung zu vervollständigen sowie die behördliche Inspektion und Lizensierung der medizinischen, sanitären, hygienischen und alimentären Gegebenheiten in Haft zu vereinfachen.

Striktes Beachten von Einverständnis und Autonomie der PatientInnen und von ärztlicher/pflegerischer Verschwiegenheit sind nicht nur Eckpfeiler medizinischer Ethik, sie sind auch unverzichtbares, praktisches Rüstzeug in der Gesundheitsbetreuung: informierte Einwilligung („informed consent") und Mitarbeit der PatientInnen sind Vorbedingung für Erfolg von Vorsorge- und Heilinitiativen. Ärztliche Verschwiegenheit wiederum ist die Voraussetzung für eine exakte Anamneseerhebung und Basis für das persönliche Vertrauen zu den Behandlern. Nur wenn der/die PatientIn dem/der Arzt/Ärztin vertraut, wird er/sie sich ihm/ihr gegenüber im Gespräch öffnen.

In einer Lebenssituation, in der PatientInnen ihre Gesundheitsbetreuenden nicht selbst wählen können und die von Zwang und Entzug von Selbstbestimmung und Eigenverantwortlichkeit geprägt ist, kommt dem Vertrauen auf die Achtung und Einhaltung der ärztlichen Verschwiegenheit besondere Bedeutung zu.

2.3   Einverständnis und Autonomie der PatientInnen

In gleicher Weise wie in Freiheit bedarf auch in Haft jeder medizinische Eingriff, ob präventiv, diagnostisch oder therapeutisch, der Einwilligung des/der über diesen Eingriff umfassend informierten PatientIn. Auch eine ärztliche Untersuchung ist als medizinische Intervention zu werten. In Freiheit gilt das Aufsuchen eines/einer Arztes/Ärztin als stillschweigende Einwilligung des/der PatientIn, sich der Untersuchung/Behandlung zu unterziehen. Das kann in Haft zumindest für die Aufnahmeuntersuchung, um die der/die Neuinhaftierte in der Regel nicht selbst ansucht, sondern dazu angehalten wird, nicht gelten. Der/die Arzt/Ärztin ist verpflichtet, die Untersuchung vorzunehmen, der/die Inhaftierte hat aber das Recht, die Aufnahmeuntersuchung, so wie jede andere medizinische Intervention, abzulehnen.

Für invasive Eingriffe oder Untersuchungen und Behandlungen, bei denen unerwünschte Nebenwirkungen zu erwarten sind, soll die durchgeführte Information und erhaltene Einwilligung sorgfältig in der Krankenakte dokumentiert werden, ebenso jede Ablehnung vorgeschlagener Untersuchungen oder Behandlungen, und nach Möglichkeit mit der Unterschrift des/der PatientIn bestätigt werden. Bei Ablehnung einer vorgeschlagenen Untersuchung oder Behandlung soll der/die PatientIn über die Folgen der Ablehnung und auch darüber, dass diese Erklärung jederzeit widerrufen werden kann, informiert werden. Es ist Aufgabe des/der Arztes/Ärztin, die Information in einer für den/die PatientIn verständlichen Art durchzuführen, sich durch gezieltes Rückfragen zu vergewissern, ob die Information vom/von der PatientIn verstanden worden ist und bei Sprachbarrieren die Dienste von professionellen, also mit professioneller Verschwiegenheit gebundenen, DolmetscherInnen oder Videodolmetschdiensten in Anspruch zu nehmen.

Für angebotene Screeninguntersuchungen ist ebenfalls die Einwilligung der ProbandInnen erforderlich und eine Ablehnungsoption („opting-out") vorzusehen.

Ausnahmen vom Grundsatz des PatientIneinverständnisses betreffen, genauso wie in Freiheit, ausschließlich PatientInnen ohne Einwilligungsfähigkeit bei unmittelbar bestehender Gefahr für deren Leben oder Gesundheit oder anderer Personen. Sie müssen in der Krankenakte sorgfältig und nachvollziehbar dokumentiert werden. Unfreiwillige Behandlung von akut psychotischen PatientInnen bedarf der Genehmigung des Gerichts (oder einer mutmaßlichen Einwilligung des Gerichts im zu rechtfertigenden Notstand) und soll ausschließlich in dafür geeigneten psychiatrischen Institutionen (Krankenanstalten) und nie in Haftanstalten durchgeführt werden.[20]

Die für die Teilnahme Inhaftierter an Forschungsprojekten erforderliche Einwilligung muss in Anbetracht der in der Vergangenheit unter dem Deckmantel der Wissenschaft erfolgten Ausbeutung und Verbrechen an Gefangenen besonders kritisch gesehen werden.[21] Dies ist der Grund, dass in Deutschland biochemische und klinische Forschung an Gefangenen nach dem Arzneimittelgesetz und in Österreich jegliche medizinische Forschung nach dem Strafvollzugsgesetz untersagt sind. Nach den Mandela Rules ist die Teilnahme Inhaftierter an klinischen Studien möglich, sofern dies nach der geltenden Gesetzeslage zulässig ist, die Ergebnisse, auf die die Studie abzielt, einen direkten und signifikanten Vorteil für die Inhaftierten erwarten lassen und alle Auflagen wie bei einer Studienteilnahme in Freiheit eingehalten werden .[12, 21]

---

[20] Council of Europe Rec(2004)10 concerning the protection of human rights and dignity of persons with mental disorder and its Explanatory Memorandum, 2044. www.coe.int/t/dg3/healthbioethic/Activities/08_Psychiatry_and_human_rights_en/Rec(2004)10%20EM%20E.pdf.

[21] Pont J. Ethics in research involving prisoners. International Journal of Prisoner Health, December 2008; 4(4): 184–197.

Für Einschränkungen der Bewegungsfreiheit auf Grund von Infektionsgefahr (Quarantäne, Isolation) müssen in Haft die gleichen Bestimmungen gelten wie in Freiheit.

2.4 Medizinische Vertraulichkeit, Verschwiegenheitspflicht

Die Gewissheit, dass ÄrztInnen und PflegerInnen alle personenbezogenen medizinischen Daten vertraulich behandeln, ist Voraussetzung für das Aufbauen einer für die gesundheitliche Betreuung unverzichtbaren Vertrauensbasis in Haft.

Ärztliche Untersuchungen und Behandlungen, von der Aufnahmeuntersuchung angefangen, sollen prinzipiell ohne Anwesenheit nichtmedizinischen Personals und, von Notfallversorgung abgesehen, in der ungestörten Atmosphäre des ärztlichen Ordinationsraumes durchgeführt werden. Das Gesundheitspersonal in geschlossenen Anstalten sollte aber in regelmäßigen Abständen die dort angehaltenen Personen in jenen Räumen aufzusuchen, in denen sie untergebracht sind und sich aufhalten, um hygienischen oder sanitären Missständen vorzubeugen. Die Anmeldung zu ärztlicher Konsultation sollte über medizinisches Personal (PflegerInnen) erfolgen. Ist Justizwachepersonal in den Anmeldungsprozess involviert, soll es über den Grund der Anmeldung nicht informiert und verpflichtet werden, jede Anmeldung weiterreichen zu müssen. Justizwachepersonal soll sich während der Konsultation außerhalb des Ordinationsraumes und außer Hörweite aufhalten, es sei denn, der/die Arzt/Ärztin ersucht in außerordentlichen Fällen zum eigenen Schutz um Anwesenheit von Wachebeamten. Bei Sprachbarrieren soll zur Wahrung der Vertraulichkeit auf professionelle Dolmetschdienste, ggf. Videodolmetsch, die durch professionelle Vertraulichkeit gebunden sind, zurückgegriffen werden, nicht aber auf Übersetzung durch nichtprofessionelle Dritte, insbesondere Mithäftlinge. Die Verabreichung von Medikamenten oder Durchführung irgendwelcher anderer medizinischer Leistungen in Haft soll aus Gründen der medizinischen Sicherheit, aber auch der medizinischen Vertraulichkeit ausschließlich durch professionelles Gesundheitspersonal und nicht durch Justizwachepersonal oder gar durch Inhaftierte erfolgen.

Ohne ausdrückliche Bewilligung des/der PatientIn hat nur das Gesundheitspersonal Zugriff auf und Einsicht in die Krankengeschichte. Hard-copy-Krankengeschichten sind unter Verantwortlichkeit des medizinischen Dienstes verschlossen, gesichert und getrennt von den Personalakten der Inhaftierten aufzubewahren, die Einsicht in elektronische Krankengeschichten steht passwortgesichert nur dem Gesundheitspersonal zu. Der/die PatientIn und/oder sein/ihr gesetzlicher Vertretender hat das Recht, Einsicht in seine/ihre Krankengeschichte zu bekommen. Die Offenlegung gesundheitlicher Daten an Dritte bedarf der ausdrücklichen und schriftlichen Autorisierung durch den/die PatientIn. Bei Transferierung des/der PatientIn an eine andere Haftinstitution wird, mit Einverständnis des/der PatientIn, die Krankenakte versiegelt bzw. elektronisch gesichert an das Gesundheitspersonal der übernehmenden Institution übermittelt. Bei Entlassung sind medizinische Entlassungsberichte dem/der PatientIn persönlich mitzugeben.

Ausnahmen von der Verschwiegenheitspflicht sind, genauso wie in Freiheit, nur gerechtfertigt, wenn der/die PatientIn ausdrücklich und nachweislich das Gesundheitspersonal von der Verschwiegenheit entbindet oder wenn sie für die Abwendung einer unmittelbaren Bedrohung für die Gesundheit oder das Leben Dritter erforderlich sind. Zu letzterem zählt auch die gesetzlich vorgeschriebene Bekanntgabe meldepflichtiger Erkrankungen an die Gesundheitsbehörden und die Anzeige von Verdacht auf Folter und Misshandlung.

Das European Committee for the Prevention of Torture and Inhuman or Degrading Treatment or Punishment (CPT) fordert von den Mitgliedstaaten ein, dass den medizinischen Experten der CPT-Delegationen bei ihren Visiten Einblick in Krankenakte auch ohne Einwilligung der betreffenden PatientInnen gewährt wird.

2.5 Gesundheitsvorsorge – Prävention, Gesundheitsförderung

Die bisher angeführten Grundsätze medizinischer Ethik bei der Betreuung von inhaftierten Menschen erstrecken sich nicht nur auf die Behandlung von Gesundheitsstörungen, sondern auch auf deren Vorsorge. Präventionsmaßnahmen in Haft kommen nicht nur der Gesundheit der Inhaftierten und des Gefängnispersonals zu Gute, sondern sind von entscheidender Bedeutung für die Gesundheit der Allgemeinbevölkerung.[22,23]

Gesundheitsvorsorge der medizinischen Dienste beinhalten generelle Präventionsmaßnahmen, wie Überwachung der Qualität von Unterbringung, Verpflegung, Trinkwasser, Bewegungs- und Sportmöglichkeiten, Hygiene und Sanitäranlagen (nach Möglichkeit mit Unterstützung von Expertise und Ausstattung der Gesundheitsbehörden), samt Berichterstattung und entsprechender Beratung der Gefängnisleitung. Nach den Europäischen Strafvollzugsgrundsätzen[9] und den Mandela Rules[12] soll der Gefängnisdirektor den Ratschlägen des Gesundheitspersonals unverzüglich folgen oder, wenn er mit diesen nicht einverstanden ist oder sie nicht in seinen Kompetenzbereich fallen, soll die ihm vorgesetzte Dienststelle sich damit befassen.

In die generelle Gesundheitsvorsorge fällt auch die Beratung der Inhaftierten hinsichtlich Vervollständigung ihres Impfstatus und Durchführung von oder Zugang zu in Freiheit approbierten und etablierten Vorsorgeuntersuchungen, insbesondere für Gebärmutterhals-, Brust- und Dickdarmkrebs.

In Berücksichtigung der in Haftinstitutionen besonders prävalenten Gesundheitsstörungen – mentale Beeinträchtigungen und Erkrankungen, Suizidalität, psychische und physische Gewalt, Suchterkrankungen mit Abhängigkeit von

---

[22] WHO Declaration on prison health as part of public health. Moscow, 2003. https://apps.who.int/iris/handle/10665/352130.

[23] WHO The Madrid Recommendation: Health protection in prisons as an essential part of public health, 2009. https://iris.who.int/bitstream/handle/10665/108579/E93574.pdf?sequence=1&isAllowed=y.

psychoaktiven Substanzen, Infektionserkrankungen Hepatitis C und B, HIV/AIDS und andere sexuell übertragbare Infektionen, Tuberkulose und andere respiratorische Infektionen – ist der Einsatz spezifischer, gezielter Präventionsmaßnahmen notwendig. Diese umfassen die Erstinformation Neuinhaftierter bei der Aufnahmeuntersuchung und kontinuierliche Informationsmaßnahmen über die in Haft bestehenden Gesundheitsrisiken und wie sie vermindert oder vermieden werden können („harm reduction"), Erkennen von Gesundheitsrisiken bei der Aufnahmeuntersuchung einschließlich Screeningangeboten und Implementierung von gezielten Harm-Reduction-Maßnahmen.

Das Erkennen von psychischen Gesundheitsstörungen, einschließlich Suizidalität und Suchterkrankungen, schon bei der Erstuntersuchung durch das Gesundheitspersonal ist von entscheidender Bedeutung, um durch frühzeitige, professionelle, psychologische und psychiatrische Unterstützung einer Verschlechterung des Gesundheitszustands während der Haft vorzubeugen. Suizidprävention ist nicht nur Aufgabe der Gesundheitsdienste, sondern bedarf der Aufmerksamkeit, des Trainings, der Kooperation und Kommunikation des gesamten Personals im Gefängnis.[24]

Gezielte Präventions- und Harm-Reduction-Maßnahmen für Inhaftierte mit Konsum oder Abhängigkeit von psychoaktiven Substanzen verringern die Gefahr der Übertragung von Hepatitis C, B und HIV in Haft und in der Gesellschaft.[25] Inhaftierte haben auch hinsichtlich Gesundheitsvorsorge die gleichen Rechte wie Menschen in Freiheit und somit Anspruch auf die in Freiheit selbstverständlichen Präventions- und Harm-Reduction-Maßnahmen gegen die sexuelle oder parenterale Übertragung von Infektionen wie Kondomverfügbarkeit, Opioid-Agonist-Therapie (OAT) und Verfügbarkeit von sterilem Injektionsbesteck, Präexpositions- und Postexpositionsbehandlung (PREP, PEP). Der Eradikation von Hepatitis C in Gefängnissen kommt in Europa eine Pilotfunktion in der Hepatitis-C-Eradikation in der Gesellschaft zu. Für die Prävention der häufigen durch Opiatüberdosierung bedingten Todesfälle bei opiatabhängigen Inhaftierten unmittelbar nach Entlassung aus der Haft haben sich, neben gezielter Information bei der Entlassungsuntersuchung und Fortsetzung der Opioid-Agonist-Therapie, Take-home-Naloxon-Programme bewährt.[26]

Für die Prävention der Übertragung respiratorischer Infektionen, für die Haft ein besonderes Risiko darstellt, sind neben Information, Screeninguntersuchungen, Verfügbarkeit von persönlicher Schutzausrüstung (FFP2-Masken), ggf. Impfschutz,

---

[24] WHO Preventing Suicide in Jails and Prisons, 2007. https://iris.who.int/bitstream/handle/10665/43678/9789241595506_eng.pdf?sequence=1&isAllowed=y.

[25] UNODC, WHO, ILO, UNAIDS, UNDP. Technical Brief 2020 Update. HIV prevention, testing, treatment, care and support in prisons and other closed settings: a comprehensive package of interventions. https://www.undp.org/publications/technical-brief-2020-update-hiv-prevention-testing-treatment-care-and-support-prisons-and-other-closed-settings.

[26] Bird, S. M., Mcauley, A., Perry, S. and Hunter, C. (2016) 'Effectiveness of Scotland's National Naloxone Programme for reducing opioid-related deaths: A before (2006–10) versus after (2011–13) comparison', Addiction111(5), pp. 883–91.

Quarantäne und Isolierungsmaßnahmen bei Infektiosität einsatzbereit zu halten und, wie während der Covid-19-Pandemie eindrücklich erfahren, in Notfallplänen für Epidemien im Voraus festzulegen.[27, 28]

Zusätzlich zu den vom Gesundheitspersonal durchzuführenden allgemeinen und spezifischen Präventionsmaßnahmen soll Gesundheitsförderung im Sinne der in der WHO Ottawa Charta for Health Promotion,[29] auch, und gerade, in Haft angestrebt werden, also Strategien für Gesundheitsaufklärung, Gesundheitserziehung, Gesundheitsbildung, Gesundheitsberatung und Gesundheitsselbsthilfe. Gesundheitsförderungsinitiativen des Staates sollen Menschen in Gefängnissen miteinbeziehen. Nach der Ottawa Charter wird Gesundheitsförderung als gemeinschaftliche Verpflichtung verstanden und soll in Haftanstalten daher von allen, Inhaftierten und Personal, getragen werden, Gesundheitsberufe können mit fachlicher Beratung beitragen. Beispiele für erfolgreiche Initiativen sind, unter vielen anderen, rauchfreie Zonen, Reduktion des Tabakkonsums, Sportauswahlmöglichkeiten, Mund- und Zahnhygiene. Die in der Ottawa Charter angestrebten Ziele, das Entwickeln persönlicher Kompetenzen und das Gestalten gesundheitsfördernder Lebenswelten, zeigen aber auch auf, an welche Grenzen – zumindest derzeit noch – die Gesundheitsförderung in Haft stößt.

2.6 Humanitärer Beistand

Humanitärer Beistand der Gesundheitsbetreuenden bezieht sich in erster Linie, aber nicht ausschließlich, auf als besonders vulnerabel bezeichnete Personen und Personengruppen unter den inhaftierten Menschen. Der Verlust der Freiheit und ihrer sozialen Beziehungen verletzt alle Menschen in Haft, ganz besonders aber jene, die mit den in Haft gegebenen Bedingungen noch schlechter zu Rande kommen als andere. Dazu gehören Menschen mit mentalen, physischen und sensorischen Beeinträchtigungen, Frauen, Mütter mit Kindern, LGBTIQ-Personen, Jugendliche und betagte Menschen, drogenabhängige Personen, Inhaftierte, die die Landessprache nicht beherrschen, Angehörige ethnischer, sozialer, religiöser oder politischer Minoritäten und Inhaftierte, die bestimmter Delikte wie Sexualvergehen und Kindesmissbrauch beschuldigt sind.

Ihre besondere Verletzlichkeit beruht entweder auf Anpassungsproblemen an die strikten Regeln und Zwänge der „totalen Institution Gefängnis"[30] oder auf dem

---

[27] WHO Preparedness, prevention and control of COVID-19 in prisons and other places of detention, 2021. https://www.who.int/europe/publications/i/item/WHO-EURO-2021-1405-41155-57257.

[28] WHO Prisons and other places of detention in pandemic preparedness plans across the WHO European Region in the context of the COVID-19 pandemic, 2023. https://www.who.int/europe/publications/i/item/WHOEURO-2023-8031-47799-70574.

[29] WHO Ottawa Charter for Health Promotion, 1986. https://intranet.euro.who.int/__data/assets/pdf_file/0006/129534/Ottawa_Charter_G.pdf.

[30] Foucault M. Überwachen und Strafen. Die Geburt des Gefängnisses. www.suhrkamp.de/buch/michel-foucault-ueberwachen-und-strafen-t-9783518387719.

Umstand, dass sie Opfer von Bedrohungen durch Mitgefangene oder Gefangenen-hierarchien werden.

Medizinisches Personal kann und soll schon bei der Aufnahmeuntersuchung Angehörige der beschriebenen Personengruppen erkennen und die Gefängnis-administration hinsichtlich ihrer Bedürfnisse, ihrer Unterbringung und ihres Schutzes beraten.

Die Unterbringung von Frauen und Jugendlichen getrennt von erwachsenen Männern ist gesetzlich geregelt. Ihre besonderen Bedürfnisse in Haft sind in internationalen Dokumenten, den Bangkok Rules[6] für Frauen und den Beijing Rules[7] für Jugendliche, festgelegt.

Für die zahlreichen Probleme, denen LGBTIQ-Personen in Haft begegnen, bieten, basierend auf den Yogyakarta-Prinzipien,[31] ein von UNODC, WHO, UNAIDS, UNDP und Penal Reform International herausgegebener Technical Brief[32] und eine Übersicht über gute Betreuung dieser Menschen im Gefängnis[33] Information und Leitlinien.

Inhaftierte Menschen mit mentalen, sensorischen oder physischen Beeinträchtigungen haben ein Anrecht darauf,[34, 35] ihrer Beeinträchtigung Rechnung tragend untergebracht, unterstützt, betreut und geschützt zu werden. Sie laufen Gefahr, Opfer von Diskriminierung, Vernachlässigung, Gewalt und Ausbeutung von Seiten Mitgefangener und ungerechtfertigter Sanktionen und Misshandlung von Seiten des Wachepersonals zu werden, insbesondere wenn sie sich wegen ihrer Behinderung nicht wehren und beschweren können. Dem humanitären Beistand durch die medizinischen Betreuenden kommt für diese PatientInnen große Bedeutung zu.

Drogenabhängige Inhaftierte nehmen einen niedrigen Stellenwert in Gefangenenhierarchien ein, sind oft mit Vorurteilen Mitgefangener und des Personals konfrontiert, riskieren durch ihre Substanzabhängigkeit in Schulden zu geraten und Opfer von Drohungen, psychischer, physischer und sexueller Gewalt zu werden. Ein beträchtlicher Prozentsatz von Personen mit den klinischen Diagnosen Drogenabhängigkeit und Drogengebrauchsstörung („drug use disorder") leidet an weiteren psychischen Störungen („dual diagnosis") und bedarf zusätzlicher Behandlung, Betreuung und Schutzes. Haft stellt sicherlich nicht das beste Umfeld für eine

---

[31] The Yogyakarta Principles plus 10. Additional Principles and State Obligations on the Application of International Human Rights Law in Relation to Sexual Orientation, Gender Identity, Gender Expression and Sex Characteristics to Complement the Yogyakarta Principles, 2007. http://yogyakartaprinciples.org/wp-content/uploads/2017/11/A5_yogyakartaWEB-2.pdf.

[32] UNODC, WHO, UNAIDS, UNDP, PRI Technical Brief: Transgender People and HIV in Prisons and Other Closed Settings. www.unodc.org/documents/hiv-aids/publications/Prisons_and_other_closed_settings/22-03088_Transgender_HIV_E_ebook.pdf.

[33] UNODC, UNDP Mapping of Good Practices for the Management of Transgender Prisoners, 2020. www.undp.org/thailand/publications/mapping-good-practices-management-transgender--prisoners.

[34] UN Convention on the Rights of Persons with Disabilities (UNCRPD), 2008. www.ohchr.org/en/instruments-mechanisms/instruments/convention-rights-persons-disabilities.

[35] Europarat Resolution 2223 (2018). Detainees with disabilities in Europe. https://pace.coe.int/en/files/24813/html

umfassende Behandlung dieser PatientInnen dar. Es steht ihnen, wie allen anderen PatientInnen, zu, auch in Haft nach den derzeit geltenden Standards[36] betreut zu werden.

Zu humanitärem Beistand und Pflicht des Gesundheitspersonals gehört auch, den Bedürfnissen und der Verletzlichkeit der in zunehmender Zahl alten Menschen in Haft Rechnung zu tragen, und für PatientInnen, deren Gesundheitszustand mit der Fortsetzung der Haft nicht vereinbar ist, sowie für todkranke PatientInnen, mit deren Einverständnis, aus medizinischer Sicht die Entlassung aus der Haft zu beantragen.

2.7 Professionelle Unabhängigkeit

Professionelle Autonomie und klinische Unabhängigkeit garantieren, dass ÄrztInnen und PflegerInnen ihr klinisches Ermessen bei der Betreuung und Behandlung ihrer PatientInnen ohne unzulässigen Einfluss von Außenstehenden treffen können und sind eine entscheidende Komponente für Qualität und Professionalität jeglicher Gesundheitspflege.[37] Sie sind von ganz besonderer Bedeutung bei der Gesundheitsbetreuung von Menschen in Haft, weil Inhaftierte auf ihre Betreuenden angewiesen sind und weil das Gesundheitspersonal in einem Dienstverhältnis zur Gefängnisverwaltung steht, deren Hauptaufgabe, Freiheitsentzug als Strafvollzug gemäß dem Strafvollzugsgesetz, eine völlig andere ist als die der Gesundheitspflege. Daraus ergeben sich Konfliktsituationen, die nur durch wechselseitiges Verständnis für die unterschiedlichen Aufgaben bei klar definierter Trennung dieser Aufgaben zu bewältigen sind. Das heißt, dass sich das Gesundheitspersonal in keiner Weise in die Belange des Strafvollzuges einmengt, und im Gegenzug die Gefängnisadministration und deren BeamtInnen die Belange der Gesundheitspflege respektieren und auf sie keinen Einfluss zu nehmen suchen.

Das Aufbauen einer auf Vertrauen fußenden Beziehung zwischen inhaftierten PatientInnen und Gesundheitsbetreuenden erfordert, dass die professionelle Autonomie und klinische Unabhängigkeit der Gesundheitsbetreuenden den Inhaftierten, am besten schon anlässlich der Aufnahmeuntersuchung, bekannt gemacht wird und dass sie diese während der Betreuung auch praktisch erfahren.

Gesundheitsbetreuenden von inhaftierten Menschen sollen sich der Problematik des ethischen Konflikts der dualen Loyalität bewusst sein, des klinischen Rollenkonfliktes zwischen beruflichen Pflichten dem/der PatientIn gegenüber und denen

---

[36] Council of Europe International Co-operation Group on Drugs and Addictions. Standards for treatment of people with drug use disorders in custodial settings, 2022. https://rm.coe.int/stantards-for-treatment-of-people-with-drug-use-disorders-in-custodial/1680a9b0cd.

[37] WMA Declaration of Seoul on Professional Autonomy and Clinical Independence, 2008, rev.2018. www.wma.net/policies-post/wma-declaration-of-seoul-on-professional-autonomy-and-clinical-independence.

gegenüber der Gefängnisverwaltung und der staatlichen Autorität.[38] Aus medizin-ethischer Sicht ist im Zweifelsfall immer dem Vertrauensverhältnis zum/zur PatientIn der Vorrang zu geben.

Das Durchsetzen professioneller Autonomie und klinischer Unabhängigkeit bei der Gesundheitsbetreuung in Haft erfordert gutes ethisches Rüstzeug, standhafte Überzeugung und gelegentlich persönlichen Mut, insbesondere wenn die administrative Verantwortung für die Gesundheitspflege in den Händen der Gefängnisverwaltung liegt, die mit medizinischer Ethik nicht vertraut ist. Auch aus diesem Grund empfehlen WHO, Europarat, CPT und die Mandela Rules der UN die Verantwortung für Gesundheitspflege in Haft von Gefängnisverwaltungen auf von diesen unabhängige Behörden, am besten auf Gesundheitsbehörden, zu übertragen. In den letzten Jahrzehnten ist in zahlreichen Staaten Europas diese Übertragung erfolgreich von statten gegangen.[39]

2.8 Berufliche Kompetenz

Um den medizinischen und ethischen Anforderungen der Gesundheitsbetreuung von inhaftierten Menschen zu entsprechen, ist hohe professionelle Kompetenz erforderlich. Für die primäre Gesundheitsversorgung ist das Ausbildungsprofil des/der AllgemeinmedizinerIn oder Hausarztes/Hausärztin mit vertiefter Kenntnis und Erfahrung in der Erkennung, Behandlung und Prävention von mentalen Beeinträchtigungen und psychiatrischen Erkrankungen, Suizidalität, Drogenkonsum, Drogenabhängigkeit und Harm-Reduction-Maßnahmen, respiratorisch und parenteral übertragbare Infektionskrankheiten, Gewaltfolgen, Dokumentation von Gewaltanwendung und medizinischen Notfallsituationen notwendig.

Darüber hinaus erfordert die Arbeit mit inhaftierten PatientInnen den gleichen empathischen, respektvollen Umgang mit PatientInnen wie er von Gesundheitsbetreuenden in der freien Gesellschaft erwartet wird, eine belastbare Persönlichkeitsstruktur, solide Kenntnis der Grundlagen medizinischer Ethik und ethische Reflexionsbereitschaft. Um beruflicher Isolation vorzubeugen, aber auch um den Anspruch äquivalenter und adäquater Behandlung sowie professioneller Unabhängigkeit besser wahren zu können, erscheint es vorteilhaft, wenn Gesundheitsbetreuende nicht ausschließlich in Haft, sondern auch in Freiheit praktizieren.

Für die spezialisierte stationäre Krankenbehandlung ist ebenfalls der Äquivalenzanspruch hinsichtlich Kompetenz, Expertise und technischer Ausstattung einzufordern. Die Behandlung in Justiz- oder Gefängnisspitälern ist nur gerechtfertigt, wenn sie diesen Standards entsprechen und die für die Qualität invasiver und

---

[38] Pont J, Stöver H, Wolff H. Dual loyalty in prison health care. Am J Public Health, 2012, 102:475–480. www.ncbi.nlm.nih.gov/pmc/articles/PMC3487660/pdf/AJPH.2011.300374.pdf.

[39] Pont J, Enggist S, Stöver H, Williams B, Greifinger R, Wolff H. Prison Health Care Governance: Guaranteeing Clinical Independence. Am J Publ Health 2018, 108:472–476. https://ajph.aphapublications.org/doi/full/10.2105/AJPH.2017.304248.

operativer Eingriffe erforderliche Frequenz aufweisen können.[40] Andernfalls ist die Verlegung in qualifizierte öffentliche Krankenanstalten erforderlich.

Inhaftierte PatientInnen betreuende ÄrztInnen und PflegerInnen müssen den gleichen Kriterien für kontinuierliche medizinische Fortbildung genügen wie alle ihre BerufskollegInnen, es muss ihnen dafür aber auch die erforderliche Zeit eingeräumt werden. Über die kontinuierliche allgemeinmedizinische Fortbildung hinaus ist Weiterbildung und Training in spezifischen, die Gesundheitsbetreuung inhaftierter Menschen betreffenden Themen sehr anzuraten, wie sie die jährlichen Gefängnismedizin-Tage in Frankfurt und die europäischen Konferenzen zur Gesundheitsförderung in Haft anbieten. Der Online-Kurs der WMA „Prison Medicine, Course for physicians working in prison: human rights/ethics"[41] und die WHO-Kurse Neuerungen in Handlungskonzepten und Maßnahmen zur Bekämpfung nichtübertragbarer Krankheiten im Strafvollzug[42] und „Prevention and management of infectious diseases in detention"[43] sind unentgeltlich zugänglich.

Verpflichtung, Gewalt, Misshandlungen und Folter an inhaftierten Personen zu identifizieren, dokumentieren und anzuzeigen
Für Haftanstalten ist eine um ein Vielfaches höhere Prävalenz von Gewalt als in der Freiheit dokumentiert, ungeachtet der Tatsache, dass die Mehrzahl aller Gewaltvorfälle in Haft gar nicht zur Dokumentation kommen. Gewalt schließt nach der Definition der WHO nicht nur physische und sexuelle Gewalt, sondern auch Androhung von Gewalt und psychologische Gewaltanwendung ein.[44] Dem Gesundheitspersonal in Haftanstalten kommt mit der Identifizierung, Dokumentation und Meldung von Gewaltanwendung eine entscheidende Rolle in der Gewaltprävention zu. Das gilt für alle Arten von Gewaltanwendung im Gefängnis, Gewalt zwischen inhaftierten Menschen, Gewalt gegen das Personal, legalisierte Gewaltanwendung von Polizei und Gefängnispersonal gegen inhaftierte Menschen und insbesondere für Gewaltausübung in Form von Misshandlungen und Folter von Gefangenen.

Für die Identifizierung von Gewaltanwendung soll bei der medizinischen Aufnahmeuntersuchung gezielt nach vorausgegangener Gewaltanwendung gefragt und nach Anzeichen von Gewaltanwendung untersucht werden. Während der Haft sollen alle Gewaltvorfälle dem Gesundheitspersonal ohne Verzögerung zur Kenntnis und zur medizinischen Untersuchung gebracht werden, insbesondere muss auch

---

[40] Urbach DR. Pledging to eliminate low-volume surgery. N Engl J Med, 2015;373:1388–1390.

[41] WMA/IRCR. Prison Medicine, Course for physicians working in prison: human rights/ethics https://www.wma.net/what-we-do/education/prison-medicine/.

[42] WHO course Non-communicable diseases in detention. https://www.who.int/europe/newsroom/events/item/2022/05/01/default-calendar/who-europe-training-course-for-prison-health-care-workers%2D%2Dinnovation-in-ncd-policy-and-action.

[43] WHO/Yale University/Coursera. Course Prevention and management of infectious diseases in detention.   https://www.coursera.org/groups/prevention-management-infectious-diseases-detention-prisons-l27rg/invitation.

[44] WHO   Weltbericht   Gewalt   und   Gesundheit,   2003.   https://iris.who.int/bitstream/handle/10665/42512/9241545623_ger.pdf;js.

nach jedem legalisierten Einsatz von Gewalt durch das Gefängnispersonal eine medizinische Untersuchung der Betroffenen erfolgen. Die ärztliche Untersuchung soll ohne Verzögerung erfolgen, weil sichtbare Spuren von Gewalteinwirkung sich rasch verändern oder verschwinden können. Aber auch bei der physikalischen Untersuchung zufällig entdeckte Anzeichen von Gewalteinwirkung können für die Identifizierung von Gewaltanwendung wegweisend sein, weil inhaftierte Menschen oft aus Angst vor Vergeltungsmaßnahmen und weiterer Gewaltanwendung diese nicht melden oder leugnen, Opfer von Gewalt geworden zu sein.

Die Dokumentation von Gewalt sollte auf zwei Wegen erfolgen. In jedem Gefängnis sollte ein Gewaltregisterbuch angelegt sein, in dem alle Gewaltvorfälle anonymisiert nach Zeit, Ort und Art der Gewaltanwendung aufgezeichnet werden und das der Gefängnisverwaltung und überprüfenden Körperschaften (Nationaler Präventionsmechanismus [NPM] und Europäisches Antifolter-Komitee [CPT]) erlaubt, den Erfolg von Präventionsmaßnahmen gegen Gewalt zu beurteilen.[45]

Die individuelle medizinische Dokumentation von erfolgter Gewaltanwendung erfolgt in der vertraulichen Krankenakte. Das Istanbul-Protokoll (Handbuch für die wirksame Untersuchung und Dokumentation von Folter und anderer grausamer, unmenschlicher oder entwürdigender Behandlung oder Strafe)[14] liefert eine detaillierte Anleitung für die medizinische Dokumentation von Gewalteinwirkung und sollte daher allen, inhaftierte Menschen betreuenden ÄrztInnen vertraut sein. Die erforderliche Dokumentation für einen medizinischen Bericht über Verdacht auf Gewaltanwendung, Misshandlung oder Folter umfasst:

- Zeit, Ort und Umstände (andere anwesende Personen?) der medizinischen Untersuchung,
- eine detaillierte Aufzeichnung der Angaben des/der PatientIn hinsichtlich des Vorfalles,
- ein umfassendes Ergebnis der physikalischen Untersuchung und der psychologischen Verfassung des/der PatientIn,
- die ärztliche Beurteilung der Konsistenz zwischen den Angaben des/der PatientIn und den objektiven Befunden,
- die durchgeführte oder empfohlene Behandlung und weiterführende diagnostische Maßnahmen,
- eine Bestätigung des Wahrheitsgehaltes und evtl. Beeinträchtigungen der Untersuchung, Ort, Zeit, Signatur des Untersuchers.

Die Dokumentation unterliegt wie jede medizinische Dokumentation den Bestimmungen ärztlicher Vertraulichkeit, sie kann und soll nur dem/der PatientIn oder dessen/deren gesetzlichem/r VertreterIn zur Verfügung gestellt werden.

ÄrztInnen, die inhaftierte Menschen betreuen, müssen jeden ihnen zur Kenntnis gekommenen Fall des Verdachtes psychologischer oder physischer

---

[45] CPT Documenting and reporting medical evidence of ill-treatment, 2013. https://rm.coe.int/16806ccc4d.

Gewaltanwendung, Misshandlung oder Folter dokumentieren. Bei Unterlassung riskieren sie, in den Verdacht der Mittäterschaft zu geraten.[46]

Die von ÄrztInnen durchgeführte Meldung und Anzeige von Gewaltanwendung, Misshandlung oder Folter bei den zuständigen Behörden erfordert, wie jede Offenlegung personenbezogener medizinischer Daten, das Einverständnis des/der PatientIn. In Haft kann es vorkommen, dass Betroffene aus Furcht vor Vergeltung und weiterer Gewalt dieses Einverständnis nicht geben. In diesem Fall ist der/die Arzt/Ärztin mit dem Dilemma zwischen zwei ethischen Prinzipien konfrontiert: dem der ärztlichen Verschwiegenheit und Autonomie des/der PatientIn einerseits und dem der Verpflichtung, durch Meldung weitere Gewalt zu unterbinden, andererseits.

Das Europäische Anti-Folter-Komitee empfiehlt, bei Verdacht auf Misshandlung oder Folter in Haft in jedem Fall und ohne Rücksicht auf den Willen des/der Betroffenen den Verdacht an die zuständigen Behörden zu melden, den/die Betroffenen aber darüber zu informieren und sich einzusetzen, Maßnahmen für seinen/ihren Schutz in die Wege zu leiten. Die zuständige Behörde ist in erster Linie jene, die befugt ist, eine unabhängige Untersuchung und ggf. Anklage einzuleiten.[45] Das Istanbul-Protokoll[14] und die World Medical Association[46] empfehlen für den Einzelfall das Risiko und mögliche Gefahren für den/die Betroffenen gegen die Notwendigkeit der Meldung abzuwägen und Lösungen zu suchen, Misshandlung und Folter zur Anzeige zu bringen, ohne des/der Betroffenen Anrecht auf ärztliche Verschwiegenheit zu brechen.

2.9 Medizinische Ethik und Gesetz

In den allermeisten Belangen decken sich die Prinzipien medizinischer Ethik mit den gesetzlichen Bestimmungen, insbesondere jenen, die in Ärztegesetzen festgeschrieben sind. Für den Fall, dass sich gesetzliche Bestimmungen und Verordnungen professioneller medizinischer Ethik widersprechen, steht nach dem Istanbul-Protokoll in Übereinstimmung mit der World Medical Association dem Gesundheitspersonal das Recht zu, sich zu widersetzen und seiner Ethik und seinem Gewissen gemäß zu handeln,[14] sowie dafür einzutreten, dass solche Bestimmungen in Einklang mit ethischen Prinzipien gebracht werden.[47] Nationale[48] und internationale[49] Berufsverbände von inhaftierte Menschen betreuendem Gesundheitspersonal sowie nationale professionelle Körperschaften von Gesundheitspersonal können dabei effektive Unterstützung leisten.

---

[46] WMA resolution on the responsibility of physicians in the documentation and denunciation of acts of torture or cruel or inhuman or degrading treatment, 2003, rev. 2020. www.wma.net/wp-content/uploads/2003/09/R-2003-02-2007_OVE.pdf.

[47] WMA Declaration on the relation of law and ethics, 2003, rev .2019. www.wma.net/policies-post/wma-council-resolution-on-the-relation-of-law-and-ethics/.

[48] Konferenz Schweizer Gefängnisärzte. www.cmps-ksg.ch.

[49] HWB, Health without barriers, The European Federation for Prison Health. www.healthwithout-barriers.org.

2.10 Medizinische Aufnahmeuntersuchung, Konsultationen, Entlassungsuntersuchung

Der medizinischen Aufnahmeuntersuchung kommt besondere Bedeutung zu, nicht nur zur Früherkennung von akuten Erkrankungen, die unmittelbaren Handlungsbedarf zum Schutz des/der neu aufgenommenen PatientIn oder, bei übertragbaren Infektionserkrankungen, auch anderer Personen erforderlich machen, sondern auch für den Aufbau einer vertrauensvollen Beziehung von PatientIn und Gesundheitspersonal. Dafür ist die persönliche Vorstellung des gesundheitsbetreuenden Teams, Zusicherung von persönlichem Respekt, medizinischer Verschwiegenheit und professioneller Unabhängigkeit sowie die Information über die inhaftierten Personen zur Verfügung stehenden Gesundheitsdienste, deren Organisation und Zugänglichkeit, über gesundheitliche Risiken in Haft und deren Vermeidung, Screening und Harm-Reduction-Maßnahmen unter Berücksichtigung von Verständnis- und Sprachbarrieren (mehrsprachliche Informationsbroschüren) förderlich. Die Aufnahmeuntersuchung sowie alle nachfolgenden Konsultationen sollen, von Notfallsituationen abgesehen, im vertraulichen Umfeld der Ordinationsräume des medizinischen Dienstes durchgeführt werden. Dem Schamgefühl mancher PatientInnen Rechnung tragend, sollte die ärztliche Untersuchung nach Möglichkeit von ÄrztInnen gleichen Geschlechtes durchgeführt werden, oder zumindest in Anwesenheit von Gesundheitspersonal gleichen Geschlechtes. Die Anwesenheit von Wachepersonal und PatientInnen in Handschellen während der ärztlichen Untersuchung sind mit medizinischer Vertraulichkeit und Würde des/der PatientIn nicht vereinbar.

Wie bei Erstuntersuchungen in der freien Praxis, besteht die Aufnahmeuntersuchung aus der gründlichen Erhebung der Anamnese einschließlich des Impfstatus, der eingehenden physikalischen Untersuchung, dem Anlegen einer individuellen Krankengeschichte und der Dokumentation der erhobenen Befunde. Besonderes Augenmerk zu richten ist auf die mentale Befindlichkeit und mentale Vorerkrankungen, Anzeichen von Suizidalität, Konsum psychoaktiver Substanzen und Entzugssymptome, Angaben und Anzeichen von Gewaltanwendung, übertragbare Infektionserkrankungen, mentale oder physische Beeinträchtigungen und andere Faktoren, die Menschen in Haft besonders vulnerabel machen, wie unter Abschn. „Humanitärer Beistand" beschrieben.

Die Durchführung der Aufnahmeuntersuchung ist für das Gesundheitspersonal verpflichtend, bedarf aber, wie jede medizinische Intervention, der Zustimmung des/der PatientIn. Es ist nicht Aufgabe des Gesundheitspersonals, ein Zertifikat für die Haftfähigkeit auszustellen, aber bei Feststellung von Gesundheitsstörungen, die mit der gegebenen Haftsituation medizinisch nicht vereinbar sind, sollen umgehend die dafür zuständigen Behörden (Gefängnisverwaltung, Gericht) vom Gesundheitspersonal in Kenntnis gesetzt werden.

Nachfolgende Untersuchungen auf Wunsch des/der PatientIn sollen ohne Verzögerung und ohne Triage durch nichtmedizinische Personen erfolgen, vom Arzt/von der Ärztin vorgeschlagene Nachfolgeuntersuchungen sollten nicht nur mit den PatientInnen vereinbart, sondern auch systemisch programmiert werden ebenso wie die Einladung zu regelmäßigen Vorsorgeuntersuchungen.

Rechtzeitig vor der Entlassung ist die Vorbereitung für die Fortsetzung der Gesundheitsbetreuung nach der Haftentlassung mit dem/der PatientIn zu besprechen und ihre Organisation ins Auge zu fassen, insbesondere wenn ununterbrochene Medikation (Behandlung von HIV/AIDS, Hepatitis C, Tuberkulose, Opiat-Agonist-Therapie u. a.) erforderlich ist. Ein dem/der PatientIn bei der Entlassungsuntersuchung auszuhändigender medizinischer Entlassungsbericht und, mit Einverständnis des/der PatientIn, eine Kontaktaufnahme mit nachbehandelnden Gesundheitsdiensten sind dazu förderlich. Den unmittelbar nach Haftentlassung bestehenden Gesundheitsgefährdungen und deren Vermeidung (Opiatüberdosierung, Naloxon-take-home-Schulung, Suizidgefährdung) muss Rechnung getragen werden.

2.11 Medizinische Dokumentation

Das sorgfältige Führen individueller Krankengeschichten ist für die Sicherheit der PatientInnen unerlässlich, aber auch für den Schutz der Gesundheitsbetreuenden, insbesondere bei der Betreuung von Menschen in Haft. Fehlende oder unvollständige medizinische Dokumentation wurde von der CPT wiederholt beanstandet und kann vor Gericht als fehlende oder mangelnde Gesundheitsbetreuung ausgelegt werden.[50] Alle Aufzeichnungen patientInnenbezogener medizinischer Daten unterliegen der professionellen Geheimhaltung der Gesundheitsbetreuenden. Hard-copy-Krankenakte sind getrennt von der Personalakte des inhaftierten Menschen und verschlossen so aufzubewahren, dass ausschließlich Gesundheitspersonal Zugang hat, und zu elektronischen Krankengeschichten kann, passwortgesichert, ausschließlich Gesundheitspersonal zugreifen.

Die individuelle medizinische Krankengeschichte muss das Ergebnis der ärztlichen Aufnahmeuntersuchung einschließlich Anamnese, physikalischer Untersuchung und beigebrachter oder erhobener Zusatzbefunde, alle ärztlichen Konsultationen, vorgeschlagene und durchgeführte diagnostische Maßnahmen und Behandlungen mit Datum und Signatur des/der Gesundheitsbetreuenden enthalten. Die medizinische Dokumentation soll im Format mit der der Gesundheitsbetreuung in Freiheit kompatibel und durch die derzeit geltende internationale Codierung (ICD-10 bzw. ICD-11) gestützt sein.[51]

Besondere Sorgfalt ist auf die Dokumentation von durchgeführter Information und Einverständnis („informed consent") oder Ablehnung vorgeschlagener Interventionen, Dokumentation ärztlicher Entscheidungen in ethischen Konfliktsituationen, und Dokumentation von Angaben oder Anzeichen von Gewalt und Misshandlung zu legen.

---

[50] Guide on the case-law of the European Convention on Human Rights. Prisoners' rights. Updated on 30 April 2022. www.echr.coe.int/documents/d/echr/Guide_Prisoners_rights_ENG.

[51] ICD-10-WHO Internationale statistische Klassifikation der Krankheiten und verwandter Gesundheitsprobleme der WHO. www.bfarm.de/DE/Kodiersysteme/Klassifikationen/ICD/ICD-10-WHO/_node.html.

Statistische, nicht auf individuelle PatientInnen bezogene (möglichst elektronische) Aufzeichnungen über Anzahl von medizinischen Interventionen in der Zeiteinheit, Diagnosen (ICD-Code) und Gesundheitsindikatoren sind erforderlich, um der Gefängnisadministration Unterlagen für die Planung materieller und personelle Ausstattung hinsichtlich Gesundheitsbetreuung zu belegen, aber auch um den Gesundheitsbehörden epidemiologische Daten zusätzlich zu denen meldepflichtiger Erkrankungen zur Verfügung stellen zu können. Zur Kontrolle und Verhütung von Gewaltausübung in Haft sind, zusätzlich zu der Dokumentation in der individuellen Krankengeschichte, fortlaufende statistische Aufzeichnungen unerlässlich[52] und werden von der CPT eingefordert.

2.12   Hungerstreik

Hungerstreik in Haft kann Gesundheitsbetreuende vor außerordentliche ethische Herausforderungen stellen. Hungerstreik ist das Ankündigen, Beginnen und Fortsetzen kompletter oder partieller Nahrungsverweigerung mental kompetenter Personen mit der Absicht, gegen Umstände oder Maßnahmen zu protestieren und deren Änderung zu erzwingen. Hungerstreikende Menschen in Haft versuchen in Ermangelung anderer Möglichkeiten ihre anders nicht erreichbaren Forderungen durch Aufmerksamkeit der Öffentlichkeit und deren Druck auf die staatliche Autorität zu erzwingen. Dazu benötigen sie Zeit, Kontakt zur Außenwelt und mediale Aufmerksamkeit. Hungerstreikende Personen suchen also nicht den Tod, sondern eine Verbesserung ihrer Situation zu erreichen, wenngleich im Extremfall, v. a. politisch motivierte, hungerstreikende Personen bereit sein können, beim Ringen um das Erreichen ihrer Ziele den Tod in Kauf zu nehmen. Sie agieren also als Geiselnehmer und Geisel in ein und derselben Person.

Nicht jede Form des Nahrungsverzichts entspricht den Kriterien des Hungerstreiks. Vorübergehender Nahrungsverzicht aus religiösen Gründen ist mit Respekt zu begegnen. Nahrungsverzicht als Symptom akuter mentaler Erkrankungen bedarf gezielter psychiatrischer Behandlung. Es ist Aufgabe der Gesundheitsbetreuenden die Ursache des Nahrungsverzichts herauszufinden, ggf. unter Beiziehung eines von der staatlichen Autorität unabhängigen psychiatrischen Experten, zumal es im Interesse der staatlichen Autorität liegen kann, Hungerstreikende als mental inkompetent oder suizidal einzustufen, um eine erzwungene Beendigung des Hungerstreiks rechtfertigen zu können.

Die meisten angekündigten und begonnenen Hungerstreiks werden erfahrungsgemäß nach wenigen Tagen ohne wesentliche Gesundheitsbeeinträchtigungen eingestellt.

Die medizinische Betreuung bei andauernder Nahrungsverweigerung soll unter genau denselben ethischen Grundsätzen wie oben angeführt erfolgen, insbesondere dass jede medizinische Intervention ausschließlich im Interesse des/der PatientIn

---

[52] Pont J, Stöver H, Gétaz L, Casillas A, Wolff H. Prevention of violence in prison – The role of health care professionals. J Forensic Leg Med, 2015, 34:127–32.

und mit dessen/deren informierten Einverständnisses, in Wahrung ärztlicher Verschwiegenheit und von Dritten unbeeinflusster klinischer Unabhängigkeit und medizinischer Kompetenz durchgeführt wird.[53, 54] Sie erfordert, wie jede medizinische Intervention, das Einverständnis des/der PatientIn und beginnt mit einer sorgfältigen Anamnese und Untersuchung in Hinblick auf mögliche zusätzliche Risikofaktoren des Nahrungsverzichtes und der mentalen Kompetenz des/der Hungerstreikenden sowie einer eingehenden und fortdauernden Information des/der PatientIn über die zu erwartenden Gesundheitsbeeinträchtigungen und -gefahren, deren zeitlichen Ablauf und wie diese möglichst gering gehalten oder verzögert werden können (Flüssigkeitszufuhr, Supplementierung von Elektrolyten und Thiamin). Hungerstreikende sollen motiviert werden, ihre Willensäußerung hinsichtlich ihrer Behandlung nach Verlust ihrer mentalen Kompetenz schriftlich festzuhalten. Von ärztlicher Seite soll keinerlei Druck auf den/die PatientIn, den Hungerstreik zu beenden, ausgeübt werden und versucht werden, Druck von anderer Seite, von Mitgefangenen, Familie oder Behörden, zu erkennen und möglichst zu vermeiden. Das Angebot, dem/der PatientIn kontinuierlich ärztlich beizustehen, sein/ihr Selbstbestimmungsrecht zu achten und ärztliche Verschwiegenheit und Unabhängigkeit zuzusichern, vermag ein Vertrauensverhältnis aufzubauen, das für Konfliktlösungen hilfreich sein kann. Die zeitgerechte Überstellung in ein Krankenhaus ist bei zunehmender Gesundheitsbeeinträchtigung medizinisch angezeigt und erfahrungsgemäß oft geeignet, das Fortsetzen des Hungerstreiks zu beenden.

Mit fortschreitender Gesundheitsbeeinträchtigung Hungerstreikender stehen Gesundheitsbetreuende vor dem ethischen Dilemma zwischen ihrer Aufgabe zur Erhaltung von Gesundheit und Leben (PatientInwohl, „beneficence") und dem Recht der Selbstbestimmung von PatientInnen („patient's autonomy").

Die Deklaration von Malta der World Medical Association[55]gibt hierzu praktische ethische Richtlinien: Der Respekt des Selbstbestimmungsrechtes des/der PatientIn und das Vermeiden von medizinischen Interventionen gegen den Willen des/der PatientIn gehören zum PatientInwohl und zur Schadensvermeidung („non-maleficence"). Die Beteiligung von Gesundheitsbetreuenden an Zwangsernährung, in welcher Form auch immer, ist ethisch in keiner Weise vertretbar. Zwangsernährung wurde unter bestimmten Bedingungen vom Europäischen Gerichtshof für Menschenrechte als Folter oder inhumane oder erniedrigende Behandlung qualifiziert.[56] Auch nach Verlust der mentalen Kompetenz des/der Hungerstreikenden sind

---

[53] Gétaz L, Rieder JP, Nyffenegger L, Eytan A, Gaspoz JM, Wolff H: Hunger strike among detainees: guidance for good medical practice. https://smw.ch/index.php/smw/article/view/1579/2042. SMW 2012;142:w13675

[54] Reyes H, Annas GJ, Allen SA: Physicians and Hunger Strikes in Prison: Confrontation, Manipulation, Medicalization and Medical Ethics (part 1–3) WMJ 2013, 59:27–33, 60–67, 97–101. www.researchgate.net/publication/364332027_Physicians_and_Hunger_Strikes_in_Prison_Confrontation_Manipulation_Medicalization_and_Medical_Ethics.

[55] WMA Declaration of Malta on Hunger Strikers. www.wma.net/policies-post/wma-declaration-of-malta-on-hunger-strikers.

[56] European Court of Human Rights. Guide on the case-law of the European Convention on Human Rights. www.echr.coe.int/documents/d/echr/Guide_Prisoners_rights_ENG.

die vorher gegebenen Willensäußerungen des/der PatientIn zu respektieren, sofern sie aus freiem Willen und ohne Druck von außen gemacht wurden. Wenn der/die Arzt/Ärztin aus weltanschaulichen Gründen dem Willen des/der PatientIn nicht nachkommen kann, soll er nach Empfehlung der World Medical Association und mit Einverständnis des/der PatientIn die Behandlung einem/einer anderen Arzt/Ärztin übergeben.

2.13 Individuelles ethisches Überlegen

Die angeführten Grundsätze medizinischer Ethik bei der Betreuung inhaftierter Menschen bieten solide Leitlinien für die Mehrzahl ethischer Fragestellungen in dieser Tätigkeit. Dennoch ist die Bereitschaft zu individueller ethischer Reflexion und, v. a., das Erkennen ethischer Fragestellungen in diesem Umfeld von entscheidender Bedeutung und kann und soll trainiert werden.[41] Für schwierige ethische Entscheidungsfindungen können und sollen neben erfahrenen KollegInnen Ethikkommissionen medizinischer Gesellschaften herangezogen werden. In jedem Fall sollen schwierige ethische Entscheidungsfindungen nachvollziehbar dokumentiert werden.

Karlheinz Keppler

3.1 Vorbemerkung

Für die Gesundheit aller Inhaftierten und die medizinische Versorgung in der Institution Justizvollzugsanstalt (JVA) ist allein der Anstaltsarzt zuständig und verantwortlich. Ihm gegenüber ist der Anstaltsleiter fachlich nicht weisungsbefugt. Regelungen zur Gesundheitsfürsorge enthalten die Strafvollzugsgesetze. Die in den einzelnen Ländern geltenden Vorschriften sind entweder in einer „Dienstordnung Gesundheit" oder in einem vergleichbaren Regelwerk oder in Einzelerlassen zusammengestellt. Grundsätzliche Orientierungspunkte für den Anstaltsarzt bieten die Vorgaben der gesetzlichen Krankenversicherung und das von der Weltgesundheitsorganisation (WHO) formulierte Äquivalenzprinzip.

Da die inhaftierten Patienten keine freie Arztwahl haben, wird der Anstaltsarzt zum „Zwangsansprechpartner". Anstaltsmedizin ist somit Monopolmedizin und trägt als solche besondere Verantwortung für die Qualität der medizinischen Versorgung. Trotz seiner Monopolstellung kann der Anstaltsarzt nicht alle erforderlichen medizinischen Leistungen allein erbringen, obgleich er sich bemühen muss, ein möglichst großes Spektrum selbst abzudecken. Zu Leistungen, die darüber hinausgehen, muss er deshalb den Zugang ermöglichen, indem er an externe Ärzte überweist.

Anstaltsmedizin arbeitet in einem ambivalenten Spannungsfeld zwischen ärztlicher, also patientenorientierter Aufgabe auf der einen Seite und justiziell, vollzuglichen Vorgaben/Zwängen auf der anderen Seite, zwischen dem in Diagnose und Therapie geforderten Vertrauen in die Patient-Arzt-Beziehung und dem Fakt, dass der Anstaltsarzt bei fehlender freier Arztwahl der Zwangsansprechpartner ist.

K. Keppler (✉)
Arzt in verschiedenen Justizvollzugsanstalten, v.a. Vechta, Niedersachsen, Deutschland

© Der/die Autor(en), exklusiv lizenziert an Springer-Verlag GmbH, DE, ein Teil von Springer Nature 2024
K. Keppler et al. (Hrsg.), *Medizin in Haft*,
https://doi.org/10.1007/978-3-662-69510-4_3

Der Weltärztebund stellt dazu in seiner Deklaration von Edinburgh im Oktober 2000 nicht nur die Pflichten der Ärzte gegenüber der Vollzugsbehörde dar, sondern verlangt außerdem eine Meldung an externe Institutionen und fordert die Ärzteorganisation dezidiert auf, die Ärzte gegen Repressalien zu schützen:

„In Haftanstalten tätige Ärzte haben die Pflicht, den Gesundheitsbehörden und Berufsorganisationen ihres Landes alle Unzulänglichkeiten bei der medizinischen Versorgung der Gefängnisinsassen zu melden sowie jede Situation, die für die Gefangenen eine epidemiologische Gefahr darstellt. Die nationalen Ärzteorganisationen sind verpflichtet, diese Ärzte gegen eventuelle Repressalien zu schützen."[1]

3.2   Primat der Medizin

> „Die Würde des Menschen ist unantastbar. Sie zu achten und zu schützen ist Verpflichtung aller staatlichen Gewalt."

So beginnt im Artikel 1 mit dem ersten Satz unser Grundgesetz.[2]

Personen, die vom Staat festgehalten werden, sind in der Regel in einer ausgelieferten, machtlosen Situation. Der Staat hat deshalb die besondere Pflicht, ihre Sicherheit und ihre Gesundheit zu garantieren. Schon im normalen Medizingeschehen sind Ärzte (meist gesund und wissend) ihren Patienten (meist krank, unsicher, unwissend) überlegen. Vom Staat für die Betreuung der Gefangenen beauftragte Ärzte haben darüber hinaus noch eine besondere Macht und damit auch eine besondere Verantwortung.

Schon 1998 macht das Ministerkomitee des Europarates in seinen Empfehlungen über die ethischen und organisatorischen Aspekte der gesundheitlichen Versorgung in Vollzugsanstalten (Europarat 1998) zwei entscheidende Punkte klar:

Erstens macht es seine Empfehlungen „… in der Erkenntnis, dass der Arzt in der Vollzugsanstalt oft vor schwierigen Problemen steht, die aus den konträren Erwartungen der Vollzugsverwaltung und der Gefangenen herrühren und im Ergebnis erfordern, dass der Arzt sich an sehr strenge ethische Richtlinien hält, …" Das Ministerkomitee stellt damit den der Berufsrolle inhärenten Spagat zwischen öffentlicher Funktion und Patientenorientiertheit fest.

Zweitens empfiehlt er als Konsequenz daraus: „Die Rolle des Anstaltsarztes bzw. der Anstaltsärztin besteht in erster Linie darin, alle Gefangenen, für die er bzw. sie klinisch verantwortlich ist, in geeigneter Weise ärztlich zu versorgen und zu beraten." Damit wird der Primat der Medizin festgeschrieben. Der in einer JVA tätige Arzt soll in erster Linie patientenorientiert arbeiten und soll in zweiter Linie die vollzuglichen und sonstigen Belange im Blick haben.

---

[1] https://www.schweigepflicht-online.de/Weltaerztebund-Handbuch%20Deklarationen%202008. pdf, S. 46, abgerufen am 15.03.2024.

[2] https://www.gesetze-im-internet.de/gg/art_1.html, abgerufen am 15.03.2024.

Mehrfach verabschiedete der Weltärztebund Stellungnahmen zum Primat der Medizin, die den Vorrang ethischer Normen vor gesetzlichen Normen postuliert, wenn der Arzt sich im Konflikt zwischen ethischer Überzeugung und Gesetz befindet, ein Konflikt, der schon in der griechischen Antike formuliert wurde.[3]

3.2.1 Historische Rückschau

Die Beteiligung der Ärzte

Das Image der Gefängnisärzte in der Öffentlichkeit ist schlecht. Für Inhaftierte steht meist die fehlende freie Arztwahl im Vordergrund. Für die Inhaftierten Zwangsansprechpartner zu sein, führt zunächst immer zu einer Belastung des Arzt-Patienten-Verhältnisses. Das schlechte Bild in der Öffentlichkeit resultiert zum einen aus Unkenntnis über die tatsächlichen Lebens- und Arbeitsbedingungen in einer JVA, ist aber auch geprägt durch unzutreffende Darstellungen in der Öffentlichkeit, vermittelt durch Fernsehserien über Gefängnisse und andere Filme, die ganz oder teilweise in Gefängnissen spielen. Nicht zuletzt hat aber auch das Wissen um historische, aber auch aktuelle Verfehlungen von Gefängnisärzten zu dieser Einschätzung seitens einer breiten Öffentlichkeit geführt. Beispiele hierfür sind die Mitwirkung bei Zwangsmaßnahmen des Vollzuges, die Mitwirkung bei Vollstreckung der Todesstrafe oder der Vorbereitung dazu (gesund genug zum Hängen?), die Experimente an Menschen im Dritten Reich, die Folterungen im Gefängnis Abu Graibh und vieles andere mehr.

Immer wieder haben Ärzte sich an Folter, Tötung oder anderen Verfehlungen von Unrechtsregimen beteiligt (Herber 2002). Als besonders gefährdet haben sich neben den Gefängnisärzten die Polizei- und Militärärzte, aber auch Ärzte in den öffentlichen Verwaltungen (Behörden, Ministerien) und bei Gerichten erwiesen.

Diese Liste aus der jüngeren Vergangenheit reicht von den Nazis über die DDR bis zu den USA, müsste aber auch viele Staaten Asiens, Südamerikas, Afrikas enthalten.

Die Möglichkeiten, gegen ärztlich-ethische Vorgaben zu verstoßen, sind vielfältig:

Mitwirkung bei Folter, körperlicher Züchtigung, Todesstrafe, Zwangsamputationen, Verstümmelungen, Zwangsuntersuchungen, Zwangssterilisationen, Jungfernschaftsuntersuchungen, Zwangsentnahmen von Körperflüssigkeiten oder Geweben, Experimente an Gefangenen usw.

---

[3] Deklaration des Weltärztebundes von Madrid, Berufliche Autonomie und Selbstverwaltung, verabschiedet von der 39. Generalversammlung des Weltärztebundes, Madrid, Spanien, Oktober 1987. https://www.schweigepflicht-online.de/Weltaerztebund-Handbuch%20Deklarationen%20 2008.pdf, S. 14 ff, abgerufen am 15.03.24.

Deklaration des Weltärztebundes zur Unabhängigkeit und beruflichen Freiheit des Arztes verabschiedet von der 38. Generalversammlung des Weltärztebundes. Rancho Mirage, U.S.A., Oktober 1986. https://www.schweigepflicht-online.de/Weltaerztebund-Handbuch%20Deklarationen%202008.pdf, S. 183 f, abgerufen am 15.03.24.

Das Verlassen des Nil-nocere-Prinzips und ein Abgleiten in die Mithilfe bei staatlicher Folter oder erniedrigender, unmenschlicher Behandlung ist eine große Gefahr. In kleinen Schritten läuft der Arzt, der sich nicht von Anfang an widersetzt, Gefahr, zum Mittäter zu werden. Selbst wenn er zu Beginn nur teilnimmt, um die schwerste Folge von Folter, den Tod des Gefangenen zu verhindern, wird er damit unfreiwillig zum Helfer möglicherweise (ungewollt) sogar zum Trainer der Folterer. Leistet er doch Hilfestellung beim Lern- und Erfahrungsprozess, wie weit sie gehen können, ohne dass der Proband stirbt oder sichtbaren bzw. bleibenden Schaden nimmt.

Eine eindeutige Richtschnur bietet dabei die Erklärung von Tokio des Weltärztebundes von 1975, in der es heißt:

„Der Arzt darf Folterung oder andere Formen grausamer, unmenschlicher oder erniedrigender Verfahren nicht begünstigen, dulden oder daran teilnehmen, gleich welchen Vergehens das Opfer solcher Verfahren verdächtig, angeklagt oder schuldig ist, und welche Überzeugungen oder Beweggründe das Opfer auch haben mag, und dies in allen Situationen einschließlich bewaffneter Auseinandersetzung und Aufruhr."[4]

Weitere Erklärungen (The British Medical Association 1995) zum Verhalten von Ärzten bei Folter usw. sind:

- Europäische Konvention zum Schutze der Menschenrechte und Grundfreiheiten (1950).
- Allgemeine Regeln der Vereinten Nationen für die Gefangenenbehandlung (1955).
- Deklaration der Vereinten Nationen zum Schutz aller Personen gegen Folter und andere grausame unmenschliche oder erniedrigende Behandlung oder Bestrafung (1975).
- Übereinkommen der Vereinten Nationen gegen Folterung und andere grausame oder erniedrigende Behandlung oder Strafe (1985).
- Europäische Strafvollzugsregeln (1987, 2006, 2020).
- Grundsätze-Sammlung der Vereinten Nationen für den Schutz aller Personen in irgendeiner Form von Haft oder Gefangenschaft (1988).
- Europäische Konvention zur Verhütung von Folterung und unmenschlicher oder erniedrigender Behandlung oder Bestrafung (1989); als Folge dieser Konvention wurden spezielle Komitees ins Leben gerufen, die in den Mitgliedstaaten die Einhaltung dieser Konvention überwachen.
- Madrider Erklärung, verabschiedet vom ständigen Ausschuss der Ärzte der Europäischen Gemeinschaft als Ergänzung zur Erklärung von Tokio (1989)[5].

Beispiele für Ärzte, die sich entgegen den oben genannten Forderungen verhalten haben, finden sich in der historischen Rückschau und auch in der Gegenwart.

---

[4]Weltärztebund. Deklaration von Tokio. 1975. www.aerzteblatt.de/plus1105, abgerufen am 15.03.23.

[5]Erklärungen, Dokumente etc. des Weltärztebundes können in deutscher Übersetzung bei der Bundesärztekammer, Auslandsdienst, Herbert-Lewin-Str. 1, 50931 Köln angefordert werden.

Ärzte im 1. Weltkrieg

Am Beispiel der Militärärzte vor und im 1. Weltkrieg zeigt sich die Identifikation von Ärzten mit dem System, das Medizin in seinem Sinne instrumentalisiert. Groß geworden in einer patriotischen Atmosphäre, in der gerade die Akademiker deutschnational gesinnt waren, unterstützten sie begeistert den Krieg. In der Folge dieses grausamen Krieges kam es vermehrt zu psychischen Störungen, die heute als posttraumatische Belastungsstörung ein bekanntes Phänomen sind. Damals wurden Soldaten, die als Folge des Krieges eine Angststörung erlitten, die sie vom Schlachtfeld ins Lazarett gebracht hatte, als sog. Kriegszitterer bezeichnet. Da dieses Phänomen nicht auf Einzelfälle beschränkt blieb, entwickelten die Militärärzte damals eine Methode, bei der sie Elektroschocks anwandten. Dieses Verfahren sollte erklärtermaßen nicht die Angststörung heilen, der Angstneurotiker sollte als Simulant behandelt werden. Der Zweck der Elektroschockmethode war also, wie Sigmund Freud in einem Gutachten darlegte, ein anderer:

„Diente seine Krankheit der Absicht, sich einer unleidlichen Situation zu entziehen, so grub man ihr offenbar die Wurzeln ab, indem man ihm das Kranksein noch unleidlicher als den Dienst machte. War er aus dem Krieg in die Krankheit geflüchtet, so wandte man Mittel an, die ihn zwangen, aus der Krankheit in die Gesundheit, also in die Kriegstauglichkeit zurückzufliehen. Zu diesem Zweck bediente man sich schmerzhafter elektrischer Behandlung, und zwar mit Erfolg … Dies therapeutische Verfahren war also von vornherein mit einem Makel behaftet. Es zielte nicht auf die Herstellung des Kranken, oder auf diese nicht in erster Linie, sondern vor allem auf die Herstellung seiner Kriegstüchtigkeit; die Medizin stand diesmal im Dienste von Absichten, die ihr wesensfremd sind." (Freud 1973). Hier ließen sich also die Ärzte, voller nationalem Stolz, für nichtmedizinische und menschenverachtende Zwecke missbrauchen. Das Gutachten, aus dem das oben genannte Zitat stammt, wurde von Freud in einem Gerichtsverfahren erstattet, in dem der berühmte Psychiater Prof. Julius Wagner-Jauregg nach Kriegsende als Kriegsverbrecher angeklagt war, da er im 1. Weltkrieg die „Elektrotherapie" bei den kriegsbedingten Angststörungen in großem Stile angewendet und propagiert hatte. Es zeigt sich also, dass Fehlverhalten nicht immer nur das Verhalten einzelner Sadisten ist, sondern, angewendet in einer gewissen Breite, eingebettet wird in Forschung und entsprechendes Verordnungswerk und leitlinienartig propagiert wird von akademischen Kapazitäten.

Ärzte im Nationalsozialismus

Die nationalsozialistische Gewaltherrschaft ist ohne Konzentrationslager gar nicht denkbar. An den in diesen Lagern verübten Verbrechen haben sich Ärzte aktiv beteiligt. Zum Teil waren Ärzte an den entscheidenden Positionen eingesetzt. Dr. Irmfried Eberl war nicht nur als Euthanasiearzt in den Anstalten Brandenburg und Bernburg in ärztlicher Position tätig. Als erster Lagerkommandant des KZ Treblinka war er darüber hinaus auch an entscheidender übergeordneter Position tätig. Selbstverständlich beteiligten sich Ärzte auch an der Leitung des gesamten Medizinwesens von SS und Polizei. An der Spitze des Sanitätswesens von SS und Polizei stand der „Reichsarzt SS und Polizei" Prof. Dr. med. Ernst Robert Grawitz. Das

Sanitätswesen der Waffen-SS wurde von SS-Gruppenführer Dr. med. Karl Genzken geleitet. Die Mitwirkungen der Ärzte vor Ort in den Konzentrationslagern sind hinlänglich bekannt (Ley 2007). Für die medizinische Versorgung der Häftlinge, die sie an sog. Häftlingsärzte delegierten, standen sie so gut wie nicht zur Verfügung. In erster Linie oblag ihnen die medizinische Betreuung der SS-Wachmannschaften. Den kranken Häftlingen widmeten sie sich nur zu Zwecken der Selektion.

Neben den Tötungen wurden auch Experimente an Menschen durchgeführt. So äußerte der in Auschwitz-Birkenau tätige Lungenfacharzt Dr. Kurt Heißmeyer: „Für mich gibt es keinen prinzipiellen Unterschied zwischen Menschen und Versuchstieren." (Schwarberg 1988). Heißmeyer, wissenschaftlich eher ein kleines Licht, wollte unbedingt Professor werden. Er schlug daher vor, in Experimenten Inhaftierte mit Tuberkulose-Bakterien zu infizieren. Er begann diese Experimente zunächst an Erwachsenen und führte sie später auch an Kindern durch. In einer Nachbarbaracke führte Mengele ebenfalls Experimente auch an Kindern durch.

Auch in psychiatrischen Krankenanstalten beteiligten sich Ärzte an der sog. Euthanasie. Es ist sicher nicht falsch, in diesem Zusammenhang von Massentötungen zu sprechen. An diesem Massenmord waren die damaligen Anstaltsärzte in vielfältiger Weise beteiligt. „Dieser Genozid wurde von Ärzten initiiert, geplant, vorbereitet, gerechtfertigt, durchgeführt und wissenschaftlich begleitet." (Schmuhl 2001). Sie begutachteten, trafen die Tötungsentscheidungen, bewerteten die Tötungsmethoden etc. Viele machten „wissenschaftliche" Experimente und erlangten durch deren Aufarbeitung wissenschaftliche Reputation. Ein zentrales Verzeichnis der Archivbestände zur Geschichte dieser „Euthanasie" genannten Verbrechen in der Nazi-Zeit ist in Form einer Internet-Datenbank einsehbar unter www. bundesarchiv.de. Neben den Massentötungen kam es bei Erwachsenen zu Zwangssterilisationen und in den sog. Kinderfachabteilungen zu unzähligen Tötungen von behinderten Kindern.

Es reicht aber nicht, nur die SS-Ärzte, die KZ-Ärzte oder die Psychiatrieärzte im Blick zu haben. Auch die Militärärzte haben im 2. Weltkrieg gravierendes Fehlverhalten gezeigt (Eckart und Neumann 2006). Viele sahen den Krieg im Sinne eines Massenexperimentes das einmalige Gelegenheiten bietet. So konnten sie Lazarettinsassen und Kriegsgefangene zu Malaria-Experimenten missbrauchen, konnten ernährungsphysiologische Versuche starten, partizipierten an den Erkenntnissen aus der KZ-Forschung beispielsweise zum Giftgaseinsatz und forschten selber zu biologisch-chemischen Massenvernichtungswaffen.

Ärzte in der ehemaligen DDR

Viele Ärzte wurden als inoffizielle Mitarbeiter (IM) von der Stasi angeheuert. Dabei wurde nicht nur über Arztkollegen und Bürger anderer Staaten berichtet, sondern auch über Patienten. Jeder vierte IM berichtete über Patienten unter Verletzung der ärztlichen Schweigepflicht (Weil 2006).

Gemeinsam ist BRD und DDR im Nachkriegsdeutschland der Umgang mit ehemaligen NS-Ärzten (Stecker 2006). So praktizierte Dr. Werner Heyde, ein bekannter Euthanasie-Straftäter, als Dr. Fritz Sawade jahrelang in Deutschland weiter. In der DDR praktizierte Prof. Dr. Heinrich Eufinger, Schwiegervater des berühmten Malers Gerhard Richter, unbehelligt als berühmter und beliebter Chefarzt der Frauenklinik in Burgstädt. Während der Nazi-Zeit war er Chefarzt an der Dresdener Frauenklinik Friedrichstadt und überzeugter Nationalsozialist. Als solcher hatte er Zwangssterilisationen vorgenommen, die, ähnlich wie auch in der sächsischen Landesheilanstalt Großschweidnitz, als „wilde Euthanasie" bezeichnet wurden.

Auch was die Tötungen in psychiatrischen Krankenanstalten betraf, war die Rolle der DDR in diesem Zusammenhang bemerkenswert. Knapp die Hälfte der Patientenakten der Patienten, die bei der sog. T4-Aktion umgebracht worden waren, gelangte 1960 in den Besitz des Ministeriums für Staatssicherheit (MfS) der damaligen DDR. Das MfS legte eine Täterkartei an, um zum einen „verdiente" DDR-Ärzte, die in die NS-Euthanasie verwickelt waren, vor einer Enttarnung zu schützen und zum anderen belastete Ärzte in Westdeutschland gezielt desavouieren zu können.

Ärzte in den USA
Folter und entsprechend aggressive Verhörtechniken werden in den USA seit vielen Jahrzehnten, mindestens aber seit den 1950er-Jahren, praktiziert. Im Jahr 1963 wurden die entsprechenden Techniken von der CIA in einem Handbuch zusammengefasst, dem Handbuch Kubark Counterintelligence Interrogation[6]. Dieses Folterhandbuch wurde damals befreundeten Staaten in der ganzen Welt zur Verfügung gestellt. 1983 wurde das Handbuch überarbeitet und um die Erfahrungen aus dem Vietnamkrieg ergänzt. Pikanterweise arbeiten folternde Mediziner, egal welcher politischen Couleur, gerne zusammen. So trafen sich, noch während der Nürnberger Prozess lief, der später in Harvard tätige Prof. Dr. Beecher und der vor dem Nürnberger Tribunal angeklagte Nazi-Mediziner Prof. Dr. Walter Schreiber in Oberursel. Schreiber plauderte dort alle seine Erfahrungen mit Verhörfolter (Stehfolter, Hundeeinsatz, Mescalin-Gabe, Pentothal-Injektionen etc.) aus, die dann umgehend Eingang fanden in das Kubark-Handbuch.

Natürlich sind diese Verhörmethoden ohne die Mitwirkung von Ärzten zumindest bei der Entwicklung der Methoden nicht denkbar. Aber auch bei der Anwendung ist in vielen Bereichen ärztliches Know-how erforderlich und wird eingeplant.

Auch die Todesstrafe und die Diskussion um Exekutionspraktiken (mit der pervertierten Fragestellung, welche Praxis die „humanste" ist) sind ohne die Mitwirkung, Beobachtung, Beschreibung von Ärzten und ohne Bewertung durch sie nicht möglich (Neuber 2006, 2008). Von den 33 US-Bundesstaaten, die die Giftspritze einsetzen oder einsetzen können, schreibt mehr als die Hälfte vor, dass Ärzte bei der Hinrichtung anwesend sein müssen (Korzilius 1999), obwohl die American Medical Association sich gegen eine Beteiligung von Ärzten an der Vollstreckung einer Todesstrafe ausgesprochen hat. Obwohl viele amerikanische Gefängnisärzte sich weigern an Exekutionen teilzunehmen, finden sich im Zweifel auch Ärzte außerhalb des Systems.

---

[6]Englische Version unter https://nsarchive2.gwu.edu/NSAEBB/NSAEBB27/docs/doc01.pdf;deutsche Version unter https://www.ulla-jelpke.de/wp-content/uploads/2014/11/Kubark.pdf;allgemeine Informationen: https://de.wikipedia.org/wiki/Kubark-Manual.

Warum Ärzte mitwirken

Eitelkeit, der Wunsch nach wissenschaftlicher Reputation und eine Karriereplanung in der Rolle des gewissenhaften Pflichterfüllers (Britisch Medical Association 1995; Scharsach 2000) sind manchmal treibende Kräfte. So wundert es nicht, dass oftmals zweit- oder drittklassige Wissenschaftler mitwirkten, denen die wissenschaftliche Reputation bis dahin noch nicht gelungen war (Richter 2002).

Lifton (1986) hat in seiner Studie über die Nazi-Ärzte das Phänomen der „Doppelung" untersucht. Mithilfe dieser Mitwirkung im vermeintlichen Interesse des Gefangenen gelingt es den Ärzten, zwei Wertesystemen zu dienen, die eigentlich miteinander in Widerspruch stehen. Klassisches Beispiel ist der Arzt, der eine Prügelstrafe überwacht. Einerseits ist er zum Schutze des Delinquenten da, andererseits ermöglicht oder erleichtert er durch seine Anwesenheit die Durchführung der Prügelstrafe. So kann er beide Systeme teilen oder doppeln und nach außen beiden gerecht werden: Er funktioniert als Teil des Systems und ermöglicht dadurch, dass er nicht sofort eingreift, die Prügelstrafe. Und er funktioniert als Arzt, da er formal den Patienten vor allzu großem Schaden beschützt und im Anschluss an die Prügelstrafe für eine sachgemäße medizinische Versorgung sorgt.

Identifizierung mit der Sache der Folterer ist ebenfalls möglich, wenn der Delinquent einer moralisch besonders verwerflichen Gruppe oder Tat zugeordnet wird. Auch dem Opfer die Schuld an der Situation zu geben, ist ein entlastender Mechanismus. Ein Beispiel für diese Identifikation der Ärzte mit dem System, das Medizin in seinem Sinne instrumentalisiert, sind die Militärärzte vor und im 1. Weltkrieg (s. o.). Ihr Umgang mit den sog. Kriegszitterern, die Anwendung von Elektroschocks, erfolgte auf dem Boden von patriotischem Denken gestützt durch wissenschaftliche Koryphäen.

Auch Angst vor den Folgen einer Weigerung kann ein Motiv sein, an solchen Verfehlungen mitzuwirken. Diese nachteiligen Folgen können von relativ milden Konsequenzen wie Verlust der Tätigkeit bis hin zu der gravierenden Konsequenz einer lebensbedrohenden Verfolgung durch die Organe des folternden Regimes gehen. Manchmal reicht auch schon die reine Beflissenheit gegenüber der herrschenden Macht aus.

Gelegentlich sind auch Vergünstigungen, erwartete oder tatsächliche, Grund genug, das ärztliche Ethos in Vergessenheit geraten zu lassen. So reichte für den DDR-Arzt Bernhardt Schmidt, der 13 Jahre als IM für die Stasi gearbeitet hatte, bereits die Freistellung vom Wehrdienst, um für diese Spitzeltätigkeit zur Verfügung zu stehen (Richter-Kuhlmann und Weil 2006). In manchen Fällen reichte schon die Beschaffung eines Autos, einer Wohnung, eines Telefons oder die Genehmigung einer Auslandreise (Richter 2002).

Eine Bürokratisierung der Tätigkeit des Arztes kann ebenfalls die Mitwirkung erleichtern. Die gesetzliche Grundlage und die Bürokratisierung der ärztlichen Mitarbeit an der Aktion T4 (Sander 2003) haben die Mitarbeit für die Ärzte sicher erleichtert. Außerdem dienten nach Kriegsende die gesetzlichen Grundlagen und die Bürokratisierung der Verbrechen oft als Grund, die Mitwirkenden freizusprechen, da man ihnen zugutehielt, in einem unvermeidbaren Verbotsirrtum gehandelt zu haben.

Grundsätzlich gibt es für alle Brüche des ärztlichen Ethos eine gesetzliche Grundlage oder eine Grundlage im untergesetzlichen Verordnungswerk.

Die Verweigerung

Wie gefährlich es werden konnte, nicht willfähriges Teil des Regimes zu sein, zeigt die Vielzahl der Ärzte, die im Nationalsozialismus verfolgt, gefoltert und getötet wurden. Beispiele sind die bekannte „Weiße Rose", die sich aus Medizinstudenten zusammensetzte und der Nervenarzt Dr. John Rittmeister (Boentert und Teller 2003).

Immer wieder gab es aber auch Ärzte, die sich weigerten und deren Weigerung toleriert wurde.

Hartung zunächst Gefängnisarzt in Celle wird im Zuge der Nazi-Zeit u. a. nach Polen versetzt, wo er für über 3500 Gefangene verantwortlich wird. Um seinen Kindern zu erklären, wie er sich unter der Bedrohung durch die Nazis verhalten hat, schreibt er sein Buch (Hartung 1986), ein beeindruckendes und authentisches Zeitzeugnis. Jahre nach seinem Tod (1993) wird er im August 2002 in Polen für sein Verhalten gegenüber den ihm anvertrauten Gefangenen durch eine Gedenktafel und eine Ausstellung geehrt. Der Stadtpräsident von Sieradz (Polen), der Stadt, in dem das Gefängnis stand, in dem Hartung arbeitete, sagte in seiner Laudatio: „Tief bewegt sprechen wir Ihnen für die Hilfe, die Sie als Arzt in Sieradz im Jahre 1944 den gefangenen Polen geleistet haben, unsere Achtung und unseren Dank aus. Durch die Rettung von Gefangenen haben Sie es gewagt, viele Gefährdungen durch das Hitler-Regime auf sich zu nehmen …" (Oldenburgische Volkszeitung 2002).

Ein ähnliches Beispiel liefert Prof. Dr. Gottfried Ewald, von 1934–1949 Ordinarius für Nervenheilkunde an der Universität Göttingen. Er weigerte sich, im Gegensatz zu zahllosen anderen deutschen Ordinarien, an der Begutachtung für die Tötungsaktion T4 teilzunehmen. Aus einer Besprechung am 15. August 1940 ist bekannt, dass er die Mitwirkung kategorisch ablehnte. Er „… blieb bis zum Kriegsende völlig unbehelligt und bestätigte so die späteren Aussagen von Hitlers Leibarzt Dr. Karl Brandt, daß es den deutschen Ärzten sehr wohl möglich gewesen wäre, sich gegebenenfalls der Teilnahme an der Aktion zu verweigern" (Bastian 1995).

Auch aus der ehemaligen DDR ist bekannt, dass die Weigerung, als IM zu arbeiten, meist ohne Konsequenzen geblieben ist (Richter 2002). Auch als IM zu arbeiten, ohne über Patienten zu berichten, die ärztliche Schweigepflicht also ausdrücklich nicht zu durchbrechen, war ohne Konsequenzen möglich (Weil 2006).

Fazit

Im Rahmen einer Gedenkstunde zur NS-Psychiatrie sagt der deutsche Psychiater Dörner über die Psyche der Widerstand leistenden Ärzte: „Sie waren entweder fast fundamentalistisch religiös, am besten katholisch, oder sie waren im Umgang schwierige, bis zur Prinzipienstarre unbeugsame Persönlichkeiten." (Tammen 2005).

Niemand kann darauf hoffen, dass alle Ärzte, die in Versuchung kommen können, eines dieser beiden Wesensmerkmale aufweisen. Es ist deshalb wichtig, die in diesen Bereichen tätigen Kollegen frühzeitig für diese Probleme zu sensibilisieren. Sie müssen zur Kenntnis nehmen, dass die Anfänge einer Beteiligung schleichend sind. Die tragfähigste Vorgehensweise scheint daher zu sein, sich bereits zu Beginn auf den Primat der Medizin zu besinnen. „Wehret den Anfängen", ist sicher eine gute Handlungsrichtschnur. Psychohygiene durch kollegialen Austausch und supervidierende Maßnahmen können diese Bemühungen unterstützen. Außerdem sind die Deklarationen und Stellungnahmen des Weltärztebundes eine entscheidende Hilfe.

3.3 Die medizinische Versorgung einer Justizvollzugsanstalt

3.3.1 Das medizinische Personal

Das Personal des ärztlichen Dienstes einer Justizvollzugseinrichtung besteht aus hauptamtlichen oder nebenamtlichen Anstaltsärzten, Sanitätsbediensteten und medizinischen Hilfskräften. Während die Ländergesetze auf der einen Seite als Regel vom hauptamtlichen Anstaltsarzt ausgehen, fällt es aber auf der anderen Seite dem Justizvollzug zunehmend schwer, Ärzte für den Dienst in Justizvollzugseinrichtungen zu gewinnen. Diese Tatsache und ein zu geringer Arbeitsanfall gerade in kleinen Einrichtungen haben dazu geführt, dass nebenamtliche Ärzte auf der Basis vertraglicher Verpflichtungen als Honorarärzte tätig sind. Oft handelt es sich hierbei um in eigener Praxis niedergelassene oder im Ruhestand befindliche Ärzte.

Sanitätsbedienstete sollen in der Regel eine Ausbildung nach dem Pflegeberufegesetz[7] vorweisen. Historisch war die Regel, dass die Krankenpflegekräfte insofern Kräfte des allgemeinen Vollzugsdienstes waren, als sie die entsprechende Vollzugsausbildung durchlaufen mussten. Mittlerweile besteht vielfach die Möglichkeit, auch Krankenpflegekräfte ohne Vollzugsausbildung oder mit verkürzter Vollzugsausbildung, im Sinne einer Einweisung in vollzugliche Belange, als Angestellte im Krankenpflegedienst einer Justizvollzugseinrichtung zu beschäftigen.

Allerdings fällt es dem Justizvollzug teilweise auch bei der Gruppe der pflegerisch Tätigen schwer, qualifiziertes Personal für den Dienst in den Justizvollzugsanstalten zu gewinnen. Um dennoch die medizinische Versorgung sicherzustellen, können auch Personen eingesetzt werden, die eine andere Ausbildung im medizinischen Bereich erfahren haben. Gemeint sind hier: im Rettungsdienst tätige Sanitäter, Altenpfleger, medizinische Fachangestellte o. ä.

Sanitätsbedienstete unterstehen der Fachaufsicht des Anstaltsarztes, sie unterliegen als Berufshelfer des Arztes in vollem Umfang der ärztlichen Schweigepflicht und unterstützen den Arzt bei der gesundheitlichen Betreuung der inhaftierten Patienten. Sanitätsbedienstete sind befugt, Gefangene selbst zu versorgen, wenn ärztliche Hilfe offensichtlich nicht erforderlich ist. Sie geben vom Arzt verordnete Medikamente aus, führen das Buchwerk und wirken bei der medizinischen Dokumentation mit. Sie bereiten die Sprechstunde vor, assistieren dem Arzt dabei und führen entsprechend seiner Anordnung und Anleitung die zur Diagnostik und Therapie

---

[7] https://www.gesetze-im-internet.de/pflbg/.

erforderlichen Verrichtungen an den Patienten durch. Sie können im Rahmen der geltenden Vorschriften zu Laborarbeiten, Röntgentätigkeiten und zur Bedienung sonstiger medizinisch-technischer Apparate (z. B. EKG, Bestrahlung) eingesetzt werden. Sie wechseln Verbände und leisten bei Notfällen erste Hilfe. Ihnen obliegt die Beaufsichtigung der Patienten in den Behandlungsräumen sowie die Pflege der in einer Krankenabteilung untergebrachten Patienten. Sie sind verantwortlich für Sauberkeit, Ordnung und Sicherheit in der Behandlungs- und Krankenabteilung (bzw. im Anstaltskrankenhaus). Sie überwachen die mit Hilfstätigkeiten beschäftigten Gefangenen und stellen sicher, dass diese nur zu Reinigungszwecken herangezogen werden und keinen Zugang zu Medikamenten, Instrumenten und ärztlichen Unterlagen haben. Sanitätsbedienstete sind verantwortlich für die Reinigung und Pflege des ärztlichen Instrumentariums. Der Leiter des Sanitätsdienstes ist dem Arzt für den ordnungsgemäßen Dienstablauf im Bereich der Medizin verantwortlich.

Neben den Sanitätsbediensteten gehören medizinische Hilfskräfte zum anstaltsärztlichen Assistenzpersonal. Medizinische Hilfskräfte üben besondere fachliche Tätigkeiten im Sanitätsbereich aus. Zu ihnen gehören z. B. Diätassistenten, medizinisch-technische Assistenten, Masseure, medizinische Bademeister und medizinische Fachangestellte. Zu den medizinischen Hilfskräften können auch Mitarbeiter der Fachdienste und Bedienstete des allgemeinen Vollzugsdienstes gehören, sofern sie für bestimmte Tätigkeiten im Sanitätsbereich eingesetzt sind (z. B. Bediensteter des allgemeinen Vollzugsdienstes eingesetzt nach entsprechender Ausbildung als Suchtkrankenhelfer im Bereich der Medizin, Suchtberater eingesetzt im Bereich Betreuung von substituierten Opioid-Abhängigen). Auch medizinische Hilfskräfte unterstehen der Fachaufsicht des Anstaltsarztes und unterliegen als sog. Berufshelfer des Arztes in vollem Umfang der ärztlichen Schweigepflicht.

Exkurs: Bedienstete
Nicht nur dem medizinischen Personal, sondern auch den Mitarbeitern im allgemeinen Vollzugsdienst oder in den Fachdiensten kommt mit Blick auf die Betreuung der Inhaftierten besondere Bedeutung zu. Sie alle müssen trotz „Problem- und Mangellagen" ihre Arbeit verrichten, dem Spagat zwischen Sicherheit und Betreuung gerecht werden, möglichst ohne selber zu erkranken. Überbelegung, drangvolle Enge, Personalknappheit, Bau-, Ausstattungs- und Sicherheitsdefizite, eine Vielzahl von Dokumentations- und Verwaltungsabläufen kennzeichnen die schwierige Arbeit. Erschwerend hinzu kommen eine veränderte Gefangenenpopulation, die zunehmend gewaltbereit und respektlos ist und die oftmals Verständigungs- und Integrationsprobleme aufweisen, nicht zuletzt bei zunehmendem Anteil nicht deutschsprechender Inhaftierter (Hillenkamp 2005).

Die Bediensteten sind bedeutend für die Resozialisierung und die Sicherung der Gefangenen und sind insofern ein bedeutender gesellschaftlicher Faktor. Sie gesund und leistungsfähig zu halten, muss daher als gesellschaftliche Aufgabe gesehen werden.

Welche Bedeutung das Personal für einen reibungslosen Ablauf im Justizvollzug hat und wie Leitung mit den Mitarbeitenden umgehen sollte, beschreibt schon Leppmann (1909):

„Der Leiter einer Gefangenen- oder Fürsorgeanstalt hat eine ungemein schwierige Aufgabe: Er muß dafür sorgen, daß die Anstaltsinsassen zunächst einmal sicher verwahrt werden, daß keine Meutereien vorkommen, …. Er muß auch seine Beamten in derartiger Stimmung erhalten, daß sie ihren Dienst freudig tun, und dazu gehört, daß ihnen kein Übermaß an Arbeit aufgebürdet, und daß ihre Autorität gegenüber den Häftlingen aufrecht erhalten wird. Der Arzt kann bei der Fülle seiner Aufgaben nicht auch noch dieses ganze komplizierte Getriebe überschauen, …"

Giesen et al. (2023) werten internationale Studien aus, aus denen diverse Stressoren im Berufsalltag der Bediensteten hervorgehen. Bedauerlicherweise gibt es vergleichbare Studien im deutschen Justizvollzug nicht. Nach dem 1996 in Kraft getretenen Arbeitsschutzgesetz hat jeder Arbeitgeber die Pflicht, die Gesundheit der Arbeitnehmer zu sichern und zu verbessern. Ein wesentlicher Bestandteil sind die sog. Gefährdungsbeurteilungen, die die psychischen Belastungen bzw. Gefährdungen ausdrücklich miteinschließen. Giesen et al. (2023) unterteilen aus den ausgewerteten internationalen Studien die Stressoren, die sich aus verschiedenen Rollenerwartungen oder Anforderungen in dem Beruf ergeben, zum einen in die Vereinbarkeiten von Beruf und Familie und zum anderen in Vereinbarkeiten zwischen den beruflichen Anforderungen.

Bei den Vereinbarkeiten von Beruf und Familie isolieren Giesen et al. (2023) „zeitbasierte Konflikte" (d. h., die Arbeitszeiten werden den Anforderungen von Familie und Freunden nicht gerecht), „beanspruchungsbasierte Konflikte" (d. h., der Bedienstete nimmt Probleme, negative Emotionen, Ängste von der Arbeit mit nach Hause) und „verhaltensbasierte Konflikte" (d. h., die Rollenbilder im Bereich der Arbeit und in der Familie sind konträr; beruflich: misstrauisch, kontrollierend, distanziert; familiär: liebevoll, offen, unterstützend). Die dort zitierten Studien belegen, dass diese Konflikte bei den Bediensteten zu erhöhtem Stresserleben führen und damit zu Arbeitsunzufriedenheit mit nachlassender Identifikation und emotionaler Bindung an die Arbeit im Strafvollzug.

Bei den Vereinbarkeiten im Arbeitskontext der Bediensteten kommen Konflikte dadurch zustande, dass unterschiedliche Funktionen miteinander vereinbart werden müssen. Dem Berufsbild des Vollzugsbediensteten sind zwei unterschiedliche Rollen immanent. Auf der einen Seite muss er der Verpflichtung zur Kontrolle, Sicherung, Beaufsichtigung, Reglementierung im Hinblick auf Durchsetzung vollzugsinterner Regeln und Normen mit entsprechender Durchsetzungsfähigkeit nachkommen. Auf der anderen Seite soll er seinen Beitrag zur Resozialisierung und Besserung der Inhaftierten leisten, und insofern eine unterstützende, wertfreie, akzeptierende, warmherzige und helfende Rolle einnehmen. Die empirische Befundlage deutet laut Giesen et al. (2023) daraufhin, dass es sich hier um einen zentralen Konflikt mit erheblicher Relevanz für die psychische Gesundheit der Bediensteten handelt.

Dazu gehen letztendlich zusätzliche Stressoren wie Gewaltbereitschaft, Aggressivität, psychische Erkrankungen, Beleidigungen, Selbstverletzungen, Suizide, Multiethnizität und vieles andere mehr von den Gefangenen aus.

Aber auch institutionsimmanente Stressoren führen zu hohen psychosozialen Belastungen. In einer der wenigen Studien aus dem deutschen Justizvollzug (Bögemann 2010) wird festgestellt, dass die starken psychosozialen Belastungen der Bediensteten v. a. auch aus den organisatorischen Arbeitsbedingungen und dem Arbeitsklima in der JVA resultieren. Hintergrund sind stark reglementierte bürokratische Strukturen, starre Hierarchien, ein einseitiges Machtgefälle, strenge Kontroll- und Aufsichtskriterien. Die Autonomie der Bediensteten ist dadurch sehr eingeschränkt, aus ihrer Sicht werden sie oftmals auf reine Bewachungs- und Versorgungsaufgaben reduziert. Wahrgenommener Leitsatz ist oft: „Das war schon immer so" oder „Das war noch nie so". Intransparente Verwaltungsabläufe und insuffiziente Kommunikation und Kooperation zwischen den verschiedenen Berufsgruppen belasten das Anstaltsklima. Bögemann (2002) beschreibt als bedeutendsten Stressor das schlechte Anstaltsklima neben der undurchschaubaren Beförderungspraxis, der fehlenden Anerkennung der geleisteten Arbeit, dem mangelnden Arbeitsinteresse der Kollegen und der fehlenden Solidarität untereinander.

Zusammenfassend beschreiben Giesen et al. (2023) den Zusammenhang zwischen Arbeitsbedingungen, sozialem Klima und im positiven Fall Arbeitszufriedenheit und im negativen Fall Erkrankungen somatischer und psychischer Provenienz.

Bareis et al. (2020) haben die Arbeitszufriedenheit der Beschäftigten im Maßregelvollzug untersucht, wobei die Beschäftigten im Maßregelvollzug unter ähnlichen Bedingungen arbeiten wie die Beschäftigten im Justizvollzug. Untersucht wurde, ob es Auswirkungen auf die Arbeitszufriedenheit hat, wenn die persönlichen Eigenschaften und die Bedingungen und Anforderungen der Arbeit zusammenpassen.

Zusammenfassend stellen Bareis et al. (2020, S. 75) fest: „Hohe Ausprägungen von Extraversion, Verträglichkeit und Gewissenhaftigkeit und niedrige Ausprägungen von Neurotizismus hängen in vorliegender Stichprobe von Beschäftigten im Maßregelvollzug mit hoher Arbeitszufriedenheit und wahrgenommener Passung zwischen eigener Person und Tätigkeit zusammen. Tendenziell sind ein niedrig ausgeprägtes Sicherheits- und Machtmotiv förderlich. Des Weiteren gibt es einen Geschlechtereffekt hinsichtlich der Arbeitszufriedenheit derart, dass Frauen mit der Tätigkeit im Maßregelvollzug zufriedener sind als ihre männlichen Kollegen. ... – und es gibt keinen Zusammenhang derart, dass mehr Berufserfahrung zu mehr Arbeitszufriedenheit führt; die vorliegenden Daten sprechen tendenziell für das Gegenteil."

3.3.2 Die Struktur der medizinischen Versorgung

Die Struktur der medizinischen Versorgung in den Justizvollzugsanstalten ist vierstufig:

Die erste Stufe ist die ambulante medizinische Versorgung. Zu diesem Zweck werden regelmäßig Sprechstunden durch den Anstaltsarzt abgehalten. Der Zugang in die Sprechstunde steht allen Gefangenen frei. Im Rahmen dieser ambulanten Sprechstunde werden ärztliche Diagnostik und Therapie durchgeführt wie in den Praxen niedergelassener Ärzte.

Die zweite Stufe ist die stationäre medizinische Versorgung in der Krankenabteilung einer Justizvollzugsanstalt. Wenn Patienten schwerer erkrankt sind, einer besonderen Pflege bedürfen oder wegen ihrer Erkrankung (z. B. bei infektiöser Hepatitis A, Tuberkulose, SARS-CoV 2) isoliert werden müssen, so besteht die Möglichkeit, sie in der Krankenabteilung unterzubringen.

Die dritte Stufe ist die stationäre Unterbringung in einem Anstaltskrankenhaus (auch unter der Bezeichnung Justizvollzugskrankenhaus oder Zentralkrankenhaus geläufig). Immer wenn die Anstalt in ihren eigenen Möglichkeiten mit der medizinischen Betreuung, Versorgung oder Diagnostik überfordert ist, kommt eine Verlegung in ein Anstaltskrankenhaus in Frage. Das Leistungsspektrum der Anstaltskrankenhäuser der einzelnen Bundesländer ist unterschiedlich. Es existieren Anstaltskrankenhäuser mit ausgesprochen breitem Leistungsspektrum und hohem Leistungsanspruch (z. B. Teilnahme an den auch in Freiheit üblichen Qualitätssicherungsmaßnahmen), die insofern vergleichbar mit einem Krankenhaus der Grund- und Regelversorgung sind, neben Häusern mit eher schmalem Angebot (vgl. dazu Kap. 4).

Die vierte Stufe ist der Rückgriff auf die Ressourcen der extramuralen Medizin. Dieser beginnt im ambulanten Bereich mit der Zuziehung von Fachärzten, mit der Überweisung an spezialisierte Ambulanzen (z. B. HIV-Ambulanzen) usw. Darüber hinaus besteht die Möglichkeit der Verlegung in eine externe Klinik einschließlich von Verlegungen in eine Universitätsklinik.

Generell ist im Sozialgesetzbuch V die Rückgriffsmöglichkeit auf das kassenärztliche Versorgungssystem außerhalb der regulären Arbeitszeiten der Anstaltsärzte und -zahnärzte festgeschrieben. Dort heißt es in § 75 Abschnitt (4): „Die Kassenärztlichen Vereinigungen und die Kassenärztliche Bundesvereinigung haben auch die ärztliche Behandlung von Gefangenen in Justizvollzugsanstalten in Notfällen außerhalb der Dienstzeiten der Anstaltsärzte und Anstaltszahnärzte sicherzustellen, ..." Danach sind die Kassenärzte, insbesondere die Ärzte des kassenärztlichen Notdienstes, zur Behandlung inhaftierter Patienten verpflichtet.

3.3.3 Die psychiatrische Versorgung

Obwohl Psychiatrie im Vollzug eine eigene Subdisziplin darstellen könnte, ist diese weder wissenschaftlich aufgearbeitet noch widmen die einschlägigen Lehrbücher diesem Bereich ein eigenes Unterkapitel. Lediglich im Zusammenhang mit dem Missbrauch der Psychiatrie in totalitären Systemen macht diese Schlagzeilen und initiiert eine breitere, auch wissenschaftliche Diskussion.

Für die aktuelle Psychiatrie in den deutschen Justizvollzugsanstalten gilt, dass auch hier die medizinische Betreuung sich an den Vorgaben der gesetzlichen Krankenversicherung orientieren muss. Für jeden Gefangenen, der im Vollzug erkrankt oder bei dem eine bereits bestehende psychische Erkrankung im Vollzug festgestellt wird, ist in gleicher Weise Diagnostik und Therapie sicher zu stellen wie bei Patienten außerhalb.

Erste Station im Rahmen psychiatrischer Diagnostik und Therapie ist in aller Regel der Anstaltsarzt. Dieser kann in eigener Kompetenz mit Diagnostik und Therapie beginnen oder (wenn er selbst kein Psychiater ist) auf das fachärztliche System unterschiedlich zugreifen. Es besteht die Möglichkeit der Vorstellung der Patienten beim vollzugsexternen niedergelassenen Psychiater. Darüber hinaus gibt es vielfach auch bei der Justiz beschäftigte Psychiater, die entweder ambulant tätig sind oder aber psychiatrische Krankenabteilungen/-stationen betreuen. Generell besteht in allen Bundesländern die Möglichkeit, Patienten in externe psychiatrische Krankenhäuser außerhalb des Vollzuges einzuweisen (als erkrankter Häftling i. S. der einschlägigen Paragrafen in den Ländergesetzen).

Genaue und umfassende Statistiken über die Psychiatrie im Justizvollzug Deutschlands existieren nicht. Dennoch gibt es Hinweise darauf, dass psychiatrisch erkrankte und behandlungsbedürftige Patienten im Justizvollzug einen wesentlichen Faktor darstellen. Ursache hierfür sind die große Gruppe der suchtkranken Patienten unter Einschluss der von illegalen Drogen Abhängigen sowie die Gefängnis- bzw. Haftsituation. Besonders ins Gewicht fallen hier der Freiheitsentzug und damit die Trennung vom bisherigen sozialen Umfeld, die Aggressionen und Bedrohungen seitens der Mithäftlinge und das machtlose Ausgeliefertsein im Rahmen der Strukturen des offiziellen Justizvollzuges. Auch aus den Delikten erhellt schon oft eine bereits inhärente psychische Störung (Beschaffungsdelikte im Rahmen einer Heroinabhängigkeit, Konflikttötungsdelikte etc.). Darüber hinaus kommt es an vielen Punkten während der Haft zwangsläufig zu Erinnerungen an die Tat und zur inneren Auseinandersetzung damit.

Grundsätzlich können alle psychiatrischen Erkrankungen auch unter den Bedingungen des Vollzuges auftreten. Besondere Häufungen finden sich im Bereich der abhängigen Krankheitsbilder, der psychosomatischen Störungen, der Depressionen und Psychosen, der Haftreaktionen im Sinne von nicht normalen Erlebnisreaktionen unter Haftbedingungen und der Sexualstörungen. Die Empirie der Anstaltsärzte zeigt, dass Patienten mit psychiatrischen Erkrankungen in den letzten Jahren enorme Zuwachsraten haben.

Obwohl diese große Zahl der Patienten diagnostisch abgeklärt und die Patienten ggf. psychiatrisch behandelt werden müssen, existieren nur in einigen der alten Bundesländer eigene justizvollzugliche psychiatrische Krankenabteilungen bzw. -stationen. Bei all ihren Problemen würde sich zu deren Lösung für die Gefängnispsychiatrie eine enge Vernetzung und Zusammenarbeit mit externen (universitären) Psychiatrieeinrichtungen anbieten. Hier könnten dann sowohl Wissenschaft als auch Justiz profitieren. Beide Seiten können voneinander lernen, die Wahrscheinlichkeit eines Missbrauches der Psychiatrie durch Angehörige der Justiz wird geringer und der universitären Psychiatrie erschließt sich ein neues, interessantes Arbeitsfeld.

Der Umgang mit psychiatrisch erkrankten Insassen ist gerade für junge, neu eingestellte Bedienstete oft ungewohnt und erschreckend. Die Justizvollzugsschule in Hamburg hat in Zusammenarbeit mit dem Universitätsklinikum Hamburg Eppendorf und dem Verein Irre menschlich e.V. eine Fortbildung auf den Weg gebracht und mittlerweile in die Ausbildung der neu eingestellten Bediensteten integriert (Bock et al. 2019). Fortbildungen dieser Art sensibilisieren für psychische Probleme im Strafvollzug sowohl im Hinblick auf die Situation der Insassen als auch im Hinblick auf die Lebens- und Arbeitssituation der Bediensteten. In den Untersuchungen zu dieser Fortbildung zeigten sich im Vergleich zur Kontrollgruppe eine signifikante

Abnahme der sozialen Distanz zu psychisch Kranken, eine signifikante Abnahme negativer Emotionen wie Wut und Angst sowie eine signifikante Abnahme negativer Stereotypen. Insgesamt waren Krankheits- und Behandlungsverständnis weniger eindimensional.

3.3.4 Ärztliche Schweigepflicht und ärztliches Schweigerecht im Justizvollzug

Die Grundzüge von ärztlicher Schweigepflicht und ärztlichem Schweigerecht sind an mehreren Stellen geregelt bzw. lassen sich aus Verschiedenem herleiten. Im Eid des Hippokrates wird u. a. zur Schweigepflicht gesagt: „Was immer ich sehe und höre, bei der Behandlung oder außerhalb der Behandlung, im Leben des Menschen, so werde ich von dem, was niemals nach draußen ausgeplaudert werden soll, schweigen, indem ich alles Derartige als solches betrachte, das nicht ausgesprochen werden darf."

Auf der Grundlage des hippokratischen Eides hat der Weltärztebund in seiner 2. Generalversammlung 1948 in Genf die ethischen Grundsätze des ärztlichen Wirkens neu formuliert. Dieses „Genfer Gelöbnis" ist präambelartig der ärztlichen Berufsordnung vorangestellt. Dort heißt es neben anderem zur Schweigepflicht: „Ich werde alle mir anvertrauten Geheimnisse auch über den Tod des Patienten hinaus wahren."

Auch die modernen ärztlichen Berufsordnungen selber beinhalten die Schweigeverpflichtung und in § 203 des Strafgesetzbuches[8] wird die unbefugte Schweigepflichtverletzung des Arztes und anderer Personengruppen unter Strafe gestellt. Durch das Zeugnisverweigerungsrecht des Arztes wird das Schweigerecht des Arztes noch einmal betont. Schweigepflicht und -recht bestehen in gleicher Weise für die Berufshelfer des Arztes, z. B. Sprechstundenhilfen, Krankenpfleger, medizinische Assistenzberufe, Sanitätsbedienstete im Justizvollzug.

Im allgemeinen Kontext des Arztes und seiner Tätigkeit sind Schweigerecht und -pflicht unbestritten (s. hierzu auch Kap. 2). Schwierigkeiten und Konflikte gibt es aber immer dann, wenn Dritte mit eigenen Interessen beteiligt sind. Dies ist der Fall bei den Berufsgruppen der Krankenhausärzte, der Vertrauensärzte bzw. der Ärzte der Medizinischen Dienste der Krankenkassen, der Werks- bzw. Betriebsärzte, der beim Militär tätigen Ärzte, der Amtsärzte und der als Sachverständige tätigen Ärzte. Beim Anstaltsarzt sind die Interessen Dritter die Interessen des Vollzuges und der Strafverfolgungsorgane.

Je nach Interessenlage variiert dabei die jeweils vertretene Meinung zwischen zwei Extrempunkten: Den einen Pol bildet die Meinung, dem Grunde nach gebe es für Ärzte im Justizvollzug überhaupt keine Schweigepflicht. Den anderen Pol bildet die Auffassung, dass nach der unerträglichen Rolle und Einbindung vieler Anstaltsärzte in die Konzentrationslager- und Euthanasie-Gräuel der Nazi-Zeit heute der Schweigepflicht im Vollzug, als Zeichen einer primär patientenorientierten Gefängnismedizin, ein ganz besonders hoher Stellenwert zuzumessen ist, mit Schweige-

---

[8] https://www.gesetze-im-internet.de/stgb/__203.html abgerufen am 10.03.2024.

pflicht im Vollzug also bedeutend sorgfältiger umgegangen werden muss als außerhalb der Mauern. Dazwischen steht die Meinung, dass der Anstaltsarzt in besonderen Fällen und Situationen befugt, aber nicht verpflichtet ist, die Schweigepflicht zu durchbrechen.

Ein darüberhinausgehender Standpunkt leitet daraus allerdings ab, dass, wenn die Schweigepflichtdurchbrechung befugt, also nicht mehr strafbar ist, daraus für den beamteten Anstaltsarzt eine Art Verpflichtung zur Schweigepflichtdurchbrechung z. B. gegenüber dem Anstaltsleiter abzuleiten sei. Allerdings heben diese Meinungen darauf ab, dass der Anstaltsleiter die Gesamtverantwortung für den Vollzug trage.

Die Medizin mit der Alleinverantwortlichkeit des Anstaltsarztes ist sicher ein klassisches Beispiel für einen Bereich, der aus dem Verantwortungsbereich des Anstaltsleiters ausgeklammert ist.

Allgemein kann gelten, dass der Arzt zur (straffreien) Offenbarung befugt, aber nicht verpflichtet ist, soweit er von der Schweigepflicht entbunden worden ist oder soweit die Offenbarung zum Schutze eines höherwertigen Rechtsgutes erforderlich ist. Letzteres gilt auch für Aussagen in gerichtlichen Verfahren.

Weitere Grenzen der ärztlichen Schweigepflicht liegen zum einen bei den im Infektionsschutzgesetz (IfSG[9]) festgeschriebenen meldepflichtigen Erkrankungen (gegenüber dem Gesundheitsamt, nicht gegenüber der Anstalt) und bei der Kenntnis von schweren Verbrechen vor. Hier ist der Arzt zur Durchbrechung der Schweigepflicht verpflichtet. Zur Offenbarung befugt, aber nicht verpflichtet, ist der Arzt bei der Entbindung von der ärztlichen Schweigepflicht durch den Patienten. Auch die Wahrung berechtigter eigener Interessen wird als Grund zur Durchbrechung der Schweigepflicht gemeinhin anerkannt. Klassisches Beispiel für eigene Interessen aus der Medizin außerhalb der Mauern ist der Arzt, der offene Rechnungen eintreiben will. Klassisches Beispiel hierfür aus dem Bereich der Vollzugsmedizin ist die Beschwerde über den Anstaltsarzt bei einer anderen Stelle. Hier wird der Anstaltsarzt Auskünfte in seiner sich verteidigenden Stellungnahme abgeben können, auch ohne Schweigepflichtsentbindung des Patienten.

Zusammenfassend unterliegt der Anstaltsarzt zumindest in gleichem Maß wie jeder andere Arzt auch der ärztlichen Schweigepflicht. Insbesondere gegenüber seinem Dienstherrn und der Anstaltsleitung kann er sich auf sein Schweigerecht berufen. Für die Begründung der Schweigeverpflichtung ist es unerheblich, ob die Patienten-Arzt-Beziehung freiwillig zustande gekommen ist oder ob zwischen Patient und Arzt ein Vertrauensverhältnis besteht (zu den rechtlichen Grundlagen der Schweigepflicht siehe Kap. Pont: Ethische Grundlagen)[10].

Da die Strafvollzugsgesetze der Länder eine Gesundheitsfürsorge fordern und sicher auch erwarten, dass diese effektiv ist, kann durch eine bestehende und ernst genommene Schweigeverpflichtung des Anstaltsarztes eher eine vertrauensvolle, tragfähige und damit gesundheitlich effektivere Patient-Arzt-Beziehung geschaffen werden.

---

[9] https://www.gesetze-im-internet.de/ifsg/, abgerufen am 10.03.2024.

[10] https://www.schweigepflicht-online.de/Weltaerztebund-Handbuch%20Deklarationen%202008.pdf, abgerufen am 10.03.2024.

3.3.5 Einsichtsrecht in die Gesundheitsakten

Die Frage des Einsichtsrechtes stellt sich lediglich in Richtung auf den Gefangenen oder auf von diesem Beauftragte (z. B. Rechtsanwalt, Hausarzt). Anstaltsleitungen, Dienstherrn, Polizei, Staatsanwaltschaft, Gerichten und Sachverständigen steht grundsätzlich kein Einsichtsrecht in die Gesundheitsakten zu. Aus diesem Grunde werden Personalakten (von der Vollzugsbehörde) und Gesundheitsakten (vom Anstaltsarzt) getrennt geführt. Auch als Gutachter tätigen Kollegen kann die Gesundheitsakte nur mit Einwilligung der Patienten zur Verfügung gestellt werden.

3.3.6 Gutachterliche Tätigkeit

Generell ist es problematisch, einen behandelnden Arzt zum Gutachter zu bestellen. Aus diesem Grunde besteht für den jeweils behandelnden Arzt ein Recht, die Gutachtenerstattung abzulehnen. Der Gutachter muss nach Übernahme des Gutachtenauftrages und vor Beginn der Beschäftigung mit dem Patienten diesen darauf hinweisen, dass die im Zusammenhang mit dem Gutachten gemachten ärztlichen Erkenntnisse nicht der Schweigepflicht unterliegen, sondern dem Auftraggeber des Gutachtens zur Verfügung gestellt, evtl. sogar im Rahmen einer Gerichtsverhandlung öffentlich gemacht werden. Der behandelnde Arzt, der einen Gutachtenauftrag übernimmt, gerät eigentlich in einen unlösbaren inneren Konflikt: Sämtliche Erkenntnisse, die er als behandelnder Arzt gewonnen hat, unterliegen weiterhin der Schweigepflicht, er muss sie als Gutachter gleichsam vergessen. In der täglichen Realität ist eine solche Trennung kaum möglich, die Vermischung von der Schweigepflicht unterliegenden Kenntnissen aus der Behandlertätigkeit und den nicht der Schweigepflicht unterliegenden aus der gutachterlichen Tätigkeit scheint unvermeidbar.

3.4 Medizinfelder[11]

3.4.1 Sucht und Drogen

Besonders herausgestellt werden muss der hohe Anteil an drogenkonsumierenden Inhaftierten. Während der Anteil an intravenös drogenkonsumierenden Inhaftierten im Männervollzug mit ca. einem Drittel angegeben wird, liegt der Anteil der intravenös drogenkonsumierenden Frauen in Haft bei über 50 %. Inhaftierte mit anderem, nichtintravenösem Drogenkonsum (Cannabis, Kokain etc.) oder anderen Suchterkrankungen (Alkoholabhängigkeit, Medikamentenabhängigkeit etc.) sind hier nicht eingerechnet. Von daher ist für das Arbeitsfeld Sucht und Drogen klar: Jede medizinische Abteilung einer Haftanstalt muss insofern (auch) Schwerpunktpraxis für Drogenkranke sein und sollte zumindest die heute anerkannten Behandlungsmöglichkeiten von Suchterkrankungen vorhalten.

---

[11]Ausgiebig dazu in Kap. 4.

3.4.2 Allgemeinmedizin

Natürlich zeigt sich das gesamte Spektrum der Allgemeinmedizin auch in der Haftanstalt: Husten, Schnupfen, Heiserkeit, Fuß umgeknickt, Finger geschnitten, Rückenschmerzen, Akne usw.

3.4.3 Sonstige Erkrankungen

Über die Arbeitsfelder Sucht und Drogen, Gynäkologie (im Frauenvollzug) und Allgemeinmedizin hinaus gibt es eine Reihe von Erkrankungen, die zumindest häufiger sind, als in Freiheit. Auffällig ist ein hoher Anteil an psychiatrischen Erkrankungen. Im Zusammenhang mit der oft zu findenden Drogenabhängigkeit treten häufig die damit einhergehenden Infektionskrankheiten Hepatitis A, B, C und HIV auf. Auch psychosomatische Erkrankungen gelten als häufig.

3.4.4 Simulation, Aggravation, Placebo

Gemeinhin wird unterstellt, gerade im Justizvollzug gebe es eine besonders hohe Rate an Simulanten. Die gefängnismedizinische Erfahrung zeigt, dass der echte Simulant selten ist. Zumindest aber ist er nicht häufiger als der Patient extramural bei einem Begehren nach dem berühmten „gelben Zettel". Bereits Leppmann (1909, S. 111) berichtet: „Es kommt selten vor, daß ein Gefangener objektive Krankheitserscheinungen vortäuscht oder künstlich erzeugt. Wir haben Einzelstörungen, die den Verdacht der Vortäuschung begründen konnten, vielmal öfter bei Rentenanwärtern als bei Gefangenen beobachtet."

Mit Simulation sind hier das Erfinden und Vorspielen von tatsächlich nicht vorhandenen Symptomen gemeint.

Was häufiger ist, ist die Aggravation. Damit ist das verstärkte Wahrnehmen von tatsächlich vorhandenen, oft objektiv leichten Symptomen gemeint, die möglicherweise gar keinen Krankheitswert besitzen. Dieses Phänomen kennt jeder Chirurg in jedem Krankenhaus dieser Welt aus seiner Nachtdiensttätigkeit. Es meint den Patienten, der nachts um 3 Uhr ins Krankenhaus kommt und davon berichtet, dass er seit mehreren Tagen komische Bauchschmerzen habe, die ihn heute Nacht aber besonders beunruhigt hätten. Natürlich muss dieser Patient unter einem erheblichen Leidensdruck stehen, um sich nachts ins Krankenhaus zu begeben. Auch nicht ausgeschlossen ist, dass sich tatsächlich seine Beschwerden über mehrere Tage so entwickelt haben, dass sie nunmehr „krankenhauspflichtig" geworden sind. Viel häufiger aber ist das Phänomen, dass Bauchschmerzen nachts, wenn man im Dunkeln einsam und verlassen in seinem Bette liegt, eben sehr viel bedrohlicher und damit beunruhigender wahrgenommen werden als am Tag, wenn man zudem vielleicht auch noch Ablenkung hat.

Gleiches geschieht bei sog. funktionellen Beschwerden. Funktionelle Beschwerden sind objektiv vorhandene Beschwerden, die aber keinen Krankheitswert haben. Natürlich fallen dem Gynäkologen dabei zunächst Beispiele aus dem eigenen Tätigkeitsfeld ein. So kann der Milcheinschuss nach einer Entbindung ausgesprochen schmerzhaft sein. Einige Frauen nehmen ihren Eisprung als sehr schmerzhaften Bauchfellreiz wahr. Beides z. T. starke Schmerzereignisse ohne jeden Krankheitswert. Wenn Sie diesen Beispielen nicht gut folgen können, ein Beispiel aus dem Leben, das wohl jeder nachvollziehen kann: der Muskelkater. Nach ungewohnter sportlicher Betätigung ein Ereignis, das mit großen Schmerzen und Bewegungseinschränkungen verbunden sein kann, ohne tatsächlich Krankheitswert zu besitzen. Natürlich ist es nachvollziehbar, dass bestehende, möglicherweise harmlose Beschwerden unter den subjektiv belastend wahrgenommenen Bedingungen der Haft bedrohlich und gefährlich erscheinen. In diesem Sinne ist Aggravation in der Gefängnismedizin sicher häufig.

Zum Einsatz von Placebos kann man sicher unterschiedlicher Meinung sein. Ich persönlich habe sie weder extramural während meiner Zeit im Krankenhaus eingesetzt noch setze ich sie im Gefängnis ein.

3.4.5 Psychiatrie[12]

Seit der Übersicht über die internationale Situation von Fazel und Danesh (2002) ist keine erneute Studie mit einem derartigen Überblick erstellt worden. Fazel und Danesh haben eine systematische Metaanalyse von 62 Studien durchgeführt. Die Studien kamen aus den Ländern: Australien, Dänemark, Finnland, Großbritannien, Irland, Kanada, Neuseeland, Niederlande, Norwegen, Schweden, Spanien und der USA. Berücksichtigt wurden nur Untersuchungen, bei denen Erhebungen an unausgewählten Gefängnispopulationen durchgeführt wurden. Die erfassten Diagnosegruppen waren:

- psychotische Störungen,
- schwere depressive Störungen,
- Persönlichkeitsstörungen.

Darüber hinaus wurden andere Erkrankungen (z. B. Suchterkrankungen) nicht erhoben.

Die Studie erfasste 22.790 Gefangene in Strafhaft und in Untersuchungshaft für den Zeitraum von 1996–2001.

Aus den deutschsprachigen Ländern Deutschland, Österreich und Schweiz erfüllten keine Arbeiten die Eingangskriterien.

Im Ergebnis fanden sich:

- Bei männlichen Gefangenen:
- 3,7 % mit einer psychotischen Störung,
- 10 % mit einer schweren depressiven Störung,

---

[12] Vergleiche hierzu auch Kap. 8.

- 65 % mit einer Persönlichkeitsstörung.
- Bei weiblichen Gefangenen:
- 4 % mit einer psychotischen Erkrankung,
- 12 % mit einer gravierenden depressiven Störung,
- 42 % mit einer Persönlichkeitsstörung.

Da keine Untersuchungen aus Deutschland in die genannte Übersicht von Fazel und Danesh eingegangen sind, sind daraus keine Informationen über die deutsche Situation ableitbar.

Insofern ist es nicht verwunderlich, wenn Konrad (2004) über deutlich höhere Zahlen für psychotische und depressive Störungen im deutschen Justizvollzug berichtet (43 % der Inhaftierten). Eher gering ist bei ihm im Vergleich zu Fazel und Danesh die Anzahl der Persönlichkeitsstörungen mit 15 %. Wobei Andersen (2004) für Dänemark ähnliche Zahlen wie Konrad festgestellt hat. Diese vergleichsweise niedrige Prävalenz ist verwunderlich. Strafgefangene weisen häufig eine dissoziale Persönlichkeitsstörung auf, auch die häufigen Suchterkrankungen sind oft mit einer Persönlichkeitsstörung kombiniert. In diesem Sinne fanden Frädrich und Pfäfflin (2000) mit 50 % Persönlichkeitsstörungen bei Inhaftierten eine im Vergleich zu Konrad (2004) deutlich höhere Häufigkeit, ähnlich wie Fazel und Danesh. In einer Studie von Schäfer et al. (2004) waren ca. ein Drittel der Inhaftierten mit einer Persönlichkeitsstörung als Haupt- oder Nebendiagnose behaftet, die Zahl der psychotischen Störungen lag in dieser Studie mit 31 % höher als in der Studie von Fazel und Danesh und liegt in einer Größenordnung, die auch von Konrad (2004) berichtet wurde.

3.5 Forderungen an eine zukünftige Anstaltsmedizin

Eine zukünftige Anstaltsmedizin kann noch an vielen Punkten verbessert werden.
Einige Vorgaben würden entscheidend dazu beitragen, diese Verbesserungen zu realisieren:

3.5.1 Herstellen von Öffentlichkeit

Das Herstellen von Öffentlichkeit hätte eine größere Durchlässigkeit zwischen extra- und intramuraler Medizin zur Folge und würde der Qualitätsverbesserung dienen. Denkbar wären für die Zukunft medizinische Versorgungsmodelle, bei denen intra- und extramurale Medizin verzahnt werden. So wären öffentliche Krankenhäuser denkbar, in denen gesicherte Stationen für inhaftierte Patienten existieren. Oder medizinische Ambulanzen in (zunächst einmal) großen Justizvollzugsanstalten, die von externen Fachärzten aufgesucht werden. Das heißt, der externe Arzt käme auch im ambulanten Bereich zum Patienten, nicht der Patient muss zum externen Arzt vorgeführt werden. Das alles ist nur realisierbar, wenn gegenseitige Berührungsängste abgebaut werden. Gegenseitige Offenheit im Sinne von Herstellen von Öffentlichkeit ist dafür aber Voraussetzung. Durch das Herstellen von Öffentlichkeit würden auch die Phantasien der Bevölkerung über das Innere von Justizvollzugsanstalten gesichertem Wissen darüber weichen. Nur so lässt sich die Öffentlichkeit dafür sensibilisieren, dass nicht Justizbüttel Kriminelle wegschließen, sondern dass in Gefängnissen von hochqualifizierten Mitarbeitern Menschen betreut werden, die von der Gesellschaft als Versager apostrophiert, weitgehend jedoch von der Gesellschaft selbst produziert werden.

3.5.2 Verzahnung Medizin drinnen und draußen

Bereits bei der Entstehung des Strafvollzugsgesetzes in den 1970er-Jahren war ursprünglich geplant, die medizinische Versorgung der Inhaftierten in die gesetzliche Krankenversicherung zu integrieren. Vielleicht sind ein Wiederaufgreifen und eine Umsetzung dieser Idee geeignete Schritte auf dem Weg zu einer Angleichung. Anstaltsmedizin arbeitet immer in dem eingangs erwähnten Spannungsfeld. Dieses Spannungsfeld orientiert sich auf der einen Seite am Patienten, unterliegt auf der anderen Seite aber auch vollzuglichen Zwängen. Anstaltsmedizin sollte sich klar für das Primat der Medizin entscheiden. Primär sollte der Anstaltsarzt patientenorientierte Entscheidungen treffen, was bei Einbindung in die gesetzliche Krankenversicherung sicher einfacher zu realisieren ist.

Eine weitere wesentliche Verbesserung der Medizin im Vollzug ist durch die Einbindung in qualitätssichernde Maßnahmen zu erreichen. Die Standards für solche qualitätssichernden Maßnahmen sind z. T. auf europäischer Ebene bereits vorformuliert. Auf nationaler Ebene sind sie bereits in die kassenärztliche Medizin eingeflossen. Die Anstaltsmedizin sollte sich offensiv solchen qualitätssichernden Maßnahmen zuwenden und stellen. Ein mögliches Instrument stellen die im Kassenarztsystem bereits etablierten ärztlichen Qualitätszirkel dar. Hier werden Standards in eigener Verantwortlichkeit der jeweils betroffenen Arztgruppen von diesen Ärzten für die eigene Arbeit entwickelt. Eine ärztlich selbst organisierte, praxisorientierte Form der Qualitätssicherung bietet sich insofern an, als von oben, also fremdbestimmte Standards meist wenig basisorientiert sind und daher von den Praktikern oft nicht akzeptiert werden können.

3.5.3 Wissen über die Fakten

Ganz entscheidend ist aber, das Wissen über die Fakten in der medizinischen Versorgung zu erheben und zu kommunizieren. Das aktuell in einem Teil der deutschen Justizvollzugsanstalten verwendete „Basis Web ÄD" erfüllt diese Anforderungen nicht. Es ist unpraktikabel, die daraus gewonnen Daten sind zweifelhaft, lückenhaft (nicht alle Bundesländer sind beteiligt), liefern keine verlässlichen Informationen und geben daher keinen Aufschluss über die tatsächliche Situation im deutschen

Justizvollzug. Sie sind von daher, wenn überhaupt, nur mit allergrößter Vorsicht zu verwenden. Dazu kommt als großes Manko, dass nicht klar wird, aus welchem Bundesland welche Informationen kommen. Dabei ist natürlich wichtig, zu wissen, ob die Informationen aus großen Bundesländern wie NRW, Bayern oder Baden-Württemberg kommen (und damit eine große Zahl von Inhaftierten betreffen) oder aus einem Bundesland wie Saarland, mit nur geringer Inhaftiertenzahl. Die Veröffentlichung von Informationen ohne Nennung des betroffenen Bundeslandes ist „Geheimniskrämerei" (Rex 2005) und verhindert beispielsweise ein Benchmarking. Was von der Berichterstattung der Bundesländer an die WHO zu halten ist, erhellt schon daraus, dass die WHO auf Grund dieser Berichterstattung (Alves da Costa et al. 2023) von 279 Justizvollzugsanstalten in Deutschland ausgeht, wobei es tatsächlich in Deutschland im Jahr 2023 lediglich 172 Justizvollzugsanstalten gab.[13]

Auch wenn bisher große Summen in dieses untaugliche „Basis Web ÄD" investiert wurden, ist nur ein Schlussstrich sinnvoll und erfolgversprechend. Sinnvoll ist, ein taugliches, vorhandenes Praxisprogramm zu nutzen und eine Schnittstelle zum „Basis Web" zu erstellen.

3.5.4   Kompensation eingeschränkter Diagnose- und Behandlungsmöglichkeiten im Vollzug durch Inanspruchnahme externer Ärzte

Die Pflicht, bei unzureichenden Behandlungsmöglichkeiten vor Ort anderweitige ärztliche Hilfe in Anspruch zu nehmen, verdient im Strafvollzug in besonderem Maße Beachtung. Besonders geprägt ist das Arzt-Patienten-Verhältnis im Strafvollzug durch die fehlende freie Arztwahl. Der Gefangene kann sich in aller Regel weder den Arzt noch dessen Fachrichtung oder dessen Ausstattung (Ultraschallgerät, eigenes zeitnahes Labor, Röntgengerät o. ä.) aussuchen. Aber auch der „freie" Patient unterliegt bei der Arztauswahl Einschränkungen. In der Regel gibt es bei Einsatz des Rettungsdienstes ein zuständiges Krankenhaus, das angefahren werden muss. Bei nächtlichem Aufsuchen einer Notaufnahme hat man ebenso wenig Einfluss auf den jeweils diensttuenden Arzt wie bei einer Geburt im Krankenhaus oder einem sonstigen Notfall. Besonders augenfällig sind die Einschränkungen, wenn man beim gewünschten, als besonders kompetent geltenden Arzt keinen Termin bekommt.

Dennoch muss die in Haft fehlende, freie Arztwahl als gravierender eingestuft werden. Mittlerweile haben sich die einzelnen Fächer der Medizin (klassisches Beispiel ist die Innere Medizin mit ihrer mannigfaltigen Aufsplitterung in Kardiologie, Nephrologie, Pulmologie usw.) in Richtung vieler Subdisziplinen entwickelt, in denen der jeweilige Facharzt über ein ausgiebiges, spezialisiertes Fachwissen ver-

---

[13] https://de.statista.com/statistik/daten/studie/993902/umfrage/anzahl-der-justizvollzugs-anstalten-in-deutschland/, abgerufen am 10.01.2024.

fügt. Dies führt dazu, dass der jeweilige Anstaltsarzt in vielen Fällen prüfen muss, ob er bei speziellen Fragestellungen noch verantwortlich ärztlich tätig werden kann. Gegebenenfalls muss er das fehlende Fachwissen durch Vorstellung außerhalb der Mauern kompensieren. In Situationen, in der der Anstaltsarzt „bei einer Untersuchung oder Behandlung in der Anstalt deutlich unter dem Durchschnitt des medizinischen Standards tätig werden müsste" (Ingelfinger 2005, S. 254), muss er anderweitige, auch externe ärztliche Dienste anfordern. Im Allgemeinen gilt, dass der Anstaltsarzt einen anderen Arzt oder Facharzt hinzuzieht, wenn er es nach Art oder Schwere des Falles für erforderlich hält. „Das dem Vollzugsmediziner in dieser Bestimmung im Grundsatz eingeräumte Ermessen reduziert sich im Fall nicht ausreichender Diagnose- oder Therapiemöglichkeiten auf Null. Der Gefangene kann dann einen Rechtsanspruch auf Ausführung zum Zweck externer ärztlicher Behandlung haben." (Ingelfinger 2005, S. 255).

Weder eine evtl. mangelnde Ausstattung des medizinischen Bereiches noch das vollzugstypische Drängen, Ausführungen zu vermeiden, entlasten den Anstaltsarzt, wenn er es unterlässt eine notwendige externe Arzt- oder Krankenhausvorstellung zu veranlassen.

Die Handlungsdirektive für den im Gefängnis tätigen Mediziner muss daher sein, dass bereits bei Zweifeln, ob die Ressourcen in der Medizin in der JVA und ob die eigene ärztliche Qualifikation ausreichend sind, eine Inanspruchnahme externer Ressourcen dringend angeraten werden muss. Auf der einen Seite muss gegenüber dem Vollzug die Notwendigkeit des Rückgriffs auf externe Ressourcen eindeutig formuliert werden. Sollte der Vollzug diese ärztliche Anordnung nicht umsetzen, geht die Verantwortung auf den Vollzug über. Auf der anderen Seite sollte dem Vollzug gegenüber möglichst kommunikative Klarheit über die Notwendigkeit der externen Vorstellung herrschen. Ganz im Sinne von Fritz Leppmann, der bereits 1909 (S. 108) schreibt:

> „… so soll auch der Gefängnisarzt weniger sein Ziel darin sehen, befehlen zu dürfen, als darin, Andre von der Richtigkeit seiner Forderungen zu überzeugen. Die Fähigkeit, sich überzeugen zu lassen, ist nun freilich nicht jedermann gegeben, und selbst sehr einsichtige Leute haben ihre starren Seiten … Gegenüber solchen Hindernissen wird sich der Anstaltsarzt immer fragen müssen: Ist das Erstrebte im vorliegenden Fall so wichtig, daß seine Nichtausführung einen casus belli gegenüber der Anstaltsleitung bilden muß? Wenn das verneint wird, so scheint uns ein Nachgeben vonseiten des Arztes nicht unrühmlich, da bei einem Kriegszustand zwischen Arzt und Anstaltsleitung die Gefangenen erst recht die Geschädigten sein werden. Und wer seine Energie in Kleinigkeiten verpufft, bei dem macht ein energisches Auftreten in wirklich bedeutsamen Fragen dann nicht den rechten Eindruck. Wer aber zeigt, daß es ihm fern liegt, unnötige Konflikte heraufzubeschwören, den wird man nicht leicht überhören, wenn er bei einer wichtigen Streitfrage sein ‚bis hierher und nicht weiter' ausspricht. Wenn auch dann kein Verständigungsweg sich als gangbar erweist, so bleibt noch eine letzte Zuflucht: Die Beschwerde bei der vorgesetzten Behörde."

Denn unbeschadet der Verantwortlichkeit des Anstaltsleiters für den gesamten Vollzug, trägt der Anstaltsarzt für Entscheidungen im medizinischen Bereich die alleinige Verantwortung. (Ingelfinger 2005, S. 255).

3.6   Rainer Rex[14] – Schlussbemerkung

„Äquivalenz, WHO-Standards und europäische Ministerratsempfehlungen sind nicht einklagbar und längst keine relevanten Größen mehr, durch die sich Justizverwaltungen gefordert fühlten, doch befinden diese sich zunehmend im Würgegriff fiskalischer Vorgaben. Inzwischen haben die Haushälter die Regie voll übernommen:

Jährliche Kürzungen im Personal- und Sachmittelhaushalt werden von den Justizverwaltungen in die Anstalten durchgestellt. Die Konkurrenz zwischen kustodialer Mehrheit und der Minderheit des ‚weißen Dienstes' der Anstalten ist bereits voll entbrannt – und die Frage, wer am längeren Hebel sitzt, ist rein rhetorisch. Dies in einer Situation, in der das subjektive Bedrohtheitsempfinden der Gesellschaft – durch die Medien geschürt – sich in Gesetze kondensiert, die auf immer längeres Wegsperren abzielen, ohne die Folgen zu berechnen. Das schafft neben dem Überschreiten aller Kapazitätsgrenzen auch eine Vermehrung kostspieliger Kranker im Vollzug.

Das Primat der Sicherheit hat das der Medizin auf den Nachrang verwiesen. Als Konsequenz wird eine verengte funktionalisierende Betrachtung der Vollzugsmedizin und das Anlegen von Messlatten erkennbar, die externen andersartig strukturierten medizinischen Versorgungssystemen entlehnt sind, die besondere Rahmenbedingungen und die Rechte der Gefangenen auf angeglichene Gesundheitsfürsorge jedoch unberücksichtigt lassen. Es ist deutlich geworden, dass Gesundheitsfürsorge im Vollzug komplizierter und auch aufwendiger ist, – u. a. weil Ärzte im Vollzug lückenfüllend vollzugliche Betreuungsdefizite mitbearbeiten müssen.

Die Vorstellung obwaltet, dass unter dem Druck reduzierter finanzieller Ressourcen Selbstregulationskräfte schon irgendwie zur Mobilisierung von nicht definierten Rationalisierungsreserven führen würden – ohne Einbuße an Qualität. Dazu müssten die Länder allerdings erst einmal die Kosten für die Gesundheitsfürsorge nach gleichartigen Kriterien ermitteln und diese preisgeben. Ohne dies und ohne die Einigung auf Qualitätsindikatoren und Schaffung einheitlicher Controllinginstrumente ist es unsinnig, den Ärzten die Ressourcenverantwortung übertragen zu wollen. Letztlich können wir Ärzte uns dieser Verantwortung jedoch nicht entziehen.

Wir müssen uns darauf einstellen, den Beweis anzutreten, dass vorhandene Ressourcen verantwortungsvoll und wirtschaftlich eingesetzt werden und organisatorische Spielräume ausgeschöpft sind.

Das Allheilmittel (knapper) Budgetierung scheint mir aus verschiedenen Gründen nur eingeschränkt anwendbar:

- Der Zugang von Gefangenen mit aufwendigen Krankheiten ist nicht steuerbar.
- Im Vollzug sind überwiegend zu kleine Einheiten vorhanden, die teure Behandlungsmaßnahmen im Gegensatz zur GKV nicht auffangen können.

---

[14]Rainer Rex ist zwischenzeitlich pensionierter, langjähriger Leiter der Medizin im Berliner Justizvollzug.

- Die objektiven gesundheitlichen Erfordernisse können nicht budget-abhängig relativiert werden.
- Die Personalstruktur (als Kostenfaktor) ist weithin nicht beeinflussbar.

Was ist die anstehende Aufgabe?

1. Aufgabe der Abschottung der Länder gegeneinander. Ermittlung und Vergleich der Gesundheitskosten. Dazu gehören die tatsächlich entstehenden Personalkosten auch des in diesem Sachzusammenhang aufgewendeten Vollzugspersonals. Nur so können die kostenmäßigen Auswirkungen unterschiedlich personell und medizin-technisch ausgestatteter ärztlicher Dienste und die Verfügbarkeit oder das Fehlen von Vollzugskrankenhäusern erfasst und bewertet werden und in Steuerungsentscheidungen einfließen.
2. Auf dieser Grundlage muss die Planung eines abgestuften vollzuglichen Versorgungssystems erfolgen, das tunlichst Ländergrenzen übergreifen sollte:
   - Wie viele Vollzugskrankenhäuser werden an welchen Standorten benötigt?
   - Wie können sie arbeitsteilig arbeiten und damit Synergieeffekte nutzbar machen?
   - Wie müssen sie, aber auch zentral-medizinische Ambulanzen, Pflegeabteilungen und das normale Revier ausgestattet sein, um die gleichwertige Versorgung wirtschaftlich und inhaltlich zu gewährleisten und die Häufigkeit der Inanspruchnahme externer Gesundheitseinrichtungen auf das erforderliche Mindestmaß zu begrenzen?
   - Wofür sollen regions- ggf. länderübergreifend medizinische Kompetenzzentren geschaffen werden, auf die die primärärztliche Versorgung zurückgreifen kann, um allgemeine Qualitätsstandards sicherzustellen?
   - Wie können Vollzugsärzte auf ihre in Freiheit so komplex nicht gegebenen Aufgaben vorbereitet und der Erwerb der notwendigen Fachkunde sichergestellt werden?

Das alles setzt voraus, dass auch bei den im Vollzug tätigen Ärzten Einsichten in die eigene Begrenztheit und in Risiken, die aus der groben Überschreitung der eigenen Fachgebietsgrenzen erwachsen, nicht länger verdrängt werden und weiterhin die Erkenntnis gefördert wird, dass die Bifunktionalität unausweichlich ist, aber dem Primat der Medizin der Vorrang gegenüber der Selbstzensur gebührt." (Rex 2005, S. 297 ff.).
Dem ist nichts hinzuzufügen.

Literatur

Alves da Costa F, Ferreira-Borges C, Stöver H (2023) WHO: Gesundheitsversorgung von Gefangenen in Europa. Forum Strafvollzug 3(23):154
Andersen HS (2004) Mental Health in prison populations. A Review – with special emphasis on a study of Danish prisoners on remand. Acta Psychiat Scand 110(Suppl 424):5–59
Bareis A, Schalast N, Rettenberger M (2020) Zur Arbeitszufriedenheit von Beschäftigten im Maßregelvollzug. Recht & Psychiatrie 38:68–76

Bastian T (1995) Furchtbare Ärzte. Medizinische Verbrechen im Dritten Reich. C. H. Beck, München

Bock T, Sander K, Franke A, Linsig R, Rudel A, Schulz G, Vahovic V, Heumann K (2019) Was macht die Seele im Knast? Trialogische Fortbildung zum Thema psychischer Gesundheit/Krankheit für werdende Justizvollzugsbeamte. Recht & Psychiatrie 37:20–25

Boentert M, Teller C (2003) „Hier brennt doch die Welt". Köln. Dt. Ärzteblatt,100, H. 20, 16. Mai 2003 B 1122–23

Bögemann H (2002) Gesundheitsförderung für Personal in Justizvollzugsanstalten in NRW – Hintergründe und Erfahrungen. In: Badura B, Litsch M, Vetter C (Hrsg) Fehlzeiten Report 2001, Gesundheitsmanagement im öffentlichen Sektor. Springer, Berlin, S 238–254

Bögemann H (2010) Grundlegendes zur Gesundheit der Beschäftigten in der totalen Institution Gefängnis. In: Bögemann H, Keppler K, Stöver H (Hrsg) Gesundheit im Gefängnis. Ansätze und Erfahrungen mit Gesundheitsförderung in totalen Institutionen. Juventa, S 59–72

British Medical Association (1995) (Hrsg) Verratene Medizin. Beteiligung von Ärzten an Menschrechtsverletzungen. Deutschsprachige Ausgabe herausgegeben vom Behandlungszentrum für Folteropfer Berlin mit Unterstützung der Berliner Ärztekammer und Amnesty International. Edition Hentrich

Eckart WU, Neumann A (2006) (Hrsg) Medizin im Zweiten Weltkrieg. Militärmedizinische Praxis und medizinische Wissenschaft im „Totalen Krieg". Schöningh, Stuttgart

Europarat (1998) Empfehlung Nr. R (98) 7 des Ministerkomitees an die Mitgliedsstaaten über die ethischen und organisatorischen Aspekte der gesundheitlichen Versorgung in Vollzugsanstalten, angenommen vom Ministerkomitee am 8. April 1998 auf der 627. Sitzung der Ministerbeauftragten

Fazel S, Danesh J (2002) Serious mental disorder in 23000 prisoners: a systematic review of 62 surveys. Lancet 359:545–550

Frädrich SD, Pfäfflin F (2000) Zur Prävalenz von Persönlichkeitsstörungen bei Strafgefangenen. Recht & Psychiatrie 18:95–104

Freud S (1973) Gutachten über die elektrische Behandlung der Kriegsneurotiker. Psyche 26:942 f

Giesen L, Retz W, Merscher J, Barra S, Retz-Junginger P (2023) Psychosoziale Belastung im Justizvollzugsdienst. Recht & Psychiatrie 41:84–92

Hartung B (1986) Durch Licht und Finsternis. Ein Arzt erzählt sein Leben. Vechtaer Druckerei und Verlag GmbH & Co KG, Vechta

Herber F (2002) Gerichtsmedizin unterm Hakenkreuz. Militzke Verlag, Leipzig

Hillenkamp T (2005) Der Arzt im Strafvollzug – Rechtliche Stellung und medizinischer Auftrag. In Hillenkamp T, Tag B (Hrsg) Intramurale Medizin – Gesundheitsfürsorge zwischen Heilauftrag und Strafvollzug. Springer. Berlin Heidelberg New York. S 11–30

Ingelfinger R (2005) Strafrechtliche Risiken des Anstaltsarztes In: Hillenkamp T, Tag B (Hrsg) (2005) Intramurale Medizin – Gesundheitsfürsorge zwischen Heilauftrag und Strafvollzug. Springer. Berlin Heidelberg New York. S 247–258

Konrad N (2004) Psychiatrische Probleme im Justizvollzug. In: Venzlaff U, Foerster K (Hrsg) Psychiatrische Begutachtung (Hrsg.: K. Foerster), 4. Aufl. Urban & Schwarzenberg, München

Korzilius H (1999) Ärzte und Todesstrafe. Heimliche Helfer, mutige Verweigerer. Köln. Dt. Ärztebl. 96, H18. 7. Mai 1999. B-922–4

Leppmann F (1909) Der Gefängnisarzt. Leitfaden für Aerzte an Gefängnissen, Zucht- und Arbeitshäusern, Zwangs- und Fürsorge-Erziehungsanstalten. Verlagsbuchhandlung von Richard Schoetz, Berlin

Ley A (2007) Krankenrevier im Konzentrationslager. Ort der Hilfe und des Mordens. Köln. Dt. Ärzteblatt 104, H. 5. 22. Februar 2007. B-219–221

Lifton RJ (1986) The Nazi-doctors: medical killings and the psychology of genocide. Papermac, London

Neuber H (2006) Todesstrafe in den USA. Ärzte stoppen Exekution. Köln. Dt. Ärzteblatt 103, H. 10, 10. März 2006 C 502

Neuber H (2008) Todesstrafe in den USA. „Humaner" Töten. Köln. Deutsches Ärzteblatt 105, 5; 10.02.2008, B 179–180

Oldenburgische Volkszeitung. (2002) Ehemaliger Vechtaer Arzt in Ausstellung geehrt. 12.08.2002, S 7

Rex R (2005) Schlussbemerkung. In: Hillenkamp T, Tag B (Hrsg) Intramurale Medizin – Gesundheitsfürsorge zwischen Heilauftrag und Strafvollzug. Springer, Berlin. S 295 ff

Richter EA (2002) Ärzte im Dienst der Staatssicherheit. „Zwischen Feigheit und Gewinnsucht". Köln. Dt. Ärzteblatt 99, H31–32. 5. Aug. 2002. B 1763–1765

Richter-Kuhlmann E, Weil F (2006) Im Dienste der Staatssicherheit. „Ich stand hinter der DDR". Köln. Dt. Ärzteblatt 103, H 18. 5. Mai 2006. B 1018–1019

Schäfer G, Schubert W, Bartels M, Foerster K (2004) Psychiatrische Konsiliartätigkeit in der Justizvollzugsanstalt Rottenburg. Psychiat Prax 31:4–10

Scharsach H-H (2000) Die Ärzte der Nazis. Orac, Wien, München, Zürich

Schmuhl H-W (2001) Medizin in der NS-Zeit. Hirnforschung und Krankenmord. Köln. Dt. Ärzteblatt 98 H19, 11. Mai 2001, B-1058–61

Schwarberg G (1988) Der SS-Arzt und die Kinder vom Bullenhuser Damm. Steidl, Göttingen

Stecker H (2006) Opfer und Täter. Tante Marianne und so weiter. Köln Deutsches Ärzteblatt 103, 28–29; 17. Juli 2006. B 1703–1704

Tammen A (2005) Psychiater im Nationalsozialismus. Herren über Leben und Tod. Köln. Dt. Ärzteblatt 102, H. 36, 9. Sept. 2005, B-2002

Weil F (2006) Ärztliche Ethik mit neuem Inhalt gefüllt. Köln. Dt. Ärzteblatt 103 H. 23 9. Juni 2006 B 1361–64

Stellung und Aufgaben des Anstaltsarztes

4

Karlheinz Keppler

4.1 Vorbemerkung

Für die Gesundheit aller Inhaftierten und die medizinische Versorgung in der Institution Justizvollzug ist allein der Anstaltsarzt zuständig und verantwortlich. Ihm gegenüber ist der Anstaltsleiter fachlich nicht weisungsbefugt. Regelungen zur Gesundheitsfürsorge enthalten die einzelnen Strafvollzugsgesetze. Die in den einzelnen Ländern geltenden Vorschriften sind darüber hinaus entweder in einer „Dienstordnung Gesundheit" (DOG) oder in einem vergleichbaren Regelwerk oder in Einzelerlassen zusammengestellt. Zu den einzelnen Paragrafen sind außerdem Verwaltungsvorschriften (VV) erlassen worden, die für die Vollzugsbehörde bindend sind, die Paragrafen der Gesetze näher erläutern und die praktische Handhabung festschreiben.

Grundsätzlich hat sich die Anstaltsmedizin an den Vorgaben der gesetzlichen Krankenversicherung zu orientieren. Die Weltgesundheitsorganisation (WHO) formulierte das Äquivalenzprinzip (vgl. dazu Kap. 2), wonach die medizinische Versorgung intra- und extramural (innerhalb und außerhalb der Gefängnisse des jeweiligen Lebensraumes) miteinander vergleichbar sein muss. Der Strafvollzug darf lediglich die Freiheit entziehen, aber nicht durch eine unzureichende medizinische Versorgung zusätzlich bestrafen.

Das Bild der Anstaltsmedizin in der Öffentlichkeit ist dennoch schlecht. Es ist geprägt durch den historischen Anstaltsarzt, der in vollzugliche Zwangsmaßnahmen – einschließlich Hinrichtungen, Experimenten an Menschen (im Nationalsozialismus) usw. – eingebunden war und allenfalls eine Minimalmedizin gewährleistete. Da der inhaftierte Patient keine freie Arztwahl hat, wird der Anstaltsarzt zum „Zwangsansprechpartner". Anstaltsmedizin ist somit Monopolmedizin und trägt als solche besondere Verantwortung für die Qualität der medizinischen Versor-

K. Keppler (✉)
Arzt in verschiedenen Justizvollzugsanstalten, v.a. Vechta, Niedersachsen, Deutschland

gung. Trotz seiner Monopolstellung kann der Anstaltsarzt nicht alle erforderlichen medizinischen Leistungen allein erbringen, obgleich er sich bemühen muss, ein möglichst großes Spektrum selbst abzudecken. Gerade bei der zunehmenden Spezialisierung ist das immer wieder ein entscheidender Punkt. Müssen Leistungen erbracht werden, die über die eigenen Kompetenzen hinausgehen, muss der Anstaltsarzt deshalb den Zugang dazu ermöglichen, indem er externe Ärzte hinzuzieht.

Anstaltsmedizin arbeitet immer in einem ambivalenten Spannungsfeld zwischen ärztlicher, also patientenorientierter Aufgabe auf der einen Seite und justiziellen, vollzuglichen Vorgaben bzw. Zwängen auf der anderen Seite, zwischen dem in Diagnose und Therapie geforderten Vertrauen in die Patienten-Arzt-Beziehung und dem Fakt, dass der Anstaltsarzt Zwangsansprechpartner ist.

Drei mögliche Verhaltensweisen angesichts dieses ambivalenten Spannungsfeldes bestehen für den Anstaltsarzt:

1. Eine Anstaltsmedizin, die Entscheidungen trifft, die primär medizinisch geleitet, also patientenorientiert ist und sich nur sekundär an Vollzugsbelangen orientiert (zum Primat der Medizin vgl. Kap. 2).
2. Eine Anstaltsmedizin, die Entscheidungen trifft, die sich primär an Vollzugsbelangen orientiert und sekundär medizinisch geleitet ist, also vollzuglich orientiert ist.
3. Eine Anstaltsmedizin, die in ihren Entscheidungen versucht, ausgleichend und kompromissbereit beiden Aspekten gerecht zu werden.

Hillenkamp spricht in diesem Zusammenhang von der Bifunktionalität des Anstaltsarztes (Hillenkamp und Tag 2005, S. 16): einerseits medizinische Betreuung, andererseits Mitwirkung bei vollzuglichen Belangen.

Feest sieht bei den Anstaltsärzten sogar eine Trifunkionalität: Medizinische Aufgaben zum ersten, Mitwirkung bei vollzuglichen Belangen zum zweiten und Aufgaben der öffentlichen Gesundheitsversorgung zum dritten (Keppler und Stöver 2009, S. 30).

Welche Probleme hinsichtlich der Weitergabe von Informationen auftreten können und welche Versuche es gibt, die ärztliche Schweigepflicht zu umgehen, zeigt anschaulich das folgende Zitat (Tag 2005, S. 91):

> „Das Strafvollzugsgesetz bekräftigt, dass das Unterfangen, den Anstaltsleiter als berufsmäßigen Erfüllungsgehilfen des Anstaltsarztes in den Kreis derjenigen einzureihen, die berechtigt sind, ärztliche Geheimnisse zu erfahren, ebenso unzulässig ist wie das Vorhaben, die Geheimnisweitergabe durch den Anstaltsarzt allein dienstrechtlichen Vorgaben zu unterstellen.
>
> …
>
> Zwar erscheint die Ansicht, es sei für die im Strafvollzug Tätigen entwürdigend, wenn sie nicht über Krankheitsbilder und die daraus resultierenden Eigenarten und Gefahren von Eingewiesenen informiert werden, zu holzschnittartig. Gleichwohl kann ein professionelles vernetztes Arbeiten innerhalb der Vollzugsinstitutionen nicht gänzlich auf einen Infotrationsaustausch auch gesundheitsrelevanter Daten verzichten."

Primär ist der Anstaltsarzt für die medizinische Betreuung zuständig.

Die Ländergesetze gehen in der Regel von einem hauptamtlichen Anstaltsarzt aus. Diesen zu finden, ist aktuell nur schwer möglich. Daher wird in der Realität mittlerweile zunehmend auf Honorarärzte zurückgegriffen. Grundsätzlich sind die Variationen hauptamtlich (als Angestellter oder Beamter) und nebenamtlich und/oder als Honorararzt möglich.

Rieckenbrauck (2005, S. 33) beschreibt das Anforderungsprofil wie folgt realistisch:

> „Der Wunschkandidat für den Arzt im Strafvollzug ist also eher ein ‚Tausendsassa' denn real existierender Fachmann. Um der Aufgabenstellung unter den skizzierten Rahmenbedingungen gerecht werden zu können, müssen zwei Forderungen nachhaltig erhoben werden. Die Monopolstellung der Medizin im Justizvollzug erfordert erstens höchste Qualität des Arztes, höchste Qualität der Krankenpfleger, höchste Qualität der Justizvollzugskrankenhäuser und höchste Qualität der Pflegeabteilungen. Zweitens muss unbedingt eine fachlich spezialisierte intramurale Medizin etabliert werden. Dazu ist die Resistenz der Justiz zu überwinden, sich hinter die Kulissen schauen zu lassen. Durch Forschung und Fakten muss die Medizin hinter Gittern eine Standardisierung erfahren."

4.2 Mitwirkungspflichten und Verantwortlichkeiten

Über die rein medizinische Betreuung hinaus bestehen aber auch vollzugliche Mitwirkungspflichten und Verantwortlichkeiten des Anstaltsarztes.

4.2.1 Aufnahmeuntersuchung

Die Mitwirkung bei der Aufnahmeuntersuchung beinhaltet die Feststellung der Haftfähigkeit sowie die Beurteilung der gesundheitlichen Situation bezgl. der Arbeitsfähigkeit und der Sporttauglichkeit. Die Erkenntnisse darüber werden an den Vollzug weitergegeben. Wichtig ist dabei für die praktische Arbeit, dass lediglich die Einschränkungen, nicht aber zwingend die zugrunde liegenden Diagnosen mitgeteilt werden. Bei einem Patienten mit einer Epilepsie wird dem Vollzug beispielsweise nicht die Diagnose „Epilepsie" mitgeteilt, sondern die Einschränkung bei der Arbeitsfähigkeit, hier beispielsweise die Angabe: keine Arbeiten an schnelldrehenden Maschinen, keine Leiterarbeiten. Eine Aufnahmeuntersuchung hat zeitnah nach der Inhaftierung durch einen Arzt, nicht durch Assistenzpersonal, zu erfolgen. Wichtig ist hier v. a. die Klärung der Punkte der Vollzugstauglichkeit, Behandlungsbedürftigkeit, Gefährdung anderer, Arbeitsfähigkeit, Sportfähigkeit, Notwendigkeit einer Unterbringung mit anderen zusammen. Die sorgfältige Feststellung der gesundheitlichen Gesamtsituation bei der Aufnahmeuntersuchung ist auch hilfreich dabei, den Vollzug gegen spätere Schadensersatzklagen wegen Haftfolgeschäden abzusichern.

Für die Gefangenen (außer Untersuchungshäftlinge) besteht eine Arbeitspflicht. Sie sind verpflichtet, eine ihnen zugewiesene, ihren körperlichen Fähigkeiten angemessene Arbeit, arbeitstherapeutische oder sonstige Beschäftigung auszuüben, zu deren Verrichtung sie auf Grund ihres körperlichen Zustandes in der Lage sind.

Für werdende und stillende Mütter gelten auch im Justizvollzug die gesetzlichen Beschäftigungsverbote.

Bereits in der Aufnahmeuntersuchung äußert sich der Anstaltsarzt zur Arbeitsfähigkeit bzw. Einsetzbarkeit der Gefangenen. Von daher hängt die Einsetzbarkeit und die geforderte Rücksichtnahme auf die körperlichen Fähigkeiten bei der Arbeitszuweisung wesentlich vom Votum des Anstaltsarztes und von der Ausgestaltung der vorhandenen Arbeitsplätze ab. Bei einer Erkrankung während der Haft kann durch das Aufsuchen des Anstaltsarztes in der Sprechstunde eine Arbeitsunfähigkeitsbescheinigung erlangt werden, die von der zugewiesenen Arbeit (für die Dauer der Krankschreibung) befreit.

4.2.2 Anstaltsverpflegung

Bei der Überwachung der Anstaltsverpflegung achtet der Anstaltsarzt auf eine vollwertige Ernährung. Zu diesem Zweck werden dem Arzt der jeweilige Speiseplan vorgelegt und eine Kostprobe des bereitgestellten Essens genommen. Da die Gefangenen grundsätzlich in vollem Umfang von der Anstalt verpflegt werden und somit auf die Anstaltskost angewiesen sind, ist die Anstalt verpflichtet, eine vollwertige Ernährung zu gewährleisten, die den Erkenntnissen der modernen Ernährungslehre entspricht. Von daher werden Nährwert, Zusammensetzung, Zubereitung und Ausgabe der Speisen anstaltsärztlich überwacht.

Gleichwohl schließt diese Vorschrift die Selbstverpflegung der Gefangenen nicht grundsätzlich aus. Die Entscheidung darüber ist allerdings eine Ermessensentscheidung der Anstalt, nicht des Anstaltsarztes.

Weil die Gefangenen aber in aller Regel auf die Anstaltskost angewiesen sind, regeln in den einzelnen Bundesländern sog. Verpflegungsordnungen die Versorgung. Alle Gefangenen erhalten die gleiche Kost. Der Anstaltsarzt kann aus medizinischen Gründen eine andere Ernährung anordnen. Dabei sollten allerdings medizinische Maßstäbe angelegt werden. Beispielsweise eine Glutenunverträglichkeit oder eine Nahrungsmittelallergie sollten tatsächlich nachgewiesen sein. „Genehmigt" der Anstaltsarzt Sonderkost ohne diesen Nachweis, läuft er Gefahr, zum Ansprechpartner für individuelle Nahrungsmittelwünsche zu werden: „Ich mag keinen Fisch Herr Doktor, können Sie mir fischfreie Kost aufschreiben?" Religionsbedingte Essenswünsche (z. B. schweinefleischfreie Kost bei Moslems) und vegetarische Kost sind keine medizinisch erforderlichen Essensformen und daher zwingend über den Vollzug zu beantragen (Mittag 2023, S.180 ff.).

4.2.3 Einbindung in vollzugliche Sicherungs- und Zwangsmaßnahmen

Auf der einen Seite besonders unangenehm ist die Einbindung des Anstaltsarztes in vollzugliche Sicherungs- und Zwangsmaßnahmen.

Sicherungsmaßnahme ist beispielsweise die Unterbringung in einem besonders gesicherten Haftraum, Zwangsmaßnahmen sind beispielsweise Fesselung und Arrest. Die Einbindung des Arztes bei einem Vollzug eines Arrestes soll gewährleisten, dass durch den Vollzug des Arrestes keine gesundheitlichen Schäden entstehen. Ergibt sich nach ärztlicher Einschätzung eine Gesundheitsgefahr, so hat der Vollzug des Arrestes zu unterbleiben.

Auf der anderen Seite verschafft die Beteiligung des Arztes aber die Möglichkeit, die mit einer entsprechenden Zwangsmaßnahme belegten, gefangenen Patienten beispielsweise bei einer psychischen Erkrankung zu schützen. Darüber hinaus dient die Einbindung des Arztes auch der Verantwortungsentlastung der Vollzugsbehörde.

Die Mitwirkung des Anstaltsarztes ist von daher wichtig, da die angesprochenen besonderen Sicherungsmaßnahmen in aller Regel nur bei Gefangenen angewendet werden sollen, bei denen aufgrund ihres seelischen Zustandes v. a. die Gefahr von Gewalt gegen Personen oder Sachen oder die Gefahr des Selbstmordes oder der Selbstverletzung bestehen.

Die Mitwirkung bei Zwangsmaßnahmen auf dem Gebiet der Gesundheitsfürsorge ist eine der problematischsten Mitwirkungspflichten für den Anstaltsarzt. Diese Regelungen sind seinerzeit im Hinblick auf hungerstreikende RAF-Mitglieder ins Gesetz gekommen und regeln die Zulässigkeit medizinischer Zwangsmaßnahmen (s. dazu auch Kap. Marschner/Lesting: Medizinische Zwangsmaßnahmen).

In der praktischen Arbeit in einer Justizvollzugsanstalt ist die Mitwirkung bei Zwangsmaßnahmen zum Glück absolut selten. Üblicherweise würde ein von einer Zwangsmaßnahme betroffener Gefangener in ein Vollzugskrankenhaus oder ein externes Krankenhaus verlegt werden müssen (Render und Wittig 2023, S. 167 ff.).

4.3 Umfang der medizinischen Versorgung

Generell besteht die Verpflichtung für die Vollzugsbehörde, für die geistige und körperliche Gesundheit des Gefangenen zu sorgen. Geregelt ist aber auch die korrespondierende Verpflichtung des Häftlings, seinen Beitrag zur Gesundheit zu leisten und die notwendigen Maßnahmen zum Gesundheitsschutz und zur Hygiene zu unterstützen. Um dieser Fürsorgeverpflichtung seitens der Vollzugsbehörde Rechnung zu tragen, richtet diese eine medizinische Versorgung ein und unterhält diese. Die ärztliche Versorgung wird in der Regel durch hauptamtliche Anstaltsärzte sichergestellt, in deren Zuständigkeit und Verantwortlichkeit die gesundheitliche Betreuung der Gefangenen liegt. Die Maßnahmen der Gesundheitsfürsorge umfassen im Wesentlichen die Leistungen der gesetzlichen Krankenversicherung. Dies hat zur Folge, dass der Anstaltsarzt die Maßnahmen zu treffen oder zu veranlassen hat, die zur Aufrechterhaltung oder Wiederherstellung der Gesundheit erforderlich sind. Er hat dabei im Rahmen seiner (fachlichen) Tätigkeit einen Ermessensspielraum, der sich einer Kontrolle von außen weitgehend entzieht. Dies gilt für den Anstaltsleiter, der zwar für den gesamten Vollzug zuständig ist, nicht aber für die Medizin, in gleichem Maße wie auch für den Gefangenen oder dessen (rechtlichen) Vertreter. Als Folge daraus sind ärztliche Anordnungen vom Justizvollzugspersonal grundsätzlich auch dann zu befolgen, wenn sie Schwierigkeiten oder Mehrbelastungen zur Folge haben.

Aufgrund der besonderen Situation (keine freie Arztwahl) bestehen zwischen Arzt und Patient im Gefängnis keine privatrechtlichen Vertragsbeziehungen, sondern es handelt sich um ein öffentlich-rechtliches Verhältnis. Insofern stehen dem inhaftierten Patienten die gleichen Informationsrechte zu wie dem freien Patienten:

1. Im Sinne der allgemeinen ärztlichen Aufklärungspflicht besteht ein Anspruch auf Unterrichtung über den Gesundheitszustand und über indizierte oder alternative Diagnostik bzw. Therapie.
2. Es besteht ein Recht auf Einsicht in die Aufzeichnungen in den Gesundheitsakten.

Neben den Verpflichtungen der Vollzugsbehörde zur Sicherstellung der ärztlichen Versorgung besteht die Verpflichtung der Gefangenen, die notwendigen Maßnahmen des Gesundheitsschutzes und der Hygiene zu unterstützen. Hintergrund ist das enge Zusammenleben vieler Menschen auf engem Raum mit möglichen gesundheitlichen Risiken und Gefährdungen für die Mitinhaftierten. Das neue Infektionsschutzgesetz trägt dieser Situation in besonderem Maße Rechnung. Es regelt insbesondere die Eigenverantwortlichkeit der Einrichtungen zur Feststellung infektionsrelevanter Sachverhalte und zur Reaktion darauf (Hygienepläne). Von daher kann die Anstaltsleitung Hausordnungen oder ein ähnliches Regelwerk erlassen, und dieses nimmt den Gefangenen auch in die Pflicht.

Die Anwendung von Zwang, auch die Androhung von Disziplinarmaßnahmen zur Durchsetzung von ärztlichen Anordnungen, ist unzulässig und wäre auch therapeutisch kontraproduktiv. Lehnt der Patient eine vom Anstaltsarzt vorgeschlagene therapeutische oder diagnostische Maßnahme ab, so hat der Anstaltsarzt dieses zu dokumentieren. Auf jeden Fall muss er sich auch danach weiter um den Patienten bemühen und das unter diesen Umständen Mögliche tun.

Der Leistungsumfang der medizinischen Versorgung in Haft ist in aller Regel in den einzelnen Ländergesetzen geregelt. Sie sind, z. T. sogar im Wortlaut, orientiert an den Vorgaben der gesetzlichen Krankenversicherung im Sozialgesetzbuch V. Mit ihnen soll eine Angleichung der intra- und extramuralen Qualität der Medizin erreicht werden.

Durch die Analogie zum SGB V treffen alle vom Kassenpatienten beklagten Einschränkungen auch auf die Versorgung im Gefängnis zu: Die Behandlung muss grundsätzlich ausreichend und zweckmäßig sein, sie darf aus Gründen der Wirtschaftlichkeit das Notwendige nicht übersteigen. Richtlinie hierbei ist der schulmedizinische Wissensstand und der kassenärztliche Versorgungsumfang. Trotz dieses Verweises auf das SGB sind dennoch bisher nicht alle Belastungen und Verpflichtungen des Kassenpatienten (z. B. ehemals die Praxisgebühr, Zuzahlung bei Medikamenten, Zuzahlung bei Hilfsmitteln) auch äquivalent auf die inhaftierten Patientinnen übertragen worden, die insofern bessergestellt werden.

Der Behandlungsumfang ist also äquivalent, aber nicht identisch. Äquivalent deshalb, weil z. B. die im SGB genannten Leistungen der Haushaltshilfe in Haft natürlich nicht zutreffen.

Ob und wann andere (Fach-)Ärzte hinzuzuziehen sind, liegt im Ermessen des Anstaltsarztes, wobei sich dieses nach allgemeinen ärztlichen Maßstäben zu richten hat. Entsprechend diesen Standards kann sich der bloße Anspruch auf eine sachgemäße Ermessensentscheidung je nach Sachlage zu einem Recht auf Untersuchung und Behandlung durch einen Facharzt verändern. Allerdings besteht unabhängig davon kein Anspruch auf freie Arztwahl, auch dann nicht, wenn der Patient, die Kosten selber zu tragen, bereit ist.

Selbst im Urlaub oder Ausgang besteht die freie Arztwahl nicht. Da in aller Regel Gefangene vor Urlaubsantritt über diese Vorgaben informiert werden, macht ein Aufsuchen eines fremden Arztes, wenn eine Justizvollzugsanstalt hätte erreicht werden können, die Patienten möglicherweise kostenpflichtig. Auch das Einsetzen einer Versichertenkarte von einer Krankenkasse ist nicht möglich. Eine Verpflichtung für den Justizvollzug, eine medizinische Betreuung vorzuhalten, bezieht sich nur auf die Situation in der Anstalt. Da die Haft durch Urlaub oder Ausgang nicht unterbrochen wird, ist daher der Häftling verpflichtet, bei Erkrankung die eigene, zumindest aber die nächstgelegene Justizvollzugsanstalt zur ambulanten medizinischen Behandlung aufzusuchen. Ausnahmen hiervon sind sicher schwere akute Erkrankungen, die in einer JVA ohnehin nicht hätten behandelt werden können.

Bei der Versorgung mit Hilfsmitteln im Sinne des § 33 SGB V[1] findet sich ein Versorgungsumfang für Inhaftierte, der die im neuen SGB V formulierten Leistungen für gesetzlich Versicherte überschreitet. Zum Beispiel werden für inhaftierte Patienten die Kosten des Brillengestells getragen, für gesetzlich Versicherte ist die Zahlung des Brillengestells nicht mehr möglich. Allerdings werden die dort genannten Leistungen für den Vollzug insofern eingeschränkt, als die Länge des Freiheitsentzuges ein Kriterium für die Leistungspflicht darstellt. Gemeint im Sinne des Leistungsausschlusses sind sicherlich sehr kurze Freiheitsstrafen, z. B. Ersatzfreiheitsstrafen von wenigen Tagen oder Wochen. Es scheint unstrittig, dass diese an den Belangen des Vollzuges orientierte Einschränkung bei allen Patienten mit Strafen von mehr als 6 Monaten nicht greift. Aber auch bei Patienten mit kürzeren Freiheitsstrafen kann ein Aufschieben der Versorgung mit Hilfsmitteln bis in die Zeit nach der Haftentlassung unzumutbar sein.

In den Regelungen zu Gesundheitsuntersuchungen und medizinischen Vorsorgeleistungen manifestiert sich der Anspruch des inhaftierten Patienten auf präventive Medizin im Sinne von Maßnahmen zur Krankheitsfrüherkennung. So besteht ein Anspruch auf die Gesundheitsuntersuchung (den sog. Check-up 35). Bei dieser Untersuchung werden Anamnese (d. h. Befragung des Patienten nach vorbestehenden Erkrankungen und persönlichen Risikofaktoren), eine körperliche Untersuchung und Blut-/Urinuntersuchungen durchgeführt. Sinn der Gesundheitsuntersuchung ist die frühe Feststellung von Bluthochdruck, Fettstoffwechselerkrankungen, koronarer Herzkrankheit, Nierenerkrankungen etc. Weiter besteht ein Anspruch auf die klassischen Krebsvorsorgeuntersuchungen.

Hier gelten in Analogie zur gesetzlichen Krankenversicherung die Bedingungen für Präventionsuntersuchungen: Behandelbarkeit und Diagnostizierbarkeit.

---

[1] https://www.gesetze-im-internet.de/sgb_5/__33.html, abgerufen am 10.03.24.

Wichtig sind in diesem Zusammenhang zum einen die Informationspflicht der Anstalt und zum anderen Regelungen über den Zugang zu den Untersuchungen.

Die Festsetzung des von dem Patienten zu tragenden Kostenanteils für Zahnersatz und Zahnkronen ist, wie bei den Trägern der gesetzlichen Krankenversicherung, eine Ermessensentscheidung. Diese beinhaltet, dass sich die Patienten angemessen und zumutbar an den Kosten beteiligen. Das bedeutet aber auch, dass bei mittellosen Patienten ggf. die Gesamtkosten vom Vollzug zu tragen sind.

Bei sog. Freigängern ruhen die Ansprüche. Der Anstaltsarzt ist nicht zuständig. Freigänger sind Inhaftierte, die in einem freien externen Arbeitsverhältnis stehen und in diesem Zusammenhang beitragspflichtig für die gesetzliche Krankenversicherung werden. Diese Patienten haben die Möglichkeit, sich im kassenärztlichen System einen Arzt zu suchen und zu konsultieren.

4.3.1 Soziale Eingliederung und Aufenthalt im Freien

Über die rein medizinische Versorgung hinaus finden sich in den Ländergesetzen Regelungen, die über die reine medizinische Versorgung hinausgehen.

Dies gilt beispielsweise für die Behandlung zur sozialen Eingliederung. Die hiernach in Frage kommenden Erkrankungen sind neben entstellenden Narben und Tätowierungen auch körperliche Missbildungen und Sprachstörungen etc. Obwohl die körperlichen Mängel im Vordergrund zu stehen scheinen, betrifft die soziale Wiedereingliederung aber auch psychische, einschließlich sexuelle Einschränkungen, die ggf. psychotherapeutisch beeinflussbar sind.

Dies gilt weiter auch für den Anspruch der Gefangenen auf Aufenthalt im Freien. Diese Vorschrift enthält eine Mindestgarantie, die grundsätzlich nicht eingeschränkt werden darf. Sie ist Teil der Gesundheitsfürsorge, da der Nutzen regelmäßiger Bewegung im Freien medizinisch belegt ist. Gefangene haben demnach Anspruch auf den Aufenthalt im Freien, sie sind aber nicht verpflichtet, davon Gebrauch zu machen. Eingeschränkt wird das Recht auf den Aufenthalt im Freien durch die Witterung (z. B. Schlechtwetterperiode), wobei der tägliche Aufenthalt im Freien nicht für längere Zeit entfallen darf.

4.3.2 Rückgriff auf externe Ressourcen

Vor allem vor dem Hintergrund der zunehmenden Spezialisierung in der Medizin ist der Justizvollzug nicht in der Lage, die medizinischen Ressourcen der einzelnen Anstalten dergestalt auszubauen, dass alle medizinische Behandlung und Diagnostik leistbar ist (vgl. dazu auch Kap. 9). Dies gilt insbesondere in Bezug auf bestimmte Patientengruppen (geriatrische, drogenabhängige, behinderte Patienten, Hepatitis- oder AIDS-Patienten). So besteht die Möglichkeit, erkrankte Patienten entweder in eine zur Versorgung besser geeignete Justizvollzugsanstalt, in ein Justizvollzugskrankenhaus (JVK) oder in ein Krankenhaus außerhalb des Vollzuges zu verlegen. Soll der erkrankte Patient in ein Krankenhaus außerhalb des Vollzuges verlegt werden, sind mehrere Dinge zu berücksichtigen. Zu unterscheiden ist zwischen der medizinischen Notwendigkeit einer Verlegung (darüber befindet der Anstaltsarzt) und der eigentlichen Verlegungsentscheidung selbst (diese trifft der Anstaltsleiter). Insofern hat die Entscheidung des Anstaltsarztes über die medizinische Notwendigkeit vorbereitenden Charakter im Hinblick auf die eigentliche Verlegungsentscheidung des Anstaltsleiters. Allerdings ist das Ermessen des Anstaltsleiters und der Gerichte bei einer durch den Anstaltsarzt festgestellten, begründeten Verlegungsnotwendigkeit auf nahezu Null reduziert. So darf die Abwägung auf keinen Fall dazu führen, dass zwingende gesundheitliche Belange hinter Vollzugsinteressen zurücktreten müssen. Die Kenntnis dieser Differenzierung zwischen anstaltsärztlicher Feststellung der Verlegungsnotwendigkeit und der Verlegungsentscheidung durch den Anstaltsleiter ist insofern von praktischer Bedeutung, als der Anspruch auf eine Verlegung (Verpflichtungsantrag) an den Anstaltsleiter und nicht an den Anstaltsarzt gerichtet werden muss. Für die praktische Arbeit wichtig ist auch die Kenntnis, dass die Unterbringung in einem externen Krankenhaus keine automatische Unterbrechung der Strafvollstreckung zur Folge hat. Das heißt, die Dauer des Krankenhausaufenthaltes wird auf die Strafe angerechnet. Von daher ist in jedem Einzelfall sorgfältig zu prüfen, ob seitens der Gefangenen eine Enthaftung für die Dauer des Krankenhausaufenthaltes sinnvoll ist. Nach der Enthaftung muss die Zeit des Krankenhausaufenthaltes als Haftzeit im Anschluss an den Krankenhausaufenthalt verbüßt werden, während ohne Enthaftung die Zeit im Krankenhaus als verbüßte Haftzeit gerechnet wird. Das Gesetz sieht Strafunterbrechung allerdings nur in sehr schwerwiegenden Fällen vor. Die Erkrankung an AIDS beispielsweise rechtfertigt aus sich keine Haftunterbrechung. Generell sollen aber vollzugsinterne Behandlungsmöglichkeiten zunächst ausgeschöpft werden, bevor externe Ressourcen in Anspruch genommen werden.

4.3.3 Tod eines Gefangenen

Neben der Verpflichtung, den Tod eines Gefangenen (auch der Tod in einem Krankenhaus außerhalb des Vollzuges, soweit die Strafe nicht unterbrochen war) der Aufsichtsbehörde anzuzeigen, besteht selbstredend für die Anstalt die Pflicht, die zuständige Staatsanwaltschaft einzuschalten, falls Anhaltspunkte für einen nichtnatürlichen Tod bestehen (§ 66 StVollzG). In jedem Fall erscheinen Todesfälle im Vollzug aus verschiedensten Gründen besonders aufklärungsbedürftig, sodass in aller Regel seitens der Anstalt Kriminalpolizei und Staatsanwaltschaft eingeschaltet werden und die Anstaltsleitung auf einer Obduktion bestehen sollte.

4.3.4 Suizidalität

Besonders wichtig ist naturgemäß die Einschätzung einer Suizidalität.

Das Risiko für einen Suizid ist im Justizvollzug im Vergleich zur Allgemeinbevölkerung erhöht. In den Jahren 2000–2019 haben sich 1449 Gefangene

(1407 Männer und 42 Frauen) im Justizvollzug Deutschlands das Leben genommen.[2] Gründe hierfür sind die besonderen restriktiven Bedingungen des Vollzuges und die fehlende Einflussmöglichkeit auf die Alltagsstrukturen (Bennefeld-Kersten 2009).

Zusammenfassend isolieren Meischner-Al-Mousawi et al. (2020, S. 491) aus den dort genannten vorliegenden Arbeiten die folgenden Merkmale für potenziell suizidales Verhalten. Sie differenzieren in:

- Haftbezogene Merkmale:
- die ersten 4 Wochen in Haft,
- Untersuchungshaft,
- Inhaftierung wegen eines Gewalt- oder Sexualdeliktes,
- Inhaftierung wegen eines Beziehungsdeliktes.
- Krankheitsbezogene Merkmale:
- psychische Störungen,
- Missbrauch von psychotropen Substanzen,
- frühere Suizidversuche oder Selbstverletzungen.
- Gefangenenbezogene Merkmal:
- Alter über 40,
- ohne festen Wohnsitz vor der Inhaftierung,
- keine Besuche von Bezugspersonen,
- Verlusterlebnisse im sozialen Kontext,
- Deutsche Nationalität.

Besonders relevant ist daher die Einschätzung einer Suizidalität in den ersten Tagen der Haft. Hinweise zum richtigen Verhalten bei der Aufnahme bieten die Empfehlungen der BAG[3] sowie Empfehlungen zur Suizidprävention[4], Empfehlungen zur Nachsorge bei stattgehabtem Suizid,[5] Empfehlungen für die Aus- und Fortbildung im Rahmen der Suizidprävention im Justizvollzug[6] und Empfehlungen zu einsetzbaren Screeningverfahren, um das Vorgehen zu standardisieren.[7]

Aber auch im Haftverlauf auftretende Situationen (z. B. Tattag bei Tötungsdelikten, Zustellung von Anklageschrift und vieles andere) können zu akuter Suizidalität führen. Daher ist eine kontinuierliche Beobachtung erforderlich. Wann

---

[2] https://www.bag-suizidpraevention.de/aktuelles-zu-suiziden-und-suizidpraevention-im-deutschen-justizvollzug/, abgerufen am 03.03.24.

[3] https://www.bag-suizidpraevention.de/wp-content/uploads/2018/02/Empfehlungen-f%C3%BCr-den-Justizvollzug-Heft-I.pdf, abgerufen am 03.03.24.

[4] https://www.bag-suizidpraevention.de/wp-content/uploads/2018/02/Empfehlungen-f%C3%BCr-den-Justizvollzug_HeftII.pdf, abgerufen am 03.03.24.

[5] https://www.bag-suizidpraevention.de/wp-content/uploads/2018/07/Empfehlungsheft-BAG-III-Nachsorge.pdf, abgerufen am 03.03.24.

[6] https://www.bag-suizidpraevention.de/wp-content/uploads/Empfehlungen-f%C3%BCr-den-Justizvollzug-Heft-IV-Fortbildung.pdf, abgerufen am 03.03.24.

[7] https://www.bag-suizidpraevention.de/wp-content/uploads/Empfehlungen-fuer-den-Justizvollzug-Heft-V.pdf, abgerufen am 03.03.24.

immer möglich, sollte eine fachpsychiatrische Abklärung oder eine Abklärung durch den psychologischen Dienst der Anstalt erfolgen.

4.3.5 Ausländische Gefangene

Eine besondere Herausforderung stellt die Behandlung von zunehmend im Justizvollzug auftauchenden (ausländischen) Gefangenen mit schlechten oder keinen Deutschkenntnissen dar. Neben den Schwierigkeiten in Diagnostik und Behandlung gestaltet sich die Aufklärung über eine Behandlung bei diesen Gefangenen schwierig. Der Arzt ist bei Zweifeln über die Kommunikationsfähigkeit verpflichtet, immer wieder nachzufragen und zu versuchen, sich verständlich zu machen. Ingelfinger (2005, S. 256 f.) schreibt dazu: „Die zivilrechtliche Rechtsprechung hat für den extramuralen Bereich entschieden, dass eine sprachlich kundige Person hinzuzuziehen ist, ‚wenn nicht ohne weiteres sicher ist, dass der Patient die deutsche Sprache so gut beherrscht, dass er die Erläuterung des Arztes verstehen kann‘. Hierbei können im Strafvollzug – wie in der Praxis verbreitet üblich – mit Zustimmung des Patienten Mitgefangene hinzugezogen werden, die als Übersetzer fungieren. Eine andere Möglichkeit besteht darin, mit übersetzten Texten und mit professionellen Dolmetschern zu arbeiten. Dabei ist jedoch darauf zu achten, dass nicht nur ein Formular übergeben, sondern durch eine Stufenaufklärung sichergestellt wird, dass die individuelle Situation Berücksichtigung findet.“

Neben der Hinzuziehung von professionellen Dolmetschern mit und ohne Videounterstützung besteht darüber hinaus mittlerweile die Möglichkeit sog. Übersetzungs-Apps einzusetzen, die mittlerweile sogar in der Lage sind, Geschriebenes (z. B. fremdsprachige Arztbriefe) zu übersetzen. Voraussetzung dafür ist allerdings in aller Regel, dass ein Internetzugang und die entsprechenden Geräte in der Anstalt vorhanden sind oder das entsprechende Gerät (Mobiltelefon?) mit in die Anstalt eingebracht werden kann.

4.3.6 Paramedizinische Verordnungen

Immer wieder werden in der Sprechstunde sog. paramedizinische Wünsche artikuliert. Gemeint ist damit z. B. der Wunsch nach Ersatz einer durchgelegenen Matratze, der Wunsch nach Verordnung eines zweiten Kopfkissens, der Wunsch nach Verordnung einer Kost bei Widerwillen gegen bestimmte Nahrungsmittel und vieles andere mehr. Oft werden entsprechende Wünsche auch seitens des Vollzugspersonals an den Arzt herangetragen: Wunsch nach Verordnung einer neuen Matratze, von vegetarischem Essen, einem zweiten Kopfkissen etc. Hier sollte der Arzt sich auf die ausschließlich medizinisch indizierten Verordnungen beschränken und bei nicht medizinisch indizierten Wünschen den Gefangenen an den zuständigen Vollzugsmitarbeiter verweisen und bei Wünschen vonseiten des Vollzuges diesen zur Regelung in eigener Zuständigkeit auffordern.

4.4   Medizinfelder im Justizvollzug

Grundsätzlich folgen die Diagnostik und Therapie den gleichen Regeln wie außerhalb der Mauern. Zu den wichtigsten Medizinbereichen im Vollzug zählen: Sucht und Drogen, Allgemeinmedizin, psychiatrische Erkrankungen, Psychosomatik.

4.4.1   Sucht und Drogen

Der Anteil der intravenös drogenkonsumierenden Gefangenen liegt weit über dem Durchschnitt der Bevölkerung. Betrachtet man einzelne Gefangenengruppen, so liegt der Anteil auch deutlich höher (z. B. Frauen ca. 50 %, deutsche jugendliche Strafgefangene nahezu 100 %). Gefangene mit anderem, nichtintravenösem Drogenkonsum (Alkoholabhängigkeit, Cannabis-, Kokain-, Amphetaminkonsum etc.) müssen noch dazu gerechnet werden. Insofern ist Suchtmedizin eines der Hauptarbeitsfelder in der Gefängnismedizin. Jede Krankenabteilung einer Haftanstalt muss also (auch) Schwerpunktpraxis für Drogenkonsumenten sein und sollte zumindest die heute anerkannten Behandlungsmöglichkeiten von Suchterkrankungen bereithalten. Substitutionsbehandlungen von Opiatabhängigen einschließlich psychosozialer Betreuung und qualifizierte Entzugsbehandlungen für die gängigen Suchtstoffe (Alkohol, Opiate, Benzodiazepine) sollten möglich sein. Begleitend zur medizinischen Behandlung der Suchterkrankung sollte eine tragfähige und kompetente Suchtberatung oder ein entsprechender Sozialdienst mit der Medizin kooperieren. Gruppen- und Einzelsitzungen sowie Kriseninterventionen müssen angeboten werden. Träger der Drogen- und/oder AIDS-Hilfen von außen sollten einbezogen werden, weil sie oft einen Vertrauensbonus mitbringen.

Eine besondere Herausforderung im Umgang mit abhängigen Patienten stellt immer wieder der Wunsch dar, auf körperliche und besonders psychische Missempfindungen mit dem Konsum von Substanzen zu reagieren, die auf die Psyche einwirken. Das verschafft subjektiv kurzfristig psychische Entlastung und – paradoxerweise – ein wenig Autonomiegefühl.

Hier mit entsprechender Empathie und klaren Regeln für eine Weichenstellung in die richtige Richtung zu sorgen, ist eine besondere Aufgabe, die jeder Suchtmediziner kennt. Ein praktisches Beispiel ist der von Suchtmittelabhängigen dauerhaft geäußerte Wunsch nach Schlafmitteln. Eine klare und für die Inhaftierten auch nachvollziehbare Regelung ist hier hilfreich, zumal dann, wenn sie medizinisch fundiert ist (vgl. dazu Kap. 8).

Gerade für suchtkranke Inhaftierte sind betreute Wohnformen nach der Haftentlassung für die Zeit des Übergangs besonders geeignet. Oft besteht nur mit dieser Unterstützung die Möglichkeit einer Neuorientierung und Vermeidung der Rückkehr in die bisherigen desolaten Lebensumstände. Die beste Ausgangslage besteht dort, wo man bereits während der Haft je nach Problemlage Kontakte zu entsprechenden externen Betreuungseinrichtungen knüpft. Gelingt es bereits vor der Haftentlassung, eine tragfähige Beziehung zwischen Betreuer und Klienten aufzubauen, so ist dies die beste Garantie für eine gute Zusammenarbeit nach der Haft.

Allerdings zeigt sich auch beim betreuten Wohnen für Haftentlassene die Benachteiligung weiblicher Inhaftierter. Das Angebot an Plätzen für Frauen ist deutlich geringer als das für Männer. Freie Plätze in Einrichtungen des betreuten Wohnens sind nur sehr begrenzt vorhanden. Es besteht nur dann eine realistische Chance auf eine Unterbringung nach der Haftentlassung, wenn rechtzeitig, also bereits während der Haft, Kontakte zu entsprechenden Einrichtungen geknüpft werden. Ein weiteres Problem stellt die Männerdominanz in den vorhandenen Einrichtungen dar. Fast immer sind die Männer in den Einrichtungen des betreuten Wohnens zahlenmäßig deutlich überlegen, sodass Frauen im Grunde Einzelfälle in einem männlich dominierten Szenario sind.

Ein weiteres großes Augenmerk sollte auf die Möglichkeiten der §§ 35 und 36 des Betäubungsmittelgesetzes (BtMG)[8] gelegt werden. Hier ist der Grundsatz verankert, dass bei einer Strafe unter 2 Jahren die Strafvollstreckung ausgesetzt wird und stattdessen eine Therapie begonnen wird. „Therapie statt Strafe" ist zwar nicht immer das Allheilmittel, viele Patienten brechen ab oder stehen schon die vorgeschaltete Entzugsbehandlung nicht durch. Unter „Entzugsbehandlung" wird allgemein der körperliche Drogenentzug verstanden, im Gegensatz zum Begriff „Entwöhnung", unter dem man die therapeutische Bearbeitung der psychischen Abhängigkeit versteht. Manchmal kommt es allerdings gar nicht erst zur Aufnahme in der Therapieeinrichtung. Zum Teil ist die Inanspruchnahme der Regelung „Therapie statt Strafe", ohne die Therapie dann anzutreten, auch eine reine Haftvermeidungsstrategie. Schaltet man aber in den Anstalten eine Motivationsprüfung und eine Therapievorbereitung der Therapievermittlung vor, so sind die Haltequoten höher.

Grundsätzlich ist der Anstaltsarzt bei der Therapievermittlung gefragt. Er erstellt in der Regel den sog. Arztbericht, ein ärztliches Gutachten, auf dessen Grundlage die Kostenträger entscheiden, ob sie die Kosten der stationären Entwöhnung übernehmen. Kostenträger sind in der Regel die zuständigen Rentenversicherungsträger.

Zusammenfassend sollten für suchtkranke Gefangene in Haft möglichst alle Angebote der Suchtkrankenhilfe verfügbar sein, auch wenn nicht unbedingt überall erwartet werden kann, dass in Gefängnissen gegenüber Drogenkonsumenten eine stärker akzeptierende Sichtweise an den Tag gelegt wird als außerhalb. Dennoch sollten, wenn auch mit zeitlicher Verzögerung, niedrigschwellige Gesundheitsangebote, die Substitutionsbehandlung als Standard und auch die Diamorphin-Vergabe (seit 2001 laufen in Deutschland die ersten Diamorphin-Vergabeprojekte) entsprechende Auswirkungen auf die medizinische Versorgung in den Gefängnissen haben. Sicher führt die Vorstellung, Heroin in Gefängnissen an schwerstabhängige Gefangene zu vergeben bzw. eine extern begonnene Diamorphin-Behandlung in Haft fortzusetzen, zu kontroversesten Diskussionen, die sich aber sicher schnell relativieren angesichts der vom königlich-preußischen Medizinalrat Dr. Leppmann bereits 1909 (S. 116) beschriebenen Situation:

> „Medikamente, die unter einer geschützten Bezeichnung teurer verkauft werden, sind unter ihrem wissenschaftlichen Namen zu verordnen, insbesondere: statt … Heroin … Diaethylmorphin …"

---

[8] https://www.gesetze-im-internet.de/btmg_1981/BJNR106810981.html, abgerufen am 03.03.24.

4.4.2 Allgemeinmedizin

Natürlich zeigt sich das gesamte Spektrum der Allgemeinmedizin auch in der Haftanstalt. Husten, Schnupfen, Heiserkeit, Fuß umgeknickt, Finger geschnitten, Rückenschmerzen, Akne usw. sind die üblichen Beschwerden in der täglichen Sprechstunde. Zudem treten in Zusammenhang mit der häufigen Drogenabhängigkeit vermehrt die damit einhergehenden Infektionskrankheiten Hepatitis A, B, C und HIV sowie Abszesse auf.

Die allgemeinmedizinische Behandlung folgt grundsätzlich den Regeln, die auch draußen gelten.

4.4.3 Psychiatrische Erkrankungen

Über die genannten Arbeitsfelder hinaus gibt es eine Reihe von weiteren Erkrankungen, die zumindest häufiger sind, als in Freiheit. Auffällig ist ein hoher Anteil an psychiatrischen Erkrankungen (vgl. dazu Kap. 8). Die psychiatrische Versorgung (Diagnostik, Therapie) der Inhaftierten geschieht auf unterschiedliche Weise. Zum Teil gibt es eigene Psychiater im Justizvollzug, z. T. eigene psychiatrische Krankenabteilungen (meist angegliedert an Justizvollzugskrankenhäuser), z. T. sucht ein psychiatrischer Konsiliardienst die Patienten in den Anstalten auf, z. T. werden die Patienten draußen tätigen Psychiatern vorgestellt.

Ein Problem ist die Handlungssicherheit der Bediensteten des allgemeinen Vollzugsdienstes im Umgang mit psychisch kranken Inhaftierten. Eine Erhöhung dieser Handlungssicherheit ließe sich durch Hospitationen der Bediensteten in psychiatrischen Krankenhäusern oder in vollzugseigenen, psychiatrischen Krankenabteilungen erreichen.

4.4.4 Psychosomatik

Auch psychosomatische Erkrankungen gelten als häufig. Nachvollziehbar ist, dass viele Gefangenen die Inhaftierung als traumatisch empfinden und in Einzelfällen sogar mit heftigen psychosomatischen Symptomen reagieren. Denn selbst wenn der Bezug zum eigenen Körper belastet und gestört ist, kann das körperliche Empfinden sehr stark sein. Für die Behandlung psychosomatischer Leiden brauchen die Mitarbeiter der medizinischen Dienste viel Fingerspitzengefühl.

Es gibt allerdings auch Inhaftierte, die erst in Haft – fernab vom Beziehungsstress und von der Szene – wieder zu etwas Ruhe kommen.

4.4.5 Simulation, Aggravation und Placebo

In der Öffentlichkeit ist die Vorstellung vorherrschend, gerade im Justizvollzug würde es eine besonders hohe Rate an Simulanten geben. Mit Simulation sind hier das Erfinden und Vorspielen von tatsächlich nicht vorhandenen Symptomen gemeint.

Die gefängnismedizinische Erfahrung zeigt, dass der echte Simulant extrem selten ist. Zumindest aber ist er nicht häufiger als der Patient extramural mit seinem Begehren nach dem berühmten „gelben Zettel".

Bereits Leppmann (1909, S. 111) schreibt: „Es kommt selten vor, daß ein Gefangener objektive Krankheitserscheinungen vortäuscht oder künstlich erzeugt. Wir haben Einzelstörungen, die den Verdacht der Vortäuschung begründen konnten, vielmal öfter bei Rentenanwärtern als bei Gefangenen beobachtet."

Häufiger ist die Aggravation. Damit ist das verstärkte Wahrnehmen von tatsächlich vorhandenen, möglicherweise objektiv eher leichten Symptomen gemeint, die zudem möglicherweise gar keinen Krankheitswert besitzen. Dieses Phänomen kennt jeder Chirurg in jedem Krankenhaus dieser Welt aus seiner Nachtdiensttätigkeit. Es meint den Patienten, der nachts um 3 Uhr ins Krankenhaus kommt und davon berichtet, dass er seit mehreren Tagen komische Bauchschmerzen habe, die ihn heute Nacht aber besonders beunruhigt hätten. Natürlich muss dieser Patient unter einem erheblichen Leidensdruck stehen, um sich nachts ins Krankenhaus zu begeben. Auch nicht ausgeschlossen ist, dass sich tatsächlich seine Beschwerden über mehrere Tage so entwickelt haben, dass sie nunmehr „krankenhauspflichtig" geworden sind. Viel häufiger aber ist das Phänomen, dass Bauchschmerzen nachts, wenn man im Dunkeln einsam und verlassen in seinem (Gefängnis-)Bett liegt, eben sehr viel bedrohlicher und damit beunruhigender wahrgenommen werden als am Tag, wenn man zudem vielleicht auch noch Ablenkung hat.

Ähnliche Mechanismen greifen bei sog. funktionellen Beschwerden. Funktionelle Beschwerden sind objektiv vorhandene Beschwerden, die aber keinen Krankheitswert haben. So kann beispielsweise der sog. Milcheinschuss in die Brust nach einer Entbindung ausgesprochen schmerzhaft sein. Einige Frauen nehmen ihren Eisprung als sehr schmerzhaften Bauchfellreiz wahr. Beides sind z. T. starke Schmerzereignisse ohne jeden Krankheitswert. Das beste und einfachste Beispiel für funktionelle Beschwerden, das wohl jeder nachvollziehen kann: der Muskelkater. Nach ungewohnter sportlicher Betätigung ein Ereignis, das mit großen Schmerzen und Bewegungseinschränkungen verbunden sein kann, ohne tatsächlich Krankheitswert zu besitzen.

Natürlich ist es nachvollziehbar, dass bestehende, möglicherweise harmlose Beschwerden unter den subjektiv belastend wahrgenommenen Bedingungen der Haft bedrohlich und gefährlich erscheinen. In diesem Sinne ist Aggravation in der Gefängnismedizin sicher häufig.

Der Einsatz von Placebos sollte unterbleiben.

4.5 Fazit

Eine Voraussetzung dafür, keine weiteren Straftaten zu begehen, ist die erfolgreiche kognitive und emotionale Verarbeitung der begangenen Tat(en). Obgleich die Möglichkeiten für eine angemessene Verarbeitung der Straftat und der Haftsituation eingeschränkt sind, sollten bei der Arbeit mit Häftlingen dennoch folgende Punkte besonders berücksichtigt werden:

- Die Zeit der Inhaftierung sollte zu einer adäquaten medizinischen Betreuung genutzt werden, auch im Blick auf die Auswirkungen auf die öffentliche Gesundheit. Ein erwachendes Gesundheitsbewusstsein sollte nicht als unberechtigte Anspruchshaltung disqualifiziert werden.
- Neben der körperlichen und geistigen Stabilisierung zu Haftbeginn kann versucht werden, mit abhängigen Inhaftierten eine Beratungsbeziehung aufzubauen und für eine offene Gesprächsatmosphäre zu sorgen.
- Bei psychosomatischen Symptomen sollten entsprechende Angebote genutzt werden können.
- Die extramural vorhandenen Angebote wie Substitution und Abgabe von sterilen Einwegspritzen an Drogen konsumierende Gefangene müssen auch im Gefängnis möglich sein.
- Bei der Vermittlung in externe therapeutische Maßnahmen sollten die Bedürfnisse der Inhaftierten berücksichtigt werden und ggf. therapeutische Wohngemeinschaften bevorzugt werden.

Literatur

Bennefeld-Kersten K (2009) Ausgeschieden durch Suizid – Selbsttötungen im Gefängnis. Pabst, Lengerich

Ingelfinger R (2005) Strafrechtliche Risiken des Anstaltsarztes. In: Hillenkamp T, Tag B (Hrsg) Intramurale Medizin – Gesundheitsfürsorge zwischen Heilauftrag und Strafvollzug. Springer, Berlin/Heidelberg/New York, S 247–258

Keppler K, Stöver H (Hrsg) (2009) Gefängnismedizin. Medizinische Versorgung unter Haftbedingungen. Thieme, Stuttgart

Leppmann F (1909) Der Gefängnisarzt. Leitfaden für Aerzte an Gefängnissen, Zucht- und Arbeitshäusern, Zwangs- und Fürsorge-Erziehungsanstalten. Verlagsbuchhandlung von Richard Schoetz. Berlin

Meischner-Al-Mousawi M, Hartenstein S, Spanaus K, Hinz S (2020) Suizide und Suizidprävention im deutschen Justizvollzug. Forum Strafvollzug. Zs f Strafvollzug und Straffälligenhilfe 4(20):250–255

Mittag V (2023) Religiös und weltanschaulich motivierte Ernährung während des Vollzuges freiheitsentziehender Maßnahmen. Forum Strafvollzug. Zs f Strafvollzug und Straffälligenhilfe 3(23):180–185

Render I, Wittig H (2023) Maßnahmen im Falle eines Verzichtes auf Essen und Trinken bzw. eines Hunger- und/oder Durststreiks von Gefangenen. Forum Strafvollzug. Zs f Strafvollzug und Straffälligenhilfe 3(23):167–170

Rieckenbrauck W (2005) Statement. In: Hillenkamp T, Tag B (Hrsg) Intramurale Medizin – Gesundheitsfürsorge zwischen Heilauftrag und Strafvollzug. Springer, Berlin/Heidelberg/New York, S 31–34

Tag B (2005) Das Arztgeheimnis im Strafvollzug. In: Hillenkamp T, Tag B (Hrsg) Intramurale Medizin – Gesundheitsfürsorge zwischen Heilauftrag und Strafvollzug. Springer, Berlin/Heidelberg/New York, S 89–105

Die Pflege in geschlossenen Einrichtungen

5

Wilfried Weyl

5.1 Das „Krankenrevier"

Der Begriff des Krankenreviers stammt aus dem militärischen und bezeichnet die Stelle, an der der:die Patient:in dem:der Arzt oder Ärztin vorgestellt wird. Das Revier ist auch in den meisten Fällen der Ort, an dem das Pflegepersonal seine meiste Arbeit hat. Im Revier findet die Sprechstunde der:des Anstaltsarztes/-ärztin, der:des Facharztes/-ärztin oder des Krankenpflegepersonals statt. Es ist aber auch die Stelle, die dem Gefangenen die Möglichkeit gibt, „Urlaub" von der Zelle zu nehmen.

Die meisten Gefangenen suchen eher das Gespräch, Krankheiten sind oft nebensächlich. Im Revier werden die Krankenakten, schriftlich oder elektronisch datengeschützt geführt bzw. gelagert.

Medikamente werden dort vorrätig gehalten, gestellt und ausgegeben.

Das medizinische Hilfspersonal stellt die verordneten Medikamente, das heißt, es richtet die Medikamente für eine angeordnete Zeit, meist täglich, in Dispenser oder Tüten und veranlasst, dass diese dem:der Patient:in zukommen.

Die Opioidsubstitutionsbehandlung mit Methadon oder anderen Substanzen findet meist auch durch das Pflegepersonal in den Krankenrevieren statt.

Nicht nur die jeweilige Anstalt beeinflusst die Arbeit des Pflegepersonals, sondern auch die Vielfalt der Patient:innen, die unterschiedlichen Nationalitäten, die unterschiedlichsten Störungs- bzw. Krankheitsbilder.

Der Tag in einem Revier einer Justizvollzugsanstalt ist von Patient:innen mit Schnupfen, Hauterkrankungen, Prellungen, Zuständen nach Schlägereien, Platzwunden, Arbeitsunfällen jeder Art, Verbänden, Blutabnahmen, EKG, Hörtests, Medikamentenvergaben, Drogen- und Alkoholentzügen bis hin zu Zahnschmerzen geprägt. In Haft treten alle Formen der Hepatitis auf, ebenso HIV-Infektionen und

W. Weyl (✉)
Butzbach, Deutschland

K. Keppler et al. (Hrsg.), *Medizin in Haft*,
https://doi.org/10.1007/978-3-662-69510-4_5

AIDS-Erkrankungen. Psychiatrische Störungen in allen Formen sind in einer Justizvollzugsanstalt an der Tagesordnung.

Besonders auffällige Patienten werden in Überwachungshafträume verbracht. Dies können Zellen mit Kameraüberwachung oder auch „besonders gesicherte Hafträume ohne gefährdende Gegenstände", sog. B-Zellen sein.

Eigenheiten des Vollzugs sind aber auch sog. Bodypackstationen.

Dort bleibt der durch die Polizei Festgenommene, bis er seine Bodypacks – im Körper eingeschmuggelte Rauschgiftpäckchen – auf natürliche Weise ausgeschieden hat.

Eine weitere Besonderheit sind die sog. Fesselbetten. Auf ihnen sollen Gefangene, die Gewalt gegen sich selbst richten, fixiert werden.

5.2 Bettenstationen

Die stationären Einrichtungen im Justizvollzug sind in den Bundesländern unterschiedlich geregelt.

Es gibt Justizkrankenhäuser die zentral alle Patient:innen, die einer stationären Behandlung bedürfen, aufnehmen (s. Kap. 9). Kleinere Einrichtungen, die dezentral zur Entlastung der Justizvollzugsanstalten arbeiten sind ebenfalls vorhanden.

Die stationären Einrichtungen sind für die Fälle zuständig, die in einer „normalen" Justizvollzugsanstalt nicht mehr zu „händeln" sind.

Dies können psychiatrische Fälle sein, Zustände nach chirurgischen Eingriffen die außerhalb aber auch innerhalb der Justiz durchgeführt wurden, internistische Patient:innen, gynäkologische Patientinnen, starke Entzüge jeder Art, Pflege bei Patient:innen mit Zustand nach Apoplexia cerebri, Pflege bei Verbrennungsopfern und alle Arten von Erkrankungen, die in einer Einrichtungen der Justiz behandelbar sind.

In fast allen stationären Einrichtungen gibt es, wie oben beschriebenen, Zellen (Krankenzimmer) mit Überwachungsmöglichkeiten.

Diese Abwechslung im täglichen Ablauf der Tätigkeiten und der Umgang mit allen Arten von Menschen machen den Reiz der Arbeit als Pflegender im Justizvollzug aus.

Ein weiterer Aspekt der Krankenpflege im Justizvollzug ist der ständige Zwiespalt, in dem man sich als Pflegekraft befindet. Auf der einen Seite ist man Krankenpflegekraft und auf der anderen Seite ist man Justizbeamter. Dieser Widerspruch, der offiziell nicht sein darf, ist in der täglichen Arbeit für viele Mitarbeiter:innen des Pflegedienstes schwer zu ertragen.

Der „weiße Dienst" sprich Pflegedienst, ist einmal der „Beichtvater", ein Vertrauter, einer der einem im System Justiz hilft, und ein anderes Mal der, der einschließt, der Zellenkontrolle macht, der die Post zensiert, der eine Uniform trägt.

Die so entstehenden Probleme der Pflegeethik (s. Abschn. 5.3) sind es, die manchen Mitarbeitenden zur Kündigung bei der Justiz treibt.

Die meisten Gefangenen haben sich mit diesem System arrangiert. Sie haben oft weniger Probleme mit der zweigeteilten Rolle der Bediensteten des Krankenpflegedienstes als dieser selbst.

5.3 Der Ethikkodex für Pflegende

Vom Weltbund der Krankenschwestern und Krankenpfleger (ICN) in der Fassung aus dem Jahr 2000 (an der Fassung war auch der Deutsche Berufsverband für Pflegeberufe [DbfK] beteiligt) gibt es folgende Aussage: „Ethik ist die Lehre vom mitmenschlichen Handeln unter Berücksichtigung der jeweiligen Bedingungen."

Aristoteles (384–322 v. Chr.) sagt, es ist die Lehre vom „guten Leben und rechten Handeln". Das heißt für den Pflegenden, das Mitmenschliche und das Fachliche im Handeln zu vereinen. Die Ethik als Lehre wertet nicht, sondern klärt darüber auf, welche Maßstäbe das menschliche Handeln bestimmen müssen.

Die Ethik regt also zum Nachdenken über das eigene Handeln an. Ethisch ist das Handeln dann, wenn der, der handelt, sein Tun und Lassen auf der Grundlage ethischer Aussagen rechtfertigen kann (s. Kap. 2).

Der ICN-Ethikkodex für Pflegende hat vier Grundelemente, die den Standard ethischer Verhaltensweisen bestimmen.

1. Gesundheit zu fördern,
2. Krankheiten zu verhüten,
3. Gesundheit wiederherzustellen,
4. Leiden zu lindern.

Es besteht ein universeller Bedarf an Pflege. Untrennbar von der Pflege ist die Achtung der Menschenrechte, einschließlich des Rechts auf Leben, auf Würde und auf respektvolle Behandlung, eine zentrale, tägliche Aufgabe. Sie wird ohne Rücksicht auf das Alter, Behinderung oder Krankheit, das Geschlecht, den Glauben, die Hautfarbe, die Kultur, die Nationalität, die politische Einstellung, die Rasse oder den sozialen Status ausgeübt.

Der:die Pflegende übt seine:ihre Tätigkeit zum Wohle des Einzelnen, der Familie und der sozialen Gemeinschaft aus; der:die Pflegende koordiniert seine:ihre Dienstleistungen mit denen anderer beteiligter Gruppen.

5.3.1 Pflegende und ihre Mitmenschen

Die grundlegende berufliche Verantwortung der Pflegenden gilt dem pflegebedürftigen Menschen.

Bei ihrer beruflichen Tätigkeit fördert der:die Pflegende ein Umfeld, in dem Menschenrechte, Wertvorstellungen, Sitten und Gewohnheiten sowie der Glaube des Einzelnen, der Familie und der sozialen Gemeinschaft respektiert werden.

Der:die Pflegende gewährleistet, dass der:die Pflegebedürftige ausreichende Informationen erhält, auf die er:sie seine:ihre Zustimmung zu seiner:ihrer pflegerischen Versorgung und Behandlung gründen kann. Der:die Pflegende behandelt jede persönliche Information vertraulich und geht verantwortungsvoll mit der Informationsweitergabe um.

Der:die Pflegende teilt mit der Gesellschaft die Verantwortung, Maßnahmen zugunsten der gesundheitlichen und sozialen Bedürfnisse der Bevölkerung, besonders der von benachteiligten Gruppen, zu veranlassen und zu unterstützen.

Der:die Pflegende ist auch mitverantwortlich für die Erhaltung und den Schutz der natürlichen Umwelt vor Ausbeutung, Verschmutzung, Abwertung und Zerstörung.

5.3.2   Pflegende und die Berufsausübung

Der:die Pflegende ist persönlich verantwortlich und rechenschaftspflichtig für die Ausübung der Pflege sowie für die Wahrung seiner:ihrer fachlichen Kompetenz durch kontinuierliche Fortbildung.

Der:die Pflegende achtet auf seine:ihre eigene Gesundheit, um die Fähigkeiten zur Berufsausübung zu erhalten und sie nicht zu beeinträchtigen.

Der:die Pflegende beurteilt die individuellen Fachkompetenzen, wenn er:sie Verantwortung übernimmt oder delegiert.

Der:die Pflegende achtet in seinem:ihrem persönlichen Verhalten darauf, das Ansehen des Berufs hochzuhalten und das Vertrauen der Bevölkerung in die Pflege zu stärken.

Der:die Pflegende gewährleistet bei der Ausübung seiner:ihrer beruflichen Tätigkeit, dass der Einsatz von Technologie und die Anwendung neuer wissenschaftlicher Erkenntnisse vereinbar sind mit der Sicherheit, der Würde und den Rechten des Menschen.

5.3.3   Pflegende und die Profession

Der:die Pflegende übernimmt die Hauptrolle bei der Festlegung und Umsetzung von Standards für die Pflegepraxis, das Pflegemanagement, die Pflegeforschung und Pflegebildung. Der:die Pflegende beteiligt sich aktiv an der Entwicklung beruflicher Kenntnisse, die auf Forschungsergebnissen basieren.

Durch den Berufsverband setzt sich der:die Pflegende dafür ein, dass gerechte soziale und wirtschaftliche Arbeitsbedingungen in der Pflege geschaffen werden.

5.3.4   Pflegende und ihre Kolleg:innen

Der:die Pflegende sorgt für eine gute Zusammenarbeit mit den Berufskolleg:innen und mit den Mitarbeiter:innen anderer Bereiche.

Der:die Pflegende greift zum Schutz des:der Patient:in ein, wenn sein:ihr Wohl durch einen:eine Kolleg:in oder andere Person gefährdet ist.

5.3.5 Pflegeethik und Krankenpflege im Justizvollzug

In dieser oben genannten Pflegeethik spiegelt sich das Problem, das einige Pflegekräfte mit den starren Strukturen, den Sicherheitsanordnungen und dem täglichen Tagesablauf in einer Justizvollzugsanstalt haben, wieder.

Der:die Patient:in ist ein:eine Gefangene:r, der:die eine Haftstrafe unter den Bedingungen, die das Gesetz bestimmt, „absitzen" muss.

Bis in die 1980er-Jahren gab es in den Justizvollzugsanstalten noch vermehrt den „Ehrenkodex" bei den Gefangenen. Das heißt, die Strafe die er:sie „absitzen" musste, gehörte zu seiner:ihrer Tat und wurde von ihm:ihr auch akzeptiert. Es gab noch den richtigen „Schränker", einer der noch stolz auf sein Handwerk war. „Du machst hier deine Arbeit, ich mach sie draußen". Bei ihm galt noch das „Ehrenwort".

Durch die vermehrte strafrechtliche Verfolgung und Inhaftierung von Menschen mit Substanzgebrauchsstörungen hat sich die Gefängniskultur wesentlich verändert. Die Gefangenenpopulation besteht zu einem erheblichen Teil aus Menschen, die Drogenprobleme haben und ihre Sucht auch in der Haft befriedigen wollen/müssen. Für sie steht die Drogenfinanzierung/-erwerb oft im Mittelpunkt des Gefängnisalltags z. T. auch auf Kosten von Mitgefangenen (s. Kap. 6).

Seit der Öffnung des „eisernen Vorhangs" ist das Gewaltpotenzial innerhalb der Gefängnismauern deutlich gestiegen. Ein anderes Verständnis im Umgang mit Gewalt ist in den Mauern eingekehrt.

Bei all den oben genannten Veränderungen der letzten Jahre ist aber der Pflegedienst in den Augen der meisten Gefangenen ein stabilisierender Faktor geblieben. Man sieht ihn zwar als Mitarbeiter:in im System, aber doch auch als eine:n, dem:der man trotzdem vertrauen kann.

Vier Punkte charakterisieren das Pfleger:in-Patient:in-Verhältnis sehr gut:

- respektvoller Umgang,
- sich Zeit nehmen für den:die Patient:in,
- den:die Gefangene:n als Menschen sehen,
- Zufriedenheit in sich finden.

Frau Marianne Tober, ehemalige Krankenschwester an der Vollzugsanstalt Josefstadt in Wien, zitierte aus Wilhelm Tell, wenn sie von ihrem Umgang mit Gefangenen sprach: „Ich kann Dir nicht alles geben, was du willst, aber ich kann Dir den Respekt geben."

5.4 Was ist zu tun?

Diese Forderungen sind in der Arbeitsgruppe „Krankenpflege" auf den 8. Gefängnis-Medizin-Tagen 2023 in Frankfurt/Main entwickelt worden.

Der Strafvollzug und die Medizin sind nichts, was im Verborgenen läuft.

Es ist deshalb nötig, mit anderen Einrichtungen, Krankenhäusern, Pflegeschulen, niedergelassenen Ärzten und Ärztinnen, Hospizdiensten, Pflegeeinrichtungen und Pflegediensten offen zusammenzuarbeiten. Das Bild der besonderen Arbeit in einem besonderen Arbeitsumfeld wird so zur Normalität.

Wenn es der Justiz auch noch gelingen würde, einen:eine Fachpfleger:in für intramurale Medizin zu installieren, würde dies zur Personalgewinnung erheblich beitragen.

In den Schulplänen der Justizschulen der Länder gehört vermehrt der Umgang mit psychisch auffälligen Gefangenen, mit älteren Gefangenenpopulationen und Menschen mit körperlichen Einschränkungen. Seelische Beschwerden und Sinnesbeeinträchtigungen gehören ebenso auf den Stundenplan.

Es fehlt in den meisten Bundesländern der Austausch des Pflegepersonals auf Landesebene. Eine Veranstaltung auf Bundesebene zu pflegerelevanten Themen wie z. B. Personalgewinnung, Aufgabengebiete, psychiatrisch belastete Gefangene, Demenzerkrankungen (s. auch oben) usw. könnten besprochen werden.

Nicht zu vergessen ist der Lerneffekt z. B. beim Einsatz von Pflegepersonal in anderen Bundesländern, der Austausch von Wissen. Warum geht das hier und nicht bei uns? Vereinheitlichung der Berichtspflicht und des Arbeitsfeldes könnten weitere Ziele sein.

Einheitliche Berufsbezeichnungen wie auch des Besoldungsrecht für Beamte und Beamtinnen sind anzustreben.

5.4.1 Gefangene mit Einschränkungen (Alter, Behinderung etc.)

Unter Strafvollzug stellt man sich allgemein das Gefängnis mit jungen durchtrainierten Gefangenen vor. Höchstens ist noch der ältere „Pate" im Klischee, der die Fäden nach draußen spinnt und die Belegschaft und Gefangenen teilweise in der Hand hat. Dies ist der Eindruck, der uns vermittelt wird, durch verschiedene Krimireihen im Fernsehen oder durch Kriminalromane.

In Wirklichkeit setzt sich die demografische Entwicklung auch hinter den Mauern fort. Nicht nur das Alter spielt eine Rolle hinter den Mauern. Behinderungen schützen nicht vor Strafe.

Wie viel Menschen mit Handicap im Strafvollzug sind, ist schwer zu ermitteln.

Tolmein (2022) schreibt in dem Kapitel „Menschen mit Behinderung im Strafvollzug" (Tolmein 2022): „Die Situation von Menschen mit Behinderungen im Strafvollzug ist weitgehend unbekannt" (Tolmein 2022, S. 1297). Die entsprechende Justizstatistik (Statistisches Bundesamt 2020) gibt nicht einmal Aufschluss darüber, wie viele Menschen mit Behinderungen sich in Deutschland im Strafvollzug befinden. Das erscheint angesichts des in der Veröffentlichung der statistischen Daten beschriebenen Nutzerbedarfs erstaunlich, denn mit der Statistik sollen „die Strukturen der Gefängnispopulation in demographischer und kriminologischer Sicht veranschaulicht und Veränderungen im Zeitverlauf aufgezeigt werden", so Tolmein weiter.

Es stellt sich also die Frage, wie ermittelt die Justiz die Bedürfnisse von Menschen mit Handicap?

Es wird von Tolmein auf einzelne bekanntgewordene Verfahren und deren Umstände verwiesen, die deutlich machen, dass es an behindertengerechten Haftträumen mangelt, dass bei komplexen Schmerzerkrankungen, die mit Behinderungen öfter einhergehen, die Haftkrankenhäuser überfordert sind, oder dass behindertengerechte Arbeitsmöglichkeiten im Strafvollzug fehlen (Tolmein 2022).

Im dritten gemeinsamen Bericht der Antidiskriminierungsstelle des Bundes und in der in ihrem Zuständigkeitsbereich betroffenen Beauftragten der Bundesregierung und des Deutschen Bundestages (Antidiskriminierungsstelle des Bundes 2017) tauchen aber die Probleme des Strafvollzugs auf. Danach kommen 12 % aller Antidiskriminierungsstellen in Deutschland mit Beschwerden aus dem Bereich „JVA, Gefängnis, Haft" auf. Diese beschäftigten sich v. a. mit Behinderung und Problemen basierend auf der ethnischen Herkunft (jeweils 15 % der 449 Beratungsanfragen zu Polizei und Justiz insgesamt) (Antidiskriminierungsstelle des Bundes 2017, S. 138 ff.).

Anfragen an die Landesjustizverwaltungen von Tolmein (2022) und Oberfeld (2009) brachten keine detaillierten Zahlen über die tatsächlichen Verhältnisse in den Strafvollzugseinrichtungen.

Es werden, so das Fazit in größeren Einrichtungen Haftplätze für Menschen mit Behinderung vorgehalten. Arbeitsplätze für Menschen mit Behinderungen gibt es kaum. Antworten der Justizverwaltungen, die Tolmein wie folgt zusammenfasst:

„Insgesamt entsteht der Eindruck, dass Behinderung in den Justizverwaltungen überwiegend mit Körperbehinderung gleichgesetzt wird. Behinderung umfasst jedoch weit mehr als körperliche Behinderung. Es gibt zwar in Schleswig-Holstein ein Informationsblatt für gehörlose Gefangene (MinJ SH, Schreiben v. 11.04.2016), in der JVA Plötzensee in zentraler Zuständigkeit für den Einsatz von Gebärdensprachdolmetscherinnen in den Berliner Justizvollzugsanstalten (SenJ Berlin, E-Mail v. 11.04.2016) und in der JVA Leipzig werden auch Menschen mit geistiger Behinderungen nach Auskunft der JVA ‚so weit wie möglich' in den Stationsalltag integriert (JVA Leipzig, Schreiben v. 11.04.2016)" (Tolmein 2022, S. 1298).

Tolmein (2022) schreibt weiter: „Festzuhalten ist jedoch, dass die Realität und Planung des Strafvollzugs, wie er sich in den wenigen Informationen widerspiegelt, die über Menschen mit Behinderungen dort zur Verfügung stehen, auf einem Behindertenbegriff gründen, der gegenüber dem vom Recht übernommenen menschenrechtlichen Behinderungsbegriff der UN-Behindertenrechtskonvention (UN-BRK) deutlich verkürzt erscheint. Zu Behinderungen führen damit auch Sinnesbeeinträchtigungen (Blindheit, Sehstörungen, Gehörlosigkeit, Schwerhörigkeit), intellektuelle Beeinträchtigungen und Lernstörungen, aber auch psychische Beeinträchtigungen wie Autismus. Vor allem aber wird die Wechselwirkung von Behinderung und Umwelt hervorgehoben, sodass das Ausmaß der Behinderung nicht unabhängig von der Barrierefreiheit des Umfelds betrachtet werden kann" (Tolmein 2022, S. 1298).

Bei all diesen Überlegungen sollte man aber immer beachten: Alter hat nichts mit Behinderung zu tun, genau so wenig wie Behinderung mit Alter.

Die Interessen eines jungen Menschen mit Handicap weichen von denen eines älteren Gefangenen ab. Für die Justizbehörden sind eigentlich zunächst zuverlässige Zahlen wichtig.

Einige Fragen die im Vorfeld behandelt werden sollten:

- Hafträume müssen auch den Bedürfnissen entsprechend vorgehalten werden.
- Braucht es eine spezielle Pflege, braucht es Hilfestellungen für den täglichen Ablauf? Ist eine aktive und passive krankengymnastische Mobilisierung oder Bewegungstraining möglich?
- Kann eine medizinische und psychologische, sozialpädagogische Betreuung vorgehalten werden?
- Hat die Einrichtung die Möglichkeit, Hör- und Sehdefizite mit entsprechenden Hilfsmitteln zur Kommunikation auszugleichen?
- Gibt es Beschäftigungen für die Zielgruppe?
- Ist ein Hofgang möglich?
- Gibt es eine Arbeitstherapie?
- Wie kommt man von A nach B?
- Können soziale Kontakte erhalten bleiben?

Menschen mit Einschränkungen (Behinderung, Gebrechen und altersbedingte Einschränkungen) nur zu verwahren, führt unweigerlich zu Einsamkeit und Depressionen.

In einer männer-dominierten Haftanstalt stellt schon das Benutzen von Inkontinenzartikeln eine Herausforderung dar. Wie kommen die Produkte zu den Patienten und wie kommen sie wieder aus der Zelle heraus? Kleinigkeiten mit großer Wirkung.

Behinderungen dürfen nicht davor schützen, zu einer Freiheitsstrafe verurteilt zu werden. Es gilt auch hier der Gleichbehandlungsgrundsatz. Für die Justizverwaltung bedeutet dies, die Vollzugsbedingungen behindertengerecht bereitzuhalten. Barrierefreiheit gilt auch für Strafvollzugsanstalten.

Hafträume müssen an die Bedürfnisse angepasst werden. Dies gilt auch für Gehörlose und blinde Gefangene. Arbeitsplätze müssen vorgehalten werden.

Arbeitstherapien, wenn keine Arbeit möglich ist.

Die Vollzugsplanung muss auf die Besonderheiten abgestimmt werden.

Die Versorgung mit Hilfsmitteln muss sichergestellt werden.

Freizeitangebote müssen auch für Menschen mit Handicaps bereitgehalten werden.

Literatur

Antidiskriminierungsstelle des Bundes (2017) Diskriminierung in Deutschland – Dritter Bericht der Antidiskriminierungsstelle des Bundes. Drs. 18/13060 vom 30.06.2017

Oberfeld M (2009) Behinderung und Alter. In: Keppler K, Stöver H (Hrsg) Gefängnismedizin – Medizinische Versorgung unter Haftbedingungen. Thieme, Stuttgart/New York

Statistisches Bundesamt (2020) Fachserie 4.1 „Strafvollzug – Demographische und kriminologische Merkmale der Strafgefangenen am 31.3

Tolmein O (2022) Menschen mit Behinderungen im Strafvollzug. In: Feest, Johannes/Lesting, Wolfgang/Lindemann, Michael (Hg.): Kommentar zu den Strafvollzugsgesetzen. Bundes- und Landesrecht. 8. Auflage. Köln: Carl Heymanns Verlag

Substanzgebrauch bei Gefangenen im Justizvollzug: Epidemiologie, Beratung, Behandlung und Selbsthilfe

Heino Stöver

6.1 Einleitung

Trotz gegenläufig ausgerichteter Sicherungsbestrebungen wird deutlich, dass der Konsum illegaler und auch legaler Drogen für Gefangene in den letzten 40 Jahren zur Alltagsrealität im Justizvollzug geworden ist – und zwar mit steigender Tendenz.[1] Damit verbunden für die Betroffenen sind gesundheitliche Folgeprobleme, v. a. Drogenkonsumstörungen, -notfälle, virale Infektionskrankheiten (v. a. HIV/Hepatiden), Komorbiditäten und weitere gesundheitliche und soziale Notlagen: Beschaffungsdruck im Gefängnis mit neuen Abhängigkeiten, neue Drogen (z. B. neue psychoaktive Substanzen/NPS[2]), Risiken durch verunreinigte Stoffe, Gewalt, Verschuldungen). Das Gefängnis bildet spiegelbildlich gesellschaftliche Probleme und individuelle Notlagen Drogenkonsumierender ab: neben drogen-bedingter Morbidität v. a. Mortalität an der Schnittstelle unmittelbar nach Haftentlassung.[3] Die Organisation des Drogenkonsums, der Beschaffung, des Verkaufs von Gegenständen verbunden mit Bedrohungen, Schuldeneintreiben und Erpressungen schaffen ein Klima von Hektik, oftmals auch Gewalt im Justizvollzug, das von vielen als völlig vom Drogenthema dominiert erlebt wird. Aber auch die Partner:innen und Angehörigen werden oftmals unter Druck gesetzt, Drogen zu besorgen und einzuschmuggeln.

---

[1] Koop und Gerlach 2021; Deimel 2021; Stoll et al. 2021; Thane 2013.

[2] Werse et al. 2021.

[3] Jamin und Stöver 2020, S. 209 ff.

H. Stöver (✉)
Fachbereich 4: Soziale Arbeit und Gesundheit, Frankfurt University of Applied Sciences, Frankfurt am Main, Deutschland
e-mail: hstoever@fb4.fra-uas.de

K. Keppler et al. (Hrsg.), *Medizin in Haft*,
https://doi.org/10.1007/978-3-662-69510-4_6

Für das System Gefängnis werden dadurch viele Herausforderungen deutlich, im Spannungsfeld von Kontrolle und Hilfe angemessen darauf zu reagieren, dass ein erheblicher Teil der Gefangenen bereits bei Haftantritt oftmals langjährige Substanzgebrauchsstörungen aufweist, und viele den Gebrauch in und unmittelbar nach der Haft fortsetzen.[4]

6.1.1 Epidemiologie und Konsummuster intramuralen Drogenkonsums[5]

Die Lebenszeitprävalenz von männlichen Gefangenen mit Konsumerfahrungen illegaler Drogen liegt (konservativ gerechnet) etwa 2- bis 4-mal höher als in der erwachsenen deutschen männlichen Allgemeinbevölkerung (Schneider 2023, S. 261). Die Gruppe der Gefangenen, die abhängig von einer oder mehreren illegalen Substanzen sind, umfasst nach neuesten Zahlen[6] etwa 42 %[7] im Männer- und 36 %[8] im Frauenvollzug. Für diese Gruppen stellt sich die Frage, ob die Substanzabhängigkeit bei der Inhaftierung verschwiegen wird, um befürchteten Nachteilen während des Vollzugs zu entgehen (Angst vor Stigmatisierung oder Druck von Mitgefangenen, verminderter Zugang zu bestimmten Privilegien und Tätigkeiten – wie z. B. Küchendienst etc.). Allerdings sind viele Gefangene bereits in den Anstalten als „Drogenabhängige/-gefährdete" bekannt oder es geht aus dem Urteil, persönlichen Angaben oder positiven Urinkontrollen bei der Inhaftierung hervor. Kann die Abhängigkeit oder der fortgesetzte Gebrauch von Drogen verschwiegen werden, müssen die Gefangenen die Entzugssymptome selbst bewältigen.

Der Drogenkonsum im Gefängnis unterscheidet sich für viele Inhaftierte von dem in Freiheit. So konsumieren einige Gefangene ähnlich wie in Freiheit weiter, andere Gefangene ändern die präferierten Substanzen, Konsumformen oder die Häufigkeit des Konsums, wieder andere entscheiden sich dafür, nicht in Haft zu konsumieren.[9] Neben anstaltsspezifischen Unterschieden sind Engpässe für einzelne Substanzen weit verbreitet und das Angebot insgesamt weniger zahlreich und zudem teurer als in Freiheit. In Haft ist es (noch) schwieriger, Kontrolle über Art und Qualität der konsumierten Substanzen zu erlangen, als in Freiheit. Aufgrund des Suchtdrucks kommt es häufig zu Mischkonsum oder zum Konsum nichtpräferierter Substanzen (z. B. Medikamente verschiedenster Art, neue psychoaktive Substanzen [NPS] oder auch „härtere" Drogen als bisher in Freiheit), wobei oft ein

---

[4] Montanari et al. 2021a.

[5] Vgl. insgesamt Montanari et al. 2021c.

[6] Länderarbeitsgruppe 2021.

[7] 27 % Substanzabhängigkeit; 15 % Substanzmissbrauch.

[8] 27 % Substanzabhängigkeit; 9 % Substanzmissbrauch.

[9] Tompkins 2008.

mangelnder Zugang zu sauberen Konsumutensilien gegeben ist und das Risiko nur teilweise durch andere Konsumformen (etwa inhalieren statt injizieren) kontrolliert wird. Für einige Drogenkonsumierende bietet der Strafvollzug eine als nützlich erlebte Unterbrechung des Konsums und des Lebens in der Drogenszene. Die Haftzeit wird als Chance zur gesundheitlichen Stabilisierung und Regeneration genutzt, soziale Kontakte werden gepflegt und es erfolgt eine Wiederaufnahme von Kontakten zu Angehörigen.[10] Das Gefängnisumfeld kann somit zu einer Reduktion oder (vorübergehenden) Aufgabe des Konsums führen (Wheatley 2007). Eine Gruppe von Gefangenen wiederum beginnt erst in der Haft, Drogen zu konsumieren. Dieses Drogenkonsum- oder auch Abstinenzverhalten von Gefangenen macht es für Mediziner:innen, Pflegepersonal und Bedienstete oft schwer, den Krankheitswert des Verhaltens einzuordnen.

Auch die Motive, in Haft zu konsumieren, können sich von denen in Freiheit unterscheiden und sich auch während der Haft ändern. Wheatley (2007) identifiziert fünf Erklärungsansätze für Drogenkonsum im Gefängnis, die häufig miteinander verwoben sind (S. 403 ff):

- Selbstmedikation: Die Belastung der Inhaftierung kann Drogenkonsum in Haft fördern. Der Konsum wiederum gilt als eine Form der Bewältigung der Gefängnissituation.
- Zeitmanagement: Drogenkonsum kann eine Möglichkeit des „Zeit-Totschlagens" sein und dabei gleichzeitig ein „Weggleiten" von der Realität. Insbesondere Cannabis und Opioide ermöglichen Entspannung und besseren Schlaf, eine der wenigen Möglichkeiten wie Gefangene ihre Zeit selbst kontrollieren können.
- Soziales Netzwerk: Beziehungen und soziale Netzwerke rund um den Drogenkonsum im Gefängnis können ein Gefühl der Zugehörigkeit und Freundschaft schaffen, auch wenn solche Beziehungen häufig instabil sind, manchmal aber auch über die Zeit der Inhaftierung fortbestehen.[11]
- Status erlangen: Durch den Handel und die Weitergabe von Drogen kann die Person Status und Anerkennung in der Subkultur erlangen.
- Ökonomie: Eine Form von Status erlangen diejenigen, die mit Drogen handeln, zudem erlangen sie finanzielle Macht.

Einige Studien belegen die Präferenz von Gefangenen für sedierende Substanzen wie Opioide und Cannabis.[12] Crewe (2005) beschreibt, wie insbesondere diese Substanzen hilfreich sind, um zu entspannen, Stress zu reduzieren und Langeweile zu vertreiben. Der Drogenkonsum lässt die Zeit vergehen, mildert Ängste und erlaubt eine zeitweise Flucht aus der Realität.[13] Gleichwohl werden – wenn auch sel-

---

[10] Ebd.

[11] vgl. auch Neubacher et al. 2017, S. 113–122.

[12] van de Baan et al. 2022.

[13] Ebd.

tener als außerhalb – auch stimulierende Substanzen wie Kokain und Amphetamine im Gefängnis konsumiert.[14] Zudem werden Substitutionsmedikamente wie Methadon und insbesondere Buprenorphin illegal eingenommen.

Deutlich wird, dass im Vollzug – wie in Freiheit auch – eine Vielzahl von Drogen auf unterschiedliche Weise konsumiert werden: Ein erheblicher Teil der in Deutschland inhaftierten Menschen ist drogenerfahren, bzw. konsumiert illegalisierte Substanzen. Übereinstimmend wird heute Drogenabhängigkeit als Krankheit verstanden.[15] Der vollzugliche Umgang mit Drogenabhängigen schwankt jedoch zwischen den Bewertungen „krank", „charakterschwach" und „kriminell". In der Regel erfolgt bereits in der ärztlichen Eingangsuntersuchung keine klare Diagnostik unter Verwendung der gängigen medizinischen Klassifikationskriterien (ICD 10/11 oder DSM 5). Darüber hinaus ist auch die Aufklärung unter Vollzugsbediensteten oft unzureichend. Drogenkonsumierende, die nicht den normativen gesellschaftlichen Ansprüchen von akzeptiertem Sozialverhalten und funktionalen Anforderungen des alltäglichen Verhaltens nachkommen können, sehen sich mit einer fortwährenden Stigmatisierung und Diskriminierung in den Haftanstalten konfrontiert.

Eine Studie des Kriminologischen Forschungsinstituts Niedersachsen[16] verdeutlicht, dass Drogenkonsum/-handel und Gewalt stark miteinander verbunden sind: So sind Opfer z. T. auch gleichzeitig Täter:innen – und umgekehrt. Körperliche und sexuelle Übergriffe, Schlägereien im Sportraum und Vergewaltigungen in der Gemeinschaftsdusche sind keine Seltenheiten.

Fest steht, dass ein drogenfreier Vollzug die Ausnahme darstellt.[17] Das „Drogenproblem" wird im Justizvollzug überwiegend als Sicherheitsproblem wahrgenommen und entsprechend als solches bekämpft. Die Maßnahmen umfassen dementsprechend überwiegend repressive Strategien. Auch bei rund 50 % aller Disziplinarverfahren im Vollzug geht es um drogenbezogene „Verfehlungen".[18] Die Angebotsreduktion ist ein wichtiger Teil der Drogenbekämpfungsstrategien in Gefängnissen. Dabei werden drei Schlüsselprinzipien unterschieden:[19]

- Entdeckung: Kontrolle von in die Anstalt kommenden Gegenständen.
- Abschreckung: Besucher:innen und Personal entmutigen, Drogen oder andere verbotene Gegenstande in die Anstalt zu bringen.
- Unterbrechung: Durchsuchung (auch mithilfe: von Drogenhunden oder – vorwiegend in England – Videoüberwachung) von Besucher:innen, Personal und Räumen.

---

[14] Auwärter et al. 2021.

[15] Poehlke et al. 2020.

[16] Baier et al. 2012.

[17] Werse et al. 2017, S. 116 f.

[18] Preusker 2002, S. 310.

[19] Matthews 2004, zit. n. Wheatley 2007, S. 410.

6.2 Besonderheiten im vollzuglichen Umgang mit Substanzgebrauchenden

Im Vollzug ergeben sich viele Besonderheiten im Umgang mit Gefangenen, die im Verdacht stehen, Drogen zu besitzen oder zu konsumieren: gesondert überwachter Besuch, regelmäßige Urinkontrollen, Haftraumkontrollen und Großkontrollen mit Drogenspürhunden. Die Disziplinarmaßnahmen und Sanktionierungen umfassen Ausschluss von Arbeit und/oder Vorenthalt des Geldes, Ausschluss von der Freizeit, Ausschluss von Vollzugslockerungen und/oder der Entzug des Fernsehers.[20]

Die Zielsetzungen von Drogentests reichen vom therapeutischen Einsatz zur Unterstützung der Abstinenzmotivation (z. B. auf drogenfreien Stationen), zur Abschreckung von Drogenkonsum durch Sanktionierung bei positiven Tests, zur Identifizierung von Konsumierenden bis hin zur Ermittlung des Umfangs von Drogenkonsum in einer Anstalt. Sie können bei Aufnahme, Entlassung, vor bzw. nach Freigang oder Urlaub, bei Verdacht, oder regelmäßig per Zufallsauswahl durchgeführt werden.

Drogenkonsumierende gelten im Justizvollzug ganz überwiegend als nicht lockerungsgeeignet, sodass hier von einer Schlechterstellung gegenüber anderen Gefangenen ausgegangen werden kann. Da von Seiten des Vollzuges gemutmaßt wird, es würde zu einem Konsum illegalisierter Substanzen während der Lockerung oder des Urlaubs kommen, werden diese häufig abgelehnt.[21] Somit kommt für diese Gefangenengruppe auch die vorzeitige Entlassung häufig nicht zum Tragen, da hierfür die Voraussetzung einer Bewährung unter Lockerungen gilt.[22] Dies kann für Gefangene ein Argument sein, ihre Konsumerfahrungen der JVA zu verschweigen, wenn es möglich ist.

6.2.1 Überdosierungen – insbesondere an der Schnittstelle Haft-Freiheit

Im Vollzug ändern sich nicht nur Verfügbarkeit, Reinheit und die Kosten der Drogen, sondern häufig auch die Motive, die präferierte/n Substanz/en, die Häufigkeit sowie die Applikationsform.[23] Mit jeder zusätzlichen Droge wird das Risiko einer Überdosierung verdoppelt.[24] Vor allem bei Opioidkonsumierenden entsteht nach längeren Abstinenzphasen eine reduzierte Toleranz des Körpers mit entsprechendem Mortalitätsrisiko.[25] Des Weiteren spielt das Umfeld, in das die Gefangenen entlassen werden, eine entscheidende Rolle. Obdachlosigkeit, Arbeitslosigkeit, fehlende soziale Bezüge und soziale Isolation tragen erheblich zu Rückfallrisiken bei (Stöver 2021).

---

[20] Jamin und Stöver 2021.

[21] Eder 2012, S. 91; Steimle und Stöver 2024.

[22] Ebd.

[23] Thane 2013, S. 73.

[24] EMCDDA 2016, S. 38 f.

[25] Ebd.

Laut Schätzungen der WHO[26] sterben ca. 20 % aller sog. Drogentoten aufgrund eines Rückfalls aus „erzwungener Abstinenz".[27] Ein typischer Risikozeitraum für Konsumierende harter Drogen ist die Phase nach Entlassung aus der Haft. Besonders die ersten 7 Tage nach Entlassung unterliegen nach internationaler Literatur einer besonderen Erhöhung des relativen Risikos, an einer Drogenintoxikation zu versterben. Dies gilt zunächst für die Todesfallraten im Vergleich zur Allgemeinbevölkerung, die, je nach Studie, zwischen 30- und 120-fach erhöht sind.[28] Es gilt weiter für die Erhöhung des Risikos speziell in der 1. und 2. Woche nach Haftentlassung gegenüber späteren Zeiträumen (das relative Risiko in den ersten 2 Wochen wird zumeist etwa 4- bis 7-fach erhöht beschrieben). Das Risiko sinkt wöchentlich um 50 % ab und stabilisiert sich nach 4 Wochen.[29] Das bayerische Landeskriminalamt ermittelte, dass 33 der 246 im Jahr 2008 registrierten Drogentodesfälle in den 2 Monaten vor ihrem Tod aus der Haft entlassen worden waren (entsprechend 13 %). Ein solcher Abgleich wird allerdings nicht systematisch durchgeführt. Es wird davon ausgegangen, dass zu den typischen Umständen des Drogentodes kurz nach Haftentlassung intravenöser Konsum, prekäre Wohnumstände, Arbeitslosigkeit sowie psychiatrische Komorbidität mit Suizidalität gehören.

6.2.2   Psychosoziale Behandlungen

Die Beratung und Behandlung von Menschen mit Substanzgebrauchsstörungen stehen als zweitrangiges Ziel dem ordnungsgemäßen Ablauf des Anstaltslebens gegenüber. Die generelle Herangehensweise des Justizvollzuges an „das Drogenproblem" wird überwiegend bestimmt von Abstinenzorientierung und Kontrolle. So werden die Ziele wie „Verfestigung der Sucht entgegenzuwirken und Abstinenzverhalten zu stabilisieren"[30] genannt. Der Fokus der drogenbezogenen Angebote und Maßnahmen liegt fast ausschließlich auf abstinenzorientierten Angeboten, – schadensminimierende Maßnahmen werden weitaus weniger regelmäßig angeboten bzw. umgesetzt.[31] Die psychosozialen Angebote zielen neben Abstinenzmotivation z. T. aber auch auf Vermittlung von Konsumkompetenzen und Rückfallprophylaxe bzw. Umgang mit Rückfällen. Im Mittelpunkt der Drogenberatung stehen neben Anamneseerstellung die individuelle Hilfebedarfsermittlung und -planung und die Weitervermittlung in geeignete Betreuungs- und Therapiemaßnahmen (Lehmann und Walborn 2023, S. 347 ff).

Bei Haftbeginn ist die erste Anlaufstelle für Drogenabhängige, wie für alle Gefangenen, in der Regel die „Kammer" der Haftanstalt. Hier wird bereits eine erste

---

[26] WHO 2010.

[27] Stöver 2016, S. 255.

[28] Stöver und Michels 2022.

[29] WHO 2010, S. 36; Stöver und Hariga 2016.

[30] Thiel 2013, S. 19.

[31] Z. B. Zurhold et al. 2005, S. 139; Stöver et al. 2021.

Einschätzung der Verfassung des:der Gefangenen vorgenommen und ggf. der medizinisch-psychologische Dienst eingebunden bzw. verständigt. Hier werden bei der Kontrolle evtl. eingebrachte Drogen sichergestellt und Gefangene über das Drogen- und Tätowierverbot aufgeklärt. Beim Zugangsgespräch mit dem Sozialdienst erfolgen dann weitere Erörterungen der aktuellen Lebenssituation (ggf. Erkenntnisse zum Drogenkonsumverhalten), Aufnahme in Urinkontrollprogramme, Verständigung externer Drogenberatung etc.

In der medizinischen Zugangsuntersuchung wird eine Anamnese erstellt (Vorliegen von Infektionskrankheiten, einer Entzugssymptomatik, bestehende Substitutionsbehandlung und/oder psychische Auffälligkeiten) und weitere Untersuchungen veranlasst: Urinkontrollen, Zugangsserologie, TBC-Testung, Aufklärung über Infektionskrankheiten, Impfmöglichkeiten, ggf. Hinweis auf Kondomverfügbarkeit und schließlich die Entscheidung über eine Arbeitsfähigkeit und eine gesonderte Unterbringung. Die Durchführung von Entzügen geschieht zumeist in bettenführenden Abteilungen des Vollzugs selbst, nur bei Komplikationen erfolgt eine Verlegung in externe Krankenhäuser (beispielsweise fanden in 2004 im hessischen Vollzug 1407 Drogen-, 556 Alkohol- und 339 Mischdrogenentzüge statt).[32]

Im Spannungsfeld von Kontroll- und Hilfestrategien orientiert sich der Vollzug in seinen Hilfemaßnahmen fast ausschließlich auf die Abstinenz als einzigem Behandlungs- und letztlich auch Vollzugsziel („künftig ein Leben ohne Straftaten zu führen", § 2 StVollzG). Die Methode der Wahl stellt die Überleitung in externe Behandlungseinrichtungen dar („Therapie statt Strafe" nach §§ 35 ff. BtMG). Viele Staatsanwaltschaften und Gerichte legen allerdings den Kausalzusammenhang zwischen Tat und Betäubungsmittelabhängigkeit eng aus, bzw. lehnen mit der Begründung eines „fehlenden Kausalzusammenhangs" eine Strafrückstellung nach § 35 BtMG und den Beginn einer Drogentherapie ab (Stöver 2022).

Therapievorbereitende Kurse, Therapiemotivationsgruppen etc. sollen die Gefangenen auf eine mögliche Abstinenztherapie vorbereiten. Diese Angebote existieren in den meisten Haftanstalten. Sogenannte drogenfreie Stationen sind in der Regel in sich geschlossene Abteilungen, die Gefangenen ein Leben ohne Drogen in Haft ermöglichen sollen. Dies wird durch größere Kontrollintensität (Urinkontrollen), meist, aber nicht immer, begleitet von therapeutischen oder anderen Behandlungsangeboten und weitgehender Trennung von anderen Stationen erreicht. Häufig erfahren die Gefangenen solcher Stationen mehr Privilegien wie z. B. längeren Umschluss[33], Freizeitangebote oder Lockerungen bzw. eine „positivere Prognose ihrer Suchterkrankung"[34]. Die Gefangenen unterschreiben häufig eine Vereinbarung und erklären sich mit den speziellen Regeln einverstanden.[35] Drogenfreie

---

[32] Stöver 2022.

[33] „Umschluss" bezeichnet eine Freizeitmaßnahme in einer JVA, bei der ein:e Gefangene:r die Möglichkeit hat, zu einem:einer anderen Gefangenen in dessen:deren Haftraum eingeschlossen *(umgeschlossen)* zu werden.

[34] Eder 2012, S. 267.

[35] WHO et al. 2007.

Stationen können Konsumierende während der Haft in einer abstinenten Lebensweise unterstützen, die Effektivität solcher Stationen ist jedoch zweifelhaft.[36]

Unter „contingency management" werden Maßnahmen verstanden, die darauf abzielen, unmittelbar Wohlverhalten zu belohnen. Dazu gehören Vergünstigungen, Privilegien, mehr Lebensqualität für den Haftaufenthalt, Pakete, Besuche etc.

In einigen sozialtherapeutischen Abteilungen in Deutschland wird jungen Gefangenen mit einer Drogenproblematik, die entweder wegen rechtlicher Hindernisse, mangelndem Durchhaltevermögen oder sonstigen Gründen an einer externen Drogentherapie nicht teilnehmen können, die Möglichkeit geboten, eine Drogentherapie innerhalb des Strafvollzugs durchzuführen. Im sog. Crailsheimer Modell bilden fünf Bereiche die Behandlungsschwerpunkte.[37]

- Arbeit an der Drogenproblematik,
- Heranführen an Arbeit und soziale Pflichten,
- körperliches Aufbautraining,
- Nachreifung der Persönlichkeit und
- Entlassungsvorbereitung.

Die therapeutische Arbeit erfolgt in Einzel- und Gruppengesprächen und orientiert sich am Ansatz der kognitiven Verhaltenstherapie. Die Therapiegespräche sind Teil gemeinsamer Freizeit- und Arbeitsabläufe innerhalb eines strukturierten Tagesablaufs im Sinne der Milieutherapie, d. h. ein gemeinsamer therapeutischer Prozess im Rahmen einer temporären Lebensgemeinschaft, die auch als „therapeutische Gemeinschaft" bezeichnet werden kann. Die Gefangenen sind in zwei Wohngruppen untergebracht. Neben der Arbeit in internen Betrieben, der sozialarbeiterischen Betreuung, sportlichen Aktivitäten sowie angeleiteter und eigenverantwortlicher Freizeitgestaltung sieht das Behandlungskonzept auch Veranstaltungen außerhalb der Anstalt wie erlebnispädagogische Maßnahmen, Stadteinkauf, Termine bei Behörden etc. vor. Die Behandlung umfasst plangemäß 9 Monate und wird von Pädagog:innen, einem:einer Psychotherapeut:in, einem:r Sozialarbeitenden und Bediensteten aus dem allgemeinen Vollzugsdienst betreut.

Die Fixierung auf Abstinenz in der Behandlung von Drogenabhängigkeit steht im Gegensatz zu den Entwicklungen außerhalb des Vollzuges in den letzten 40 Jahren: Unterhalb des Abstinenzzieles haben sich differenzierte, auf Schadensminimierung[38] und Suchtbegleitung abzielende Versorgungs-, Beratungs- und Behandlungsangebote für Drogenabhängige entwickelt.[39] Eine strikte Abstinenzorientierung blendet die Krankheitsdimension von Drogenabhängigkeit (als einer komplexen, chronisch rezidivierenden Erkrankung) aus und stellt keine weiteren, unterhalb dieses Ziels liegenden, relevanten Ziele auf, wie Wiederherstellung der Arbeitsfähigkeit, Reduktion des Suchtdrucks durch Substitutionsbehandlung,

---

[36] Ebd., S. 22.

[37] Stelly und Thomas 2013.

[38] Montanari et al. 2021b.

[39] Stöver 2020, S. 35–52; Stöver und Michels 2010.

gesundheitliche/soziale Stabilisierung, oder die Fähigkeit, mit der Krankheit zu leben.

Zunächst ist der Sozialdienst die erste Ansprechstation für drogenkonsumierende Gefangene. Weil jedoch (insbesondere der in der Anstalt fortgesetzte) Drogenkonsum ein hochsensibles Thema für die Gefangenen darstellen kann, sind in vielen Bundesländern bereits in den 1970er-Jahren externe Drogenberatungen (EDB) eingeführt worden. Diese sollten insbesondere zu einer höheren Akzeptanz und Vertraulichkeit beitragen. Das Ziel der EDB ist eine professionelle und auch von den Gefangenen akzeptierte Betreuung in Haft und auch eine Weiterbetreuung nach der Haftentlassung. Damit sollte der Übergang erleichtert, die Drogenhilfeinfrastruktur in Freiheit bekannt und eine vertrauensvolle Arbeit mit den drogenkonsumierenden Gefangenen begonnen werden. Gleichwohl ist die EDB gehalten, bei der Vollzugsplanung mitzuwirken, Beratungs-, Motivations- und Informationsarbeit zu leisten und eine Vermittlung in ambulante und (teil-)stationäre Therapien sowie Betreuungseinrichtungen vorzunehmen.

Neben der EDB arbeiten mehr als 80 kommunale und regionale Aids-Hilfen in den deutschen Haftanstalten in der Regel an Themen der Infektionsprophylaxe und Virusbehandlungen (HIV/HCV/STIs). Die Aids-Hilfen haben einen bedeutenden Anteil an der Benennung von „sensiblen Themen" gegenüber Strafvollzug und Öffentlichkeit, wie Umgang mit gleichgeschlechtlichen Beziehungen, Transsexualität, Spritzen-, Kondom- und Naloxonvergabe[40] etc.

6.3 Medizinische Behandlung von Gefangenen mit Opioid- und Alkoholkonsumstörungen

Eine wesentliche Erweiterung des therapeutischen Spektrums in der Behandlung Opioidabhängiger ist durch die Substitutionsbehandlung erreicht worden.[41] Sie kann seit ihrer Einführung eine erhebliche Reduktion des Konsums illegaler Opioide, Erfolge bei der Verbesserung der gesundheitlichen Lage und bei der sozialen Stabilisierung vorweisen.[42] Zudem kann Opioidsubstitutionstherapie (OST) dazu beitragen, dass die im Gefängnis verfügbaren Gesundheitsdienste für weitere Behandlungen stärker in Anspruch genommen werden. Außerdem gibt es Hinweise darauf, dass die OST drogenbedingte Bestrafungen[43], Straffälligkeiten[44] und damit eine erneute Inhaftierung reduziert[45], ebenso wie die Verstrickung in intramurale Subkulturen[46] und die Wahrscheinlichkeit nach der Haftentlassung gegen

---

[40] https://www.naloxontraining.de/.

[41] Stöver und Keppler 2021; Fährmann et al. 2021.

[42] Stöver und Keppler 2021.

[43] Stallwitz und Stöver 2007.

[44] Vorma et al. 2013, S. 2313; Gordon et al. 2008, S. 1333.

[45] Kastelic et al. 2008.

[46] Husmann 2010.

Bewährungsauflagen zu verstoßen[47]. Darüber hinaus ist nachgewiesen, dass substituierte Inhaftierte weniger stark in den Drogenhandel im Gefängnis involviert sind, ein geringeres Risiko haben, unmittelbar nach Haftentlassung zu versterben, sich häufiger in weiterführende Drogenbehandlungen begeben, v. a. bei OST in Verbindung mit psychosozialer Betreuung (PSB)[48], und dort auch länger verweilen sowie unter aufrechterhaltender OST generell niedrigere Rückfallquoten aufweisen bzw. erst später rückfällig werden als Nichtsubstituierte.[49] Zusätzlich zu all diesen Vorteilen verhindert die Fortsetzung einer in Freiheit begonnenen OST einen Anstieg von Hepatitis-C-Neuinfektionen in Haft.[50]

Auch die Gefängnisse selbst können von OST profitieren.[51] So lassen sich Entzugssymptome von Gefangenen besser kontrollieren, die Arbeitsfähigkeit und Produktivität drogenabhängiger Gefangener werden erhöht und die Ansprechbarkeit der substituierten Inhaftierten sowie ihre Integration in den Haftalltag verbessern sich.[52]

Gemäß dem Äquivalenzprinzip gelten auch intramural die 2017 überarbeiteten Richtlinien der Bundesärztekammer zur Durchführung der substitutionsgestützten Behandlung Opiatabhängiger.[53] Entsprechend der Richtlinien ist bei einem Wechsel in eine Krankenhausbehandlung, Rehabilitationsmaßnahme, Inhaftierung oder andere Form einer stationären Unterbringung dafür zu sorgen, dass die Behandlung fortgeführt wird.[54] Darüber hinaus kann eine OST von gegenwärtig abstinenten Opioidabhängigen in beschützender Umgebung wie Krankenhaus oder Gefängnis eingeleitet werden. Sowohl die Fortführung als auch der Beginn einer OST nach Haftantritt werden somit von der Bundesärztekammer in begründeten Fällen explizit empfohlen. Dies bedeutet, dass die Substitutionsbehandlung vor der Haftentlassung auch als Mortalitäts- und Morbiditätsprophylaxe für die besonders vulnerable Phase nach Haftentlassung eingesetzt werden kann.[55]

Zu einem umfassenden Therapiekonzept gehört der Bundesärztekammer zufolge immer auch die Unterstützung durch psychosoziale Maßnahmen. In den ärztlichen Behandlungsempfehlungen zur OST im Justizvollzug in Nordrhein-Westfalen[56] wird der positive Effekt von OST im Vollzug sowohl auf den Krankheitsverlauf der Opioidabhängigkeit als auch auf die Erreichung des Vollzugsziels betont. Darum wird als Ziel genannt, „die Anzahl von Substitutionsbehandlungen im Justizvollzug deutlich zu erhöhen". Diese Behandlungsempfehlungen sollen:

---

[47] Clark et al. 2014.

[48] Magura et al. 1993, S. 75.

[49] Keppler et al. 2011; Clark et al. 2014; Gordon et al. 2008, S. 1333.

[50] Hedrich et al. 2012, S. 501.

[51] Stöver und Michels 2010.

[52] Pont et al. 2012; vgl. auch VV des Justizministeriums Baden-Württemberg v. 27.11.2023.

[53] Bundesärztekammer 2017; Poehlke et al. 2020.

[54] Lesting et al. 2021.

[55] Ebd.

[56] Justizministerium NRW/Ärztekammern Westfalen-Lippe und Nordrhein 2010.

- Todesfälle aufgrund einer gesunkenen Toleranz in Haft und nach Haftentlassung verhindern,
- illegale und subkulturelle Aktivitäten reduzieren,
- die körperliche und seelische Gesundheit verbessern sowie
- dauerhafte Abstinenz fördern.

Die Fortführung einer in Haft durchgeführten Substitutionsbehandlung nach Entlassung muss rechtzeitig geplant und fest vereinbart werden. Um Übergangsprobleme an der Schnittstelle Haft-Freiheit zu vermeiden, ermöglicht bspw. die JVA Bremen „eine Fortsetzung der Methadonbehandlung bis zu vier Wochen nach der Entlassung an der Pforte, damit entlassene Gefangene Gelegenheit erhalten, sich einen Arzt zur Weiterbehandlung zu suchen".[57] Ähnlich organisiert hat dies auch bspw. das Gesundheitsamt Köln für Patient:innen aus der Haft, die noch keine Zusicherung von einem niedergelassenen Arzt haben oder (noch) nicht krankenversichert sind: Sie können in der Ambulanz des Gesundheitsamts versorgt werden.

Eine weitere ausgesprochen schwierige Schnittstellenproblematik ist die Forderung nach bestehender Krankenversicherung bei Haftentlassung.[58] Wollen die Vollzugsmitarbeiter:innen die Haftentlassung vorbereiten und bereits vor der Entlassung die Krankenversicherung und die Situation bezüglich der Arbeitsagentur bzw. des Jobcenters klären, so stoßen sie in aller Regel auf eine unüberwindliche Verweigerungshaltung seitens Krankenversicherungen, Arbeitsagenturen und Jobcenter. Diese verweisen darauf, dass sie erst nach erfolgter Haftentlassung zuständig sind und vorher, auch nicht vorbereitend, tätig werden. Aufgrund dieser Problematik gibt es mittlerweile in einigen Städten (z. B. in Köln, Hannover[59], aber auch die sog. PLUS-Projekte) Vereinbarungen, die diese Schnittstellenproblematik lösen.[60]

Von den am Stichtag 31.03.2018 insgesamt 6013 Gefangenen im Justizvollzug, die bei Haftantritt die Kriterien für eine Substitution erfüllten, wurden lediglich 1440 in eine Substitutionsbehandlung aufgenommen. Dies entspricht einer Substitutionsquote von 23,9 %.[61] Im Vergleich zur Quote in Freiheit (ca. 50 %) ist dies weniger als die Hälfte. Stöver et al.[62] zeigen auf, dass die Substitutionsquote in den 16 Bundesländern stark variiert. Eine medizinische Versorgung im Rahmen des Äquivalenzprinzips (qualitativ gleichwertige medizinische Versorgung innerhalb und außerhalb der Haft) wird demzufolge nicht umgesetzt. Das Beispiel der JVAen Hannover, Sehnde und Vechta zeigt auf, dass eine medizinische Versorgung und ein sofortiger Krankenversicherungsschutz nach der Haftentlassung durch Kooperationen mit Jobcenter und Krankenkassen möglich sind.[63]

---

[57] Bremische Bürgerschaft 2012, S. 5.

[58] Keppler und Stöver 2002.

[59] Dehnad 2021.

[60] Jamin und Stöver 2021.

[61] Die Drogenbeauftragte der Bundesregierung 2019.

[62] Stöver et al. 2019.

[63] Jobcenter Region Hannover et al. 2019.

Im Maßregelvollzug ist die Anwendung von medikamentenunterstützter Behandlung von Patient:innen mit Opioidkonsumstörungen in den meisten Bundesländern sehr beschränkt.[64]

Wie bereits oben erwähnt zählen Alkoholentzüge zu den zweithäufigsten klinischen Behandlungen. Alkoholkonsumstörungen (mit z. T. lebensgefährlichen Alkoholentzugserscheinungen mit deliranten Zustandsbildern und zerebralen Krampfanfällen) treten v. a. gehäuft bei Gefangenen mit Ersatzfreiheitsstrafe auf. Eine leitliniengerechte Versorgung (AWMF 2021) sieht eine engmaschige klinische Kontrolle und Behandlung vor.

Da der polyvalente Drogenkonsum bei Gefangenen weit verbreitet ist, werden Medikamentenentzüge (v. a. durch Benzodiazepine verursachte Konsumstörungen, v. a. Pregabalin[65]) häufig nötig (Bonnet 2020).

Der hohen Prävalenz des Tabakkonsums im Gefängnis (über 80 % aktuelle Raucher:innen), d. h. 2,6-mal höher als in der männlichen Allgemeinbevölkerung Deutschlands muß Rechnung getragen werden.[66] Eine Verringerung des Zigarettenkonsums der Inhaftierten ist aus medizinischer Sicht sehr dringlich, wird aber im Justizvollzug nicht problematisiert. Unterstützende Strategien der Rauchentwöhnung, samt der Vergabe bzw. Zugänglichkeit zu Hilfsmitteln, sind im Justizvollzug kaum anzutreffen (Ritter und Stöver 2012; Ritter et al. 2012).

6.4 Drogenbedingte infektiologische Folgeerkrankungen und Infektionsprophylaxe

Infektionserkrankungen gehören mit zu den gewichtigsten Gesundheitsstörungen im Strafvollzug. Gefangene sind im Vergleich zur Allgemeinbevölkerung 48- bis 69-mal häufiger mit dem Hepatitis-C-Virus und 7- bis 12-mal häufiger mit HIV infiziert.[67]

Infektionsprophylaktische Bemühungen erfordern insbesondere im Justizvollzug eine über die Beachtung und Eindämmung einer bloßen HIV-Verbreitung hinausgehende Wahrnehmung des erheblichen Infektionsrisikos „Hepatitis" unter intravenös Konsumierenden, aber auch unter anderen Gefangenen.[68] Die Umsetzung des Äquivalenzprinzips ist auch im Bereich der Unterstützung für HIV-Infizierte oder Gefährdete anzustreben: Die beraterischen, medizinischen, pflegerischen Standards „draußen" sollen die Grundlage für die Standards im Vollzug bilden.[69] Trotzdem sind die Antworten auf die Herausforderungen von Infektionskrankheiten in Deutschland sehr heterogen.

---

[64] Szonnert et al. 2023.

[65] Novotny et al. 2024.

[66] Schneider 2023, S. 262.

[67] Opitz-Welke et al. 2018.

[68] Stöver 2015; Moazen und Stöver 2024.

[69] WHO 1993; Lines und Stöver 2006; Altice et al. 2016.

Die Infektionsprophylaxe in den JVAen muss mit der Aufklärung der Gefangenen und Bediensteten beginnen. Ziel sollte nicht allein die Vermittlung für viele Gefangene oftmals realitätsfremder Maximalziele (wie etwa „Drogenfreiheit" etc.) bilden, sondern es sollten erreichbare, umsetzbare Teilziele lebensweltnah und zielgruppenspezifisch formuliert werden. Grundsätzliche Ziele müssen sein:

- Verhinderung von Neuinfektionen;
- Verhinderung der negativen Auswirkungen der Epidemie, ein verantwortungsvolles Verhalten der Gesunden und Kranken, um eine adäquate medizinische Beratung und Betreuung zu gewährleisten;
- Förderung von Solidarität mit den Betroffenen, d. h. Verständnis und Akzeptanz unterschiedlicher Normen und Werte und Fürsorge für die spezifischen Belange der betroffenen Gefangenen.

Kenntnisse über Infektionswege und wirksame Schutzmaßnahmen geben potenziell jedem Menschen die Möglichkeit, eigenverantwortlich und selbstbestimmt das Ansteckungsrisiko individuell stark zu reduzieren oder sogar ganz auszuschalten. Zu geeigneten Maßnahmen zählen für die Zielgruppe der Gefangenen insbesondere Informationsvermittlung, Trainingseinheiten über schadensminimierende Aktivitäten, wie „safer use", „safer sex" und Drogennotfallprophylaxe.[70]

Bezüglich des Umgangs mit Hepatitis-Behandlungen im Justizvollzug zeigen Untersuchungsergebnisse allerdings, dass der Justizvollzug seine möglichen Potenziale für Prävention, Testung und Behandlung bisher nicht voll nutzt.[71]

Die Forderung nach einer Einführung von Spritzenaustauschprogrammen im Vollzug ist mit der HIV/Hepatitis-Verbreitung immer wieder von Fachgremien und Expert:innen aus fachlicher und rechtlicher Sicht erhoben worden.[72] Während z. B. in der Schweiz und Spanien intramurale Spritzentauschprogramme verbreitet sind, wurden die in Deutschland ab 1996 etablierten Projekte (JVA für Frauen Vechta, JVA Lingen I Abtl. Groß Hesepe [Nds.], JVA Vierlande [Hamburg], JVA Lichtenberg; Lehrter Straße [Berlin]) ab 2001 bis auf eines aus politischen Gründen eingestellt (s. Stöver 2005), sodass heute nur noch die Frauenhaftanstalt Lichtenberg in Berlin ein solches Angebot vorhält. Dies obwohl die praktischen Erfahrungen und wissenschaftlichen Evaluationen durchgehend einen Erfolg solcher Maßnahmen belegen (s. Lazarus et al. 2018). Trotz unterschiedlicher Vergabemodalitäten und Zugangsbeschränkungen können folgende allgemeingültigen Erkenntnisse festgehalten werden: Spritzenumtauschprojekte sind machbar und lassen sich leicht in den Arbeitsablauf einer Anstalt integrieren. Eine Steigerung des Drogenkonsums konnte weder in den wissenschaftlichen Begleitstudien in Hindelbank/Schweiz, noch in Vechta oder Lingen I Abt. Große Hesepe nachgewiesen werden. Eine Verbesserung der gesundheitlichen Lage konnte anhand bestimmter Para-

---

[70] Heudtlass und Stöver 1998, S. 155.

[71] Dichtl et al. 2023.

[72] umfassend UNODC 2016; Stöver und Knorr 2014; Lines et al. 2006; Stöver 2000; Lesting 1990, S. 225; Moazen und Stöver 2024.

meter gezeigt werden: z. B. Abnahme von Spritzenabszessen und keine neue HIV- und Hepatitis-Infektionen bei dauerhaft am Projekt beteiligten Gefangenen. Zudem kann ein verbessertes Risikobewusstsein gegenüber Infektionskrankheiten bei Inhaftierten wie auch Bediensteten erreicht werden („safer use", „safer sex") (vgl. Meyenberg et al. 1999). Das Spritzenvergabeprogramm wurde als niedrigschwellige Anlaufstelle zur, z. T. erstmaligen, Kontaktaufnahme mit drogenabhängigen Gefangenen bewertet, die eine Vermittlung von weiterführenden Hilfen ermöglicht (Stöver und Knorr 2014).

Die Postexpositionsprophylaxe (PEP) nach erfolgter Nadelstichverletzung bzw. im Notfall einer Risikoexposition durch Mehrfachgebrauch kontaminierter Spritzutensilien, sollte im medizinischen Dienst als Standardintervention vorgehalten werden. Mit einer PEP lässt sich eine HIV-Infektion mit hoher Wahrscheinlichkeit noch verhindern. Dazu werden für 4 Wochen HIV-Medikamente eingenommen. Die Medikamente hindern HIV daran, sich im Körper festzusetzen.

6.5   Selbsthilfe und Peer Support

Abgesehen von der Unterstützung der inhaftierten Drogenabhängigen durch professionelle – extern, wie intern betreute – Einzel- und Gruppenangebote, finden sich in einigen Haftanstalten Selbsthilfegruppen (z. B. Narcotics Anonymous/NA; Junkies, Ex-User:innen, Substituierte/JES; AIDS-Hilfen) für Gefangene mit Substanzgebrauchsstörungen. In Anlehnung an die Einzelfallbetreuung entsteht auch bei Selbsthilfegruppen häufig die Problematik, dass sich die drogenabhängigen Gefangenen bei der Anmeldung für entsprechende Angebote als Drogenkonsumierende offenbaren müssen. Jedoch ist dieses externe Angebot bezüglich ihrer Schnittstellenfunktion von großer Bedeutung, da nach der Haftentlassung ein nahtloser Übergang in Selbsthilfegruppen außerhalb der JVA gewährleistet werden kann.[73]

Die Subkultur ist im repressiven und marginalisierenden System der JVA von großer Bedeutung, weshalb „Peer Support" eine hilfreiche Methode im Rahmen der Drogenarbeit darstellen könnte.[74] Durch Peer Education und Peer Support können die Risiken für Drogengebrauchende reduziert sowie das Bewusstsein für Probleme und die Verantwortung für das eigene Handeln gestärkt werden.[75] Hierbei sind Insiderwissen (z. B. über eine durchgemachte HCV-Therapie), persönliche Erfahrungen und Erkenntnisse sowie eine vertrauensvolle Beziehung zwischen den Peers von großer Bedeutung (v. a. bei Themen wie bspw. Drogenkonsum und Sexualität). „Soziales Wissen" weiterzugeben, ist bedeutsamer und effektiver, als reine Kenntnisse über bestimmte Fakten vermitteln zu wollen. Infolgedessen spielt beim Peer Support die vorbildhafte (Ein-)Wirkung von Mitgliedern der Peergroup (Peer Leader) eine entscheidende Rolle. Insgesamt gesehen beinhaltet das Konzept als

---

[73] Stöver et al. 2009.

[74] Unter dem Begriff Peer Support wird verstanden, dass sich Menschen innerhalb einer sozialen Bezugsgruppe, ihrer Peergroup (hier: Drogenabhängige), wechselseitig unterstützen.

[75] Stöver und Trautmann 1998.

risikominimierende Maßnahme nicht nur eine bewusste Einflussnahme auf verbaler Ebene, sondern beschäftigt sich u. a. auch mit dem Erwartungsdruck innerhalb der Peergroup und Vorbildfunktionen.[76] Lebensweltnahe Hilfeangebote zur Risikominimierung können durch Peers – v. a. bei sensiblen Themen – oft einfacher als durch professionelle Hilfen geschaffen bzw. angeboten werden, da der Vertrauensvorschuss wirksam ist. Die Maxime in der Arbeit des Peer Supports „… zielt auf die Förderung eigener Ressourcen und Kompetenzen, um tragfähige, selbstorganisierte Netzwerke der Hilfe und Selbsthilfe zu erhalten."[77] Peer-Support-Gruppen, die von externen Einrichtungen der Drogenhilfe oder weiteren Fachgebieten institutionell in die Wege geleitet und gefördert werden, haben somit zum Ziel, das Leistungsvermögen der wechselseitigen Hilfe innerhalb der Peergroup der Drogengebrauchenden zu nutzen sowie dieses zu festigen und zu steigern. In diesem Kontext können Fachkräfte von großer Bedeutung sein: Sie können wichtige und fachlich richtige Informationen zusammentragen und dadurch im Vorfeld die Weitergabe von Fehlinformationen verhindern.[78] Überdies können sie auf versteckte Risiken (beim Drogenkonsum) hinweisen (bspw. Übertragung von Infektionen beim Needle-, Work-[79] und Drug-Sharing). Im Rahmen der Erhaltung der Gesundheit ist es essenziell, die Kenntnisse der Drogenabhängigen durch Fachpersonen zu erweitern, indem lebenswelt- und konsumnahes Wissen vermittelt wird. Dies sollte jedoch am besten durch Peers mit ähnlichem Betroffenenhintergrund geschehen, die authentisch sind, zumindest aber Erfahrungen mit der Zielgruppe mitbringen und überzeugend Informationen transportieren können, die für Betroffene interessant sind. Derartige Vermittlungsprozesse werden als Peer Education bezeichnet.[80]

6.5.1 Entlassungsvorbereitung

Die Entlassungsvorbereitung spielt insbesondere bei drogenabhängigen Inhaftierten eine wichtige Rolle. Angemessene Programme zur Prävention von drogenbezogenen Todesfällen nach Haftentlassung können das diesbezügliche Bewusstsein fördern, bspw. über aufrechterhaltende OST aufklären und in entsprechende extramurale Einrichtungen vermitteln sowie die Verschreibung von Opioid-Antagonisten, wie Naloxon[81], vor Haftentlassung fördern.[82] Da ein Großteil der drogenbezogenen Todesfälle nach Haftentlassung im häuslichen Rahmen stattfindet, kann außerdem ein Drogennotfalltraining von Familienmitgliedern und Freund:innen hilfreich

---

[76] Stöver und Trautmann 2009, S. 369 f.

[77] Jacob 2001, S. 17.

[78] Stöver und Trautmann 2009, S. 370.

[79] „Work" meint alle Konsumutensilien außerhalb des Spritzbestecks (Abbinder, Wasser, Löffel etc.).

[80] Jacob und Stöver 1997, S. 226.

[81] Fleißner et al. 2013.

[82] Farrell und Marsden 2008.

sein.[83] Viele inhaftierte Drogenkonsumierende und deren Familienmitglieder sind an einem Drogennotfalltraining, u. a. an Naloxon-Schulungen, interessiert.[84] Deren Effektivität ist belegt.[85] Strukturierte Trainings zur Aufklärung über Überdosierungen stellten sich dabei als effektiver heraus als reine Maßnahmen der Wissensvermittlung.[86] Beispielhaft für Deutschland soll hier das Projekt „Notfalltraining für Drogenkonsumenten" der mudra-Drogenhilfe in Nürnberg genannt werden.[87] Es wendet sich an Konsumierende in den Hilfseinrichtungen, inhaftierte Drogenabhängige in der JVA und professionelle Helfer:innen in der Drogenarbeit. Im Training sollen Drogenkonsumierende für den Fall einer Überdosis als Ersthelfer:in geschult werden.

6.6 Schlussfolgerungen

Konsumierende legaler wie illegaler Drogen stellen eine große sowie gesundheitlich und sozial vulnerable Gruppe im Vollzug dar. Mit einer entschlossenen Entkriminalisierungspolitik, einschließlich einer drastischen Reduktion der Ersatzfreiheitsstrafen, ließe sich ihre Zahl massiv senken und würden die Behandlungsbedingungen für die verbliebenen drogenkonsumierenden Gefangenen und die Arbeitsbedingungen für die Bediensteten stark verbessert.[88]

Dem Äquivalenzprinzip in der medizinischen Versorgung von drogenabhängigen/-gefährdeten Inhaftierten kann am ehesten nachgekommen werden, wenn Gefängnisärzt:innen und Pflegepersonal in keinem Besoldungsverhältnis zum Justizvollzug stehen würden,[89] wie es in vielen europäischen Ländern wie Finnland, Norwegen, England/Wales oder Frankreich bereits üblich ist, und die gesamte Gesundheitsfürsorge im Justizvollzug vom Gesundheitsministerium bzw. den lokalen/kommunalen Gesundheitsdiensten organisiert und durchgeführt wird.[90] Die Bifunktionalität der Berufsrolle der Mitarbeiter:innen des medizinischen Dienstes bringt immer wieder eine Konfrontation mit dem Dilemma der dualen Loyalität, Interessenkonflikten etc. mit sich,[91] der am ehesten dadurch begegnet werden kann, dass klare Richtlinien der Gesundheitsfürsorge existieren, an denen sich das medizinische Personal orientieren kann. So sollten beispielsweise Leibesvisitationen und Drogentests nicht von Gefängnisärzt:innen durchgeführt werden, die mit der Gesundheitsfürsorge der Gefangenen selbst betraut sind.[92]

---

[83] Farrell und Marsden 2005.

[84] Wakeman et al. 2009, S. 124; Strang et al. 2013, S. 983

[85] Fleißner et al. 2023.

[86] Williams et al. 2014.

[87] mudra eV 2011.

[88] Stöver 2015.

[89] Pont 2009.

[90] Van Hout et al. 2024.

[91] Pont et al. 2012; Kammerer 2023.

[92] WMA 2014.

Es bestehen massive strukturelle, oftmals politisch motivierte Vorgaben an die Anstaltsmedizin, bspw. bestimmte Behandlungen einzuführen, oder nicht.

Die Voraussetzung einer adäquaten Hilfe für die große Zielgruppe drogenabhängiger Gefangener ist ein umfassendes und differenziertes Hilfekonzept für Menschen mit Substanzgebrauchsstörungen (mit psychischen, somatischen und infektiologischen Komorbiditäten) in jeder JVA, das mit allen Abteilungen abgestimmt und mit weiterführenden Hilfen in der (Heimat-)Kommune und schließlich der Selbsthilfe verzahnt ist. Dies bedeutet, dass sowohl abstinenzbezogene Hilfen, als auch Harm-Reduction-Hilfen angeboten werden müssen. Ein Drogenhilfe- und Infektionsschutzkonzept sollte die auf wissenschaftlicher Evidenz basierenden Erkenntnisse und systematisierten Praxiserfahrungen reflektieren und die Angebote zur Behandlung und Prävention von Drogenabhängigkeit/-missbrauch sowie zur Infektionsprophylaxe anbieten, die sich in Freiheit als effektiv und effizient erwiesen haben.[93]

Wie in Freiheit auch könnten durch Patient:innenschulungen, Peer Support/Education, Psychoedukation in stärkerem Maße die Betroffenenkompetenz von Drogenabhängigen/-gefährdeten in die Beratung und Behandlung integriert werden.

Literatur

Altice FL, Azbel L, Stone J, Brooks-Pollock E, Smyrnov P, Dvoriak S, et al (2016) The perfect storm: incarceration and the high-risk environment perpetuating transmission of HIV, hepatitis C virus, and tuberculosis in Eastern Europe and Central Asia. In: The Lancet. www.ncbi.nlm. nih.gov/pmc/articles/PMC5087988/. Zugegriffen am 01.01.2023

Auwärter V, Dąbrowska K, Dittrich C, Felvinczi K, Günther F, Haschimi B, et al (2021) EU Project 'NPS use in European prisons – assessing prevalence and providing a comprehensive strategy for effective prevention and intervention'. Europäische Kommission – Justice Programme (2014–2020) (EU-Förderprogramme). https://fra-uas.hessenfis.de/converis/portal/detail/Project/9683386?auxfun=&lang=de_DE. Zugegriffen am 17.01.2023

AWMF (2021) S3-Leitlinie Screening, Diagnostik und Behandlung alkoholbezogener Störungen. Version 3.1. AWMF Register 076-001. https://register.awmf.org/assets/guidelines/076-0011_S3-Screening-Diagnose-Behandlung-alkoholbezogene-Stoerungen_2021-02.pdf. Zugegriffen am 01.01.2021.

van de Baan F, Montanari L, Royuela L, Lemmens P (2022) Prevalence of illicit drug use before imprisonment in Europe: results from a comprehensive literature review. Drugs Edu Prev Policy 29(1):1–12

Baier D, Bergmann MC, Mößle T (2012) Gewalt unter Inhaftierten im niedersächsischen Justizvollzug. KFN-Forschungsbericht, Hannover

Bonnet U (2020) Gefährdungs- und Abhängigkeitspotenzial von Gabapentinoiden – eine Übersicht. Suchtmedizin 22(4):173–181. https://www.ecomed-medizin.de/gefaehrdungs-und-abhaengigkeitspotenzial-von-gabapentinoiden-eine-uebersicht. Zugegriffen am 12.3.2024

Bremische Bürgerschaft (2012) Drogentherapie und -beratung im Justizvollzug. Antwort des Senats auf die kleine Anfrage der Fraktion der CDU. Drucksache. 18/574. https://www.bremische-buergerschaft.de/drs_abo/Drs-18-574_a28.pdf. Zugegriffen am 14.01.2023

Bundesärztekammer (2017) Richtlinien der Bundesärztekammer zur Durchführung der substitutionsgestützten Behandlung Opiatabhängiger. www.bundesaerztekammer.de/fileadmin/user_upload/downloads/pdf-Ordner/RL/Substitution.pdf. Zugegriffen am 12.01.2023

---

[93] WHO, Regionalbüro für Europa 2014.

Clark CB, Hendricks PS, Lane PS, Trent L, Cropsey KL (2014) Methadone maintenance treatment may improve completion rates and delay opioid relapse for opioid dependent individuals under community corrections supervision. Addict Beh 39(12):1736–1740

Cousto H, Stöver H (2020) Repression und kein Ende?! Erneute Würdigung der polizeilichen Zahlen zur Kriminalisierung von Drogengebrauchern. In: akzept e.V. (Hrsg) 7. Alternativer Drogen- und Suchtbericht. Lengerich, S. 120–133

Crewe B (2005) Prisoner society in the era of hard drugs. Punishment and Society 7(4):457–481

Dehnad F (2021) Übergangsmanagement als Netzwerkaufgabe im Fokus von Gesundheit und Substitution. In: Jamin, D./Stöver, H. (2020): Schnittstelle Haft und Freiheit – Zur Entlassungssituation von Drogengebrauchenden – Das Risiko „Haftentlassung" für Drogengebrauch. In: Forum Strafvollzug 69, H. 3, S. 191–208

Deimel D (2021) Substanzkonsum, Abhängigkeitserkrankung und Strafvollzug. Eine Standortbestimmung und Ausblick. In: Forum Strafvollzug 69, H. 1, S. 7–11

Dichtl A, Jamin D, Stöver H, Grabski M, Knorr B (2023) Hepatitis C in Haftanstalten Behandlung und Barrieren auf dem Weg zu den Eliminierungszielen der Vereinten Nationen Bundesgesundheitsbl 2024, 67:36–44. https://doi.org/10.1007/s00103-023-03808-y

Die Drogenbeauftragte der Bundesregierung (2019) Drogen- und Suchtbericht 2019. Bundesministerium für Gesundheit. www.bundesregierung.de/breg-de/service/publikationen/drogen-und-suchtbericht-2019-1688896. Zugegriffen am 12.01.2023

Eder S (2012) Beratung, Betreuung und Behandlung Drogenabhängiger im Justizvollzug (Schriftenreihe „Gesundheitsforderung im Justizvollzug", Band 22). Oldenburg: Selbstverlag

EMCDDA – European Monitoring Centre for Drugs and Drug Addiction (2016) EU drug markets report. In-depth analysis. www.emcdda.europa.eu/system/files/publications/2373/TD0216072ENN.PDF. Zugegriffen am 12.01.2023

Fährmann J, Schuster S, Stöver H, Häßler U, Keppler K-H (2021) Der Anspruch auf Substitutionsbehandlung im Gefängnis. Über eine umstrittene Praxis im Justizvollzug und vor Gericht. In: Neue Zeitschrift für Strafrecht 5, S. 271–275

Farrell M, Marsden J (2005) Drug-related mortality among newly released offenders 1998 to 2000 (Report 40/05). Home Office Research, Development and Statistics Directorate, London

Farrell M, Marsden J (2008) Acute risk of drug-related death among newly released prisoners in England and Wales. Addiction 103(2):251–255

Fleißner S, Stöver H, Schäffer D (2013) Take Home Naloxon: Ein Baustein der Drogennotfallprophylaxe auch in Deutschland. Bundesgesundheitsblatt – Gesundheitsforschung – Gesundheitsschutz, 9. https://www.springermedizin.de/opioide/opioide/take-home-naloxon-ein-baustein-der-drogennotfallprophylaxe-auch-/25409912. Zugegriffen am 20.09.2024

Fleißner S, Stöver H, Schäffer D (2023) Take-Home Naloxon: Ein Baustein der Drogennotfallprophylaxe in Deutschland. Bundesgesundheitsblatt, 66, 1035–1041. https://doi.org/10.1007/s00103-023-03705-4.

Gordon MS, Kinlock TW, Schwartz RP, O'Grady KE (2008) A randomized clinical trial of methadone maintenance for prisoners: findings at 6 months post-release. Addiction 103(8):1333–1342

Hedrich D, Alves P, Farrell M, Stöver H, Möller L, Mayet S (2012) The effectiveness of opioid maintenance treatment in prison settings: a systematic review. Addiction 107(3):501–517

Heudtlass J-H, Stöver H (1998) ‚Harm reduction – Strategien' für intravenös applizierende Drogenkonsumenten und Bedienstete – auch im Strafvollzug. Ein safer-use-Trainingsprogramm. Zeitschrift für Strafvollzug und Straffälligenhilfe 47(3):155–163

Husmann K (2010) Wie kann die Substitution in Haft weiterentwickelt werden? Das Beispiel NRW. In: Stöver, H. (Hrsg) Weiterentwicklung der Substitutionsbehandlung in Haft. Praxis, Probleme und Perspektiven; Dokumentation der Akzept-Fachtagung vom 20.04.2010. Berlin

Jacob J, Stöver H (1997) Drogengebrauch und Infektionsgeschehen (HIV/AIDS und Hepatitis) im Strafvollzug. Oldenburg: Selbstverlag

Jacob J (2001) Drogenhilfe im Justizvollzug. In Jacob, J., Keppler, K. H. & Stöver, H. (Hrsg.), LebHaft: Gesundheitsförderung für Drogen Gebrauchende im Strafvollzug (S. 12–21). Berlin: Deutsche AIDS-Hilfe e. V.

Jamin D, Stöver H (2020) Schnittstelle Haft und Freiheit – Zur Entlassungssituation von Drogen-gebrauchenden – Das Risiko „Haftentlassung" für Drogengebrauch. Forum Strafvollzug 69(3):205–209

Jamin D, Stöver H (Hrsg) (2021) Zwischen Haft und Freiheit. Bedarfe und Möglichkeiten einer guten Entlassungsvorbereitung von Drogenabhängigen. Baden-Baden

Jobcenter Region Hannover, Justizvollzugsanstalt Hannover, Justizvollzugsanstalt Sehnde, AOK Niedersachsen (2019) Vereinbarung zur Zusammenarbeit zur Verbesserung von Betreuung und Integration von Substitutionspatient*innen nach Haftentlassung. www.hannover.de/Leben-in-der-Region-Hannover/Soziales/Sozialleistungen-weitere-Hilfen/Beauftragter-Sucht-und-Suchtpr%C3%A4vention/Kooperationsvereinbarung-f%C3%BCr-Substitutions%C2%ADpatient*innen. Zugegriffen am 15.01.2023

Justizministerium Nordrhein-Westfalen, Ärztekammern Westfalen-Lippe und Nordrhein (Hrsg) (2010) Ärztliche Behandlungsempfehlungen zur medikamentösen Therapie der Opioid-abhängigkeit im Justizvollzug. Substitutionstherapie in der Haft. Düsseldorf

Kammerer R (2023) Intrarollenkonflikte und Identitätskonzeption von Gefängnisärzt:innen. Masterarbeit, vorgelegt an der Philosophisch-Sozialwissenschaftliche Fakultät Marburg am 23.10.2023

Kastelic A, Pont J, Stöver H (2008) Opioid substitution treatment in custodial settings. A practical guide (Schriftenreihe „Gesundheitsforderung im Justizvollzug", 17). Oldenburg: Selbstverlag

Keppler K, Stöver H (2002) Zwei Systeme – eine Substitution. Von den Schwierigkeiten beim Wechsel Substituierter von der Gesetzlichen Krankenversicherung in das Gefängnis und umge-kehrt. Suchttherapie 3, H. 3, S. 168–172

Keppler K, Knorr B, Stöver H (2011) Substitutionsbehandlung in Haft. In: Stöver, H./Hönekopp, I. (Hrsg) Beispiele Guter Praxis in der Substitutionsbehandlung. Freiburg, S. 79–97

Koop G, Gerlach S (2021) Eine unendliche Geschichte – Drogen und Strafvollzug. In: Forum Strafvollzug 69, H. 1, S. 5–6

Länderarbeitsgruppe „Bundeseinheitliche Erhebung zur stoffgebundenen Suchtproblematik im Justizvollzug" (2021) Jährliches Fact-Sheet zur stoffgebundenen Suchtproblematik in bundes-deutschen Justizvollzugsanstalten. Stichtagsdaten vom 31.03.2021 zur Konsumeinschätzung. https://www.berlin.de/justizvollzug/service/zahlen-und-fakten/drogen-sucht/fact-sheet-sucht/2021_fact-sheet_sucht_substitution_im_justizvollzug_aktualisiert.pdf. Zugegriffen am 17.01.2023

Lazarus, JV et al (2018) Health Outcomes for Clients of Needle and Syringe Programs in Prisons. Epidemiologic Reviews 40(1):96–104. https://doi.org/10.1093/epirev/mxx019

Lehmann M, Walborn R (2023) Gefangene mit Substanzkonsumproblematik. In: Endres, J.; Suh-ling, S. (Hrsg) Behandlung im Strafvollzug. Wiesbaden: Springer; S. 329 ff

Lesting W (1990) Die Abgabe von Einwegspritzen im Strafvollzug zur AIDS-Prävention – strafbar oder notwendig? StV 1990:225–230

Lesting W, Stöver H, Keppler K-H, Fährmann J (2021) Opioid Substitutionsbehandlung im Straf-vollzug – praktische Schwierigkeiten und rechtliche Beurteilung. In: Suchtmedizin 23, H. 2, S. 1–6

Lines, R, Stöver, H (Hrsg) (2006) HIV/AIDS prevention, care, treatment and support in prison set-tings. A framework for an effective national response. UNODC/Vienna, co-published with the World Health Organization and the Joint United Nations Programme on HIV/AIDS. www.unodc.org/documents/hiv-aids/HIV-AIDS_prisons_Oct06.pdf. Zugegriffen am 19.01.2022

Lines R, Jürgens R, Betteridge G, Stöver H, Laticevschi D, Nelles J (2006) Prison needle ex-change: Lessons from a comprehensive review of international evidence and experience. Cana-dian HIV/AIDS Legal Network. 2. Aufl. Montréal. www.drugsandalcohol.ie/5955/. Zu-gegriffen am 17.01.2023

Magura S, Rosenblum A, Lewis C, Joseph H (1993) The effectiveness of in-jail methadone main-tenance. J Drug Issues 23(1):75–99

Meyenberg R et al (1999) Infektionsprophylaxe im Niedersächsischen Justizvollzug. Oldenburg: BIS-Verlag

Moazen B, Stöver H (2024) Needle exchange in prisons. Does it really matter?

Montanari L, Tarján A, Hasselberg I, Tavoschi L, Hall W, Hughes B, Vandam L, Vernooij A, Stöver H (2021a) Health and social responses to drug problems in prison. In: European monitoring centre for drugs and drug addiction (2021), Prison and drugs in Europe: insights on drugs and prison in European countries: current and future challenges, Publications Office of the European Union, Luxembourg. pp 49–72. Online im Internet: https://www.emcdda.europa.eu/system/files/publications/13904/TDXD21001ENN.pdf, Zugegriffen am 12.03.2024

Montanari L, Tarján A, Hasselberg I, Hall W, Vandam L, Vernooij A, Stöver H (2021b) A focus on harm reduction interventions in prison. In: European monitoring centre for drugs and drug addiction (2021), prison and drugs in Europe: Insights on drugs and prison in European countries: current and future challenges, Publications Office of the European Union, Luxembourg. pp 73–82 https://www.emcdda.europa.eu/system/files/publications/13904/TDXD21001ENN.pdf. Zugegriffen am 12.03.2024

Montanari L, Royuela L, Hasselberg I, Vandam L (2021c) Prison and drugs in Europe – current and future challenges https://www.emcdda.europa.eu/system/files/publications/13904/TDXD21001ENN.pdf. Zugegriffen am 12.03.2024

mudra e.V (2011) Notfalltraining für Drogen-Konsumenten. In: BAS Fachtagung Gesundheitsförderung und ärztliche Versorgung Drogenabhängiger in Justizvollzugsanstalten. München

Neubacher F, Meier J, Bögelein N, Werse B, Kamphausen G, Egger D, et al (2017) Handlungsempfehlungen des Forschungsverbundes „Drogen und Organisierte Kriminalität" (DROK). In: Neue Kriminalpolitik 29, H. 2, S. 113–122

Novotny M, Bulla J, Hubl D, Fischer SKM, Grosshans M, Gutzeit A, Bilke-Hentsch O, Seifritz E, Mutschler J (2024) Pregabalin use in forensic hospitals and prisons in German speaking countries – a survey study of physicians. Front Public Health 11:1309654. https://doi.org/10.3389/fpubh.2023.1309654

Opitz-Welke A, Lehmann M, Seidel P, Konrad N (2018) Medizin im Justizvollzug. In: Deutsches Ärzteblatt International 115, H. 48, S. 808–814

Poehlke T, Heinz W, Stöver H (2020) Drogenabhängigkeit und Substitution – ein Glossar von A-Z. 5. Aufl. Springer

Pont J (2009) Ethische Grundlagen: Besonderheiten von Gesundheitsvorsorge- und Krankenbehandlung im Gefängnis. In: Keppler, Karlheinz; Stöver, H. (Hrsg). Gefängnismedizin. Stuttgart

Pont J, Stöver H, Wolff H (2012) Dual loyalty in prison health care: carry on or abolish? Am J Public Health 102(3):475–480

Preusker H. (2002) Suchtprobleme im Justizvollzug. In: Gassmann R. (Hrsg) Suchtprobleme hinter Mauern. Freiburg, Heidelberg S. 123–130

Ritter C, Stöver H (2012) Tabakprävention in Gefängnissen: Wie ist die Situation in Deutschland. In: Forum Strafvollzug. Zeitschrift für Strafvollzug und Straffälligenhilfe, 61(5), S. 299-301

Ritter C, Stöver H, Elger B (2012) Rauchen in Gefängnissen: Von der Forschung zu Lösungsstrategien. Suchtmagazin 38(3&4):55–57

Schneider F (2023) Zwischen Strafe und Hilfe – Ein Spannungsfeld innerhalb des deutschen Männerjustizvollzugs [Dissertation]. Bremen: Universität Bremen

Stallwitz A, Stöver H (2007) The impact of substitution treatment in prison – a literature review. Int J Drug Policy 18(6):464–474

Steimle L, Stöver H (2024) Soziale Arbeit in Totalen Institutionen. Baden-Baden: Nomos

Stelly W, Thomas J (2013) Strukturevaluation des baden-württembergischen Jugendstrafvollzugs. Forum Strafvollzug 62(6):344–348

Stoll K, Bayer M, Häßler U (2021) Gefangene mit einer stoffgebundenen Suchtproblematik im deutschen Justizvollzug Ergebnisse einer bundesweiten Stichtagserhebung zum 31.03.2018. In: Forum Strafvollzug 71, H. 1, S. 12–17

Stöver H (2000) Healthy Prisons. Strategien der Gesundheitsförderung im Justizvollzug. Oldenburg, BIS

Stöver H (2015) Medikamentengestützte Behandlung Opioidabhängiger in Haft. In: akzept e.V. (Hrsg): Gefängnismedizintage Frankfurt: Substitution im Justizvollzug Deutschland und die Behandlung von Suchtfolge- und Suchtbegleit-Erkrankungen unter Substitution, Oldenburg: Selbstverlag, S. 5–11

Stöver H (Hrsg) (2016) Healthy Prisons: Gesundheit und Gesundheitsversorgung Gefangener. In: Prävention und Gesundheitsförderung 11, Oldenburg: Selbstverlag, H. 4, S. 251–258

Stöver H (2020) Harm Reduction – Methoden, Programme und Praktiken. Ein Update. In: Landschaftsverband Westfalen-Lippe/LWL-Koordinationsstelle Sucht (Hrsg) Methodisch. Praktisch. Gut. Auf den Spuren neuer, bewährter und relevanter Methoden und Ansätze in der Suchthilfe. 37. Jahrestagung der LWL-Koordinationsstelle Sucht. 04. Dezember 2019. In: Forum Sucht 52, Münster, S. 35–52

Stöver H (2021) Aktueller Umgang mit Drogengengebrauchenden bei Haftentlassung. In: Jamin, D.; Stöver, H. (Hrsg) Zwischen Haft und Freiheit. Bedarfe und Möglichkeiten einer guten Entlassungsvorbereitung von Drogengebrauchenden. Baden-Baden: Nomos, S. 11–40

Stöver H (2022) Schnittstellenthema „Drogenabhängige Gefangene". In: Feest, J.; Lesting, W.; Lindemann, M. (Hrsg) Strafvollzugsgesetze. Bundes- und Landesrecht. Kommentar, 8. Aufl., S. 1235 ff

Stöver H, Hariga F (2016) Prison-based needle and syringe programmes (PNSP) – still highly controversial after all these years. Drugs Edu Prev Policy 23(2):103–112

Stöver H, Keppler K-H (2021) Opioidsubstitutionsbehandlung im Justizvollzug: Welche Belege für die Wirksamkeit, welche Hindernisse und welche Lösungsmöglichkeiten bestehen? In: Suchtmedizin 23, H. 2, S. 59–66

Stöver H, Knorr B (2014) HIV und Hepatitis-Prävention in Haft – keine Angst vor Spritzen! Oldenburg: BIS-Verlag

Stöver H, Michels II (2010) Drug use and opioid substitution treatment for prisoners. Harm Reduc J 7. www.harmreductionjournal.com/content/7/1/17. Zugegriffen am 20.01.2022

Stöver H, Michels II (2022) Vermeidung drogeninduzierter Mortalität nach Haftentlassung/Prevention of drug related mortality after release from prison. In: Das Gesundheitswesen 84, S. 1113–1118

Stöver H, Trautmann F (1998) The European Peer Support Project, phase 3: 'Risk reduction activities in prison'. Trimbos instituut

Stöver H, Trautmann F (2009) Risikominimierung im Strafvollzug. Arbeitsmaterialien zur HIV-Prävention für Praktiker/innen. Berlin: Deutsche AIDS-Hilfe e.V. (DAH)

Stöver H, Lines R, Thane, K (2009) Harm reduction in European prisons – looking for champions and ways to put evidence-based approaches into practice. In: ESSD demetrovics, Zsolt; Fountain, Jane; Kraus, Ludwig (Hrsg), Old and new policies, theories, research methods and drug users across Europe. Lengerich, S 34–49

Stöver H, Ritter C, Buth S (2012) Tabakprävention in Gefängnissen. Frankfurt University of Applied Sciences, Institut für Suchtforschung Frankfurt am Main (ISFF)

Stöver H, Jamin D, Michels II, Knorr B, Keppler K, Deimel D (2019) Opioid substitution therapy for people living in German prisons-inequality compared with civic sector. Harm Reduction Journal 16:72

Stöver H, Tarján A, Horvath G, Montanari L, Hedrich D (2021) The state of harm reduction in prisons in 30 European countries with a focus on people who inject drugs and infectious diseases. Harm Reduc J 18, 67. https://harmreductionjournal.biomedcentral.com/articles/10.1186/s12954-021-00506-3. Zugegriffen am 17.01.2023

Strang J, Bird SM, Parmar MKB (2013) Take-home emergency naloxone to prevent heroin overdose deaths after prison release: rationale and practicalities for the N-ALIVE randomized trial. J Urban Health Bullet NY Acad Med 90(5):983–996

Szonnert I, Hirsch N-D, Michels II, Stöver H, Fleißner S, Keppler K (2023) Chancen und Hürden einer medikamenten-gestützten Behandlung Opioidabhängiger im deutschen Maßregelvollzug (MRV) – ein erster Überblick. Suchttherapie 24:1–9

Thane K (2013) Strukturelle Defizite in der Gesundheitsversorgung in Haft. Das Beispiel Drogen-konsumentInnen. Dissertation an der Universität Bremen

Thiel A (2013) Regelangebote für suchtmittelmissbrauchende und suchtgefährdete Gefangene im hamburgischen Justizvollzug – eine Gesamtkonzeption. In: Forum Strafvollzug 62, H. 1, S. 19–22

Tompkins C (2008) Effects of imprisonment in injecting drug use. In: European Society for Social Drug Research (Hrsg) ESSD 19th Annual Conference. Budapest

UNODC – United Nations Office on Drugs and Crimes (2016) A handbook for starting and managing needle and syringe programmes in prisons and other closed settings. www.unodc.org/documents/hiv-aids/publications/Prisons_and_other_closed_settings/ADV_COPY_NSP_PRISON_AUG_2014.pdf. Zugegriffen am 27.12.2020

Van Hout MC, Klankwarth UB, Fleißner S, Pont J, Stöver H (2024) State of transition to Ministry of Health governance of prison healthcare in the Council of Europe region. Public Health 229(2024):151–159

Vorma H, Sokero P, Aaltonen M, Turtiainen S, Hughes LA, Savolainen J (2013) Participation in opioid substitution treatment reduces the rate of criminal convictions: evidence from a community study. Addict Behav 38(7):2313–2316

Wakeman SE, Bowman SE, McKenzie M, Jeronimo A, Rich JD (2009) Preventing death among the recently incarcerated: an argument for naloxone prescription before release. J Addict Dis 28(2):124–129

Werse B, Egger D, Kamphausen G, Neubacher F, Meier J, Bögelein N, et al (2017) Handlungs-empfehlungen für Drogenarbeit, Prävention und Drogenpolitik. In: Suchttherapie 18, H. 3, S. 116–117

Werse B, Auwärter V, Haschimi B, Dittrich C, Patzak J, Günther F, Stöver H, Futterer E (2021) Zum Konsum neuer psychoaktiver Substanzen in Gefängnissen. Tagungsbericht der Abschluss-konferenz des EU-Projektes NPS-Prison. In: Informationsdienst Straffälligenhilfe

Wheatley M (2007) Drugs in prison. In: Jewkes, Y. (Hrsg). Handbook on prisons. Cullompton, S 399–422

WHO – World Health Organization (1993) WHO guidelines on HIV infection and AIDS in prisons. Genf

WHO – World Health Organization (2010) The madrid recommendation: health protection in prisons as an essential part of public health. Copenhagen

WHO – World Health Organization/UNODC – United Nations Office on Drugs and Crimes/UN-AIDS – The Joint United Nations Programme on HIV/AIDS (2007) Interventions to address HIV in prisons – drug dependence treatment. Evidence for action technical paper. Genf

Williams AV, Marsden J, Strang J (2014) Training family members to manage heroin overdose and administer naloxone: randomized trial of effects on knowledge and attitudes. Addiction 109(2):250–259. https://doi.org/10.1111/add.12360

WMA – World Medical Association (2014) Prison medicine. Course for physicians working in prison: a web-based course for health care personnel working in prisons human rights/ethics. https://www.wma.net/what-we-do/education/prison-medicine/. Zugegriffen am 13.01.2023

Zurhold H, Haasen C, Stöver H (2005) Female drug users in European prisons. A European study of prison policies, prison drug services and the women`s perspectives. Schriftenreihe „Gesund-heitsförderung im Justizvollzug", Bd 12. Oldenburg. http://oops.uni-oldenburg.de/524/1/zur-fem05.pdf. Zugegriffen am 19.01.2022

Besonderheiten des Frauenvollzuges

Oliver Weßels und Karlheinz Keppler

7.1 Einführung

Kriminalität ist Männersache. Frauen stellen nur einen geringen Anteil an Inhaftierten, obwohl Frauen in der Gesamtbevölkerung im Gegensatz zu den Männern die Mehrheit darstellen. Werden Frauen inhaftiert, ist die Deliktstruktur eine deutlich andere als im Männervollzug.

So beträgt die amtliche Einwohnerzahl Deutschlands im Jahre 2022 80,4 Mio., davon 42,8 Mio. Frauen und 41,7 Mio. Männer.[1]

Insgesamt sind die Haftzahlen in den letzten Jahren gesunken. Während es zum Stichtag 31.03.2017 noch 51.643 Inhaftierte (ohne U-Haft) gab, davon 3034 Frauen, waren es am 31.03.2022 noch 42.492 Inhaftierte (ohne U-Haft), davon 2406 Frauen.[2] Dazu kommen für 2022 11.663 Untersuchungsgefangene, von denen lediglich 547 weiblich waren.[3, 4]

Die polizeiliche Kriminalstatistik (erstellt am 15.02.2023) weist aus, dass von etwas über 2 Mio. Straftaten insgesamt nur etwa ein Viertel Frauen betreffen. Ein

[1] https://www.destatis.de/DE/Themen/Gesellschaft-Umwelt/Bevoelkerung/Bevoelkerungsstand/_inhalt.html, abgerufen am 30.11.2023.

[2] https://www-genesis.destatis.de/datenbank/beta/statistic/24321/table/24321-0001/chart/line, abgerufen am 30.11.2023.

[3] https://de.statista.com/statistik/daten/studie/1353180/umfrage/personen-in-untersuchungshaftvollzug-nach-alter/, abgerufen am 30.11.2023.

[4] https://de.statista.com/statistik/daten/studie/158317/umfrage/gefangene-und-verwahrte-in-deutschland-nach-art-des-vollzugs/, abgerufen am 30.11.2023.

O. Weßels (✉)
Oldenburg, Deutschland

K. Keppler
Arzt in verschiedenen Justizvollzugsanstalten, v.a. Vechta, Niedersachsen, Deutschland

deutlicher Männer-Überhang besteht bei Tötungs- und Körperverletzungsdelikten, ein eklatanter Unterschied besteht erwartungsgemäß bei Straftaten gegen die sexuelle Selbstbestimmung, weniger deutlich ist der Unterschied bei Vermögensdelikten wie Betrug, Unterschlagung etc.[5]

Gleich und doch anders mag die Situation einer Frauenvollzugsanstalt im Vergleich mit einer Männervollzugsanstalt umschrieben werden (Pfalzer 2009, S. 226). Gleich hinsichtlich der rechtlichen Rahmenbedingungen und des organisatorischen Aufbaus, die sich von einer Männervollzugsanstalt im Wesentlichen nicht unterscheiden. Anders jedoch in der inhaltlichen Ausgestaltung des Vollzuges und hinsichtlich der Anforderungen an das Personal, die der besonderen Problemlage der inhaftierten Frauen gerecht werden müssen. Frauen verhalten sich in Haft angepasster, sodass geringere Sicherheitsanforderungen an Frauenvollzugsanstalten zu richten sind (Laubenthal 2019).

Die begründeten Ansprüche des Frauenvollzuges auf eigene Sicherheitskonzepte, Behandlungskonzepte, Vollzugskonzepte, Bildungskonzepte und Wiedereingliederungskonzepte bilden sich in den Gesetzen zum Strafvollzug offensichtlich mangels Genderkompetenz nicht ab (Grote-Kux 2013, S. 136). Kompensatorische Regelungen können daher nur auf der Ebene von Verwaltungsvorschriften oder in der Durchführung des Vollzuges durch die Praxis selbst eröffnet werden. Entsprechende Forderungen lassen sich auch aus der Entschließung des Europäischen Parlaments vom 13.03.2008 ableiten. Auf die Belange der Frauen zugeschnittene Lockerungen, insbesondere Ausgangs- und Besuchsregelungen, sollten die Benachteiligungen kompensieren. Ferner sollte Müttern zur Versorgung ihres Haushalts oder ihrer Kinder Freigang gewährt werden.

Häufig haben inhaftierte Frauen diskriminierende und demütigende Sozialisationserfahrungen gemacht, die dazu führen, dass Frauen ihre Probleme eher resignativ verarbeiten. Alkohol- und Drogenmissbrauch, körperliche Erkrankungen, schwerpsychische Störungen wie posttraumatische Belastungsstörung, Bindungsstörung, Borderline-Erkrankung, Depressivität und Versagensgefühle zeigen sich als Symptome (Kawamura-Reindl 2009, S. 352, 355; Baron et al. 2009, S. 12). So berichten bis zu 75 % der von der Bewährungshilfe betreuten Frauen von Trennungs-, Sucht-, und/oder Gewalterfahrungen und bis zu 50 % von Missbrauchserfahrungen (Engels und Martin 2002). Insbesondere im persönlichen Nahbereich ist der Anteil von gewaltbetroffenen und sexuell misshandelten Mädchen und Frauen deutlich höher als die der Männer: 92,6 % vs. 7,4 % (Reuter und Behrens 2014, S. 441 ff., 446). Diese für einen Suizidversuch risikoerhöhenden Faktoren spiegeln sich auch in der Suizidversuchsrate wider. So lag die Suizidversuchsrate im Jahr 2002 bei Frauen bei 185 und bei Männern bei 116 auf 100.000 der Allgemeinbevölkerung; Zahlen über Suizidversuche in den Vollzugsanstalten liegen zwar nicht vor, weil Suizidversuche keine meldepflichtigen Ereignisse sind, doch dürften die Zahlen vergleichbar sein (Weßels 2015, S. 179 ff.).

---

[5] https://www.bka.de/DE/AktuelleInformationen/StatistikenLagebilder/PolizeilicheKriminalstatistik/PKS2022/PKSTabellen/BundTV/bundTV.html?nn=211742.

Insbesondere sollten daher Verwaltungsvorschriften im Sinne eines Gender-Impact-Assessments die besondere Situation berücksichtigen (Baron et al. 2009, S. 23) oder zumindest eine kompensatorische Vollzugspraxis die strukturell vorgegebene Benachteiligung inhaftierter Frauen ausgleichen (so SBJL-Steinhilper, § 76 Rn. 11). Weiblichen Inhaftierten sollte der Vollzug die Möglichkeit bieten, sich insbes. mit ihren Gewalt- und Missbrauchserfahrungen auseinanderzusetzen, Verhaltensmuster zu hinterfragen, eigene Anteile daran zu erkennen und weniger selbstschädigende Verhaltensmuster zu erlernen. Unerheblich ist es dabei, ob diese Erfahrungen in einem unmittelbaren Zusammenhang mit der Straftat stehen, da sie in jedem Fall eine positive Persönlichkeitsentwicklung behindern.

Nur vereinzelt finden sich Ansätze hierzu. So gibt es in der niedersächsischen Frauenvollzugsanstalt keine Schusswaffen, das Tragen von Dienstkleidung wurde abgeschafft (2/3 der Bediensteten sprachen sich gegen Dienstkleidung aus, um die Behandlung der inhaftierten Frauen nicht durch die distanzschaffende Dienstkleidung zu behindern) und die instrumentelle Sicherheit, die einen hohen Sicherheitsstandard bei den Männeranstalten vorsieht, wurde de facto an den Bedürfnissen des Frauenvollzuges zugunsten der sozialen Sicherheit angepasst. In Berlin gibt es Bestrebungen, die gesamten Verwaltungsvorschriften für den Vollzug entsprechend auszurichten (persönl. Mitteilung G. Grote-Kux). Die Grenzen für differenzierte Regelungen sieht das BVerfG erst dann überschritten, wenn sie ausschließlich auf Geschlechterstereotype beruhen, ohne dass z. B. konkrete Erfahrungen und objektivierbare Anhaltspunkte vorliegen, die eine unterschiedliche Betrachtung rechtfertigen (BVerfG, 7.11.2008, 2 BvR 1870/07 Rn. 32). Allein schon vor diesem Hintergrund ist es allerdings bedenklich, Frauen allein aus vollzugsorganisatorischen Gründen in Abteilungen unterzubringen, die hochgesicherten Männeranstalten angegliedert, wo die Frauen den gleichen Einschränkungen unterliegen, obschon sie insgesamt als weit weniger gefährlich einzustufen sind.

7.2　Trennung vom Männervollzug

Die Lebenszusammenhänge von Frauen und ihr Erscheinungsbild im Strafvollzug finden weder in den gesetzlichen Regelungen noch i. d. R. in Verwaltungsvorschriften Beachtung (vgl. zur Situation straffälliger Frauen allgemein auch Franze 2001; Zolondek 2007). Wegen ihrer geringen Zahl im Verhältnis zur großen Mehrheit der männlichen Gefangenen fallen sie als eigenständige Gruppe mit besonderen Bedürfnissen und Anforderungen an den Vollzug nicht auf und folglich nicht ins Gewicht.

Die Regelungen zu den Trennungsgrundsätzen sind in den Landesgesetzen unterschiedlich abgebildet und konkretisieren verfassungsrechtliche Vorgaben u. a. aus Art. 1 Abs. 1 GG (SBJL-Maelicke § 140 StVollzG Rn. 1.; s. a. StVollzG-Böning/Weßels § 10 LandesR).

Zu trennen ist nach Vollzugsart (Sicherungsverwahrung, Strafhaft, Untersuchungshaft), Geschlecht und Alter (Erw./Jugend). Das Strafvollzugsgesetz a. F. sah bereits die Trennung nach Geschlecht vor. Dieser Trennungsgrundsatz findet sich in allen Vollzugsgesetzen der Länder wieder und knüpft an § 140 Abs. 2 StVollzG an. Exemplarisch hierfür siehe § 171 NJVollzG: „Der Vollzug an Männern und Frauen erfolgt in den dafür vorgesehenen gesonderten Anstalten oder Abteilungen."

Bei der Trennung nach Geschlecht steht der grundrechtliche Schutz des Intim- und Sexualbereichs im Vordergrund.

7.2.1 Selbstständige Frauenanstalten/Frauenabteilungen in Männeranstalten

Die Mehrzahl der Frauen wird in Zweiganstalten oder Abteilungen von Männergefängnissen untergebracht (Zolondek 2007, S. 94 ff.; zum Hintergrund immer noch Stöckle-Niklas 1989). Es gibt nur 8 selbstständige Frauenanstalten: Berlin, Vechta Frauen, Willich II, Frankfurt III, Schwäbisch-Gmünd, Iserlohn und Chemnitz; Aichach stellt insoweit eine Sonderrolle dar, da der dortigen Frauenanstalt eine Abteilung für Männer angegliedert ist.

Die wenigen eigenständigen Anstalten für Frauen decken den Bedarf an Haftplätzen gerade mal zu knapp ein Drittel (vgl. auch Scheffler 2009, S. 114; StVollzG-Böning/Weßels § 10 LandesR Rn. 7; Reuter und Behrens 2014, S. 448). Daraus folgt, dass die überwiegende Mehrzahl der inhaftierten Frauen in mehr oder weniger vom Männervollzug abgetrennten Abteilungen untergebracht ist. Circa zwei Drittel der inhaftierten Frauen werden in Männeranstalten, jedoch räumlich getrennt vom Männervollzug untergebracht (Scheffler 2009, S. 114; StVollzG-Böning/Weßels § 10 LandesR Rn. 7). Hierbei handelt es sich um Abteilungen entweder in gesonderten Häusern auf dem Gelände der Männeranstalt oder sogar in demselben Gebäude z. B. auf einer eigenen Etage, einem abgetrennten Flügel. In der geringen Zahl von frauenspezifischen Einrichtungen liegt aber auch die Chance, ein bundesweites Netzwerk aufzubauen, um in gemeinsamen Aktionen und im Erfahrungsaustausch den Benachteiligungen von Frauen im Vollzug zu begegnen.

Mit den Vollzugszielen der Landesgesetze sind allerdings Frauenabteilungen in Untersuchungshaftanstalten für Männer unvereinbar, da in diesen gerade für Frauen ein notorischer Mangel an Freizeitmöglichkeiten herrscht und auf Behandlungsmaßnahmen völlig verzichtet werden muss. Die Einrichtung zentraler Frauenanstalten in Flächenstaaten oder gar innerhalb von Vollzugsgemeinschaften mehrerer Bundesländer bedeutet für die Mehrzahl der Gefangenen fast völlige Trennung von der Familie, da vielfach für Kinder lange Reisen nicht möglich sind. Zwar beugen kleinere Frauenabteilungen in Männeranstalten dieser Gefahr vor, verhindern aber durch die Fokussierung auf die Sicherheitsbelange der Männer die eigenständige Entwicklung eines frauenspezifischen Vollzuges (s. dazu bereits Einsele und Bernhardt 1988, S. 60).

Aufgrund der geringen Zahl inhaftierter Frauen ist auch das Gebot der Trennung und Differenzierung – sei es auch nur nach U-Haft/Strafhaft, Jugend-/Erwachsenenvollzug, offener/geschlossener Vollzug, Regelvollzug/sozialtherapeutische Anstalten – selten durchführbar, es sei denn, die Länder bilden

Vollzugsgemeinschaften, wodurch jedoch „die Unterbringung von Frauen in den entsprechenden Anstalten schon von den örtlichen Gegebenheiten eine noch stärkere Herauslösung aus den bisherigen sozialen Bezügen bedeuten kann und auch die Entlassungsvorbereitung sich entsprechend schwierig gestaltet" (Dünkel und Rosner 1982, S. 23 f.; Scheffler 2009, S. 115). Eine Unterbringung in Männeranstalten (also ohne räumliche Trennung) ist von allen Landesgesetzen ausdrücklich nicht vorgesehen (s. a. Dünkel et al. 2005) und stände auch nicht in Übereinstimmung mit der Entschließung des Europäischen Parlaments vom 13.03.2008 (Rn. 1, insbes. Nr. 22 der Entschließung). Dies wäre nach den bisherigen Erfahrungen auch nicht unbedingt wünschenswert, weil wegen des unausgeglichenen Zahlenverhältnisses die Frauen in traditionelles (Heirats-)Marktverhalten zurückfallen und auch die männlichen Gefangenen entsprechend reagieren könnten, wodurch emanzipatorische Zielsetzungen wie die Entwicklung von Selbstbewusstsein, Solidarität, Unabhängigkeit und die Stärkung des Selbsthilfepotenzials verhindert werden (vgl. zutreffend bereits Einsele und Rothe 1982, S. 19). Der Vorteil zentraler Einrichtungen im Hinblick auf die Möglichkeit, der strukturellen Ungleichbehandlung z. B. bei Arbeits- und Ausbildungsangeboten zu begegnen und sich auf die besonderen Problemlagen der inhaftierten Frauen zu konzentrieren (Scheffler 2009, S. 115; Evangelische Konferenz für Gefängnisseelsorge, AG Frauenvollzug 2009) und eine heimatnahe Entlassungsvorbereitung müssen sich jedoch nicht ausschließen, wenn einer zentralen Frauenvollzugsanstalt dezentrale Abteilungen zugeordnet werden, um damit sowohl dem Aspekt der Heimatnähe als auch dem der weitergehenden Differenzierung (z. B. in Jugendvollzug, offenen Vollzug, Freigang und Mutter-Kind-Einrichtungen) gerecht zu werden. In Zeiten moderner Informationstechnologie treten die geringen organisatorischen Probleme gegenüber den Vorteilen einer dezentralen und heimatnäheren Unterbringung unter der Regie und auf die Bedürfnisse weiblicher Gefangener eingestellten zentralen JVA deutlich zurück (s. z. B. Frauenvollzug in Niedersachsen).

7.2.2 Ausnahmen von der getrennten Unterbringung

Die Landesgesetze lassen unter bestimmten Voraussetzungen Ausnahmen von dem Trennungsgebot außerhalb der Ruhezeiten zu.

Grundsätzlich gilt, dass nur zugunsten der Teilnahme an Behandlungsmaßnahmen von einer getrennten Unterbringung von Männern und Frauen abgesehen werden kann. Solche Behandlungsangebote betreffen Ausbildung, Beschäftigung oder Freizeitkurse, therapeutische Angebote und den offenen Vollzug, kurz: alle Maßnahmen mit dem Ziel der Resozialisierung (StVollzG-Böning/Weßels § 10 LandesR Rn. 14).

Auch die European Prison Rules (EPR 2006 Nr. 18.9) lassen Ausnahmen zu, um „die gemeinsame Teilnahme an bestimmten organisierten Aktivitäten zu ermöglichen". Dadurch sollen auch Experimente ermöglicht werden. Erfahrungen mit gemischtgeschlechtlichem Vollzug sind in den USA (Ross et al. 1978, S. 15), aber auch in Deutschland gemacht worden (eingehend Stöckle-Niklas 1989, 159 ff.). Die europäische Entwicklung ist inzwischen weitergegangen: Die European Prison Rules halten zwar daran fest, dass männliche und weibliche Gefangene über Nacht stets getrennt bleiben müssen, lassen aber ausdrücklich die Ausnahme zu: „Es sei denn, sie stimmen ihrer gemeinsamen Unterbringung zu und die Vollzugsbehörden sind der Auffassung, dass dies im Interesse aller beteiligten Gefangenen ist." (Nr. 18.9).

Die Koedukation im Strafvollzug ist jedoch kritisch zu bewerten, da sie der emanzipatorischen Zielsetzung des Frauenvollzuges i. d. R. entgegenwirkt (StVollzG-Böning/Weßels Teil VII., hierzu insbes. Rdn. 12 ff.).

7.3 Personelle Ausstattung

Die wichtigste Ressource in einem humanen, auf Resozialisierung ausgerichteten Strafvollzug sind die Bediensteten. Trotz aller Emanzipationsbestrebungen werden Frauen immer noch aus anderen Lebenszusammenhängen heraus straffällig als Männer. Das Erkennen dieser Gesetzmäßigkeit erfordert Wissen über gesellschaftliche Geschlechterverhältnisse, die Fähigkeit, ein gender-differenziertes Fachwissen mit berufsspezifischen Fachkenntnissen zu verbinden, sowie soziale Kompetenz und Reflektionsfähigkeit bezogen auf das Miteinander in Organisationen und auf die eigene Geschlechterrolle. Die besondere Bedeutung des Personals im Frauenvollzug wird auch durch die Grundsätze der Vereinten Nationen für die Behandlung weiblicher Gefangener und für nichtfreiheitsentziehende Maßnahmen für weibliche Straffällige (Bangkok Rules) unterstrichen, wonach allein die Grundsätze 29–34 dem Thema geschlechtersensible Ausstattung, Qualifikation, Fortbildung und Personalführung gewidmet sind und u. a. der Einsatz genderspezifischen Trainings für das Personal im Frauenvollvollzug empfohlen wird, da dadurch das Verständnis und die Notwendigkeit für ein Vollzugsmanagement geweckt und gefördert werden kann, das die frauenspezifischen Probleme der Haft in den Vordergrund der vollzuglichen Arbeit stellt (UN-Resolution 65/229 v. 21.12.2010 abgedruckt in Höynck u. a. S. 274 ff.; Reuter und Behrens 2014, S. 449; Grote-Kux 2013, S. 140).

An das Personal im Frauenvollzug werden mithin andere Anforderungen gestellt als an das Personal einer Männeranstalt. Dies wird auch durch die Untersuchung von Schmalz bestätigt. Danach ist die Interaktion und Kommunikation im Frauenvollzug und die Bindung an das Personal deutlich ausgeprägter als im Männervollzug (Schmalz 2015, S. 181 ff., 252 ff.).

Neben den Anforderungen, die an das Personal im Frauenvollzug zu stellen sind, hat der Frauenvollzug auch einen erhöhten Personalbedarf, da vielfach die besonderen Lebensumstände der weiblichen Bediensteten, die die große Mehrheit des Personals stellen, bei der Stellenzuweisung berücksichtigt werden muss (was in der Praxis allerdings nicht im erforderlichen Umfang geschieht).

7.4   Alternativen zur Freiheitsstrafe

Schon im Vorfeld einer Inhaftierung bietet sich entsprechend auch eine verstärkte Nutzung von Alternativen zur Freiheitsstrafe an (Kawamura-Reindl 2009, S. 365 ff.). Dies kommt keiner bevorzugten Behandlung von straffälligen Frauen gegenüber straffälligen Männern gleich, sondern stellt nur eine gebotene Reaktion auf die unterschiedliche Qualität der begangenen Straftaten und die fehlenden Angebote des Vollzuges dar. Die von Frauen begangenen Delikte zeichnen sich überwiegend durch geringere Gefährlichkeit und geringere Sozialschädlichkeit aus, sodass gute Voraussetzungen gegeben sind, Möglichkeiten der Haftvermeidung und ambulante Alternativen zu nutzen. In diesem Zusammenhang wird vorgeschlagen, die Gerichtshilfe bei Verfahren gegen Frauen regelmäßig, im Falle von Frauen mit minderjährigen Kindern sogar obligatorisch, zu beteiligen. So könne die besondere Lebenssituation der angeklagten Frau sofort in das Verfahren eingebracht und frühzeitig konkrete Hilfe angeboten werden (Salewski und Simmedinger 1989, S. 153). Ersatzfreiheitsstrafen sind dabei keine echten Alternativen, da sich in der Praxis zeigt, dass viele Frauen nicht in der Lage sind, die Geldauflagen zu erfüllen und dann doch inhaftiert werden. Ähnlich verhält es sich mit Bewährungsstrafen. Kommt es zu einer erneuten Straftat werden teilweise mehrere ausgesetzte Strafen insgesamt widerrufen, sodass u. U. wegen Bagatellstraftaten mehrere Jahre zu verbüßen sind. Hier ist der Bundesgesetzgeber gefordert. Ziel muss es sein, dass bei mehreren Anträgen auf Widerruf lediglich die kürzeste Strafe widerrufen wird und die weiteren Bewährungen ggf. verlängert werden können.

7.5   Inhaftierte Mütter und Schwangerschaft

Das Europäische Parlament hat am 14.04.2008 den Bundesrat über eine „Entschließung des Europäischen Parlaments vom 13. März 2008 zur besonderen Situation von Frauen im Gefängnis und die Auswirkungen der Inhaftierung von Eltern auf deren Leben in Familie und Gesellschaft (2007/2116[INI])" unterrichtet.[6]

In dieser Entschließung wird ein frauenspezifischer Umgang mit inhaftierten Frauen gefordert. Das betrifft die unterschiedlichsten Bereiche.

So wird bereits für den Umgang mit Frauen im Vorfeld einer Inhaftierung gefordert:

> „… dass die besonderen Bedürfnisse und Situationen von weiblichen Inhaftierten im Rahmen der richterlichen Entscheidungen, in den Strafgesetzen und von den Strafvollzugsbehörden der Mitgliedstaaten berücksichtigt werden müssen …"[7]

> „… dass konkrete und den besonderen Bedürfnissen der Frauen angepasste Maßnahmen getroffen werden müssen, insbesondere die Anwendung alternativer Strafen …"[8]

---

[6] https://dserver.bundestag.de/brd/2008/0265-08.pdf, abgerufen am 29.12.2023, 15:34 Uhr.

[7] https://dserver.bundestag.de/brd/2008/0265-08.pdf, S. 3.

[8] https://dserver.bundestag.de/brd/2008/0265-08.pdf, S. 3.

Besonderes Augenmerk wird auch auf die Mutter-Kind-Beziehung gelegt, so wird gefordert,

„… dass schwangeren Frauen in Haft die Unterstützung, Informationen und alle Elemente zugutekommen sollten, die für eine komplikationslose Schwangerschaft und Mutterschaft notwendig sind, nämlich eine ausgewogene Ernährung, einwandfreie hygienische Bedingungen, frische Luft, körperliche Betätigung sowie prä- und postnatale Versorgung…"[9]

Und betont weiter den Zusammenhang zwischen Gesundheit der Mutter und der Gesundheit des Kindes:

„… dass die psychische und physische Gesundheit der Mutter mit der des Kindes in Verbindung zu bringen ist …"[10]

In diesem Zusammenhang wird auch die Wichtigkeit des Erhalts der familiären Bindungen betont.

Weiter werden dort die einschlägig bekannten Vorerfahrungen inhaftierter Frauen thematisiert (Gewalterfahrung, sexueller Missbrauch, häufiger Konsum legaler und illegaler psychotroper Substanzen) und daraus abgeleitet, dass eine qualifizierte Behandlung zu erfolgen hat.

Auch das Personal in Frauenhaftanstalten müssen auf diese Aufgabe besonders vorbereitet und ausgebildet werden (s. dazu auch UNODC/WHO Europe 2009). Auf die Unterschiede im Umgang mit weiblichen Inhaftierten und männlichen verweisen auch Böning/Weßels.[11]

Das Interesse der Kinder sei von übergeordnetem Interesse.

Im Frauenvollzug muss für die inhaftierten, meist prätraumatisierten Frauen die Möglichkeit geschaffen werden, eine soziale und berufliche Wiedereingliederung zu schaffen.

In diesem Zusammenhang: Das Europäische Parlament „erinnert an die ‚Besonderheit' der Frauengefängnisse und fordert mit Nachdruck Sicherheits- und Wiedereingliederungsmaßnahmen, die für Frauen entwickelt wurden; erinnert des Weiteren daran, dass für missbrauchte, ausgebeutete und ausgegrenzte Frauen Maßnahmen zur Wiedereingliederung in ein sie unterstützendes und ihren Bedürfnissen angepasstes Umfeld wichtig sind."[12]

Weiter werden gefordert, im Bereich der medizinischen Versorgung die gleichen Maßnahmen (z. B. bei Prävention, Vorsorge, Hygiene etc.) zur Verfügung zu stellen wie außerhalb der Gefängnisse.

Um das alles überprüfen zu können wird gefordert, dass

---

[9] https://dserver.bundestag.de/brd/2008/0265-08.pdf, S. 3.

[10] https://dserver.bundestag.de/brd/2008/0265-08.pdf, S. 3.

[11] Feest/Lesting/Heidemann (2022) Strafvollzugsgesetze. Bundes- und Landesrecht. Kommentar. 8 Aufl., S. 1281.

[12] https://dserver.bundestag.de/brd/2008/0265-08.pdf, S. 6.

> „… in jedem Staat ein Prüfungsausschuss eingesetzt und Systeme zur permanenten Überprüfung zwecks effizienter Kontrolle der Haftbedingungen eingeführt werden, die Diskriminierungen aufdecken und beseitigen helfen, von denen Frauen im Strafvollzug immer noch betroffen sind;"[13]

Der Frauenvollzug muss in Anerkennung der weiblichen Lebensumstände das Wohl des Kindes und die individuelle Auseinandersetzung der Mutter mit ihrer Straftat und den Schutz der Allgemeinheit berücksichtigen. So haben deutlich mehr als die Hälfte der inhaftierten Frauen minderjährige Kinder (Grote-Kux 2013, S. 138, 140). Ihre Mutterrolle hat nahezu ausnahmslos eine stärkere Bedeutung für die Selbstwahrnehmung der Frau, als es die Vaterrolle bei den männlichen Inhaftierten hat. Das vermeintliche Versagen in der Mutterrolle und dem nicht entsprechen können der gesellschaftlichen Rollenzuschreibung führt zu Selbstvorwürfen und gesellschaftlicher Ausgrenzung (vgl. StVollzG-Böning/Weßels § 14 LandesR). Einerseits belastet die Trennung von den Kindern dabei in einem gravierenden Maße. Andererseits sind die Kinder aber auch Grund, um sich nicht aufzugeben und im Interesse der Kinder weiter leben zu wollen, was einen günstigen Einfluss auf die Suizidprävention hat (Weßels 2015, S. 186). Und ist es nicht die Sorge um die Kinder, dann ist es die Sorge um zu pflegende Angehörige, weil die Verantwortung für diese ebenso wie die Kindererziehung der Rollenzuschreibung und dem Rollenverständnis entspricht: Solchermaßen psychisch und sozial vielschichtig belastet, treffen die Frauen auf eine geschlossene Institution, die sich in vielen Fällen an den Sicherheitsbedingungen des geschlossenen Männervollzuges orientiert.

Besonders belastend stellt sich die Situation von Müttern dar, die in Untersuchungshaft kommen. Erschwerend ist, dass gerade zu Beginn der Inhaftierung in der Regel keine oder doch nur sehr eingeschränkte Freigaben für Außenkontakte durch die Gerichte vorliegen. Im Wesentlichen beschränken sich die Außenkontakte anfänglich nur auf Briefe mit einer mehrwöchigen Umlaufzeit, bevor sie bei dem Empfänger oder der Empfängerin ankommen. Diese Beschränkungen verschärfen sich dadurch, dass gerade die jüngsten Kinder nicht Lesen und Schreiben können und damit ein unmittelbarer Austausch ausgeschlossen bleibt. Die Kinder, für die die Inhaftierung häufig die erste lange Trennung von der Mutter ist, reagieren verstört, sind verhaltensauffällig und die Mutter kann nicht helfen. In nicht wenigen Fällen gibt es daher bereits Kontakte zum Jugendamt, die allerdings nicht nur als hilfreich, sondern auch als Bedrohung für die eigene Mutterrolle gesehen werden, spätestens wenn eine Fremdunterbringung der Kinder im Raum steht. In wenigen Ausnahmefällen ist allein vor dem Hintergrund der zur Verfügung stehenden Mutter-Kind-Plätze im Vollzug eine gemeinsame Unterbringung von Mutter und Kind möglich (vgl. StVollzG-Böning/Weßels § 14 LandesR). Neben den allgemein gültigen Aufnahmevoraussetzungen tritt hinzu, dass i. d. R. bei der Untersuchungshaft der Haftgrund der Verdunkelungsgefahr nicht vorliegen darf, da andernfalls die mit dem Haftgrund verbundenen Einschränkungen dem Wohl der Kinder zu widerlaufen würden. Die Betreuung und Versorgung der Kinder während der Ver-

---

[13] https://dserver.bundestag.de/brd/2008/0265-08.pdf, S. 7.

handlungstermine stellt überdies den Vollzug vor erhebliche logistische und personelle Herausforderungen, da die Mitnahme der Kinder zu den Hauptverhandlungsterminen ausgeschlossen ist.

Nicht weniger gravierend stellt sich die Situation für schwangere Straf- und Untersuchungsgefangene dar. Kommt es bis zum Abschluss des Strafverfahrens oder bis zur Entlassung aus der Strafhaft zur Niederkunft, müssen insbesondere die Untersuchungsgefangenen unter erheblichem personellen Aufwand in ein externes Krankenhaus gebracht und dort bewacht werden. Die Entbindung in einer Entbindungsabteilung des Vollzuges ist die Ausnahme und nur aus besonderen Gründen zulässig. Als „besonderer Grund" für eine anstaltsinterne Geburt kann nur die Gefährlichkeit der Insassin und der mit einer Bewachung verbundene Kostenaufwand gelten: „Die Vorhaltung einer Entbindungsabteilung mit modernem medizinischen Standard ist unverhältnismäßig teurer als eine gelegentlich noch so personalintensive Bewachung einer Gefangenen in einem öffentlichen Krankenhaus." (Arloth, § 76 StVollzG Rn. 4). In der Praxis spielen Geburten innerhalb des Vollzuges denn auch keine Rolle. Lediglich im Vollzugskrankenhaus Fröndenberg (NW) gibt es eine Entbindungsstation.

Als unangemessen und unverhältnismäßig zu beurteilen, ist es, vor oder während der Entbindung besondere Sicherungsmaßnahmen zu ergreifen bzw. diese in aller Strenge aufrechtzuerhalten. Aus der Praxis sind in der Vergangenheit Fälle bekannt geworden, dass Frauen während der Entbindung in einem normalen Krankenhaus in der Fesselung belassen wurden. Schon aus Gründen einer menschenwürdigen Behandlung ist ein solches Vorgehen – das soweit bekannt bislang noch keiner gerichtlichen Prüfung unterzogen wurde – abzulehnen. Hier ist nicht zuletzt auf die Gesamtsituation abzustellen und die Sicherung durch mildere Maßnahmen – z. B. eine Bewachung vor dem Kreißsaal – zu ersetzen, selbst dann, wenn unter anderen Umständen eine Fluchtgefahr oder sonstige Gefährdung für oder durch die Gefangene zu bejahen wäre. Eine derart eingriffsintensive Maßnahme wie die Fesselung während der Entbindung kann unter keinen Umständen gerechtfertigt werden und würde einer gerichtlichen Überprüfung nicht standhalten. Nach der Geburt wird der Säugling nach kurzer Zeit der Mutter weggenommen und zu Angehörigen gegeben oder in einer Pflegefamilie fremd untergebracht, sofern nicht die Voraussetzungen für eine (selten mögliche) gemeinsame Unterbringung von Mutter und Kind im Vollzug vorliegen.

7.6   Mutter-Kind-Unterbringung im Vollzug

7.6.1   Vorbemerkung

Gegenwärtig gibt es in Deutschland 10 Mutter-Kind-Abteilungen, die sich teilweise in den selbstständigen Frauenanstalten, teilweise auch als Unterabteilungen in sonstigen Anstalten befinden (ausführlich mit weiteren Hinweisen und Tabellen: StVollzG-Böning/Weßels Teil 2 § 14 LandesR).

Für den Anstaltsarzt oder die Anstaltsärztin wichtigste Arbeitsbedingung ist seine Nichtzuständigkeit für die ärztliche Betreuung der mituntergebrachten Kinder inhaftierter Mütter. Für Mutter-Kind-Einrichtungen im Strafvollzug ist die Jugendhilfe zuständig. Die größeren Einheiten sind entweder als teilstationäre oder ganzstationäre Einrichtungen nach § 45 SGB VIII anerkannt und unterliegen damit der Aufsicht der Landesjugendämter. Die Kosten der Unterbringung des Kindes werden über Tagespflegesätze mit dem für das Kind zuständigen kommunalen Jugendamt auf Grundlage einer Leistungsvereinbarung abgerechnet. Die Vollzugsanstalt ist verantwortlich für die Einhaltung der festgeschriebenen Standards, insbesondere bzgl. personeller und räumlicher Ausstattung. Als Richtwert für die personelle Ausstattung hat die Bundesarbeitsgemeinschaft der Landesjugendämter und überörtlichen Erziehungsbehörden in den Grundsätzen über die Unterbringung von Kindern in Justizvollzugsanstalten festgelegt, dass abhängig vom Alter eine Gruppe von vier bis zehn Kindern von zwei pädagogischen Fachkräften zu betreuen ist. Der räumliche Bereich ist so zu gestalten, dass ein Prisonisierungseffekt weitgehend vermieden wird (vgl. SBJL-Steinhilper § 142 Rn. 6). Aber auch die Frauenanstalten bzw. Frauenabteilungen, in denen die Mütter mit ihren Kindern nicht in besonderen Mutter-Kind-Einrichtungen untergebracht sind (quasi Belegbetten im Normalvollzug), unterliegen insoweit der Aufsicht, als das die dortige Unterbringung ebenfalls dem Wohl des Kindes entsprechen muss. Beantragt ein Personensorgeberechtigter Hilfe zur Erziehung durch gemeinsame Unterbringung von Mutter und Kind in einer solchen Einrichtung, hat der zuständige Jugendhilfeträger eine am Kindeswohl orientierte Entscheidung über die Hilfegewährung zu treffen. Die Jugendhilfe umfasst in einem solchen Fall sowohl die Hilfe zur Erziehung nach § 27 SGB VIII als auch Leistungen zum Unterhalt nach § 39 SGB VIII (BVerwG FamRZ 2003, 1099 = NJW 2003). Zur Kostenpflicht siehe auch OVG Sachsen (Urt. v. 01.11.2004 – 4 B 74/03).

Das Bundesverfassungsgericht hat in der Entscheidung vom 28.07.1968 ausdrücklich betont, dass dem Kind „als Grundrechtsträger eigene Menschenwürde und ein eigenes Recht auf Entfaltung seiner Persönlichkeit i. S. der Art. 1 Abs. 1 und Art. 2 Abs. 1 GG zukommt" (BVerfGE 24, 119) (vgl. zur Frage der Menschenwürde des Kindes auch Strohmayr 1998, S. 83 ff.).

Es darf daher kein Zweifel darüber bestehen, dass die gemeinsame Unterbringung mit der Mutter, „dem Wohle des Kindes entsprechen muss". Bei Abwägung möglicher schädlicher Folgen durch Trennung von Mutter und Kind einerseits und durch Unterbringung in einer geschlossenen Anstalt andererseits sollte die Unterbringung des Kindes in einer Anstalt nur unter engen Voraussetzungen erfolgen, z. B. wenn:

- keine andere feste Bezugsperson (insbesondere Familienangehörige) für das Kind vorhanden ist,
- die einzige Alternative eine Heimunterbringung getrennt von der Mutter wäre.

Lässt die Verurteilung der Mutter wegen eines einschlägigen Delikts (Kindesmisshandlung) oder eine psychologische Diagnose Störungen im Mutter-Kind-Verhältnis erwarten, muss die therapeutische Betreuung von Mutter und Kind sichergestellt sein. Kann die Mutter keine Beziehung zu ihrem Kinde entwickeln, sollte nicht „eine sentimentale Mutterschaftsideologie" (Einsele 1967, S. 197) daran hindern, eine andere feste Bezugsperson für das Kind zu suchen.

7.6.2　Voraussetzungen der Unterbringung

Weitere Aufnahmevoraussetzungen, personelle, konzeptionelle und räumliche Ausstattungen sowie Kostenträgerschaft unterscheiden sich zwischen den Einrichtungen z. T. erheblich.

So werden Kinder gemeinsam mit ihren Müttern u. a. bis zum Eintritt der Schulpflicht (i. d. R. im Alter von 6 Jahren) aufgenommen, während in anderen Einrichtungen eine Aufnahme nur bis zum Alter von 3 Jahren zulässig ist.

Insbesondere eine altersmäßige Beschränkung auf 3 Jahre lässt sich weder pädagogisch noch entwicklungspsychologisch begründen. Insbesondere wird außer Acht gelassen, dass es bei der gemeinsamen Unterbringung im Wesentlichen auf die Art der Unterbringung (offener oder geschlossener Vollzug, spezielle Mutter-Kind- bzw. Eltern-Kind-Einrichtungen) und auf das pädagogische Konzept ankommt und nicht auf eine allzu enge und schematische Festschreibung eines Alters.

Sofern Mutter-Kind-Einrichtungen im Vollzug als Einrichtungen der Jugendhilfe konzipiert sind wie Vechta Frauen und Frankfurt III, ist das Vorliegen von baulichen, kindgerechten Standards sowie die Berücksichtigung von Sicherheitsaspekten eine Grundvoraussetzung für die Betriebsgenehmigung. In der Regel sind Mutter-Kind-Einrichtungen innerhalb des Vollzuges gem. § 45 SGB VIII Heimeinrichtungen für Kinder, deren Entwicklung altersentsprechend zu fördern ist. Grundvoraussetzung einer Aufnahme ist daher die Fähigkeit der Mutter, ihr Kind selbstständig zu versorgen und zu erziehen. Unterstützende und fördernde Maßnahmen werden zwar angeboten, richten sich jedoch in erster Linie an Frauen, die grundsätzlich zu einer selbstständigen Erziehung ihrer Kinder in der Lage sind. Sie unterscheiden sich damit deutlich von Jugendhilfeeinrichtungen nach § 19 KJHG, in denen es um die Betreuung von Eltern geht, die aufgrund ihrer Persönlichkeitsentwicklung einer besonderen Unterstützung bedürfen.

Außer räumlichen Erfordernissen müssen die Einrichtungen für Mutter und Kind personell sozialpädagogischen Ansprüchen genügen. Zu vermeiden ist eine Unterbringung in der Nähe der oder in der Krankenstation sowie die Betreuung durch ausschließlich medizinisches Personal. Einer Isolierung von Mutter und Kind vom übrigen Anstaltsleben (z. B. keine Teilnahme an Gruppen, keine Arbeit der Mutter) ist vorzubeugen (Eyman 1971, S. 128), da hier die sowieso große Gefahr zu enger mütterlicher Bindung an das Kind mit seinen negativen Auswirkungen auf das Kind als Ersatz fehlender sozialer Kontakte noch verstärkt würde („maternal overprotection").

Vielmehr sind geeignete Konfliktlösungshilfen sicherzustellen, wie etwa die Anleitung der Mütter durch sozialpädagogische Fachkräfte und die Vorbereitung auf die Versorgung der Kinder nach der Entlassung neben der mütterlichen Erwerbstätigkeit. Dazu könnten Kurse zur Haushaltsführung bei Zahlung einer Ausbildungsbeihilfe hilfreich sein. Um den Kontakt des Kindes mit der Außenwelt sicherzustellen, sollte der Mutter mit Hinweis auf das Kindeswohl ausreichend Urlaub und Ausgang gewährt werden.

(Vgl. allgemein zum Mutter-Kind-Vollzug z. B.: Junker 2011; Schmitz-Rössner 2008; Thomas 2004; Franze 2001, S. 226 ff.; Strohmayr 1998, S. 82 ff.; Einsele und Bernhardt 1988, S. 58, 67 f.; Birtsch und Rosenkranz 1988).

7.6.3   Versorgung nicht in der Anstalt befindlicher Kinder

Die Möglichkeiten zur Unterbringung von Kindern inhaftierter Mütter sind positiv zu bewerten, insoweit sie einen Versuch darstellen, das Problem der Versorgung der Restfamilie bei Haftstrafen von Müttern anzugehen. Damit ist der Betroffenheit von Angehörigen durch Haftstrafen eines Familienmitgliedes zumindest ansatzweise für das Verhältnis Mutter-Kind Rechnung getragen. Erfasst sind allerdings nur Kinder maximal bis zum schulpflichtigen Alter. Die landesgesetzlichen Regelungen wie auch bereits zuvor das StVollzG benachteiligen Mütter mit bereits schulpflichtigen Kindern, Mütter in Anstalten ohne entsprechende Einrichtungen und darüber hinaus Mütter, die vorziehen, ihre Kinder mit Rücksicht auf mögliche schädliche Folgen der Prisonisierung außerhalb der Justizvollzugsanstalt aufwachsen zu lassen. Als Alternative zu der gemeinsamen Unterbringung könnte sich daher der Hausfrauenfreigang oder umfassendere Begriff des Pflegefreigangs unter Einbeziehung von pflegebedürftigen Angehörigen anbieten. Dieser stößt jedoch bei heimatferner Unterbringung der Mutter an seine Grenzen. Dagegen verlagert die Möglichkeit eines Vollstreckungsaufschubes wegen haftbedingter Trennung der Mutter von ihren Kleinkindern das Problem nur in die Zukunft und stellt keine echte Alternative zu einer gemeinsamen Unterbringung dar.

7.7   Medizinische Versorgung

Frauenspezifische Vorgaben für die medizinische Versorgung finden sich in den Ländergesetzen zum Justizvollzug (s. dazu Kap.: Lesting: rechtliche Grundlagen der Vollzugsmedizin). Darüber hinaus gibt es Empfehlungen der Vereinten Nationen in den sog. Bangkok-Regeln (Resolution 65/229. Grundsätze der Vereinten Nationen für die Behandlung weiblicher Gefangener und für nicht freiheitsentziehende Maßnahmen für weibliche Straffällige [Bangkok-Regeln]).[14]

Im Koalitionsvertrag der regierenden Ampelkoalition aus SPD, FDP und Bündnis 90/Die Grünen werden bereits die Weichen für eine gender-orientierte medizinische Versorgung gestellt. Dort heißt es: „Wir berücksichtigen geschlechtsbezogene Unterschiede in der Versorgung, bei Gesundheitsförderung und Prävention und in der Forschung und bauen Diskriminierungen und Zugangsbarrieren ab. Die Gender-

---

[14] https://www.un.org/depts/german/menschenrechte/ar65229.pdf

medizin wird Teil des Medizinstudiums, der Aus-, Fort- und Weiterbildungen der Gesundheitsberufe werden."[15]

7.7.1 Sind Frauen anders krank?

Bekanntermaßen gibt es typische „Frauen-Krankheiten" ebenso wie typische „Männer-Krankheiten". Gemeint sind hier Krankheiten, die nur Männer bzw. nur Frauen bekommen können. Nur Frauen können einen Krebs der Eierstöcke entwickeln oder eine besonders schmerzhafte oder blutungsintensive Periode haben, nur Männer bekommen einen Prostata-Krebs. Allerdings müssen wir bereits bei dem gemeinhin als typisch weiblich eingestuften Brustkrebs ebenso vorsichtig sein wie bei der Osteoporose. Auch Männer können Brustkrebs oder Osteoporose bekommen, wenn auch die Häufigkeit statistisch bei Männern deutlich geringer ist als bei Frauen.

Im Deutschen Ärzteblatt wird über den 1. Bundeskongress Gendergesundheit berichtet und ausgiebiger Forschungsbedarf festgestellt (Rieser 2013).

Mittlerweile gibt es eine Fülle von Informationen zu Gender- und Frauen-Gesundheit.[16]

Die an der Berliner Charité arbeitende Herzchirurgin und Gender-Medizinerin Sandra Eifert, Leiterin einer der größten Frauenherzsprechstunden in Europa, widmet sich diesem Thema. Sie benennt die geschlechtsspezifischen Unterschiede in Gesundheit und Krankheit. Das Frauenherz sei kein kleines Männerherz. Es gehorche eigenen Regeln. „Geschlechterunterschiede erstrecken sich über alle Aspekte einer Herzerkrankung: von den Risikofaktoren für ihre Entstehung, über die Symptomatik, die Diagnostik, die Therapie bis zum Verlauf und insbesondere bis zum Überleben. Erleiden Frauen einen Herzinfarkt, dann sterben sie öfter als Männer. Der Herzinfarkt ist bei Frauen in westlichen Ländern der Welt die Todesursache Nummer 1 (und liegt damit vor Tumorerkrankungen)."

Ganz besonders relevant für die Gefängnismedizin ist die Erkenntnis: „Seelische Einflüsse wirken auf die Herzen von Frauen meist stärker als auf die von Männern. Das führt dazu, dass emotional stark belastende Situationen durch Trauma, Verlust und Liebeskummer bei Frauen meist eine große Bedeutung haben und unter Umständen zum Herzinfarkt führen können. Bei Männern spielt hingegen die körperliche Belastung als Auslöser für einen Herzinfarkt eine größere Rolle. Wir setzen uns für die Berücksichtigung dieser geschlechtsspezifischen Unterschiede und besonders der weiblichen Besonderheiten des Herzens ein, um die Medizin auf die jeweilige Patientin passgenau und individuell präzisieren zu können." (Eifert und Kirschner-Brouns 2023).

---

[15] https://www.spd.de/fileadmin/Dokumente/Koalitionsvertrag/Koalitionsvertrag_2021-2025.pdf, S. 67; abgerufen am 08.03.2024

[16] Bundeszentrale für gesundheitliche Aufklärung: Onlinedatenbank Frauengesundheit und Gesundheitsförderung; www.frauengesundheitsportal.de; www.female-resources.blogspot.de; www.gendermed.info; abgerufen am 26.11.2023.

Die Berliner Charité-Kardiologin Regitz-Zagrosek hat bereits in einer Studie im Jahr 2006 veröffentlicht (Regitz-Zagrosek 2006), dass Frauen

- häufiger ambulante und stationäre Versorgung in Anspruch nehmen,
- häufiger über allgemeine Befindlichkeitsstörungen klagen,
- einen erhöhten Konsum von Schmerzmitteln und Psychopharmaka haben,
- in den Wechseljahren gesundheitliche Probleme weiter zunehmen.

Dass Frauen in der privaten Krankenversicherung bis vor einigen Jahren mehr bezahlen mussten als Männer (und das nicht etwa wegen der möglichen Kosten für Schwangerschaften und Entbindungen), ist allgemein bekannt.

Die privaten Krankenversicherungen berechnen für ihre Beitragskalkulationen das sog. Krankheitskostenwagnis in Abhängigkeit vom Alter. Festgestellt wurde dabei u. a., dass

- Frauen über 60 Jahren weniger ärztliche Behandlungen, Medikamente und sonstige Leistungen benötigen als Männer,
- Frauen über 50 Jahren weniger Krankenhaustage hatten als Männer,
- Frauen unter 50 Jahren aber insgesamt höhere Kosten verursachten,
- bei Frauen zwischen 25 und 30 Jahren der Medikamentenverbrauch doppelt so hoch war wie bei gleichaltrigen Männern.

Für den Frauenvollzug bedeutet das bezogen auf die Medikamentenkosten für die Aufsichtsbehörden, dass ein Plus von ca. 20 % im Vergleich zu den inhaftierten Männern normal ist.

7.7.2 Medizinfelder im Frauenvollzug

Beim Teilaspekt Medizin im Vollzug zeigen sich deutliche Unterschiede zwischen Frauen und Männern. In der medizinischen Betreuung inhaftierter Frauen werden deutlich häufiger auf den ersten Blick sog. Befindlichkeitsstörungen mit weniger konkretisierten Beschwerden geäußert als bei inhaftierten Männern. Auch die Erwartungen (ausgiebiges Zuhören, Zuwendung etc.) gehen im Gegensatz zu den Männern deutlich über die rein medizinischen Aspekte hinaus. Sieht man dies aber auf dem Sozialisationshintergrund (häufig demütigende, diskriminierende, gewalttätige Missbrauchserfahrungen) inhaftierter Frauen, so ist die sog. Befindlichkeitsstörung nur auf den ersten Blick vorhanden. Die teils resignative Verarbeitung der Lebenstraumata führt dazu, dass in der Sprechstunde zunächst wenig konkretisierte Beschwerden im Vordergrund stehen. Das gilt v. a. für die häufigen schweren psychischen Störungen bei einer posttraumatischen Belastungsstörung, einer frühen Bindungsstörung oder auch einer Borderline-Störung. Hier sind eine qualifizierte Diagnostik und Behandlung erforderlich. Die eigentliche Erkrankung muss erkannt werden, selbst wenn auf den ersten Blick wenig konkrete Beschwerden geäußert werden.

In Haft entwickeln inhaftierte Frauen häufig ein neues Gesundheitsbewusstsein. Eine Zahnsanierung (häufig kommen Drogenkonsumentinnen mit völlig desolatem Zahnstatus) wird in Angriff genommen. Erstmals seit langem werden Vorsorgeuntersuchungen wieder in Anspruch genommen oder von der externen Ärztin vorgegebene Kontrolltermine wahrgenommen. Testungen auf Hepatitis A, B, C und HIV werden erbeten, ebenso wie danach evtl. sinnvolle Impfungen. Manchmal kommen Schwangere in Haft zur Erstuntersuchung im Rahmen der Schwangerschaftsvorsorge bei bereits weit fortgeschrittener Schwangerschaft. In Haft wird das Körpergewicht wieder reguliert sowohl in Richtung einer Gewichtszunahme bei Drogenkonsumentinnen, die draußen einfach nichts gegessen haben, als auch bei Patientinnen mit Essstörungen, die in der geschützten Atmosphäre der Haft und mithilfe der Psychologinnen (vielleicht auch nur zeitweise) ihre Essstörung „beherrschen".

Empfänglichkeit für präventive Angebote entsteht, besonders eindrücklich zu sehen in der Begleitforschung zu den niedersächsischen Spritzenvergabeprojekten. Die Teilnehmerinnen am Projekt haben auch vermehrt Impfungen gegen Hepatitis A und B abgefordert und bei Fragen zur Vita sexualis signifikant häufiger Kondombenutzung angegeben.

Die häufigsten Medizinfelder bei Frauen in Haft sind seit vielen Jahr unverändert (vgl. dazu auch Tomaševski 1992, Keppler 2005):

- Allgemeinmedizin,
- Sucht und Drogen mit den einschlägigen Begleiterkrankungen,
- Psychiatrie und Psychosomatik,
- Gynäkologie einschließlich Schwangerschaftsbetreuung.

Während sich die allgemeinmedizinischen Felder bei Frauen und Männern nicht zwingend unterscheiden, sind die Unterschiede bei den restlichen aufgeführten Medizinfeldern erheblich.

Der Anteil drogenkonsumierender Frauen ist im Frauenvollzug deutlich höher als im Männervollzug. Zurhold et al. (2005) fanden in einigen Frauenhaftanstalten in Deutschland Prävalenzen für Drogenkonsum von deutlich über 50 %.

Über die internationale Situation berichtet die UNODC/WHO Europe (2009, S. 24 ff.), dass drogenkonsumierende inhaftierte Frauen gegenüber drogenkonsumierenden männlichen Inhaftierten nicht nur deutlich überrepräsentiert sind, sondern auch noch deutlich höhere Prävalenzen für mit Drogenkonsum assoziierten Erkrankungen wie Tuberkulose, Hepatitis, Toxämie, Anämie, Bluthochdruck, Adipositas, Diabetes mellitus und psychischen Erkrankungen aufweisen.

Vor der im gesamten Justizvollzug zunehmenden Zahl psychiatrischer Patient*innen (s. Kap. Groß: Psychisch kranke Strafgefangene) ist der Frauenvollzug nicht nur nicht ausgenommen, sondern besonders betroffen. Das in den Biografien inhaftierter Frauen besonders häufige Erleben von Gewalt, Missbrauch etc. führt zu einer frauenspezifischen Häufung der posttraumatischen Belastungsstörung, frühe Bindungsstörungen der oftmals aus problematischen Herkunftsfamilien stammenden inhaftierten Frauen führe zu einer Häufung von emotional-instabilen Persönlichkeitsstörungen.

Naturgemäß frauenspezifisch ist die gynäkologische Betreuung einschließlich der einschlägigen Vorsorgeuntersuchungen und der Schwangerschaftsvorsorgen. Die gynäkologische Versorgung muss, wenn irgend möglich durch eine weibliche Fachärztin, in jedem Falle aber auf fachärztlichem Niveau stattfinden.

7.8 Zusammenfassung und Konsequenzen

Frauenvollzug kann Frauen nur gerecht werden, wenn er sich nicht an Männern orientiert (Grote-Kux 2013, S. 145; http://www.jva-fuer-frauen.niedersachsen.de).

Ein zielgruppenorientierter Strafvollzug muss bezogen auf den Frauenvollzug folgende Problemlagen berücksichtigen:

- hoher Anteil an kurzen Strafen,
- Frauen sind häufig Opfer von Gewalt im sozialen Nahbereich,
- daraus folgt eine hohe Zahl an entsprechenden psychischen Störungen und Substanzmittelabhängigkeit,
- ein geringes Selbstwertgefühl,
- Traumatisierungen und Retraumatisierungen,
- Mutterrolle.

Dabei zeigen Frauen im Vollzug

- eine niedrige Gewaltbereitschaft,
- einen hohen Kommunikationsbedarf,
- einen harten Umgang mit sich selbst (hoher Anteil an Selbstverletzungen/Suizidversuchen),
- ein tiefes Grundmisstrauen in Folge von Missbrauchserfahrungen und Ausbeutungen,
- wenig Energien zu entweichen.

Die Fokussierung auf Frauen muss daher bestimmend sein für die personellen, baulichen, inhaltlichen und organisatorischen Standards des Vollzuges. Mit Reuter und Behrens sind daher eigenständige Frauenvollzugsanstalten zu fordern zum Schutz vor (männlichen) Übergriffen, aber auch um im Verhältnis zu Männeranstalten andere Vollzugsmodalitäten installieren zu können (Reuter und Behrens 2014, S. 441 ff., 449). Ein solcher, zielgruppenorientierter Vollzug, der stark an der Bedürfnislage und den geringeren Sicherheitsanforderungen orientiert ist, dürfte auch richtungsweisend für den Männervollzug sein, der in vielen Bereichen übersichert ist.

Literatur

Arloth F, Krä H (2021) Strafvollzugsgesetz. Kommentar. 5. Aufl. Beck, München

Baron G, Heumüller M, Krummen R, Melzer B, Reißhauer E, Rothe-Gronotte K, Weßels O, Schillmöller U (2009) Weiterentwicklung von Gender Mainstreaming und Prüfung der Auswirkung auf Familien am Beispiel der Überprüfung der Praxis des Vollzuges an weiblichen Jugendlichen und Jungtäterinnen sowie Entwicklung von Vorschlägen zur Umsetzung der ab 01.01.2008 neu geltenden Standards nach dem Niedersächsischen Justizvollzugsgesetz. o.O. (erhältlich über die JVA für Frauen Vechta)

Birtsch V, Rosenkranz J (1988) Mütter und Kinder im Gefängnis. Orientierungen und Ergebnisse zum Frauenstrafvollzug und zu Mutter-Kind-Einrichtungen im Strafvollzug. Juventa, Weinheim

Dünkel F, Rosner A (1982) Die Entwicklung des Strafvollzugs in der Bundesrepublik Deutschland seit 1970. Materialien und Analysen. 2. Aufl. Max-Planck-Institut für ausländisches und internationales Strafrecht, Freiburg i. Br

Dünkel F, Kestermann C, Zolondek J (2005) Reader. Internationale Studie zum Frauenvollzug, Universität Greifswald, Greifswald

Eifert S, Kirschner-Brouns S (2023) Herzsprechstunde. Warum das weibliche Herz anders ist und wie es gesund bleibt. Bertelsmann, München

Einsele H (1967) Die Behandlung von Müttern und Kindern im Strafvollzug. UJ, 19. Jahrgang, Heft 5, 194–198

Einsele H, Bernhardt S (1988) Frauenanstalten. In: Schwind, H.-D./Blau, G. (Hrsg) Strafvollzug in der Praxis. 2. Aufl. de Gruyter, Berlin, S. 58–70

Einsele H, Rothe G (1982) Frauen im Strafvollzug. Auf der Suche nach etwas, das besser ist als Strafe. Rowohlt, Reinbek

Engels D, Martin M (2002) Typische Lebenslagen und typischer Unterstützungsbedarf von Klientinnen und Klienten der Bewährungshilfe. Sekundäranalyse von Befragungsdaten der Arbeitsgemeinschaft Deutscher Bewährungshelferinnen und Bewährungshelfer e.V. Berlin http://www.isg-institut.de/download/ADB-Ber.pdf. Zugegriffen am 25.05.2016

European Prison Rules 2006 Empfehlung Rec(2006)2-rev des Ministerkomitees an die Mitgliedstaaten zur europäischen Strafvollzugsordnung in der am 01.07.2020 vom Ministerkomitee überarbeiteten und geänderten Fassung aufgerufen am 30.01.2024 unter Aktualisierung der Europäischen Strafvollzugsgrundsätze: neue Richtlinien für den Strafvollzug im Hinblick auf menschenwürdige Behandlung von Häftlingen – Portal (coe.int)

Evangelische Konferenz für Gefängnisseelsorge, AG Frauenvollzug (2009) Der Frauenvollzug erfordert eigene Regeln. In: Forum Strafvollzug FS 5/2009, 244

Eyman JS (1971) Prisons for women. A practical guide to administration problems. Thomas Pub Ltd., Springfield

Franze K (2001) Resozialisierung unter den Bedingungen des Frauenstrafvollzuges. Lang, Frankfurt am Main

Grote-Kux G (2013) Genderkompetenz – Eine Schlüsselqualifikation für den Frauenstrafvollzug. In: Halbhuber-Gassner, L., Pravda, G. Frauengesundheit im Gefängnis. Lambertus, Freiburg S. 137 ff

Höynck T, Neubacher F (Hrsg) (2020) Internationale Menschenrechtsstandards und das Jugendkriminalrecht. Forum Verlag, Godesberg

Junker A (2011) Mutter-Kind-Einrichtungen im Strafvollzug. Eine bundesweite empirische Untersuchung zu den Rahmenbedingungen. LIT Verlag Dr. Hopf, Berlin

Kawamura-Reindl G (2009) Straffällige Frauen. In: Cornel, H./Kawamura-Reindl, G./Maelicke, B./Sonnen, B. R. (Hrsg) Resozialisierung. Handbuch. 3.Aufl. Nomos, Baden-Baden, S. 344–373

Keppler K (2005) Gefängnismedizin im Frauenvollzug. In: Hillenkamp T, Tag B (Hrsg) Intramurale Medizin – Gesundheitsfürsorge zwischen Heilauftrag und Strafvollzug. Springer, Heidelberg

Keppler K, Stöver H (Hg) (2009) Gefängnismedizin. Medizinische Versorgung unter Haftbedingungen. Thieme, Stuttgart

Laubenthal K (2019) Besonderheiten des Frauenstrafvollzugs. Springer, Heidelberg

Pfalzer S (2009) Frauen sind anders. In: Forum Strafvollzug Heft 5, 2009, 226

Regitz-Zagrosek V (2006) Sind Frauen anders krank? Klinikarzt 2006; 35 (1)

Reuter S, Behrens M (2014) Geschlechtsspezifische Gesundheitsvorsorge und -versorgung in Haft, in: Lehmann, M., Behrens, M., Drees, H. (Hrsg) Gesundheit und Haft. Handbuch für Justiz, Medizin, Psychologie und Sozialarbeit. Pabst Science Publishers, Lengerich, S 441–461

Ross JG, Heffermann E, Sevick JR (1978) Assessment of coeducation corrections. Washington

Salewski B, Simmedinger R (1989) Frauenkriminalität und straffällige Frauen, TuP 40. Jahrgang, Heft 4

SBJL = Schwind H-D, Böhm A, Jehle J, Laubentahl K (Hrsg) (2020) Strafvollzugsgesetze. Bund und Länder. Kommentar. 7. Auflage. Beck, Berlin

Scheffler G (2009) Programmatische Forderungen zur Situation inhaftierter Frauen. In: Komitee für Grundrechte und Demokratie (Hrsg) Haftbedingungen in der Bundesrepublik Deutschland. Eigenverlag, Köln, S 113–120

Schmalz S (2015) Interaktion und Kommunikation weiblicher Inhaftierter in einer Justizvollzugsanstalt. Verlag Dr. Kovac, Hamburg

Schmitz-Rössner B (2008) Das Mutter-Kind-Heim in der Justizvollzugsanstalt Frankfurt am Main III. In: Dünkel, F., Drenkhahn, K., Morgenstern, Ch. (Hrsg) Humanisierung des Strafvollzugs – Konzepte und Praxismodelle, Forum Verlag, Godesberg. S 115–124

Statistisches Bundesamt (Hrsg) Fachserie 10, Reihe 4.1. Strafvollzug – Demographische und kriminologische Merkmale der Strafgefangenen. Wiesbaden (online: www.destatis.de, aufgerufen 18.01.2024)

Stöckle-Niklas C (1989) Das Gefängnis. Eine eingeschlechtliche Institution. Forum Verlag Godesberg Bonn

Strohmayr S (1998) Menschenwürde und Strafvollzug. Dissertation Uni Tübingen

StVollzG = Feest J, Lesting W, Lindemann M (Hrsg) (2022) Strafvollzugsgesetze 8. Aufl. Carl Heymanns Verlag, Hürth (zit.:StVollzG-Bearbeiter)

Thomas S (2004) Zuflucht Gefängnis. Junge Frauen mit Kindern im Strafvollzug. LIT Verlag, Münster

Tomaševski K (1992) Prison health: international standards and national practices in Europe. Helsinki Institute for Crime Prevention and Control, Helsinki

UNODC/WHO Europe (2009) Women's health in prison. Correcting gender inequity in prison health, Wien, S 25

Weßels O (2015) Inhaftierte Frauen und Suizidalität. In: Bennefeld, K., Lohner, J., Pecher, W. (Hrsg): Frei Tod? Selbst Mord? Bilanz Suizid? Pabst Science Pubishers. Lengerich, S 179 ff

Zolondek J (2007) Lebens- und Haftbedingungen im deutschen und europäischen Frauenstrafvollzug. Forum Verlag Godesbeg Mönchengladbach

Zurhold H, Haasen C, Stöver H (2005) Female drug users in European prisons. A European study of prison policies, prison drug services and the women's perspectives. BIS Verlag, Oldenburg

Psychische Störungen in Haft

Gregor Groß

Der moderne Strafvollzug geht historisch auf soziale Einrichtungen des 16. Jahrhunderts, wie das Bridewell Prison & Hospital in London (1553) oder das Tucht- bzw. Spinhuis (1595, 1597) in Amsterdam zurück, somit auf Einrichtungen, die primär für die Versorgung von sozial randständigen Personen, wie Bettlern, Armen und Waisen, psychisch Kranken und Kleinkriminellen vorgesehen waren, wobei im Laufe der Zeit zunehmend auch Straftäter mit gravierenderen Delikten in solchen Einrichtungen untergebracht wurden. Ab Mitte des 19. Jahrhunderts wurden psychisch Kranke zunehmend in spezielle Heil- und Pflegeanstalten verlegt, die für diese Zwecke geschaffen wurden. Angesichts der weiterhin hohen Prävalenzzahlen für psychisch Kranke in den Anstalten des Justizvollzuges wird deutlich, dass eine klare Trennung zwischen den Straftätern und psychisch Kranken bis zum heutigen Tage nicht gelungen ist.

Untersuchungen zur Prävalenz von psychischen Störungen in Deutschland (eine Übersicht hierzu in Opitz-Welke et al. 2018) zeigen, dass psychische Störungen in Haft sehr oft vorkommen, in manchen Haftpopulationen konnten bis zu 77 % für Alkoholabhängigkeit und -missbrauch oder 79,8 % Persönlichkeitsstörungen ermittelt werden. Eine umfassende Erhebung der Prävalenz psychischer Störungen und dem sich hieraus ergebenden Behandlungsbedarf innerhalb von Justizvollzugsanstalten für Deutschland fehlt allerdings bisher.

Die – nicht von Fachleuten vorgenommene – regelmäßige bundeseinheitliche Erhebung zu stoffgebundener Suchtproblematik im Justizvollzug ergab für den 31.03.2021 eine Prävalenz von 43 % für Substanzabhängigkeit oder Substanzmissbrauch unter der Gesamtpopulation von den damals 44.693 Gefangenen (Berliner Justizvollzug 2021). Hinzu kommt eine hohe Prävalenz für phobische Störungen (bis 43 %, Schildbach 2015), Dysthymie (bis 21 %, Konrad 2003), rezidivierende

G. Groß (✉)
JVA Straubing, Straubing, Deutschland
e-mail: Gregor.Gross@jv.bayern.de

K. Keppler et al. (Hrsg.), *Medizin in Haft*,
https://doi.org/10.1007/978-3-662-69510-4_8

depressive Störungen (bis 40 %, Missoni und Utting 2003) und psychotische Ich-Störungen (bis 10 %, Konrad 2003). Die umfassendste internationale Datenerhebung für die Prävalenz psychischer Störungen in Gefängnissen ergibt sich aus der Arbeit von Fazel et al. (2016), welche unter Einbeziehungvon 100 Publikationen zu etwa 33.000 erwachsenen Gefangenen für psychotische Störungen eine Prävalenz von 3,6 % bei Männern und 3,9 % bei Frauen ermitteln konnte, die Prävalenz für Major-Depressionen wurde mit 10,2 % bei Männern und 14,1 % bei Frauen angegeben. Hinzu kommt ein hohes Risiko für Suizide unter Gefangenen, welche um den Faktor 3–6 früher ist als in der Allgemeinbevölkerung (Fazel et al. 2016).

Insgesamt hat das Bewusstsein für psychische Störungen in Haft in den letzten Jahren zugenommen. Neben der fachpsychiatrischen Versorgung spielen psychotherapeutische Angebote – darunter auch telemedizinische – eine zunehmend wichtige Rolle. Eine adäquate Versorgung mit Psychopharmaka bei Vorliegen leichter bis mittelschwerer psychischer Störungen stellt für den Vollzug in der Regel kein Problem dar, sofern es gelingt, zeitnah eine zutreffende Behandlungsindikation zu stellen. Auch die Behandlung von Entzugssymptomen stellt für erfahrene Kliniker in der Regel keine Besonderheit dar, das Behandlungsteam (sofern in der jeweiligen Justizvollzugsanstalt überhaupt vorhanden) ist in der Regel mit derartigen Störungsbildern vertraut. Ein Engpass ist gelegentlich – v. a. in kleineren Anstalten – die zeitnahe ärztliche oder pflegerische Versorgung, dem aber in der Regel durch Verlegung der Gefangenen in größere Anstalten begegnet werden kann.

Anders verhält es sich bei besonders schweren und chronisch verlaufenden psychischen Störungen: In diesen Fällen kommt es v. a. in Anstalten ohne eigene vollzugspsychiatrische Behandlungsbereiche schnell zu einer Überlastung der Versorgungskapazitäten. Und selbst in vollzugspsychiatrischen Abteilungen bleibt das Behandlungsangebot z. T. deutlich hinter dem einer stationären allgemeinpsychiatrischen Klinik der Regelversorgung zurück. Angesichts der derzeit für alle Beteiligten unbefriedigenden Situation in der Versorgung akut und chronisch psychisch kranker Menschen im Justizvollzug hat eine Task Force der DGPPN im März 2024 eine bundesweite Befragung in Justizvollzugsanstalten durchgeführt, um die aktuelle Situation und den Behandlungsbedarf besser einschätzen zu können. Es bleibt zu hoffen, dass auf dieser Grundlage Versorgungsdefizite künftig besser erkannt und ausgeglichen werden können.

Die folgenden Abschnitte sind nicht als Anleitung zur Behandlung psychischer Störungen zu verstehen, sie sollen lediglich einen kurzen Überblick bieten und auf die vollzuglichen Besonderheiten hinweisen. Für häufige psychische Störungen, wie z. B. Demenzen (DGPPN 2023), alkoholbezogene Störungen (DGPPN und DG-SUCHT 2020), metamphetaminbezogene Störungen (Drogenbeauftragte der Bundesregierung et al. 2016), Tabak (DGPPN et al. 2021), Schizophrenie (DGPPN 2019), depressive Störungsbilder (DGPPN 2022), Angststörungen (DGPM 2021), posttraumatische Belastungsstörungen (DeGPT 2019), Zwangsstörungen (DGPPN 2022), Schlafstörungen (DGSM 2020) oder Borderline-Persönlichkeitsstörungen

(DGPPN 2022), liegen aktuelle S3-Leitlinien vor, die online abgerufen werden können. Hinsichtlich der erwähnten Psychopharmaka wird auf einschlägige Fachliteratur (z. B. Benkert und Hippius 2023) bzw. die Fachinformationen verwiesen.

8.1 Depressive Störungsbilder

Insbesondere schwere depressive Störungen profitieren von einer Behandlung mit Antidepressiva oder – bei Therapieresistenz – einer zusätzlichen Intervention mit Esketamin als Nasenspray, welches auch zur Notfallbehandlung – z. B. bei Suizidalität – eingesetzt werden kann (Tab. 8.1). Eine psychotherapeutische Begleitung wird bei depressiven Störungsbildern dringend angeraten. Bei der Verordnung von Antidepressiva ist ihr Missbrauchspotenzial zu berücksichtigen, die von Gefangenen gerne als Add-on mit weiteren berauschenden Substanzen kombiniert werden. Insbesondere Antidepressiva mit sedierender Wirkung sind hierfür beliebt.

Tab. 8.1 Antidepressiva (Auswahl)

Wirkstoff	Risikoprofil	Missbrauch
Agomelatin	+	
Amitriptylin	+++	++
Bupropion	+	+++
Citalopram/ Escitalopram	+	
Doxepin	++	+++
Duloxetin	++	+
Esketamin	+	+++
Fluoxetin	++	
Hypericum/ Johanniskraut	+	
Imipramin	+++	++
Mirtazapin	+	+
Opipramol	++	++
Paroxetin	++	
Sertralin	+	
Trimipramin	++	++
Venlafaxin	+	+

Mit „ + " soll aus eigener klinischer Erfahrung zusammenfassend auf das Nebenwirkungs- und Interaktionsprofil bzw. die subjektiven Erfahrungen zur Beliebtheit auf dem intramuralen Schwarzmarkt hingewiesen werden. +: gering; ++: durchschnittlich; +++: hoch

8.2   Panikstörung, Agoraphobie, generalisierte Angststörung, Phobien

Panikstörung, Agoraphobie: Je nach Präferenz des Patienten sollte in diesen Fällen entweder eine Pharmakotherapie oder eine Psychotherapie, ggf. auch in Kombination, angeboten werden. Unter den psychotherapeutischen Verfahren hat sich v. a. die kognitive Verhaltenstherapie bewährt. Als Psychopharmaka kommen v. a. selektive Serotonin-Wiederaufnahmehemmer (SSRI) wie (Es-)Citalopram, Sertralin und Paroxetin oder selektive Serotonin-Noradrenalin-Wiederaufnahmehemmer (SNRI) wie Venlafaxin in Frage (DGPM 2021).

Bei der generalisierten Angststörung werden neben der kognitiven Verhaltenstherapie v. a. Escitalopram, Paroxetin, Duloxetin oder Venlafaxin empfohlen (DGPM 2021). In der Leitlinie Angststörungen wird auch Pregabalin zur Behandlung empfohlen (allerdings nur mit Empfehlungsgrad B+), dessen Einsatz im Strafvollzug jedoch problematisch ist, da es aufgrund seiner euphorisierenden Wirkung gerade von Gefangenen mit Suchtproblemen gerne missbraucht wird. Das Abhängigkeitspotenzial von Pregabalin ist insbesondere bei Opioidkonsumenten als besonders hoch einzuschätzen (Köberle et al. 2020), ähnliches dürfte aufgrund des ähnlichen Wirkungsprofils auch für Gabapentin gelten. Grundsätzlich kommt auch Opipramol in Frage, das im Vergleich zu Pregabalin ein deutlich geringeres Missbrauchspotenzial aufweist, jedoch aufgrund seiner trizyklischen Struktur häufiger zu Neben- und Wechselwirkungen führt.

Bei der sozialen Phobie sind neben der kognitiven Verhaltenstherapie v. a. Escitalopram, Paroxetin, Sertralin oder Venlafaxin indiziert. Spezifische Phobien sollten primär mit kognitiver Verhaltenstherapie oder Expositionstherapie behandelt werden (DGPM 2021).

Angststörungen und Phobien sind sowohl in Haft als auch in Freiheit häufige Störungsbilder, scheinen aber in der Gefängnispopulation besonders häufig mit Suchterkrankungen assoziiert zu sein. In diesen Fällen müssen beide Störungen adäquat behandelt werden. Der Einsatz von Benzodiazepinen sollte aufgrund des besonders hohen Abhängigkeitspotenzials bei diesen Störungsbildern bereits in Freiheit nur unter strenger Nutzen-Risiko-Abwägung angeboten werden, dies gilt umso mehr im Vollzugskontext.

8.3   Suizidalität

Die Abklärung von Suizidalität und entsprechende Unterstützungsangebote sind mittlerweile Standard, typische Risikosituationen sind bekannt. Suizidalität wird regelhaft im Zugangsgespräch oder in Belastungssituationen abgeklärt, in einigen Bundesländern werden Mitgefangene in die Suizidprävention einbezogen (Meischner-Al-Mousawi et al. 2023). Dennoch kommt es nach wie vor zu Suiziden, wobei sich – neben nicht im Vorfeld kommunizierten Bilanzsuiziden – insbesondere Gefangene mit paranoidem Wahnerleben und daraus resultierendem sozialen Rückzug der Aufmerksamkeit von Bediensteten und Mitgefangenen entziehen können.

Gelegentlich wird ein Vergiftungswahn als „Hungerstreik" fehlinterpretiert, ohne dass eine weitergehende psychiatrische Abklärung veranlasst wird. Wahnsymptome werden – insbesondere bei mangelnder psychiatrischer Fachkenntnis – immer wieder übersehen, insbesondere, wenn die Inhalte nicht bizarr sind. Zur Abklärung von Suizidalität sollten bei entsprechenden Hinweisen somit entweder Fachärzte für Psychiatrie oder psychologische Psychotherapeuten herangezogen werden.

8.4 Substanzbezogene Störungen

Das Therapieangebot für Suchtkranke – darunter insbesondere Opiatabhängige – hat im Lauf der letzten Jahre stetig zugenommen: Neben einer Ausweitung der Unterstützung durch Beratungsstellen der externen Suchthilfe steigt auch die Quote der Opiatabhängigen, die in Haft mit Opiatersatzmitteln behandelt werden (zuletzt ca. 41,9 %) (Berliner Justizvollzug 2021). Bevorzugt werden sichere Applikationsformen, allen voran flüssige Vergabeformen von Methadon und Levomethadon. Zunehmend Verbreitung findet inzwischen auch Buprenorphin, wobei hier die Depotvergabe (z. B. Buvidal® für 1–4 Wochen, Subutex-Depot® für 4 Wochen) oder auch Implantate (Sixmo® für 6 Monate) das Risiko einer Diversion verhindern. Präparate mit Langzeitwirkung können auch das Risiko einer Entzugssymptomatik bei unerwarteter Haftentlassung reduzieren, da den Betroffenen mehr Zeit bleibt, sich um eine geeignete Nachsorge zu bemühen. Zudem fallen die Entzugssymptome auch bei ausbleibender Weiterbehandlung deutlich milder aus. Retardiertes Morphin wird gelegentlich eingesetzt, Diamorphin bislang offenbar nicht. Inzwischen gibt es Belege für die Wirksamkeit von Substitutionsbehandlung auch bei Langzeitinhaftierten (Boksán 2024). Schulungen im Umgang mit Naloxon tragen zudem dazu bei, dem Risiko einer Überdosierung mit Opioiden, welches insbesondere nach Haftentlassung deutlich erhöht ist, entgegenwirken zu können (Deutsche Aidshilfe 2024).

Entzugsbehandlungen bei Abhängigkeit von Opioiden erfolgen typischerweise medikamentengestützt, wobei eine sukzessive Reduktion von Opioiden inzwischen die bevorzugte Behandlungsform ist und selten zu Komplikationen führt. Pregabalin oder Gabapentin können die Entzugssymptome deutlich lindern, insofern kommen sie für eine vorübergehende Gabe bei bereits deutlichen Entzugssymptomen grundsätzlich in Frage, auch wenn die Substanzen hierfür nicht zugelassen sind. Die Verordnung sollte zeitlich begrenzt erfolgen und die Einnahme beaufsichtigt werden, da beide Substanzen gerne missbraucht werden. Als Alternative zur Substitutionsbehandlung, wie mancherorts praktiziert, sind Gabapentinoide jedoch weder zugelassen noch bewährt (Billig et al. 2024), im Gegenteil, – eine Zunahme von Suizidraten, Intoxikationen, Unfällen und Delinquenz ist unter dieser Medikation zu erwarten (Molero et al. 2020).

Alkoholentzug erfolgt vielerorts noch mit Unterstützung von Clomethiazol, teils aber auch mit Benzodiazepinen und/oder Clonidin. Da eine Alkoholabhängigkeit oftmals mit zahlreichen körperlichen Begleiterkrankungen und v. a. Gerinnungs- und Elektrolytstörungen einhergeht, sind entsprechende Begleituntersuchungen ratsam. In manchen Anstalten wird – v. a. bei kürzeren Freiheitsersatzstrafen – bei Alkoholabhängigkeit von einer Entzugsbehandlung gänzlich abgesehen, stattdessen wird Alkohol verabreicht, um das Auftreten vegetativer Entzugssymptome zu verhindern. Dies ist plausibel, da eine forcierte Entzugsbehandlung ohne jegliche Nachsorge, wenn der Betroffene noch während der Entzugsbehandlung oder unmittelbar danach in sein bisheriges soziales Umfeld entlassen wird, nicht als effektive medizinische Behandlungsform erachtet werden kann, vielmehr steigt das Risiko einer Verschlimmerung der Symptomatik, zumal auch eine forcierte Entzugsbehandlung nicht risikofrei ist.

Differenziertere Behandlungsformen bei substanzbezogenen Störungen werden v. a. für Gewalt- und Sexualstraftäter während einer Sozialtherapie sowie für Sicherungsverwahrte angeboten, gelegentlich finden sich auch differenzierte Angebote im Jugendvollzug, im Erwachsenenvollzug sind sie jedoch eher die Ausnahme als die Regel. In manchen Anstalten werden Wohngruppen mit Vollzugsvergünstigungen für abstinenzwillige suchtkranke Gefangene angeboten, wodurch deren Abstinenzbereitschaft gefördert werden kann.

Qualifizierte Entzugsbehandlungen, welche neben der rein körperlichen Entzugsbehandlung auch sozial- und psychotherapeutische Aspekte beinhalten, sind innerhalb des Justizvollzugs aus Kapazitätsgründen bislang eher die Ausnahme als die Regel.

8.4.1 Schlafstörungen

Eine der häufigsten Beschwerden von Gefangenen, die sich in der ärztlichen oder psychiatrischen Sprechstunde vorstellen, sind Schlafstörungen. Schlafstörungen sind ein häufiges Phänomen bei körperlichen und psychischen Erkrankungen, treten aber auch isoliert auf. Potenziell klinisch relevante Ein- oder Durchschlafstörungen in den letzten 4 Wochen werden von etwa einem Drittel der Allgemeinbevölkerung berichtet (Schlack et al. 2013).

Eine Insomnie sollte nur dann diagnostiziert werden, wenn sie das klinische Bild dominiert, das nach ICD-10 neben Ein- und Durchschlafstörungen oder schlechter Schlafqualität auch Leidensdruck oder Beeinträchtigung der Alltagsfunktionen umfasst. Körperliche Ursachen wie Herz-Kreislauf-Erkrankungen, Lungenerkrankungen, Schmerzen, neurologische Ursachen wie das Restless-Legs-Syndrom oder auch der Konsum von psychotropen Substanzen oder Medikamenten, die zu Schlafstörungen führen können, sollten ausgeschlossen werden. In Gefangenenpopulationen mit besonders hoher Prävalenz von Abhängigkeitserkrankungen haben Hypnotika einen hohen Marktwert, weshalb entsprechende Verschreibungen nur zurückhaltend und unter Berücksichtigung des Missbrauchspotenzials erfolgen sollten.

Sofern die Betroffenen lediglich über Schlafstörungen berichten, wäre zunächst zu prüfen, ob diese Schlafstörungen zu einer erheblichen Beeinträchtigung der Leistungsfähigkeit in Arbeit oder Freizeit führen. Sollte dies nicht der Fall sein, kann häufig bereits durch eine entsprechende Aufklärung eine Beruhigung erreicht werden. Nach ICD-11 gehören Beeinträchtigungen während des Tages wie Müdigkeit, gedrückte Stimmung, Reizbarkeit, allgemeines Unwohlsein oder kognitive Beeinträchtigungen zu den Symptomen, die für die Diagnose einer Insomnie erforderlich sind. In der ICD-11 wird die Insomnie je nach Dauer in kurzzeitige oder chronische Insomnie unterteilt und nicht mehr zu den psychischen Störungen gezählt. Sie sollte bei Vorliegen anderer ursächlicher Krankheitszustände oder Substanz- bzw. Medikamenten(neben)wirkungen nur dann diagnostiziert werden, wenn sie einen eigenständigen klinischen Schwerpunkt darstellt.

Falls körperliche oder psychische Erkrankungen als Ursache der Schlafstörungen identifiziert werden können, sollten diese behandelt werden, ansonsten ist gemäß der S3-Leitlinie „Nicht erholsamer Schlaf/Schlafstörungen" (DGSM 2020) die kognitive Verhaltenstherapie die Therapie der Wahl. Da die Vermittlung an professionelle Psychotherapeuten in Haft in der Regel nicht einfacher ist als in Freiheit, können bereits Manuale zur Schlafhygiene, die vielfach im Internet abrufbar sind (z. B. ein Patientenratgeber der DGSM 2021), zu einer Linderung der Symptomatik beitragen. Schlaf-Apps, deren Kosten von gesetzlichen Krankenkassen teilweise übernommen werden, beruhen zumeist ebenfalls auf Techniken der kognitiven Verhaltenstherapie, werden aber in absehbarer Zeit voraussichtlich im Justizvollzug keine Anwendung finden können, da die Nutzung von Smartphones untersagt ist. Zur Objektivierung von Schlafstörungen und auch zum Ausschluss wichtiger organischer Ursachen, wie z. B. einer obstruktiven Schlafapnoe oder eines Restless-Legs-Syndroms, eignen sich tragbare Schlafdiagnostikgeräte, deren alleinige Verfügbarkeit bereits zu einem Rückgang der Behandlungsnachfragen wegen Schlafstörungen führen kann.

Gerade bei Hinweisen auf vorübergehende Schlafstörungen – z. B. aufgrund einer besonderen psychischen Belastungssituation wie nach einer Inhaftierung – empfiehlt sich aus zeitökonomischen Gründen zunächst der Einsatz von Phytotherapeutika (z. B. Baldrian, Lavendelöl) oder auch Melatonin. Insbesondere, wenn Patienten über positive Vorerfahrungen mit sedierenden Antidepressiva oder Antipsychotika berichten, (z. B. Doxepin, Mirtazapin, Pipamperon, Quetiapin oder Promethazin), können auch diese vorübergehend – unter Beachtung des Risiko- und Nebenwirkungsprofils – verordnet werden, wobei berücksichtigt werden sollte, dass ausschließlich Doxepin, Melperon und Pipamperon für isolierte Schlafstörungen zugelassen sind. Der Vorteil dieser Substanzklassen ist ihr etwas geringerer Handelswert auf dem Schwarzmarkt und die Wirksamkeitserwartung der Betroffenen, allerdings stehen der Behandlung mit diesen Substanzklassen neben den oftmals fehlenden bzw. geringen Wirksamkeitsnachweisen v. a. zahlreiche Nebenwirkungen, hierunter v. a. Tagesmüdigkeit, gegenüber.

Benzodiazepine und Benzodiazepin-Agonisten (sog. Z-Substanzen wie Zopiclon) oder auch Lormatazepam sind zwar für die Behandlung von Insomnien zugelassen, besonders wirksam und in der Regel gut verträglich, haben aber auch das höchste Abhängigkeits- und Missbrauchspotenzial in der Gefangenenpopulation. Unter diesen Substanzen scheint Eszopiclon ein etwas geringes Missbrauchspotenzial aufzuweisen, welches zudem – abweichend von den bisher genannten Substanzen zur Behandlung von Insomnien – nicht nur 4 Wochen lang, sondern bis zu 6 Monate verordnet werden kann. Bei gleichzeitiger Substitutionsbehandlung mit Opiatersatzstoffen sollten u. A. die atemdepressiv wirkenden Effekte von Benzodiazepinen und deren Analoga berücksichtigt werden.

Eine neue Substanzklasse zur Behandlung von chronischen Insomnien stellen die Orexin-Rezeptor-Agonisten dar, welche nicht die Müdigkeit verstärken, sondern die Wachheit reduzieren. Hinweise für Missbrauch oder Abhängigkeit ergaben sich bisher nicht. Allerdings hat Daridorexant zahlreiche Interaktionen mit anderen Pharmaka, da es, wie viele andere Pharmaka auch, Substrat von CYP3A4 ist und somit zu entsprechenden Plasmaspiegelerhöhungen führen kann.

Eine Pharmakotherapie einer isolierten Insomnie sollte daher auf möglichst kurze Zeit begrenzt werden, beispielsweise in Form einer Verordnung für maximal 4 Wochen inkl. einer Ausschleichphase, alternativ kann eine begrenzten Menge (z. B. 15 Tabletten für einen Zeitraum von 3 Monaten) zur Einnahme bei Bedarf ausgegeben werden. Letzte Variante hat den Vorteil, dass die Patienten ihr Schlafdefizit genauer beobachten und nur dann Hypnotika einnehmen, wenn es wirklich erforderlich ist.

Allerdings ist eine langfristige Verordnung von Hypnotika oder anderer hypnagoger Substanzen trotz fehlender Indikation immer wieder zu beobachten. Diese Substanzen sollten in solchen Fällen wegen Absetzeffekten bis hin zu manifesten Entzugssymptomen nur behutsam reduziert werden, wobei die Reduktion umso langsamer erfolgen sollte, je länger die entsprechende Vorbehandlung bestand. Nach langjähriger Einnahme von Benzodiazepinen kann eine Ausschleichphase auch mehrere Wochen bis Monate umfassen. Hierfür sollten Benzodiazepine mit langer Halbwertszeit, z. B. Diazepam, eingesetzt werden. Bei langfristiger Verordnung von Antidepressiva und Antipsychotika sind die vielfachen Nebenwirkungen und insbesondere die bei Langzeitbehandlung auftretenden Nebenwirkungen zu berücksichtigen, die regelmäßige Labor- und EKG-Kontrollen erforderlich machen (Näheres hierzu siehe z. B. Benkert und Hippius 2023).

Bei Verordnung von Hypnotika oder anderen Substanzen, welche die Reaktionsfähigkeit beeinträchtigen könnten, sollte auch daran gedacht werden, dass die betroffenen Gefangenen dann nicht mehr für Arbeiten an gefährlichen Maschinen oder in gefährlicher Umgebung geeignet sein könnten. Bei Hinweisen auf missbräuchliche Einnahme oder Weitergabe der verordneten Substanzen können Urin- oder Blutspiegelkontrollen Auskunft zur Adhärenz der Patienten geben.

Da die Prävalenz von psychischen Störungen unter Gefangenenpopulationen sehr hoch ist (insbesondere Suchterkrankungen, aber auch affektive Störungen, ADHS oder Störungen aus dem Formenkreis der Schizophrenien), welche ihrerseits oftmals zu Schlafstörungen führen, sollte bei besonders hartnäckigen Schlafstörungen an die Hinzuziehung eines Facharztes für Psychiatrie gedacht werden.

Die folgende Tab. 8.2 enthält eine Übersicht zu schlaffördernder Medikation, die in der psychiatrischen Praxis immer wieder angetroffen wird. Die Aussagen zur Wirksamkeit beziehen sich auf (nicht systematisch erhobene) Patientenrückmeldungen, das Risikoprofil ergibt sich aus der Fachliteratur. Mit Sternchen gekennzeichnete Präparate sind zur Behandlung der Insomnie zugelassen. Clozapin wird erwähnt, da es gelegentlich als Verordnung angetroffen wurde. Es zeigt zwar eine intensive schlafanstoßende Wirkung, allerdings handelt es sich um ein Reser-

Tab. 8.2 Schlafinduzierende Substanzen Benzodiazepine (z. B. Lormetazepam*)

Wirkstoff	Hypnotische Wirkung	Risikoprofil	Missbrauch
Agomelatin	+	+	+
Amitriptylin*	++	+++	++
Baldrian	+	-	-
Benzodiazepine*	+++	+	+++
Chloralhydrat*	++	++	+++
Chlorprothixen	++	+++	++
Clozapin	+++	++++	+++
Daridorexant*	++	++	?
Doxepin*	++	++	++
Eszopiclon*	+++	+	++
Lavendelöl	+	-	-
Levomepromazin	++	+++	++
Melatonin*	+	-	-
Melperon*	+	++	++
Mirtazapin	+	+	+
Olanzapin	+	++	++
Pipamperon*	+	+	+
Promethazin (*)	++	++	++
Prothipendyl*	+	++	++
Quetiapin	+	++	+++
Trazodon	+	++	++
Trimipramin	++	++	++
Z-Substanzen*	+++	+	+++

* = Präparate, die zur Behandlung der Insomnie zugelassen sind
Mit „+" soll aus eigener klinischer Erfahrung zusammenfassend auf das Nebenwirkungs- und Interaktionsprofil bzw. die subjektiven Erfahrungen zur Beliebtheit auf dem intramuralen Schwarzmarkt hingewiesen werden. +: gering; ++: durchschnittlich; +++: hoch

veantipsychotikum, welches aufgrund erheblicher und häufiger Nebenwirkungen nur unter strengen Auflagen zur Behandlung der Schizophrenie zugelassen wurde. Vom Einsatz als Hypnotikum wird dringend abgeraten.

8.4.2 Stationärer Behandlungsbedarf

Die Prävalenzraten psychischer Störungen lassen keine unmittelbaren Rückschlüsse auf den aktuellen Behandlungsbedarf zu. Als Anhaltspunkt kann auf eine Arbeit von Gunn et al. (1991) verwiesen werden, die in einer Untersuchung zu psychischen Störungen bei 1769 Gefangenen in England und Wales feststellten, dass 3 % eine stationäre psychiatrische Behandlung und 5 % eine Behandlung in einer therapeutischen Gemeinschaft benötigten. Übertragen auf die 56.557 Gefangenen und Verwahrten in Justizvollzugsanstalten in Deutschland am 30.06.2022 (Statista Research Department, 05.02.2024) entspräche dies einem Bedarf von knapp 1700 stationären Behandlungen bzw. 2800 Plätzen in therapeutischen Wohngruppen.

Krankenhausähnliche Strukturen für die Behandlung schwerer psychischer Störungen finden sich in einigen Justizvollzugskrankenhäusern (z. B. Fröndenberg, Hohenasperg, Leipzig, Plötzensee in Berlin, Lingen, Kassel, Wittlich oder in den psychiatrischen Abteilungen der Justizvollzugsanstalten Stuttgart, Straubing und Würzburg – insgesamt ca. 350 Betten). Freie Betten für die Akutbehandlung sind jedoch rar, u. a., weil nur teilweise stabilisierte Patienten oft nicht in den Regelvollzug zurückverlegt werden können. Weniger akute Fälle können z. B. in einer Tagesklinik (JVA Neumünster mit ca. 20 Betten) behandelt werden, solche Einrichtungen sind jedoch die Ausnahme. Insgesamt ist das bundesweit vorhandene Versorgungsangebot – insbesondere für akute psychische Erkrankungen – trotz der in den letzten Jahren rückläufigen Gefangenenpopulation nach wie vor deutlich zu gering.

Aus diesem Grund stellen besonders schwere psychische Störungen, insbesondere akute suizidale und paranoid-halluzinatorische Syndrome, regelmäßig eine besondere Belastung für den Vollzug dar, für deren Bewältigung geeignete Interventionsmöglichkeiten häufig fehlen. Bei hochgradiger Suizidalität mit ausgeprägten autodestruktiven Impulsen, psychotisch bedingten Erregungszuständen, wahnhafter Nahrungs- und Flüssigkeitsverweigerung oder desorganisiertem Verhalten mit Verwahrlosungstendenzen oder inadäquatem Umgang mit Nahrung und Fäkalien stößt der Vollzug schnell an seine Grenzen. Weniger problematisch sind akute Krisen, Intoxikationen oder Entzugssyndrome, die in der Regel innerhalb weniger Tage abklingen. Viel problematischer sind chronisch verlaufende psychotische Störungen.

Und selbst wenn es gelingt, psychiatrische Expertise zur diagnostischen Einordnung und Behandlung des Störungsbildes hinzuzuziehen, etwa durch die zunehmende Verbreitung telemedizinischer Angebote oder durch gute Kooperationen mit psychiatrischen Fachkliniken vor Ort, erweist es sich immer wieder als schwierig bis unmöglich, auf besonders schwere Störungsbilder adäquat und frühzeitig reagieren zu können. In vielen Bundesländern fühlen sich die psychiatrischen Kliniken der Regelversorgung nicht für die Behandlung von Strafgefangenen zuständig, zudem wird befürchtet, dass die dortigen Patienten durch die Anwesenheit von Strafgefangenen und Bediensteten des Justizvollzugs oder der Polizei verschreckt werden könnten. Auch die Rekrutierung psychiatrischer Fachärzte erweist sich für Kliniken der Regelversorgung in den letzten Jahren als zunehmend schwierig, umso mehr trifft dieser Mangel den Justizvollzug, der tariflich kaum mit anderen Arbeitgebern konkurrieren kann.

Psychotisch motivierte Erregungszustände, autodestruktive Impulse, Störungen des Realitätsbezugs und andere für den Vollzug problematische Verhaltensweisen können daher mangels adäquater Behandlungsmöglichkeiten häufig nur mit den Mitteln des Vollzuges bewältigt werden, z. B. durch Unterbringung in besonders gesicherten Haftäumen ohne gefährdende Gegenstände. Hier werden psychisch schwer erkrankte Gefangene oftmals sich selbst überlassen, bis die Symptomatik spontan abklingt oder der Betroffene schließlich einer Behandlung zustimmt. Erschwert werden die Interventionsmöglichkeiten bei psychisch kranken Gefangenen im Falle fehlender Krankheitseinsicht und Behandlungsbereitschaft, zudem durch eine sehr heterogene Gesetzgebung, die festlegt, unter welchen Voraussetzungen bei

Selbst- oder Fremdgefährdung eine Zwangsmedikation ggf. auch gegen den Willen der Betroffenen durchgeführt werden kann: So liegt die Verantwortung in einigen Bundesländern beim behandelnden Arzt und der Anstaltsleitung (z. B. Bayern, Hessen, Saarland), bei einem externen Arzt und der Anstaltsleitung (z. B. Niedersachsen, Rheinland-Pfalz), bei der Fachaufsicht (z. B. Nordrhein-Westfalen) oder bei einem unabhängigen Gericht (z. B. Baden-Württemberg).

In einigen Bundesländern ist neben der Einwilligungsunfähigkeit eine erhebliche oder schwerwiegende Fremdgefährdung erforderlich (z. B. Baden-Württemberg, Niedersachsen, Rheinland-Pfalz), in anderen ist die Schwelle niedriger (z. B. Bayern, Saarland). Bei Selbstgefährdung wird in der Regel eine „schwere" oder „erhebliche" Form gefordert. Während eine psychotisch motivierte Nahrungs- und Flüssigkeitsverweigerung aufgrund der damit einhergehenden vitalen Gefährdung bereits innerhalb weniger Tage sicherlich frühzeitig als „erhebliche" Selbstgefährdung verstanden werden kann, sind sich die Verantwortlichen bei persistierenden paranoid-halluzinatorischen Syndromen trotz deren bekannter Chronifizierungstendenz, chronisch latenter Suizidalität oder anhaltender Verwahrlosungstendenz häufig nicht sicher, inwieweit hier bereits von einer „schwerwiegenden" oder „erheblichen" Selbstgefährdung auszugehen ist. Und selbst wenn die Indikation für eine Zwangsmedikation zweifelsfrei gesehen wird, stellt sich häufig die Frage, auf welche Weise eine solche Intervention am ehesten erfolgen könnte.

Bevor zum Mittel der Zwangsbehandlung gegriffen wird, müssen zunächst Alternativen ausgeschöpft werden: Selbst bei Patienten mit schweren Störungen des Realitätsbezugs, z. B. Vergiftungswahn, ist es immer wieder möglich, eine Einwilligung in eine antipsychotische Behandlung zu erreichen, da häufig eine sog. doppelte Buchführung vorliegt. Obwohl der Betroffene Angst vor einer Vergiftung hat und das medizinische Personal als Bedrohung verkannt wird, kann dennoch eine Bereitschaft zur Einnahme antipsychotisch wirksamer Medikamente bestehen. Die Präferenz des Patienten sollte – soweit möglich – berücksichtigt werden. Da eine ausführliche Aufklärung über Indikation, Nebenwirkungen und Behandlungsalternativen in solchen Fällen kaum möglich ist, sollte bei der Behandlung entweder ein entsprechend Bevollmächtigter hinzugezogen oder eine gesetzliche Betreuung angeregt und der gesetzliche Betreuer informiert werden. Eine heimliche Verabreichung von Psychopharmaka kommt wegen der bestehenden Aufklärungspflicht nicht in Betracht.

Eine Patientenverfügung kann ein Behandlungshindernis darstellen, wenn davon ausgegangen werden kann, dass sie im Zustand der Einwilligungsfähigkeit verfasst wurde und der Betroffene die Umstände der beabsichtigten Behandlung vor Augen hatte. So kann es sein, dass der Betroffene eine mehrtägige Fixierung oder eine wochenlange Unterbringung in einem besonders gesicherten Haftraum als Alternative oder bleibende kognitive Defizite bei Nichtbehandlung nicht vorausgesehen hat.

Einwilligungsfähigkeit ist insbesondere zu prüfen bei Bewusstseinsstörungen (z. B. Dämmerzuständen), schweren affektiven Störungen (depressiven oder manischen Syndromen), formalen Denkstörungen (Denkhemmung, zerfahrenes oder verworrenes Denken), inhaltlichen Denkstörungen wie Wahnerlebnissen, nicht als solche erkannten (echten) Halluzinationen oder auch psychotischen Ich-Störungen (Gefühl des Gemachtseins, Erleben von Fremdbestimmung etc.). Bei fehlender Einwilligungsfähigkeit sollte ein Betreuer oder ein entsprechend Bevollmächtigter hinzugezogen werden.

Neben der medizinischen Indikation für eine Behandlung mit Antipsychotika, z. B. dem dringenden Verdacht auf das Vorliegen einer Schizophrenie, muss auch feststehen, dass die beabsichtigte Behandlung dem natürlichen Willen des Betroffenen widerspricht. Gegen den natürlichen Willen des Betroffenen darf nur gehandelt werden, wenn dies einem höherwertigen Rechtsgut dient (z. B. Wiederherstellung der Einsichtsfähigkeit). Ansonsten hat der Betroffene im Rahmen seines Selbstbestimmungsrechts die Freiheit, krank zu bleiben.

Die vorgesehene Behandlung muss dem Störungsbild angemessen sein und das mildeste Mittel darstellen: Patienten mit schweren psychischen Störungen dem natürlichen Krankheitsverlauf zu überlassen, mag bei leichteren Ausprägungen noch vertretbar erscheinen; monatelange Isolierung und insbesondere langfristige Bettfixierung sind aus medizinischer Sicht mit einer deutlich höheren Wahrscheinlichkeit gesundheitlicher Risiken verbunden als die potenziell möglichen Nebenwirkungen intravenös verabreichter Flüssigkeiten oder zwangsweise verabreichter Medikamente. Der Nutzen der geplanten Maßnahme muss deutlich überwiegen, sie muss in ihrer Art und Dauer auf das unbedingt notwendige Maß (in der Regel bis zu 12 Wochen) beschränkt sein.

Auch wenn davon auszugehen ist, dass die Betroffenen nicht in der Lage sind, Wesen, Bedeutung und Tragweite der geplanten Maßnahme zu erfassen, muss immer wieder versucht werden, sie von der Notwendigkeit der Behandlung zu überzeugen. Dies geschieht durch Aufklärung über die festgestellte Störung, Art, Bedeutung und Risiken der Behandlung. Darüber hinaus sind die Betroffenen und ggf. ihre Betreuer im Falle einer Zwangsmaßnahme schriftlich über die Maßnahme zu informieren und auf die Möglichkeit einer gerichtlichen Entscheidung hinzuweisen.

Von einer primär medizinisch intendierten Behandlungsmaßnahme, die ein therapeutisches oder diagnostisches Ziel verfolgt, ist eine Sicherungsmaßnahme zu unterscheiden, die primär der Gefahrenabwehr dient. Theoretisch könnten im Rahmen von Sicherungsmaßnahmen auch medikamentöse Eingriffe vorgenommen werden, jedoch widerspricht ein ärztliches Handeln ohne Krankheitsbezug der ärztlichen Berufsordnung, zudem wurden Ärzte in der Vergangenheit – z. B. im Dritten Reich oder in der Sowjetunion – hierfür politisch instrumentalisiert. Die Bereitschaft von Ärzten, sich auf ein solches Vorgehen einzulassen, hat zur Stigmatisierung ärztlicher Zwangsmaßnahmen beigetragen.

Auch von Seiten der Psychiatrie wird der Verzicht auf Zwang gefordert, gleichzeitig aber immer wieder die Übernahme von Sicherungsaufgaben durch Polizei oder Justizvollzug gewünscht. Die Verweigerung einer Behandlung bei schweren Erkrankungen ist ethisch kaum zu rechtfertigen. Eine Behandlung ohne Zwang ist bei schweren psychischen Störungen oft auch nicht mit dem Recht auf Sicherheit vereinbar, da gewalttätige Übergriffe gerade in psychiatrischen Kliniken oder Gefängnissen nicht selten sind.

Die Leitlinien der DGPPN zu Maßnahmen bei aggressivem Verhalten (DGPPN 2018) basieren auf Studien mit schwacher Evidenz, da randomisierte Studien, in denen Zwangsmaßnahmen zufällig durchgeführt oder unterlassen werden, aus ethischen Gründen nicht durchgeführt werden können. Wichtig ist jedoch, dass freiheitseinschränkende Zwangsmaßnahmen nur Mittel der letzten Wahl sein dürfen.

Sofern z. B. bei ausgeprägten (selbst-)destruktiven Impulsen im Rahmen eines paranoid-halluzinatorischen Syndroms oder einer schweren affektiven Störung eine Indikation zur Zwangsbehandlung gestellt werden kann, sollten, da die Rückbildung der Symptomatik und die Wiederherstellung der Behandlungseinsicht einige Zeit in Anspruch nehmen können, Antipsychotika gewählt werden, die sowohl als Präparate zur Akutbehandlung als auch als Depotpräparate zur Verfügung stehen. Einige Präparate können bei bekannter Verträglichkeit direkt als Depotpräparat gegeben werden, in anderen Fällen muss die Verträglichkeit unmittelbar vorher durch wiederholte Gabe der akut wirksamen Substanz und anschließende überlappende Einstellung auf das Depotpräparat überprüft werden. Durch die Gabe eines Depotpräparates kann die Häufigkeit der erforderlichen Interventionen deutlich reduziert und damit die Behandlungssicherheit für den Patienten und die Beteiligten erhöht werden. Bei nachgewiesener Verträglichkeit sind Depotpräparate in der Regel nebenwirkungsärmer, da die Serumspiegel geringeren Schwankungen unterliegen als bei oraler Einnahme. Einige Depotpräparate können laut Zulassung auch ohne vorherige Prüfung der Verträglichkeit verabreicht werden, – davon wird jedoch dringend abgeraten.

Insbesondere zu Beginn einer Zwangsmedikation wird die zusätzliche Gabe eines Anxiolytikums empfohlen, da die Maßnahme von den Betroffenen zunächst als sehr bedrohlich erlebt werden kann und Anxiolytika in der Regel schneller wirken als Antipsychotika (Tab. 8.3).

Die Zwangsbehandlung sollte idealerweise in einer Klinik erfolgen, die mit derartigen Interventionen vertraut ist, alternativ, wenn möglich, in einer Krankenabteilung des Justizvollzugs, wobei auch in diesen Fällen anschließend eine konsiliarische psychiatrische Weiterbetreuung gewährleistet sein sollte. Da mögliche Nebenwirkungen, wie z. B. extrapyramidalmotorische Störungen, zuverlässig und frühzeitig erkannt werden müssen, sollte die Betreuung dieser Patienten durch psychiatrisch erfahrenes Pflegepersonal erfolgen.

Im Falle einer Zwangsbehandlung sollte auch an die Notwendigkeit begleitender körperlicher Untersuchungen, Laboruntersuchungen, EKGs und anderer diagnostischer Maßnahmen gedacht werden, um körperliche Ursachen ausschließen oder Nebenwirkungen der Medikation frühzeitig erkennen zu können.

Eine Zwangsbehandlung sollte mit den Betroffenen nachbesprochen und mit ihnen ein Kriseninterventionsplan erarbeitet werden, um solche für alle Beteiligten sehr belastenden Maßnahmen in Zukunft zu vermeiden. Die Zwangsbehandlung dient der Wiederherstellung der Gesundheit und der Einwilligungsfähigkeit. Eine Psychoedukation über das jeweilige Störungsbild ist daher anzubieten.

Tab. 8.3 Antipsychotika

Akutpräparat	Indikation	Depotpräparat – erstmalige Gabe	Indikation
Aripiprazol (p.o., i.m.)	Agitiertheit bei Schizophrenie oder Manie	Erhaltungstherapie bei stabiler Einstellung	Schizophrenie
Haloperidol (p.o., i.m.)	Erregungszustände bei psychotischer Störung; Delir	Derzeit mit oralem Haloperidol stabilisiert	Schizophrenie und schizoaffektive Störung
Flupentixol (p.o.)	Schizophrene Psychosen	Keine Einschränkungen	Chronische schizophrene Psychosen
Fluphenazin (p.o.)	Psychotische oder katatone Syndrome, Erregungszustände	Zur Langzeittherapie und Rezidivprophylaxe	Schizophrene Psychosen
(Fluspirilen)		Fluspirilen steht ausschließlich als 1-Wochen-Depotpräparat zur Langzeittherapie und Rezidivprophylaxe zur Verfügung	Schizophrene Psychosen
Olanzapin (p.o., i.m)	Schizophrenie, Manie	Während einer akuten Behandlung hinreichend mit oralem Olanzapin stabilisiert	Schizophrenie
Paliperidon (p.o.)	Schizophrenie und schizoaffektive Störung	Bei bekannter Verträglichkeit von Risperidon oder Paliperidon	Schizophrenie
Risperidon (p.o.)	Schizophrenie, Manie, Aggression bei Alzheimer-Demenz, Aggression bei Kindern (ab Alter 5 Jahre) und Jugendlichen mit unterdurchschnittlicher intellektueller Funktion oder mentaler Retardierung	Zurzeit mit oralen Antipsychotika stabilisiert (Risperdal consta) Bekanntes Ansprechen auf Risperidon, die derzeit mit einem oralen Antipsychotikum stabilisiert sind und mindestens 6 Tage lang mit Risperidon titriert wurden (Okedi)	Schizophrenie
Zuclopenthixol (p.o.) Zuclopenthixol-Acetat (i.m.)	Initialbehandlung akuter Psychosen, Exazerbationen chronischer Psychosen, Erregungszustände bei geistiger Behinderung	Nur bei Patienten, bei denen eine adäquate orale Therapie mit einem Neuroleptikum nicht möglich ist	Schizophrenie

8.5 Vollzugsuntauglichkeit wegen psychischer Störung

Immer wieder sehen sich Anstaltsärzte mit dem Problem konfrontiert, dass aus ihrer Sicht Patienten inhaftiert sind bzw. zur Verbüßung einer Freiheitsstrafe aufgenommen werden sollen, die in einem psychiatrischen Krankenhaus wesentlich besser aufgehoben wären. Auf die damit verbundenen Schwierigkeiten soll im Folgenden eingegangen werden:

Anfrage, ob eine psychisch erkrankte Person zur Verbüßung einer Haftstrafe aufgenommen werden kann
Nur in wenigen Fällen wird im Vorfeld der Inhaftierung durch die Justizbehörden geklärt, ob ein Verurteilter mit einer psychischen Störung zur Verbüßung einer Freiheitsstrafe aufgenommen werden kann. Wenn diese Frage gestellt wird, liegen in der Regel bereits Atteste oder Gutachten vor, die Hinweise auf eine länger bestehende psychische Erkrankung geben. Suizidalität, die insbesondere für den Fall der Inhaftierung geltend gemacht wird, stellt in der Regel keine besondere Schwierigkeit für den Vollzug dar. Suizidalität ist bei Gefangenen ein häufiges Phänomen, dem in nahezu allen Vollzugseinrichtungen mit Hilfe langjährig erprobter Verfahrensabläufe begegnet werden kann. Dahinter verbergen sich in der Regel sog. Anpassungsstörungen, die in der Regel auch ohne dezidierte Behandlungsmaßnahmen abklingen, sobald die Betroffenen erkannt haben, dass die Inhaftierung tatsächlich nicht mehr zu vermeiden ist.

Deutlich schwieriger gestaltet sich der Umgang mit Suizidalität im Kontext schwerer psychischer Störungen, z. B. ausgeprägten, organisch bedingten, psychischen Störungen, chronisch verlaufenden affektiven Störungen oder Schizophrenien, im Rahmen derer auch unabhängig von einer Inhaftierung wiederholt schwere suizidale Krisen aufgetreten sind. Eine adäquate Behandlung solcher Störungsbilder ist in der Haft in der Regel nicht möglich, da die Vollzugskrankenhäuser bzw. psychiatrischen Abteilungen (mit wenigen Ausnahmen) nicht auf die Langzeitbehandlung chronischer psychischer Störungen ausgerichtet sind. Insbesondere fehlt ein für diese Störungsbilder geeignetes therapeutisches Setting, wie z. B. unterstützende Begleittherapien, eine kontinuierliche Belastungssteigerung durch Erweiterung der Autonomie oder auch ein therapeutisches Team, das auf die Behandlung chronisch verlaufender psychischer Störungen spezialisiert ist. Ohne ein solches, mit einer psychiatrischen Klinik der Regelversorgung vergleichbares Setting, ist mit einer Verschlechterung der Erkrankung und insbesondere mit einer Erhöhung des Suizidrisikos durch die Inhaftierung zu rechnen. Aus medizinischer Sicht kann in solchen Fällen argumentiert werden, dass der Verurteilte gemäß § 455 Abs. 1 StPO durch die Inhaftierung in eine sich verschlimmernde psychische Erkrankung gerät oder dass gemäß § 455 Abs. 2 StPO eine „akute Lebensgefahr" zu besorgen ist.

Auch die Behandlung chronisch verlaufender psychischer Störungen in Kombination mit akut behandlungsbedürftigen, schweren körperlichen Erkrankungen führt die Gefängnismedizin typischerweise schnell an ihre Grenzen: Die Krankenabteilungen der Justizvollzugsanstalten sind nur in den seltensten Fällen in der

Lage, zwei oder mehr voneinander unabhängige komplexe Störungsbilder adäquat zu versorgen, z. B. bei chirurgischem Versorgungsbedarf in Kombination mit einer schweren psychischen Störung. Solche mehrfach erkrankten Patienten führen auch Krankenhäuser der Regelversorgung schnell an ihre Grenzen, zumal die Therapietreue gerade bei psychischen Störungen häufig gering ist. In solchen Fällen kann auf § 455 Abs. 3 StPO verwiesen werden, wonach sich der Verurteilte wegen einer psychischen Störung in Verbindung mit einer körperlichen Erkrankung in einem Zustand befindet, bei dem „eine sofortige Vollstreckung mit der Einrichtung der Strafanstalt unverträglich ist".

8.6   Unterbrechung einer Freiheitsstrafe

Eine Freiheitsstrafe kann gemäß § 455 StPO Abs. 4 unterbrochen werden, wenn der Verurteilte in Geisteskrankheit verfällt, Lebensgefahr besteht oder sonst schwer erkrankt ist und eine (längerfristig bestehende) Erkrankung innerhalb des Vollzugs nicht behandelt werden kann. Die Hürde für eine Haftunterbrechung ist insoweit deutlich höher als für einen Strafaufschub, da die Ermittlungs- oder Vollstreckungsstaatsanwaltschaft einer Haftunterbrechung aus Gründen der öffentlichen Sicherheit widersprechen kann. Häufig wird auch darauf verwiesen, dass auch ohne Haftunterbrechung durch eine Behandlung in einem externen Krankenhaus (z. B. unter Bewachung durch Vollzugsbedienstete) eine adäquate Behandlung der Erkrankung möglich wäre. Das Argument, dass viele psychiatrische Kliniken die Aufnahme von Strafgefangenen ablehnen, wird häufig nicht berücksichtigt, da eine solche Möglichkeit zumindest theoretisch als gegeben angesehen wird.

Um bei schweren chronifizierten psychischen Störungen eine Unterbrechung der Unterbringung zu erreichen, hat es sich bewährt, alle an der Entscheidung Beteiligten wie Anstaltsleitung, Staatsanwaltschaft, Rechtspflege, Vormundschaftsgericht, Betreuer, Sozialdienst und ggf. weitere Kostenträger zu einem gemeinsamen Fallgespräch einzuladen und die weiteren Schritte gemeinsam zu planen. Bereits der Widerstand eines Einzelnen kann das gesamte Vorhaben zum Scheitern bringen. Widerstände der Kostenträger können gelegentlich dadurch ausgeräumt werden, dass die Einrichtung die Kosten einer freiwilligen Krankenversicherung für den ersten Monat übernimmt. Aber auch in solchen Fällen ist gelegentlich eine rechtliche Auseinandersetzung mit dem künftigen Kostenträger erforderlich, wenn dieser aufgrund unzuverlässiger Beitragszahlungen vor der Inhaftierung darauf besteht, nur für Notfallbehandlungen und nicht für die Versorgung einer chronischen psychischen Störung aufkommen zu wollen. Typischerweise haben Menschen mit chronisch verlaufenden psychischen Störungen große Schwierigkeiten, ihren Alltag zu organisieren, wozu auch die regelmäßige Zahlung von Krankenversicherungsbeiträgen gehört. Es ist daher darauf hinzuweisen, dass die psychische Erkrankung bereits lange vor der Inhaftierung aufgetreten ist und ähnliche Schwierigkeiten in Zukunft nicht mehr zu erwarten sind, da zwischenzeitlich eine gesetzliche Betreuung mit entsprechendem Aufgabenkreis eingerichtet werden konnte.

Aus eigener Erfahrung waren Haftunterbrechungen erfolgreich, wenn bei bestehender schwerer psychischer Störung zusätzlich eine schwere körperliche Erkrankung hinzutrat, die ein baldiges Ableben erwarten ließ und eine Verlegung in ein Hospiz angedacht war, wenn bei einer chronisch verlaufenden und therapieresistenten schizophrenen Psychose die Haftunterbrechung mit einer zivilrechtlich angeordneten Unterbringung in einer geschlossenen Abteilung eines psychiatrischen Krankenhauses verbunden werden konnte oder aufgrund einer fortgeschrittenen Demenz der Betroffene nicht mehr realisiert, dass er sich überhaupt in Haft befindet. Auch bei kurzen Freiheitsersatzstrafen gelang im Kontext schwerer Alkoholentzugsdelirien gelegentlich eine Haftunterbrechung.

Der Erfahrung nach sind die Hürden für eine Haftunterbrechung bei psychischen Störungen allerdings selbst bei Bagatelldelikten eher hoch und erfordern ein gutes Zusammenwirken aller mit einem Fall befassten Personen.

Literatur

Benkert O, Hippius H (2023) Kompendium der Psychiatrischen Pharmakotherapie. Springer,

Berliner Justizvollzug (2021) Stoffgebundene Suchtproblematik in bundesdeutschen Justizvollzugsanstalten: Stichtagsdaten vom 31.03.2021 zur Konsumeinschätzung. Von https://www.berlin.de/justizvollzug/service/zahlen-und-fakten/drogen-sucht/fact-sheet-sucht/

Billig JI, Bicket MC, Yazdanfar M, Gunaseelan V, Sears ED, Brummett CM, Waljee JF (2024) Cohort study of new off-label gabapentin prescribing in chronic opioid users. 49:88–93

Boksán K (2024) Evaluation der Behandlung von Gefangenen mit Opioidabhängigkeit im bayerischen Strafvollzug: Auswirkungen auf die Legalbewährung und geschlechtsspezifische Aspekte. Friedrich-Alexander-Universität Erlangen-Nürnberg (FAU)

DeGPT (2019) S3-Leitlinie Posttraumatische Belastungsstörung. AWMF-online

Deutsche Aidshilfe (2024) Naloxon-Training. Dein Einsatz im Drogennotfall kann Leben retten: https://www.naloxontraining.de/

DGPM (2021) S3-Leitlinie Behandlung von Angststörungen. AWMF-online

DGPPN (2018) S3-Leitlinie „Verhinderung von Zwang: Prävention und Therapie aggressiven Verhaltens bei Erwachsenen"

DGPPN (2019) S3-Leitlinie Schizophrenie. AWMF-online

DGPPN (2022) Nationale Versorgungsleitlinie Unipolare Depression – Langfassung. AWMF

DGPPN (2023) S3-Leitlinie Demenzen. AWMF online

DGPPN, DG Sucht, ZI, UKPP (2021) S3-Leitlinie Rauchen und Tabakabhängigkeit: Screening. Diagnostik und Behandlung, AWMF-online

DGPPN, DG-SUCHT (2020) S3-Leitlinie „Screening, Diagnose und Behandlung alkoholbezogener Störungen". AWMF-online

DGSM (2020) S3-Leitlinie Nicht erholsamer Schlaf. AWMF-online

Drogenbeauftragte der Bundesregierung; BMG; BÄK; DGPPN. (2016). S3-Leitlinie Methamphetaminbezogene Störungen. Springer

Fazel S, Hayes AJ, Bartellas K, Clerici M, Trestman R (2016) Mental health of prisoners: prevalence, adverse outcomes, and interventions. Lancet Psychiatry 3(9):871–881

Gunn J, Maden A, Swinton M (1991) Treatment needs of prisoners with psychiatric disorders. BMJ 303(6798):338–341

Köberle U, Stammschulte T, Acquarone D, Bonnet U (2020) Abhängigkeitspotenzial von Pregabalin. Arzneiverordnung in der Praxis 47(1–2):62–65

Konrad N (2003) Ersatzfreiheitsstrafe Psychische Störungen, forensische und soziodemographische Aspekte. Zeitschrift für Strafvollzug und Straffälligenhilfe:216–213

Meischner-Al-Mousawi M, Dreissigacker C, Schilling B (2023) Suizidprävention und Krisenintervention im Justizvollzug. In: J. Endres, & S. Suhling, Behandlung im Strafvollzug. Springer

Missoni L, Utting FK (2003) Psychi(atri)sche Störungen bei Untersuchungsgefangenen. Ergebnisse und Probleme einer epidemiologischen Studie. Zeitschrift für Strafvollzug und Straffälligenhilfe:323–332

Molero Y, Cipriani A, Larsson H, Lichtenstein P, D'Onofrio BM, Fazel S (2020) Associations between statin use and suicidality, depression, anxiety, and seizures: a Swedish total-population cohort study. Lancet Psychiatry 7(11):982–990

Opitz-Welke A, Lehmann M, Seidel P, Konrad N (2018) Medizin im Justizvollzug. Deutsches Ärzteblatt 115:808–814

Schildbach S (2015) Ersatzfreiheitsstrafe. Unterensingen: Saturia 245–86

Schlack R, Hapke U, Maske U, Busch M, Cohrs S (2013) Häufigkeit und Verteilung von Schlafproblemen und Insomnie in der deutschen Erwachsenenbevölkerung. Bundesgesundheitsblatt – Gesundheitsforschung – Gesundheitsschutz:740–748

Jochen Woltmann

Justizvollzugskrankenhäuser (JVK) sind Einrichtungen, die sich ausschließlich um die Versorgung Inhaftierter, teils auch Sicherungsverwahrter, kümmern und auf Landesebene organisiert sind. Die Verantwortung und Leitung durch die Justizministerien ist durchaus umstritten, so finden sich immer wieder Überlegungen und Anstöße, die medizinische Versorgung den Gesundheitsministerien zu unterstellen (u. a. Stöver 2013). Die Finanzierung wird vollständig von den Ländern übernommen, da der Anspruch auf Leistungen der gesetzlichen Krankenversicherung während der Haft ruht (§ 16 I Nr. 4 SGB V). Nachteilig in diesem Modell ist, dass bei Haftentlassungen oder Haftunterbrechungen im Rahmen schwerer Erkrankungen ohne gültige Krankenversicherung es zu Brüchen in der Anschlussversorgung kommen kann, weil beispielsweise Krankenkassen auf ein persönliches Erscheinen pochen, bevor die Versicherung wieder in Kraft tritt. Ansätze, diese Problematik durch Gesetzesänderungen zu entschärfen, sind bisher gescheitert (pers. Mitteilung). Ideal wäre eine automatische Pflichtversicherung z. B. in einer gesetzlichen Krankenkasse (s. dazu auch Kap. 11).

Der Begriff Gefängniskrankenhaus oder Justizvollzugskrankenhaus ist nicht definiert, lediglich im § 455 der Strafprozessordnung findet sich das „Anstaltskrankenhaus" als Möglichkeit der Behandlung. Bei einer Abfrage des NRW-JURIS-Portals findet sich dieser Begriff in Gesetzen und Urteilen in 294 Treffern, häufiger wird der Begriff Justizvollzugskrankenhaus verwendet (1022 Treffer).

Historisch waren die Gefängniskrankenhäuser zunächst ein Teil der Vollzugsanstalten, bei denen ein Flügel oder Abschnitt zum Krankenhaus umgebaut wurde (Keppler und Stöver 2009). Heute zeigt sich in der stationären Versorgung Inhaftierter ein buntes Bild, das sich in drei Kategorien einteilen lässt (s. auch Tab. 9.1):

J. Woltmann (✉)
Ärztlicher Direktor, Justizvollzugskrankenhaus NRW, Fröndenberg, Deutschland
e-mail: jochen.woltmann@jvk.nrw.de

© Der/die Autor(en), exklusiv lizenziert an Springer-Verlag GmbH, DE, ein Teil von Springer Nature 2024
K. Keppler et al. (Hrsg.), *Medizin in Haft*,
https://doi.org/10.1007/978-3-662-69510-4_9

Tab. 9.1 Übersicht über die Versorgungsformen stationär behandlungsbedürftiger Menschen in Haft in den Bundesländern (Stand Februar 2024)

Bundesland Haftplätze maximal/ist[a]	Organisationsform	Abteilungen[b] (Betten)	Bemerkungen
Baden-Württemberg 7064/k. A.	Eigenständiges JVK (Asperg)	I, C, P (121)	Neubau[c] in Planung (Stuttgart, dann Teil der JVA)
Bayern 11920/9445	Dezentrale Unterbringung in gesicherten Haftträumen ziviler KH (18 KH)	Zusammen 58 Betten	Nachsorgemöglichkeiten mit spez. Abteilungen in JVAen (z. B. Psychiatrie, Diabetes usw.)
Berlin 4300/3630	Teil einer JVA (Plötzensee)	I, C, P (114)	
Brandenburg 1481/1122	Teil eines zivilen KH (Brandenburg) und Bettenabteilung in der JVA und	28 Betten JVA plus 6 Betten im UK Brandenburg	Enge Kooperation mit Psychiatrie eines zivilen KH In Einzelfällen LZ-Pflegeplatz in der JVA-Bettenabteilung
Bremen 717/k. A.	Kooperation mit JVK Lingen/Niedersachsen		
Hamburg 2221/2089	Teil der U-Haft	47	11 Plätze für 126 Patienten
Hessen 5139/4168	Teil der JVA (Kassel)	I, C, P (60)	Infektionszimmer
Mecklenburg-Vorpommern 1246/100	Teil eines zivilen KH (Bützow)	5 Betten, überw. I, kleine Chirurgie bei Bedarf	
Niedersachsen 5866/4750	Teil der JVA (Lingen)	I, C, P (77)	Plus Langliegerstation und Frauenbetten (insges. 10)
NRW (19948/13975)	Eigenständiges JVK (Fröndenberg)	I, C, P (190)	Auch Maßregelvollzugspatienten
Rheinland-Pfalz	Teil einer JVA (Wittlich)	I, C, P (68)	
Saarland 929/809	Kooperation mit Rh.-Pf.		
Sachsen 3725/2944	Teil einer JVA (Leipzig)	80 1 somatische, 2 psychiatr./ psychosom. Stationen	
Sachsen-Anhalt 1942/1538	Kooperation mit Sachsen		
Schleswig-Holstein 1438/1132	Kooperation mit Hamburg		
Thüringen 1881/1350	Kooperation mit Sachsen		

[a] Ist-Belegung = entweder Durchschnittswert oder tagesaktueller Wert
[b] *I* Innere Medizin, *C* Chirurgie, *P* Psychiatrie
[c] Neues JVK mit 205 Betten mit Psychiatrie-Schwerpunkt (Akut-/Langzeit-/Entwöhnung-/Suchtstation, Somatik mit 40 Betten Männer [C, I, Infektionsbetten], 10 Frauenbetten, 10 Geriatriebetten)*k. A.* keine Angaben

1) eigenständige Einrichtungen (NRW, Baden-Württemberg),
2) JVK als Teil („Appendix") (Keppler und Stöver 2009) einer Anstalt (Hessen, Niedersachsen, Sachsen, Hamburg),
3) gesicherte Abteilung/Haftplätze innerhalb eines (Mecklenburg-Vorpommern, Brandenburg) oder mehrerer öffentlicher Krankenhäuser (Bayern).

Ursachen dieser unterschiedlichen Versorgung sind historischer, logistischer, aber auch politischer Natur. Grundsätzlich sind die JVKs vergleichbar mit zivilen Krankenhäusern der Grundversorgungsstufe. Diese bieten typischerweise die Hauptabteilungen Chirurgie und Innere Medizin an. Darüber hinaus werden spezielle Versorgungen, die in diesen Einrichtungen nicht angeboten werden können, durch Ausführungen in zivile Krankenhäuser gewährleistet. Diese sind bei Notfällen fast immer auch erste Wahl in der Versorgung, da die Transportwege sonst zu lang wären. Häufig werden diese Patienten dann nach Erstversorgung zur Weiterbehandlung in die justizeigenen Einrichtungen zurückverlegt. Der im Vergleich zur Normalbevölkerung deutlich erhöhte Anteil psychiatrisch Erkrankter (Opitz-Welke et al. 2018) führt dazu, dass sich zunehmend entsprechende Abteilungen in den Gefängniskrankenhäusern etablieren oder ausgebaut werden (z. B. im JVK NRW, Erweiterung auf 58 Plätze inkl. Betten für weibliche Inhaftierte).

Die Arbeit in einem JVK unterscheidet sich von zivilen Krankenhäusern teils deutlich. Während der Zeit- und Kostendruck im Alltag nicht vergleichbar spürbar ist, sind teils ungeahnte Herausforderungen zu meistern. Beispielsweise ist die Versorgung sog. Typ-1-Diabetiker schon im zivilen Bereich anspruchsvoll. Im Gefängnis können noch viel mehr Schwierigkeiten dazu kommen oder sich verschärfen: Sprachbarrieren, Analphabetismus, Misstrauen, betrügerisches und manipulatives Verhalten, potenzieller Missbrauch des Insulins zum Suizid, erhebliche psychiatrische Komorbidität, Minderintelligenz etc. Dann müssen medizinische Leitlinien oder Zielwerte angepasst werden. Es ist bereits als Erfolg zu werten, wenn der HbA1c-Wert (in Prozent) als Gütekriterium der Einstellung nicht mehr zweistellig ist. Der Umgang mit diesen Patienten erfordert vom pflegerischen und ärztlichen Dienst erhebliche Anstrengungen. Ganz besonders dann, wenn es sich um eine sog. Triple-D-Konstellation handelt: Diabetes, „delinquent", „dependent" (durchaus noch erweiterbar mit debil, dissozial, Deutsch nicht verstehend etc.). Je mehr „D", desto schwieriger wird es, bis irgendwann nur noch eine „Komavermeidungstherapie" möglich ist. Während im zivilen Bereich vorprogrammierte Konflikte im Arzt-Patienten-Verhältnis recht einfach gelöst bzw. besser gesagt beendet werden können („… suchen Sie sich doch einen anderen Arzt …"), müssen Gefängnismediziner sich der fehlenden freien Arztwahl bewusst sein und vor Abbrüchen von Behandlungen mehrfache Schleifen drehen. Gerade bei jugendlichen Inhaftierten darf eine Behandlungsverweigerung nicht so ohne weiteres schnell hingenommen werden. Es braucht die Extraportion Empathie und Engagement, die dann vom allgemeinen Vollzugsdienst manchmal als Energieverschwendung oder Naivität missverstanden werden kann. Häufig gelingt es dann aber doch, durch Vertrauensaufbau ein gutes Arzt-Patienten-Verhältnis herzustellen. Grundsätzlich ist der überwiegende Teil der Patienten dankbar und sieht im medizinischen Dienst eines JVK eher den

Freund als den Feind. Es empfiehlt sich, soweit es die Schweigepflicht zulässt, dem allgemeinen Vollzugsdienst krankheitsbedingte Verhaltensweisen zu erklären und die eigene Behandlungsstrategie mitzuteilen. Natürlich ist die Sprechstunde oder Visite schnell vorbei, wenn man bei Unstimmigkeiten schnell aufgibt. Grundsätzlich werden aber die Probleme dann nicht gelöst und brauchen irgendwann später erheblichen Mehraufwand. Im Justizvollzug tätigen Medizinern muss klar sein: Die Investition in 5 min mehr Gespräch kann eine BGH-Verbringung am Abend vermeiden. Dieser Blick auf den Kollegen des anderen Dienstes ist im Bereich der Medizin allerdings nicht immer vorhanden. So findet man gelegentlich durchaus die Haltung: „Wenn er dann nachts rausgefahren werden muss, ist es nicht unser Problem."

Im Vergleich zum zivilen Krankenhaus der Grundversorgung gibt es im JVK erheblich mehr Abhängigkeitserkrankungen mit entsprechenden Folgeschäden. Die Entwicklung der Behandlungsanlässe im JVK NRW der letzten 10 Jahre zeigt jedoch eine deutliche Verschiebung hin zu den sog. normal häufigen Krankheiten im internistischen Bereich (Herz, Diabetes, Lunge, Magen-Darm-Erkrankungen). Es wird auch im JVK in erster Linie an diesen Erkrankungen gestorben, nur etwa 20 Jahre früher als im Bundesdurchschnitt (eigene Daten). Krankheitsbilder wie Miliartuberkulose, klinisch relevante Vitaminmangelzustände oder AIDS sind in einem JVK keine Raritäten. Der Umgang mit Nahrungsverweigerern ist reine Erfahrungsmedizin und erfordert spezielle Kenntnisse des Vollzuges und sensible Kommunikation. Um hier die richtigen Leistungen zu erbringen, bedarf es neben dem medizinischen Know-how großer Erfahrung im Bereich der Justiz (Tab. 9.1).

Ein Kostenvergleich intra- vs. extramurale stationäre Versorgung von Inhaftierten ist nicht exakt möglich, da die Abrechnung nach den in der gesetzlichen Krankenversicherung üblichen DRGs („diagnosis-related groups") in Justizvollzugskrankenhäusern nicht anwendbar ist. Zudem bestehen zu viele Unterschiede (Liegezeiten, Patientenklientel, Erkrankungen).

Eigene Berechnungen zeigen, dass insbesondere durch die Kosten der Überwachung in externen Krankenhäusern die Versorgung in einem JVK weder erheblich teurer noch günstiger ist. Annähernd kann man feststellen: Ein Behandlungsfall im zivilen Krankenhaus kostete 2022 in Nordrhein-Westfalen 7662 €, bundesweit 7900 €[1]. Dazu kämen die notwendigen Kosten der Überwachung (im Regelfall 2 Personen/24 h, entspricht etwa 1030 €/d brutto, für eine durchschnittliche Liegezeit im öffentlichen Krankenhaus, grob geschätzt 10 Tage, entspräche 10.300 €, ohne Einberechnung von Personalausfall). Somit kämen etwa 18.200 € Kosten auf. Für das Justizvollzugskrankenhaus Nordrhein-Westfalen kostete 1 Tag Krankenhaus pro Fall *inkl. Vollzug* im Jahr 2022 etwa 1260 €. Umgerechnet auf eine durchschnittliche Liegezeit von 17 Tagen in 2022 wären das etwa 21.400 € pro Fall. Allerdings hat das JVK Fröndenberg eine relativ große psychiatrische Abteilung, die die Kosten deutlich nach oben treibt und somit die Rechnung verzerrt. Auch wird von der Annahme ausgegangen, dass ein öffentliches Krankenhaus in 10 Tagen komprimiert

---

[1] https://www.destatis.de/DE/Themen/Gesellschaft-Umwelt/Gesundheit/Krankenhaeuser/Publikationen/Downloads-Krankenhaeuser/statistischer-bericht-kostennachweis-krankenhaeuser-2120 630227005.html, abgerufen im Januar 2024.

das leistet, was im JVK in 17 Tagen gemacht wird. Insgesamt darf man jedoch annehmen, dass die stationäre Versorgung in einem (eigenständigen) Justizvollzugskrankenhaus kostentechnisch vergleichbar oder nicht erheblich teurer oder billiger ist als die Versorgung mit Überwachung im zivilen Krankenhaus, bei der die Überwachung den treibenden Kostenfaktor darstellt. Bei der Versorgungsform in Bayern, Brandenburg und Mecklenburg-Vorpommern (gesicherte Abteilungen/Betten im zivilen Krankenhaus) fallen zwar einerseits die Vorhaltekosten der Infrastruktur eines Krankenhauses weg, andererseits ergeben sich Kosten durch die externe Medizin als DRG-Rechnung. Man kann aber davon ausgehen, dass dieses Modell insgesamt fallbezogen günstiger sein dürfte.

Darüberhinausgehende Effekte (z. B. JVK als Entwicklungsort von vollzugsmedizinischen Standards, als Ausbildungsort etc.) sind nicht quantifizierbar.

9.1 Herausforderungen

„Wenn wir wollen, dass alles so bleibt, wie es ist, dann ist es nötig, dass sich alles verändert."(Guiseppe Tomasi di Lampedusa in *Der Leopard*)[2]

Die Gefängniskrankenhäuser übernehmen neben der typischen Krankenhausfunktion besondere Aufgaben. Sie sind häufig letzte Lebensstation für schwer Erkrankte, die entweder nicht enthaftet werden wollen oder können. Im JVK Fröndenberg ist dazu eine spezielle Langliegerstation in Planung, die mit spezialisierten Palliativfachkräften arbeiten wird. Der Begriff Palliativmedizin ist nicht nur für Krebserkrankte reserviert, sondern bezieht sich auf das allgemeine Ziel, bei schweren Erkrankungen für weitgehende Linderung der Symptome und Besserung der Lebensqualität zu sorgen.[3] Das beinhaltet daher auch beispielsweise schwer Lungenerkrankte, wie sie durch z. T. exzessiven Nikotinkonsum besonders häufig unter Inhaftierten zu finden sind.

Die zunehmende Überalterung der Inhaftierten und Sicherungsverwahrten stellt ebenfalls große Herausforderungen an die Justizvollzugsanstalten. Wenn Menschen dann deutlich pflegebedürftig werden und die Möglichkeiten der Vor-Ort-Pflege ausgeschöpft sind, bleibt manchmal nur noch der dauerhafte Aufenthalt im Gefängniskrankenhaus übrig, da entsprechende Pflegeeinrichtungen entweder gar nicht vorhanden oder überbelegt sind. Ebenso ist mindestens in NRW zu beobachten, dass in den letzten zwei Jahrzehnten Inhaftierungen verstärkt durchgesetzt werden, wobei die Sinnhaftigkeit dieser Inhaftierungen offensichtlich nicht immer überprüft wird. Als Beispiel sei ein fast 60-jähriger, erheblich vorgealterter Mensch genannt, der aus dem Pflegeheim heraus mit Pflegegrad III ohne Rücksprache mit der zuständigen JVA inhaftiert wurde und nur im JVK Fröndenberg haftfähig war. Nach Verbüßung der etwa 18 Monate Haftzeit war der Pflegeplatz verloren, der Pflegegrad hatte sich erhöht und nur mit Mühe konnte eine Anschlussversorgung gefunden werden.

---

[2] https://de.wikipedia.org/wiki/Der_Leopard_(1963).

[3] https://www.dgpalliativmedizin.de/.

Das JVK Lingen hat schon länger ein Platzkontingent für Menschen, die aus medizinischen Gründen in normalen Justizvollzugsanstalten nicht mehr zurechtkommen. Die Verwendung von Gefängniskrankenhausbetten für Pflegebedürftige entspricht allerdings nicht der ursprünglichen Zweckbestimmung und sollte vermieden werden. Die Ansprüche Pflegebedürftiger können im Rahmen eines normalen Krankenhausbetriebes auf Dauer nicht hinreichend gedeckt werden (Beschäftigungstherapie, Förderung sozialer Kontakte, ausreichende Bewegungsmöglichkeiten etc.). Anbindungen von Pflegeeinrichtungen an ein Gefängniskrankenhaus unter einem Dach erscheinen sinnvoll, die Erfahrungen in NRW bestätigen dies.

Der erheblich zunehmende Anteil multimorbider gerontopsychiatrischer Patienten ist häufig nur in einem Gefängniskrankenhaus hilfsweise versorgbar, sie stellen im Alltag hohe Anforderungen. Solche Menschen wurden vor der Jahrtausendwende nur selten inhaftiert. In NRW ist dies ein relativ neues Phänomen (z. B. Hochbetagte mit erweitertem Suizidversuch oder Delikten im Rahmen eines Demenzdelirs). Warum diese Patienten nicht häufiger forensisch untergebracht werden, bleibt aus Sicht des Verfassers in vielen Fällen ein Rätsel. Im Alltag zeigen sich regelhaft deutliche Hinweise auf verminderte Schuldfähigkeit, z. B. bei charakteristischen Impulsdurchbrüchen.

Die Schwierigkeiten in der Personalgewinnung kommen mit Verzögerung jetzt auch in den Gefängniskrankenhäusern an. Bei allen Vorzügen, die die Arbeit durchaus zu bieten hat (weniger Dokumentation, keine engen Budgetierungen, mehr erlebte Sinnhaftigkeit des Handelns, Zufriedenheit), sind die Möglichkeiten der finanziellen Attraktivitätssteigerung doch sehr begrenzt (Zulagen, Sondervereinbarungen etc.). Es ist nicht einfach möglich, kurzfristig z. B. auf Leiharbeitsfirmen zuzugreifen, wie das in vielen Krankenhäusern bereits die Regel ist. Die notwendigen Sicherheitsüberprüfungen sind aufwendig, die Ausschreibungsverfahren ebenso.

Der exponentielle Wissenszuwachs mit geschätzter Verdopplung des Wissens in weniger als 100 Tagen[4] in der Medizin führt zur unaufhaltsamen Subspezialisierung. Als Beispiel sei die Innere Medizin genannt. Kaum ein Krankenhaus hat heute noch eine ungeteilte medizinische Abteilung, Abteilungen wie Gastroenterologie und Kardiologie sind fast immer die Regel. Daher muss jedes JVK oder jede Krankenabteilung sich ein Netzwerk von umgebenden öffentlichen Krankenhäusern schaffen, um durch gelebten Austausch und Fortbildung eine moderne Medizin anbieten zu können und letztlich dem Äquivalenzprinzip gerecht zu werden.

Die zunehmende Digitalisierung und die Anwendung digitaler Lösungen in der Medizin setzen häufig eine umfangreiche Internetanbindung voraus (Beispiel: Interaktionschecks). Diese ist aufgrund der hohen Sicherheitsstandards oft sehr restriktiv gestaltet. Qualifiziertes IT-Personal zu finden, ist nur sehr schwer möglich, entsprechende Stellen sind teils gar nicht abbildbar im Vergütungssystem der Behörden. Weiter ist ein erheblicher Zuwachs an medizintechnischen Geräten zu verzeichnen, die am oder sogar im Patienten arbeiten (Defibrillatoren, Ereignisrekorder, CPAP-Beatmungsgeräte, Insulinpumpen etc.). Diese sind fast alle internetfähig und werden im öffentlichen Bereich teilweise nur noch telemedizinisch über eine Inter-

---

[4] Docs Struggle to Keep Up With the Flood of New Medical Knowledge. Here's Advice – Medscape – Mar 02, 2023.

netverbindung abgefragt. Es ist denkbar, dass derartige Konstellationen zur Haftunfähigkeit führen, denn erfahrungsgemäß werden teils unrealistische Missbrauchsszenarien aufgebaut seitens der Abteilungen für Sicherheit und Ordnung. Ohne einen grundsätzlichen Sinneswandel und der Bereitschaft zu flexibleren Reaktionen werden Justizvollzugskrankenhäuser wie auch öffentliche Krankenhäuser über kurz oder lang nicht zukunftsfähig sein. Als Beispiel sei die elektronische Patientenvisite genannt, die zwangsweise WLAN voraussetzt. Ebenso sind KI-unterstütze Systeme nur mit Internet funktionsfähig, die Anwendung im praktischen Bereich steht in den nächsten Jahren an (Eckstein 2023).

Welches Modell für die genannten Herausforderungen am besten geeignet ist, kann breit diskutiert werden (z. B. Koop 2013). Eine eigene Abteilung innerhalb eines (möglichst großen) öffentlichen Klinikums erscheint mindestens für kleinere oder mittelgroße Bundesländer gut geeignet. Sie gewährleistet eine State-of-the-Art-Behandlung mit dem Vorteil kurzer Wege. Komplexe Langliegerfälle könnten in diesem Modell nachteilig sein, ebenso der zunehmende psychiatrische Bedarf an Plätzen. Auch haben abgesehen von Unikliniken selbst größere öffentliche Krankenhäuser nicht immer alle Versorgungsmöglichkeiten wie z. B. Kardiologie, Gastroenterologie und Pulmonologie oder Thoraxchirurgie als Fachabteilungen unter einem Dach, sodass dann wieder Ausführungen notwendig werden könnten. Erfahrungen in Mecklenburg-Vorpommern (kleine gesonderte Station in einem Krankenhaus der Grund- und Regelversorgung in Bützow) bestätigen diese Vor- und Nachteile: Die Logistik des Krankenhauses kann gut genutzt werden, das Klima in einem kleinen Team ist sehr gut, prinzipiell reichen auch die wenigen Betten. Allerdings ist die Attraktivität für Inhaftierte aufgrund fehlender Abwechslungsmöglichkeiten (keine Freistunde, keine Rauchgelegenheit, kein Besuch) doch sehr eingeschränkt und lässt kaum längere Behandlungszeiten zu. Auch die personelle Ausstattung des allgemeinen Vollzugsdienstes erzwingt gute Planungen bei Ausführungen in den Krankenhausbereich oder sogar in andere Krankenhäuser. Das Brandenburger Modell hebt diese Nachteile auf, indem für die Akutsituation Betten im Uniklinikum zur Verfügung stehen und dann Patienten zeitnah auf die justizeigene Bettenstation einer JVA verlegt werden können, sobald keine 24-h-ärztliche Präsenz erforderlich ist. Das Modell wird als erfolgreich wahrgenommen und führte dazu, dass Haftunfähigkeit aus medizinischem Grund nur noch sehr selten ist (pers. Mitteilung Dr. Menn). Das bayerische Modell wird ebenfalls als erfolgreich wahrgenommen und u. a. auf geringe Kosten verwiesen (Köckritz 2013).

Appendix-Modelle haben Vorteile, da sie die Infrastrukturen der übergeordneten JVA mit nutzen können, werden aber erfahrungsgemäß noch mehr Probleme haben, die Entwicklungen der modernen Medizin umzusetzen (z. B. bei der Anschaffung kostenintensiver Geräte) sowie bei der Personalgewinnung. Keppler und Stöver empfehlen 2009 bereits eine „echte Verzahnung von intra- und extramuraler Medizin" (Keppler und Stöver 2009, S. 250) mit einem JVK als Filialkrankenhaus eines übergeordneten zivilen Krankenhauses und zählen zahlreiche Vorteile dieses Modells auf. Unklar bleibt allerdings, wie und wo Patienten mit Intensivbehandlungsbedarf versorgt werden sollen bei örtlich getrennten Einrichtungen, ebenso wie die zahlreichen Transporte gewährleistet werden. Es müsste im Einzelfall geklärt werden, welche Angebote das Filialkrankenhaus beinhaltet, damit die Transporte nicht überhandnehmen (z. B. für einfache Untersuchungen wie Sonografie). Die beste Lösung wäre daher vermutlich ein großer Anbau des (JVK-) Filialkrankenhauses an ein Krankenhaus der Maximalversorgung. Allerdings zeigt die Erfahrung in NRW, dass einige zivile Abteilungen unsere Patienten ablehnen, z. T. aus irrationalen Gründen („wenn die dann zu mir nach Hause kommen …"). Ob daher ein ziviles Krankenhaus wie z. B. in Mecklenburg-Vorpommern oder eine Uniklinik wie in Brandenburg sich auch in anderen Bundesländern finden ließe, muss bezweifelt werden. Bereits die Suche nach Standorten für forensische Einrichtungen gestaltet sich sehr schwierig. Und: was passiert, wenn das übergeordnete Klinikum Konkurs anmeldet (aktuell: Bützow)?

Es ist auf jeden Fall erforderlich, dass JVKs Transparenz üben und auf sich aufmerksam machen. Gefängnismedizin darf keine dunkle Ecke sein oder als Abstellgleis für Mediziner empfunden werden. In NRW gibt es seit einiger Zeit eine sehr erfolgreiche Kooperation mit der Universität Witten-Herdecke mit dem Ziel, ein Teil des praktischen Jahres (das letzte Ausbildungsjahr des Medizinstudiums) im JVK Fröndenberg abzuleisten, neben Praktika in Justizvollzugsanstalten. All dies steigert das Ansehen und die Akzeptanz der Gefängnismedizin.

Welches Modell der stationären Versorgung auch immer praktiziert wird: Die Finanzierung der Einrichtungen sollte nach weit überwiegender Meinung der Gefängnismediziner auf gar keinen Fall den Krankenkassen überlassen werden. Es ist auch schwer vorstellbar, welches Finanzierungsmodell dann zum Tragen kommen sollte. Die relative Unabhängigkeit der ärztlichen Entscheidungen in finanzieller Hinsicht, die in den Gefängnissen und Gefängniskrankenhäusern derzeit besteht, ist ein nicht zu unterschätzendes, hohes Gut und wird auch als attraktiv für den Arbeitsplatz empfunden, wie eine entsprechende Diskussion auf den Gefängnismedizintagen in Frankfurt am Main im Dezember 2023 zeigte.

Stöver (2013) diskutiert diese Frage ebenfalls u. a. in „Strukturelle Rahmenbedingungen der Gesundheitsversorgung Gefangener, Kooperationsverbund gesundheitliche Chancengleichheit"[5] und befürwortet dagegen die Aufnahme in die gesetzliche Krankenversicherung, u. a. wegen der Schnittstellenproblematik und fehlenden freien Arztwahl.

Aus Sicht eines Praktikers, der beide Seiten kennt, ist allerdings anzumerken, dass diese unbestrittenen Nachteile mindestens in einem Justizvollzugskrankenhaus mehr als aufgewogen werden durch die finanziell unabhängige Freiheit in der Behandlung. Im Gegenteil, die Mediziner draußen arbeiten in einem sehr engen Korsett des DRG-Systems oder der Abrechnungssysteme der kassenärztlichen Vereinigungen. Teils haben Inhaftierte schnelleren Zugriff auf Untersuchungen wie MRT (Kernspintomografie) und bekommen neueste Präparate, deren Verordnung draußen mit umfangreichen und komplizierten Anträgen verbunden ist und nicht selten von den Krankenkassen abgelehnt wird. Äquivalenzprinzip kann dann als Nettoeffekt verstanden und systembedingt nicht für jede einzelne Ebene gewährleistet werden. Keiner wird auch die Nachteile der Medizin in der gesetzlichen Krankenversicherung für Insassen fordern (Wartezeiten für Untersuchungen, kein

---

[5] https://www.gesundheitliche-chancengleichheit.de/service/meldungen/strukturelle-rahmenbedingungen-der-gesundheitsversorgung-gefangener/.

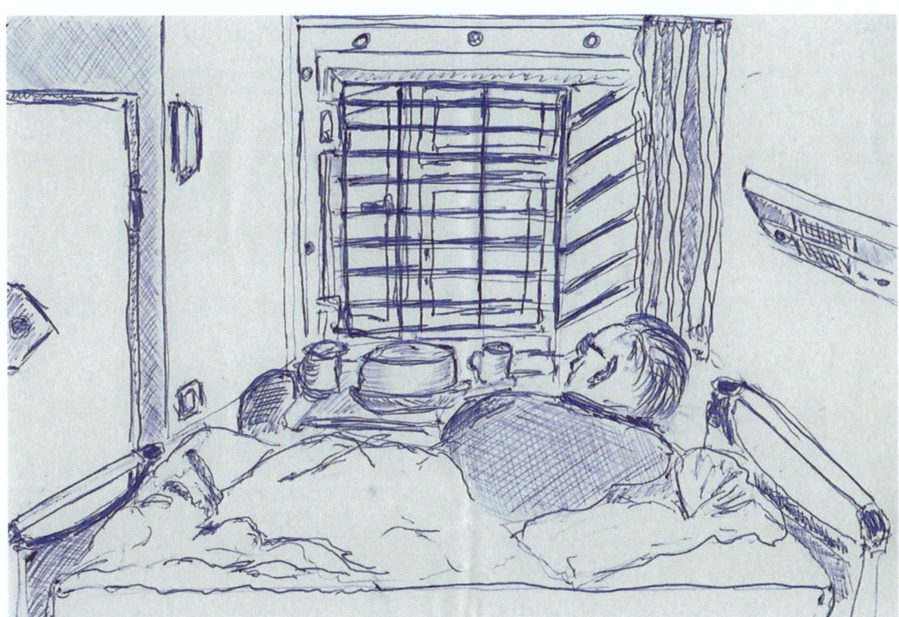

Abb. 9.1 Zeichnung eines herzkranken Patienten durch seinen Zellengenossen. (JVK Fröndenberg, 2023)

Videodolmetschen etc.). Unsere Patienten sind ja gerade häufig im System der gesetzlichen Krankenversicherung gescheitert und brauchen das Plus an Fürsorge. Hier wäre an manchen Stellen reine Äquivalenz zu wenig.

Zu fordern ist in jedem Fall für Gefängniskrankenhäuser eine Berücksichtigung der zunehmenden Multimorbidität und Pflegebedürftigkeit. Die Logistik und die Ausstattungen der Justizvollzugsanstalten sind vermutlich bundesweit wie in NRW teils noch aus Zeiten, in denen die Inhaftierung von stark pflegebedürftigen Menschen nicht praktiziert wurde. Gefängniskrankenhäuser, egal welches Modell, könnten diese Fälle nur dann aufnehmen, wenn besondere Unterbringungsmöglichkeiten dafür geschaffen werden, im Normalbetrieb ist die Aufnahme abzulehnen (Abb. 9.1).

Literatur

Eckstein J (2023) Künstliche Intelligenz in der internistischen Versorgung. Innere Medizin 64, Springer Medizin Verlag Berlin, Heidelberg, S 1017–1022

Keppler K, Stöver H (2009) Gefängnismedizin. Medizinische Versorgung unter Haftbedingungen. Thieme-Verlag, Stuttgart

Köckritz (2013) Forum Strafvollzug, Zeitschrift für Strafvollzug und Straffälligenhilfe, Heft 5, Sept./Okt. 2013, Seite 311–312

Koop (2013) Forum Strafvollzug, Zeitschrift für Strafvollzug und Straffälligenhilfe, Heft 5, Sept/Okt 2013, Seite 274–275

Opitz-Welke A, Lehmann M, Seidel P, Konrad N (2018) Medicine in the penal system. Dtsch Arztebl Int 115:808–814. https://doi.org/10.3238/arztebl.2018.0808)

Stöver H (2013) Forum Strafvollzug, Zeitschrift für Strafvollzug und Straffälligenhilfe, Heft 5, Sept./Okt. 2013, Seite 275–282

Teil III

Maßregelvollzug

Gesundheit im Justiz- und Maßregelvollzug

10

Herbert Steinböck und Susanne Stübner

10.1 Rechtliche und institutionelle Besonderheiten

Traditionell pflegen medizinisch Tätige ihr Fach, das sie gelernt haben, also all das, was zu Diagnostik und Behandlung führt, für praxisrelevant zu halten, den juristischen Rahmen dagegen für sachfremdes Beiwerk, das von der eigentlichen ärztlichen Aufgabe ablenkt: teils als Ballast einer fremdartigen Kunstwelt, die sich in überflüssigen Definitionen übt, teils als missgünstiger Beobachter, der sich, bewaffnet mit der Kunstfehlerkeule, in die Intimität der Arzt-Patient-Dyade zu zwängen versucht.

Wechselt man als ein dergestalt sozialisierter Arzt in das Gebiet der forensischen Psychiatrie (oder, analog, der Rechtsmedizin), liegt der Perspektivenwechsel auf der Hand: Die Justiz mutiert vom Beiwerk zum Auftraggeber und Adressaten. Dementsprechend stellt sich die Auseinandersetzung der forensischen Psychiatrie mit juristischen Begriffen, Fragestellungen und Denkfiguren als Aufgabe, die unmittelbar Bestand forensisch-psychiatrischen Wissens wie auch forensisch-psychiatrischer Berufspraxis wird.

Die Bezeichnung „Forensische Psychiatrie" leitet sich vom lateinischen „forum", also Marktplatz ab. Dort war im alten Rom öffentlich Gericht gehalten worden, und entsprechend öffentlichkeitsaffin ist bis heute forensische Psychiatrie: Über kaum ein medizinisches Fach wird in den Medien häufiger und spektakulärer berichtet als über forensisch-psychiatrische Fälle und, besonders breit, über forensisch-psychiatrische Zwischenfälle.

H. Steinböck (✉)
Haar, Deutschland

S. Stübner
Zentrum für Stationäre Forensische Therapie, Rheinau, Schweiz
e-mail: susanne.stuebner@pukzh.ch

© Der/die Autor(en), exklusiv lizenziert an Springer-Verlag GmbH, DE, ein Teil von Springer Nature 2024
K. Keppler et al. (Hrsg.), *Medizin in Haft*,
https://doi.org/10.1007/978-3-662-69510-4_10

Im Folgenden wollen wir uns mit den beiden freiheitsentziehenden Maßregeln befassen, die psychisch kranke (§ 63 StGB) und suchtkranke Personen (§ 64 StGB) betreffen und als „Maßregelvollzug" zusammengefasst werden. Die Zweispurigkeit unseres Strafrechts bedeutet, dass der Regelfall strafrechtlicher Sanktionen von einem schuldfähigen Täter ausgeht, dessen Schuld durch eine dem Ausmaß dieser Schuld entsprechende (Geld- oder Freiheits-)Strafe quasi beglichen wird. Dagegen kann das Gericht auch bei fehlender Schuldfähigkeit oder im Nebenschluss zu einer bei Schuldfähigkeit verhängten Freiheitsstrafe eine „Maßregel der Besserung und Sicherung" anordnen, deren Zweck nicht Strafe ist, sondern Schutz der Allgemeinheit durch Unterbringung („Sicherung") und Therapie („Besserung").

Dieser doppelte Auftrag von Sicherung und Besserung beinhaltet ein erhebliches Spannungspotenzial, das in der Sache selbst liegt und insofern durch die beteiligten Personen nicht beseitigbar ist, sondern stets kritisch mitbedacht werden muss.

Eine besondere Betonung erfährt diese Doppelfunktion der Institution und ihrer Mitarbeiterinnen und Mitarbeiter dadurch, dass die ärztliche oder psychologische Leitung des Maßregelvollzugs – als Behördenleiterin – für die Sicherheit und für die Gewährung (oder Versagung) von Vollzugslockerungen und zugleich – als Ärztin oder Psychologin – auch für die Behandlung der untergebrachten Personen Verantwortung trägt (s. auch Kap. 11). Auch wenn somit die Letztentscheidung über Fragen der Sicherheit und der Therapie bei der Maßregelvollzugsleitung liegt, handeln sämtliche therapeutischen Mitarbeiterinnen und Mitarbeiter der Maßregelvollzugsklinik innerhalb dieses Spannungsfeldes zwischen Sicherungs- und Therapieauftrag.

Da die Arzt-Patient-Beziehung im Maßregelvollzug – ähnlich wie in der Justizvollzugsanstalt zwischen Gefangenem und Anstaltsarzt – nicht mit den sonst in Praxis oder Krankenhaus anzutreffenden Gegebenheiten vergleichbar ist und beispielsweise keine freie Arzt- bzw. Therapeutenwahl besteht und auch das Behandlungsbedürfnis zunächst häufig gar nicht seitens der untergebrachten Person, sondern seitens der Justiz bzw. des Staates gesehen wird, wird aus juristischer Sicht meist statt der Bezeichnung „Patient" die der „untergebrachten Person" benutzt. Im praktischen Maßregelvollzugsalltag verwenden aber die beteiligten Therapeuten wie auch die Pflegenden durchgängig den Patientenbegriff, schon deshalb, weil hierdurch die Notwendigkeit einer guten therapeutischen Beziehung betont wird, deren es – trotz des Fehlens bestimmter formeller Patientenmerkmale – auch im Maßregelvollzug bedarf, damit eine Behandlung wirksam werden kann. In diesem Punkt gelten auch hier die allgemeinen Befunde der (Psycho-)Therapieforschung (z. B. Grawe et al. 1994).[1]

Historisch gehen die Zweispurigkeit des Strafrechts und das Doppelmandat im Maßregelvollzug auf eine lange Debatte zwischen reformorientierten Psychiatern und Juristen in der zweiten Hälfte des 19. Jahrhunderts zurück, die das ausschließliche

---

[1] Da 90 % aller im Maßregelvollzug untergebrachten Personen männlichen Geschlechts sind, verwenden wir im weiteren Text für Patienten die männliche Form. Bei der Benennung der Mitarbeiter und Mitarbeiterinnen der Klinik werden wir willkürlich zwischen der weiblichen und der männlichen Form abwechseln, um so dem Gendergedanken zu entsprechen.

Schuldstrafrecht durch flexible, pädagogische und therapeutische Maßnahmen dem rückfallpräventiven Gedanken öffnen wollten, etwa der junge Emil Kraepelin, Franz von Liszt, Carl Stooss und in der Weimarer Republik Gustav Radbruch. Die Überlegungen stießen allerdings auf erhebliche verfassungsrechtliche Bedenken, was zwischen 1870 und 1933 immer wieder zur Zurückweisung entsprechender Gesetzesentwürfe führte, bis die faschistische Machtübernahme noch im Jahr 1933 mit dem Gewohnheitsverbrechergesetz alle Bedenken über Bord warf und das neue Instrument präventiver Unterbringung als exzessives Herrschaftsinstrument nutzte. Im Unterschied zur DDR setzte die BRD in der Nachkriegszeit den Maßregelvollzug in modifizierter Form fort. Gerade diese geschichtliche Kontinuität mahnt uns als im Maßregelvollzug Tätige, die grundsätzliche rechtliche wie politische Brisanz jahrelanger präventiver Unterbringung kritisch im Blick zu behalten. Auch unterstreicht dieser geschichtliche Hintergrund in besonderer Weise die Notwendigkeit externer, sich (auch) aus der Perspektive der untergebrachten Personen definierender Kontrollinstanzen.

10.1.1 Unterbringung im psychiatrischen Krankenhaus (§ 63 StGB)

Vollzugliche und strukturelle Besonderheiten des Maßregelvollzugs gemäß § 63 StGB

Die Unterbringung gemäß § 63 StGB wird vom Gericht angeordnet, weil die betreffende Person im Zustand aufgehobener oder erheblich verminderter Schuldfähigkeit ein Delikt begangen hat und vom Gericht im Zusammenhang mit der bei der Person festgestellten psychischen Erkrankung eine Gefahr der Begehung weiterer erheblicher Delikte gesehen wird, „durch welche die Opfer seelisch oder körperlich erheblich geschädigt oder erheblich gefährdet werden oder schwerer wirtschaftlicher Schaden angerichtet wird", wie es im Gesetzestext heißt. Die Unterbringungsdauer ist grundsätzlich unbefristet.[2] Die weitere Unterbringungsnotwendigkeit wird durch das zuständige Gericht – in der Regel die Strafvollstreckungskammer am Landgericht – einmal jährlich in persönlicher Anhörung überprüft. Hierzu hat die Klinik jeweils zuvor eine gutachterliche Stellungnahme vorzulegen (Geyer et al. 2017), insbesondere bei länger dauernden Unterbringungen holt das Gericht zusätzlich ein externes Prognosegutachten ein, um auf diese Weise klinikinterne Routinebegutachtungen zu vermeiden.

Die Unterbringung wird durch das Gericht beendet, wenn aus dessen Sicht die ursprünglich angenommene Gefahr nicht mehr in dem erforderlichen Ausmaß weiter besteht, sei es aufgrund der zwischenzeitlich erfolgten Behandlung, sei es aufgrund einer „Nachreifung" der untergebrachten Person. In seltenen Fällen kann sogar eine körperliche oder psychopathologische Verschlechterung mit einer günstigeren Legalprognose einhergehen, etwa im Rahmen von Alterung, körperlichen

---

[2] An dieser grundsätzlich fehlenden Befristung ändert erst einmal auch die Stärkung des Verhältnismäßigkeitsprinzips durch Bundesverfassungsgericht und Gesetzgeber nichts.

Zusatzerkrankungen oder auch bei weit fortgeschrittener Demenz, die die Bewegungs- und Handlungsfähigkeit der betreffenden Person erheblich einschränken.

Für die Behandlung bedeutet das genannte Doppelmandat der Maßregelvollzugsklinik, dass zum einen die Unterbringungsbedingungen so gestaltet werden müssen, dass eine Flucht („Ausbruch", „Entweichung") tunlichst verhindert wird, zum anderen aber dennoch ein therapeutischer Zugang ermöglicht wird. Bereits in der Zugangssituation zeigt sich damit die oben beschriebene Spannung zwischen Sicherungs- und Besserungsauftrag, und dieses Spannungsverhältnis bleibt bis zur Entlassung, wenn auch in abgewandelter Form, grundsätzlich bestehen.

Die Diagnosenverteilung in der Unterbringung gemäß § 63 StGB hat sich im Laufe der Zeit erheblich gewandelt. Während etwa Leygraf für den Zeitraum zwischen 1984–1986 in den Maßregelvollzugskliniken der damaligen BRD einen Schizophrenie-Anteil von nur 37,9 % gefunden hatte (Leygraf 1988), ergab beispielsweise eine Stichtagszählung vom 31.12.2020 in der forensischen Klinik im kbo-Isar-Amper-Klinikum München-Haar einen entsprechenden Anteil von 70 % aller gemäß § 63 StGB untergebrachten Personen. Ähnliche Zahlen werden auch aus anderen Maßregelvollzugskliniken berichtet. Die zweitgrößte Diagnosengruppe bilden Menschen mit Persönlichkeitsstörungen vom antisozialen, narzisstischen und Borderline-Typus. Viele der Untergebrachten weisen zusätzliche Diagnosen eines Suchtmittelkonsums auf. Unterrepräsentiert in Relation zur Krankheitsinzidenz und zur Patientenklientel in der Allgemeinpsychiatrie sind depressiv Erkrankte. Der Anteil geistig behinderter Personen im Maßregelvollzug ist regional sehr unterschiedlich und hängt offenbar von der Struktur der Versorgung dieser Personengruppe außerhalb der forensischen Psychiatrie ab (Muysers 2010). Im Zusammenhang mit dem demografischen Wandel der Gesellschaft nimmt, ähnlich der Situation in den Haftanstalten, auch im Maßregelvollzug der Anteil älterer untergebrachter Personen zu, was wiederum eine Zunahme hirnorganisch bedingter Beeinträchtigungen, insbesondere von demenziellen Erkrankungen, nach sich zieht.

Was die Indexdelikte angeht, handelt es sich zu einem großen Anteil um Gewaltdelikte. Die größte Gruppe bilden hierbei Körperverletzungen, gefolgt von Tötungsdelikten, Sexualstraftaten und Brandstiftung. Allerdings ist darauf hinzuweisen, dass der Bereich der Körperverletzungen im Hinblick auf die Tatschwere ein breites Spektrum bildet. Eigentums- und BtMG-Delikte spielen dagegen für die Unterbringung gemäß § 63 StGB eher eine untergeordnete Rolle.

Behandlung der Anlasserkrankung – der Weg durch die Anstalt

Die nachfolgenden Überlegungen beziehen sich auf die Behandlung der Anlasskrankheit, die die Grundlage der strafrechtlichen Unterbringung bildet. Dagegen kann bezüglich der Behandlung weiterer Erkrankungen auf die außerhalb des Maßregelvollzugs üblichen Vorgehensweisen verwiesen werden. Zum Rechtsanspruch auf die adäquate medizinische Versorgung wie auch auf die hiermit verknüpften Behandlungsvoraussetzungen, etwa des informierten Einverständnisses oder ggf. flankierender betreuungsrechtlicher Maßnahmen sei auf Kap. 11 verwiesen. Sowohl in rechtlicher als auch in medizinisch-praktischer Hinsicht gibt es für die Behandlung medizinischer Erkrankungen im Maßregelvollzug einige Besonderheiten, die Beachtung erfordern. Beispielsweise ist eine freie Arztwahl faktisch nicht gegeben, weil die quasi hausärztliche Aufgabe der Primärversorgung in der Hand der zuständigen Ärzte der forensischen Klinik liegt, also der Hausarzt nicht frei wählbar ist. Davon sowie von der Tatsache, dass es sich bei der hausärztlichen Tätigkeit um denselben Arzt oder dieselbe Ärztin handelt, der bzw. die auch in den Prozess der Vollzugslockerungen involviert ist, erfährt die Arzt-Patient-Beziehung eine spezielle Qualität, die ganz unterschiedliche Folgen nach sich ziehen kann. Im günstigen Fall kann eine von der untergebrachten Person als positiv geschätzte medizinische Behandlung, Schmerzlinderung o. ä. zu einer Art Halo-Effekt der Arzt-Patient-Beziehung mit einer Verbesserung der Kooperation auch auf dem Feld der Anlasskrankheit und des vollzuglichen Zusammenwirkens führen. Umgekehrt kann aber die medizinische Versorgung und das dazu erforderliche Vertrauensverhältnis auch unter einer Skepsis gegenüber den Anstaltsärztinnen leiden. Ähnlich verhält es sich bei der fachärztlichen Konsiliarversorgung und bei Verlegungen in externe Kliniken, etwa zu bauchchirurgischen Eingriffen. Auch in derartigen Fällen ist kaum eine oder wenn, dann je nach räumlichen und organisatorischen Möglichkeiten nur eine sehr eingeschränkte Wahlfreiheit gegeben. Dabei spielt Komorbidität in der Psychiatrie generell und speziell im Maßregelvollzug immer eine große Rolle, sowohl in Bezug auf das kombinierte Auftreten von mehreren psychischen Erkrankungen als auch in Bezug auf zahlreiche somatische Begleiterkrankungen, insbesondere bei schizophrenen und affektiven Störungen bei Sucht ebenso wie bei demenziellen Zuständen, von kardiovaskulären Erkrankungen über Stoffwechselstörungen bis zu bislang unentdeckten oder verschleppten Karzinomen.

Betrachten wir nun den Weg des Patienten durch die Maßregel des § 63 StGB, so beginnt diese im Allgemeinen in der besonders gesicherten *Aufnahmestation*. Hier wird der Patient im Hinblick auf gefährliche Gegenstände durchsucht, über seine Rechte informiert und in einer ersten ärztlichen Untersuchung sowohl medizinisch als auch bezüglich einer möglichen Selbst- oder Fremdgefahr eingeschätzt. Gegebenenfalls ist Kontakt mit einer vom Patienten angegebenen Vertrauensperson, mit Angehörigen oder, sofern vorhanden bzw. bekannt, mit dem rechtlichen Betreuer aufzunehmen, wobei zuvor eine Schweigepflichtentbindung vom Patienten einzuholen ist. Aus dem multiprofessionellen Behandlerteam wird dem Patienten innerhalb der ersten Tage nach der Aufnahme sowohl ein Bezugstherapeut (Ärztin, Psychologe oder Sozialpädagogin) als auch eine Bezugspflegeperson zugeteilt. Beide Bezugspersonen werden den Patienten in engem Austausch untereinander wie auch mit dem Behandlungsteam auf der Ebene der Einzelpsychotherapie bzw. in Fragen der Gestaltung des Stationsalltags begleiten.

Auch im Maßregelvollzug gilt, dass die Behandlung der Anlasskrankheit ebenso wie evtl. weiterer Erkrankungen das informierte Einverständnis der untergebrachten Person voraussetzt. Auch wenn die gemäß § 63 StGB untergebrachten Personen die verfahrensgegenständliche Tat im Zustand der verminderten oder aufgehobenen Schuldfähigkeit begangen haben, bedeutet dies nicht automatisch das Fehlen eines freien (bzw. natürlichen) Willens bezüglich der ärztlich für indiziert gehaltenen Behandlung. Es lässt sich vielmehr feststellen, dass die Erheblichkeit der vorgebrachten

Willensäußerungen auch im Maßregelvollzug nach § 63 StGB für die meisten Fälle bejaht werden muss.

Sofern eine *akute Fremd- oder Selbstgefahr* gesehen wird, ist dieser mit den Mitteln zu begegnen, die fachlich als notwendig, voraussichtlich wirksam und verhältnismäßig eingeschätzt werden und gemäß dem jeweils gültigen landesrechtlichen Maßregelvollzugsgesetz zulässig sind, also etwa durch entsprechende Beziehungs- und Kontaktangebote, Beschäftigungsmöglichkeiten oder medikamentöse Unterstützung. In Einzelfällen können in diesem Zusammenhang auch besondere Sicherungsmaßnahmen wie eine zeitlich eng begrenzte Absonderung im reizarmen Einzelzimmer („Isolierung") oder eine mechanische Beschränkung durch vorübergehendes Festbinden („Fixierung") sein. In den zuletzt genannten Fällen ist eine richterliche Genehmigung einzuholen, die auch eine zeitliche Befristung einschließt. Bei Fixierungen ist die durchgängige physische Anwesenheit einer geschulten Betreuungsperson erforderlich, die im direkten visuellen und verbalen Kontakt mit dem Patienten bleibt und jederzeit unterstützend eingreifen kann. Sollte, nach ernsthaften und über eine ausreichend lange Zeitspanne unternommenen Bemühungen um die Gewinnung des (informierten) Einverständnisses des Patienten, eine Zwangsmedikation unumgänglich erscheinen, ist entsprechend den landesrechtlichen Vorgaben vorzugehen. Hierzu gehört ein schriftlicher Antrag der zuständigen Ärztin an das Amtsgericht, ein schriftliches Sachverständigengutachten durch einen nicht mit der Behandlung befassten Arzt und eine persönliche Anhörung des Patienten durch die Richterin. Sofern das Gericht Einwilligungsunfähigkeit feststellt und die Zwangsmedikation genehmigt, erfolgt diese Genehmigung zum einen zeitlich befristet, zum andern bleibt die Durchführung der Zwangsbehandlung in der Verantwortung der zuständigen Ärzte, was auch die Verpflichtung einschließt, sich jederzeit vom weiteren Vorliegen der Voraussetzungen der Zwangsmaßnahme zu überzeugen. Liegen die Voraussetzungen nicht mehr vor, sind die Zwangsmaßnahmen auch dann einzustellen, wenn die richterliche Genehmigungsfrist noch nicht abgelaufen ist. Der Maßregelvollzug unterscheidet sich also im Hinblick auf die juristische Einbindung und Kontrolle von Zwangsmaßnahmen nicht wesentlich von der Allgemeinpsychiatrie.

Nicht unterschätzt werden sollte allerdings das Problem, dass der Freiwilligkeit im Maßregelvollzug eine besondere, über die Situation in anderen Zusammenhängen hinausweisende Qualität zukommt. Denn hier handelt es sich um eine Freiwilligkeit unter auf Jahre angelegten, unfreien Bedingungen: Gerade weil die strafrechtliche Unterbringung selbst vom Gericht angeordnet ist und in dessen Auftrag durch die forensische Klinik aufrechterhalten wird, ist für den Patienten der ihm verbliebene Freiheitsrest – einer psychotherapeutischen Maßnahme, der Einnahme eines Medikaments, der Teilnahme an einer Beschäftigung oder der Einschränkung seiner Bewegungsfreiheit auf der geschlossenen Station zuzustimmen oder sie abzulehnen – nicht zuletzt unter dem Aspekt seiner Menschenwürde essenziell.

Aus diesen Gründen muss auch im Maßregelvollzug versucht werden, Methoden der Gewaltreduktion bzw. Gewaltvermeidung anzuwenden, wie sie in der Allgemeinpsychiatrie leitliniengerechtem Vorgehen entsprechen. Zu einer in diesem Sinne guten klinischen Praxis gehören etwa folgende Vorgehensweisen (Steinert et al. 2019, S. 15 f.):

- eine quantitativ und qualitativ ausreichende Personalausstattung,
- eine gestufte technische und organisatorische Sicherung,
- Restriktionen so wenig wie möglich, aber auch so viel wie nötig,
- teambezogene Schulungsmaßnahmen zur Gewaltvermeidung,
- Behandlungsvereinbarungen,
- regelhafte Einbeziehung von Angehörigen,
- kooperative Entscheidungsfindungen mit den Patienten,
- Angebote unabhängiger Beschwerdeinstanzen,
- besondere Berücksichtigung geschlechts- und kulturspezifischer Bedürfnisse,
- Öffentlichkeitsarbeit,
- Entstigmatisierung,
- Krisendienste,
- Trialog und eine enge und vertrauensvolle Kooperation im gemeindepsychiatrischen Hilfesystem,
- indirekt gewaltpräventiv wirkt auch ein dem wissenschaftlichen Erkenntnisstand entsprechendes therapeutisches Angebot.

Fast alle diese genannten Vorgehensweisen lassen sich, ggf. in Abwandlungen, auf den Maßregelvollzug übertragen (z. B. Steinböck 2019a, b).

Zur *Personalausstattung* gibt es zwar keine rechtlich verbindlichen Maßstäbe, wie diese für die Allgemeinpsychiatrie in Form der „Psychiatrie-Personalverordnung" (PsychPV) bzw. seit 01.01.2020 in Form der „Richtlinie über die Personalausstattung in psychiatrischen, pychosomatischen und kinder- und jugendpsychiatrischen Kliniken" (PPP-RL) (Gemeinsamer Bundesausschuss 2022) vorliegen, es gibt aber an diesen Vorgaben angelehnte Empfehlungen, etwa die Personalanhaltszahlen für den Maßregelvollzug in Baden-Württemberg und Hessen oder auch die Behandlungsstandards seitens der psychiatrischen Fachgesellschaft Deutsche Gesellschaft für Psychiatrie und Psychotherapie, Psychosomatik und Nervenheilkunde (DGPPN) (Müller et al. 2017). Ein Urteil des Europäischen Gerichtshofs für Menschenrechte (EGMR) vom 07.01.2016 (Individualbeschwerde Nr. 23279/14) hatte beispielsweise als personelle Mindestausstattung einer Abteilung für 30 gemäß § 66 StGB sicherungsverwahrte Personen einen Psychiater, vier Psychologinnen, fünf Sozialarbeiter und 25 Mitarbeitende des allgemeinen Vollzugsdienstes postuliert; diese Zahlen sollten im Maßregelvollzug keinesfalls unterschritten werden. An die Stelle des allgemeinen Vollzugsdienstes muss im Maßregelvollzug psychiatrisch geschultes Pflegepersonal zur Alltagsunterstützung treten, das entweder zusätzlich Sicherheitsaufgaben wahrnimmt oder darin durch einen hauseigenen Sicherheitsdienst unterstützt wird. Außerdem besteht ein Bedarf an Sport-, Kunst- und Musiktherapeuten für nonverbale Therapien sowie an Lehrkräften zum Nachholen von

Schulabschlüssen und für die Verbesserung der Deutschkenntnisse von zahlreichen Untergebrachten mit Migrationshintergrund, aber auch zum Erwerb bislang nicht verfügbarer basaler Kulturfertigkeiten wie Lesen, Schreiben und Rechnen. Ergotherapeuten kümmern sich einerseits, auch um der Gefahr des Hospitalismus entgegenzuwirken, um tagesstrukturierende Beschäftigungen. Andererseits versuchen sie, besonders den jüngeren Patienten die draußen von ihnen erwarteten Arbeitstugenden wie morgendliches Aufstehen, Regelmäßigkeit des Tagesrhythmus, Durchhalten und handwerkliche Fähigkeiten zu vermitteln. Ein Problem bleiben die geringen Geldbeträge, die die Patienten für ihre Arbeitstätigkeit von der Klinik erhalten und die die Kostenträger durch Umdefinition des „Arbeitslohns" in „Arbeitsbelohnung" zu rechtfertigen versuchen. Zwar vermögen die Patienten auch für den Fall, dass sie in der Klinik gute und effektive Arbeit verrichten, bislang keine angemessenen Rentenansprüche aufzubauen, es ist aber mittelfristig zu erwarten, dass es hier durch eine Übertragung der jüngeren Rechtsprechung zur Gefangenenarbeit auch im Maßregelvollzug zu einer entsprechenden, resozialisierungskompatiblen Änderung kommen wird (BVerfG 2023).

Die *Behandlung* im Maßregelvollzug fußt auf zwei Konzepttypen unterschiedlicher Reichweite: zum einen auf allgemeinen, „kriminaltherapeutischen" Prinzipien, zum andern auf sog. störungsspezifischen, also auf spezielle Krankheitsbilder bezogenen Empfehlungen.

Einen *allgemeinen, „kriminaltherapeutischen" Orientierungsgrundsatz* bietet das sog. *Risk-Need-Responsivity-Prinzip* (RNR) (Andrews und Bonta 2023). Es ist empirisch gut belegt, weist freilich einen recht hohen Abstraktionsgrad auf. Das Risk-, also Risiko-Prinzip, soll uns als Therapeuten zu jeder Zeit vor Augen halten, dass die Behandlung quasi unter dem Aspekt des jeweils immer wieder aktuell einzuschätzenden Risikos und letztlich zu dessen Reduktion erfolgt; deshalb fordert das Risiko-Prinzip, das deliktische Rückfallrisiko über valide Methoden zu erheben und stets eine Entsprechung zwischen Interventionsintensität und Risiko zu beachten. Das Need-, also Bedürfnis-Prinzip, impliziert, dass Interventionen auf Merkmale abzuzielen haben, die im Zusammenhang mit dem kriminellen Verhalten stehen („criminal needs"). Das Responsivity-, also Ansprechbarkeits-Prinzip, schließlich verlangt eine Anpassung der Therapiemethoden an Lernstil und Fähigkeiten des Patienten. Das RNR-Modell sieht acht Risikofaktoren für kriminelles Verhalten, die Ansatzpunkte für therapeutische Ziele bilden können. Diese „central eight" sind:

- kriminelle Vorgeschichte – sie ist zwar nicht veränderbar, stellt aber gewissermaßen den Ausgangspunkt der Behandlung dar;
- antisoziale Persönlichkeitsmuster;
- prokriminelle Einstellungen;
- Unterstützung kriminellen Verhaltens durch das soziale Umfeld;
- Alkohol- und Drogenmissbrauch;
- dysfunktionale familiäre/eheliche Beziehungen;
- Scheitern in Schule/Arbeit sowie
- antisoziale Freizeitaktivitäten.

Für den therapeutischen Umgang mit diesen Central Eight raten Andrews und Bonta v. a. zu drei Behandlungsstrategien:

- Als günstig erwies sich die Anwendung kognitiver sozialer Lernstrategien wie prosoziales Modelllernen, Problemlösen und angemessene Verwendung von Verstärkung.
- Es sollte eine tragfähige therapeutische Beziehung aufgebaut werden, um den therapeutischen Einfluss auf den Patienten durch eine warmherzig engagierte Kommunikation, Respekt und Akzeptanz zu optimieren.
- Das Kontingenz-/Strukturierungsprinzip trachtet danach, die Richtung des interpersonellen Einflusses – prosozial vs. antisozial – durch gezielte Beachtung und Strukturierung der Inhalte, die in der Beziehung verstärkt werden, aktiv zu lenken.

Dieses Modell hat man auf die pointierte Formulierung zusammengefasst, die Behandler und Behandlerinnen sollten sich um einen Umgangsstil „firm but fair" bemühen, der als „empathisch, aber direktiv" bezeichnet werden könne. Dem Patienten sei mit Respekt und Akzeptanz zu begegnen, nicht aber dem delinquenten Verhalten (Müller-Isberner et al. 2017, S. 179).

Eine etwas andere, aber ebenfalls relativ allgemeine, durchaus mit dem RNR-Prinzip kompatible Orientierung bieten weitere Behandlungsmodelle, so das Good-Lives-Modell (GML) (Laws und Ward 2011), das Recovery-Prinzip (Harrison et al. 2001; Barker und Buchanan-Barker 2013) und das Rückfallvermeidungsmodell (Laws 1989).

Das *Good-Lives-Modell* geht von der Grundannahme aus, dass sich eine zufriedenstellende Lebensführung präventiv auf die zukünftige Straffälligkeit einer Person auswirkt. An die Stelle bloßer Verzichts- und Verbotsforderungen setzt dieses Behandlungsmodell deshalb die Unterstützung bei der prosozialen Befriedigung sog. Grundbedürfnisse, z. B. Wissen, Autonomie, Verbundenheit, Gemeinschaft und Spiritualität.

Das *Recovery-Prinzip* wird theoretisch besonders in den Pflegewissenschaften thematisiert und in der Selbsthilfebewegung als hilfreich geschätzt. Es beruht auf den drei Säulen Hoffnung, Selbstbestimmung und Partizipation. Gerade weil in der Praxis des forensisch-psychiatrischen Krankenhauses diese drei Begriffe so fern erscheinen, macht deren kritische Diskussion hier Sinn – sowohl für die im Maßregelvollzug untergebrachten Patienten als auch für die dort Beschäftigten.

Wie das Good-Lives- und das Recovery-Modell wurde auch das *Rückfallvermeidungsmodell* ursprünglich nicht im Zusammenhang mit der forensischen Psychiatrie, sondern in der Suchtentwöhnung entwickelt, dann aber für die Behandlung von Straftätern – mit und ohne psychische Erkrankungen – modifiziert. In diesem Modell wird die Straftat als Element einer Verhaltenskette aufgefasst. Das Zustandekommen der Tat wird, so das Modell, angestoßen durch sich aufschaukelnde, interne und externe Faktoren, die gemeinsam mit dem Patienten als Delinquenzspirale zu rekonstruieren versucht werden. Dabei kann sich herausstellen, dass diese Spirale im Falle dieses Patienten intern durch bestimmte Gedanken, Fantasien, Wahrnehmungen, Gefühle, extern durch die Verfügbarkeit von Alkohol, Drogen, Waffen oder potenziellen Opfern in Gang gesetzt wurde. Therapieziel ist angesichts dieser Delinquenzhypothese die individualisierte Risikoreduktion durch eine möglichst frühe Unterbrechung der zum Delikt hinführenden Verhaltenskette. Ähnlich dem Vorgehen in sozialtherapeutischen Abteilungen soll der Patient auch im Maßregelvollzug vor der Entlassung einen entsprechenden Risikovermeidungsplan erarbeitet haben.

Neben diesen eher globalen und „kriminaltherapeutischen" Prinzipien gibt es einige *störungsspezifische Behandlungsansätze*, die sowohl aufgrund klinischer Erfahrung als auch in empirischen Studien als wirksam konsentiert wurden und in den entsprechenden Leitlinien durch die zuständigen Fachgesellschaften dokumentiert sind (AWMF 2023). Zu diesen zählen beispielsweise die Diagnostik und Behandlung schizophrener Psychosen (Hasan et al. 2020), affektiver Störungen, intelligenzgeminderter Patienten, von Menschen mit organisch begründbaren Psychosen oder von solchen mit Persönlichkeitsstörungen, insbesondere vom Borderline-Typ. Auch für paraphile Patienten wurden Leitlinien entwickelt, insbesondere zur medikamentösen Behandlung. Dabei wird ein Algorithmus unterschiedlicher Behandlungsebenen in Abhängigkeit von Ausprägungsgrad und Fremdgefährdung der jeweiligen Paraphilie vorgeschlagen. Als nach wie vor wichtigste medikamentöse Option zur Behandlung schwerer Paraphilien wird die Gabe von Gonadotropin-Releasing-Hormon (GnRH)-Analoga empfohlen (Thibaut et al. 2020).

Wesentlich für die Anwendung störungsspezifischer Ansätze ist es jedoch, und so verstehen sich diese auch, sie *nicht als starre Vorgaben* den Patienten überzustülpen, *sondern* die Leitlinien – in deren Kenntnis (!) – *individuell an die Bedürfnisse der Patienten anzupassen,* aber auch die jeweilige Relevanz der einzelnen Behandlungsziele mit dem deliktischen *Rückfallrisiko abzugleichen.* Dabei kann es durchaus sinnvoll, ja notwendig sein, bewusst von den Leitlinien abzuweichen, um über kreative Umwege oder Alternativen eine langfristige, vom Patienten mitgetragene Therapiekonzeption zu erarbeiten. Tut man dies, ist es allerdings innerhalb des forensischen Kontexts noch wichtiger als außerhalb, solche Abweichungen von den Leitlinien sowie eine rationale, nachvollziehbare Begründung hierzu zu dokumentieren.

Abweichungen von den Leitlinien finden sich interessanterweise nicht nur in vermeintlich „weicheren" Feldern wie in den institutionell vorgehaltenen psychotherapeutischen Angeboten, sondern auch in so „harten" Behandlungsinstrumenten wie der psychopharmakologischen Behandlung. So zeigte die Auswertung von Medikamentenstichtagserhebungen am Beispiel des Isar-Amper-Klinikums München Ost für die Jahre von 2014–2019 neben Gemeinsamkeiten auch signifikante Unterschiede zwischen Maßregelvollzug (n = 4590) und Allgemeinpsychiatrie (n = 5136): Die Dosierung lag im Maßregelvollzug höher, und auch die Substanzauswahl unterschied sich durch eine deutlich häufigere Gabe von Clozapin. Dies mag darauf hinweisen, dass forensische Patienten schwerere und häufiger therapierefraktäre Erkrankungen aufweisen und dass in der Forensik die antiaggressive Wirkkomponente von Clozapin eine größere Rolle als in der Allgemeinpsychiatrie spielt (Stübner et al. 2021).

Im Allgemeinen wird man bei ausgeprägten psychopathologischen Auffälligkeiten, etwa bei psychotischen Erkrankungen, durch die Behandlung eine Besserung der psychopathologischen Symptome anstreben. So selbstverständlich dies auf den ersten Blick klingt, ist aber im Einzelfall zu prüfen, ob diese psychopathologische Besserung tatsächlich auch mit einer Besserung der kriminellen Rückfälligkeit einhergeht und insofern Voraussetzung für eine Entlassung aus dem Maßregelvollzug (oder für Vollzugslockerungen) ist. Dies dürfte v. a. der Fall sein, wenn zwischen Psychopathologie und Kriminalität ein innerer Zusammenhang besteht, etwa bei einem handlungsleitenden Wahn. Stellt die Psychopathologie dagegen nur einen von zahlreichen ungünstigen Prognosefaktoren dar, kann es sein, dass durch die Entschärfung der anderen Faktoren – chaotische Lebensführung, Obdachlosigkeit, Drogenkonsum, toxische intrafamiliäre Beziehungsmuster – mit der Gestaltung eines günstigen sozialen Empfangsraums die Legalprognose so weit verbesserbar ist, dass trotz der noch (aus unserer Außenperspektive) unbefriedigenden psychopathologischen Situation nunmehr die Entlassung empfohlen werden kann.

Gerade in solche Überlegungen spielt notwendig die Frage der Verhältnismäßigkeit der Unterbringung eine zentrale Rolle. Als Ärztinnen und Psychologinnen sind wir gewohnt, die Verhältnismäßigkeitsfrage zumindest bezüglich der Freiheitsentziehung und deren Ausmaß als juristische Kategorie zu betrachten. Ihre Berücksichtigung ist aber schon immer auch eine klinische Aufgabe, und spätestens mit der stärkeren Gewichtung des Verhältnismäßigkeitsprinzips im Maßregelvollzug durch das Bundesverfassungsgericht muss man Erwägungen zu diesem Thema im Grunde bei allen vollzuglichen wie therapeutischen Maßnahmen im Maßregelvollzug im Blick behalten (Steinböck 2017).

In besonderem Maß betrifft dies die *Vollzugslockerungen*. Sie sind über die Maßregelvollzugsgesetze der Länder formalisiert und werden in multiprofessionell besetzten Klinikkonferenzen vorgeschlagen, diskutiert und durch die Maßregelvollzugsleitung beschlossen (oder abgelehnt). Kammeier und Pollähne haben darauf hingewiesen, dass es eigentlich nicht um eine „Lockerung" des Vollzugs geht, also nicht etwa um eine Art von Freundlichkeitsbezeugung der Klinik gegenüber dem Patienten, sondern um die Rücknahme nicht mehr zwingend erforderlicher Restriktionen, und dass es sich bei dieser Rücknahme um einen Rechtsanspruch des Untergebrachten handelt (Kammeier und Pollähne 2018, S. 257 ff.).

Vollzugslockerungen werden in Form von Lockerungsstufen definiert, die zwar von Bundesland zu Bundesland etwas variieren, letztlich aber ganz ähnlich zu beschreiben sind. In Bayern beispielsweise[3] bedeutet:

- Stufe 0 – keine Lockerung.
- Stufe A – Ausgang in Begleitung eines Bediensteten.
- Stufe B – Ausgang unbegleitet im nichtumzäunten Klinikgelände.
- Stufe C – Stadtausgang unbegleitet.
- Stufe D – Beurlaubung (mit Übernachtung außerhalb der Klinik).
- Probewohnen – Beurlaubung bis maximal 18 Monate.

---

[3]Art. 16 – 21 BayMRVG.

Bei einem Teil der Stufen muss vor der Umsetzung die Vollstreckungsstaatsanwaltschaft bzw. die Polizei „gehört" werden. Ähnliches gilt für eine Gruppe untergebrachter Personen mit besonders schwerwiegenden Delikten in der Vorgeschichte, die die Bezeichnung „Personen mit besonderem Sicherungsbedürfnis"[4] führen. Irreführend ist die Bezeichnung deshalb, weil die Schwere eines Vordelikts nicht ohne weiteres in einem empirischen Zusammenhang mit einem höheren Rückfall- oder Fluchtrisiko steht. Was in solchen Fällen allerdings regelmäßig erhöht ist, ist das politische Risiko der lockernden Klinik und deren Repräsentanten, bei Zwischenfällen am Pranger der medialen Verurteilung zu stehen.

Zweck des stufenweisen Vorgehens ist zum einen die Reduktion des Risikos für die Allgemeinheit, indem die relativ wenig überschaubare Entweder-oder-Entscheidung „keine" vs. „maximale" Lockerung in kleinere Schritte zerlegt wird, deren Kontextbedingungen jeweils besser abschätzbar sind und die jeweils über längere Zeit erprobt werden können.

Zum andern stellen die Vollzugslockerungen integrale Therapiebestandteile dar, indem sie extrinsische Motivationshilfen („Verstärker") bilden und zugleich Felder für Probehandeln, auch im Sinne des Ausprobierens neuer Handlungsoptionen und des Erwerbs neuer, „guter" Erfahrungen anstelle des bisherigen kriminellen oder störungsspezifisch-regressiven Lebensstils bieten.

Im Alltag des Maßregelvollzugs ist es das Gericht, das die Verhältnismäßigkeitsfrage am Beginn – bei der Anordnung im Urteil – und am Ende der Unterbringung – im Entlassungsbeschluss der Strafvollstreckungskammer – zu beantworten hat. Sowohl dazwischen – bei den Vollzugslockerungen – als auch in der Planung und Vorbereitung des sozialen Empfangsraums stellt sich diese Frage aber zunächst der Klinik, v. a. der Maßregelvollzugsleitung. Sie ist hierbei gehalten, explizit zu bestimmten Entscheidungszeitpunkten, etwa in der Lockerungskonferenz, in der multiprofessionell über die Gewährung oder Verwehrung einer Vollzugslockerung beraten wird, aber auch implizit während des gesamten Vollzugsalltags *Risikoeinschätzungen* vorzunehmen (s. dazu das Kap.).

Entlassungsvorbereitung

Der sorgfältigen *Vorbereitung der Entlassung* kommt eine zentrale Rolle für den Erfolg der Maßregel zu. Neben der Unterstützung zur Überwindung allfällig erworbener Hospitalisierungsschäden (z. B. Goffman 1961/1973; Basaglia 1968/1973) stehen die Lebensbereiche der Stabilisierung oder Reaktivierung extramuraler Kontakte, insbesondere auch zu Angehörigen, die Aufnahme einer Ausbildung oder beruflichen Tätigkeit oder, je nach Belastbarkeit, einer sonstigen tagesstrukturierenden Beschäftigung und eines – häufig unterstützten bzw. betreuten – Wohnens im Vordergrund.

Um diese Entlassungsvorbereitungen während einer Übergangszeit erproben und einüben zu können, hat sich im Allgemeinen ein mehrmonatiges Probewohnen bewährt. Hinzu kommen, möglichst schon parallel zum Probewohnen, das Kennenlernen und erste Gespräche mit dem Therapeuten oder der Therapeutin, der bzw. die

---

[4] Art. 19 Abs. 1 BayMRVG.

die Nachsorgebehandlung im Anschluss an die Klinikentlassung fortführen soll. Schon jetzt ist auch die Frage der Kostenträgerschaft sowohl für die weitere ambulante Therapie – Stichwort Krankenversicherung – als auch für die Wohnungsmiete oder für das Wohnen im betreuten Einzelwohnen (BEW), in der therapeutischen Wohngemeinschaft (TWG) oder auch im beschützten Wohnheim zu klären.

Obwohl sich im Bewusstsein vieler Mitarbeiterinnen des Maßregelvollzugs die Notwendigkeit der Entlassungsvorbereitung meist erst im fortgeschrittenen Lockerungsprozess und damit üblicherweise nach einer mehrjährigen Unterbringungszeit ergibt, haben wir uns dieser Notwendigkeit eigentlich schon vom Beginn der Unterbringung an und oft sogar noch früher, nämlich während der einstweiligen Unterbringung zu stellen.

Vor der Unterbringung gemäß § 63 StGB durch das Urteil des erkennenden Gerichts steht nicht bei allen, aber doch bei den meisten Patienten eine einstweilige Unterbringung gemäß *§ 126a StPO*. Während dieser Zeit gilt zwar noch bezüglich der Täterschaft die Unschuldsvermutung, der Proband hat das Recht, zu schweigen, und er wird sich auch legitimer Weise gemeinsam mit seinem Verteidiger über mögliche Entlastungsstrategien beraten. Zugleich ist es aber auch eine Zeit, in der das vorgehaltene Delikt, sollte der Proband der Täter gewesen sein, noch in dessen aktueller Erinnerung ist, Verleugnung und Verdrängung noch nicht so eingefahren sind, und die Aussicht auf eine womöglich jahrelange Unterbringung mag auch der Motivation der einstweilig untergebrachten Person zur Suche nach einer Alternative förderlich sein. Deshalb erscheint es sowohl ethisch gerechtfertigt als auch therapeutisch sinnvoll, diesen zwischen einem halben und einem ganzen Jahr, manchmal sogar noch länger sich hinziehenden Zeitraum der einstweiligen Unterbringung für die Auslotung der Aussicht auf eine Aussetzung der Unterbringung zugleich mit deren Anordnung (§ 67b StGB) und ggf. für die Vorbereitung darauf zu nutzen. Dies ist aus unserer Sicht auch eine aktiv zu gestaltende Aufgabe der forensischen Klinik. Wie die entsprechenden Schritte aussehen können, haben wir an anderer Stelle ausführlich beschrieben (Steinböck 2019c, S. 113–118). Zu diesen Schritten gehören – neben diagnostischen und therapeutischen Maßnahmen – insbesondere eine ausführliche Aufklärung des Patienten über seine Rechte während der einstweiligen Unterbringung, die Klarstellung, dass die Entscheidung über die weitere Unterbringung oder Aussetzung ausschließlich Sache des Gerichts ist, und eine maximale Transparenz gegenüber Gericht, Staatsanwaltschaft und Verteidigung. Für den Zeitraum zwischen 2011 und 2016 konnte mit diesem Vorgehen in der forensischen kbo-Klinik München-Ost erreicht werden, dass von den insgesamt 303 einstweilig Untergebrachten nur ein gutes Drittel (n = 123) zum Urteilszeitpunkt gemäß § 63 StGB untergebracht wurde, dass aber bei der Hälfte (n = 149) eine Entlassung bzw. Aussetzung der Unterbringung zugleich mit der Anordnung erfolgte. Dass der Bedarf nach einem solchen aktiven Vorgehen auch künftig weiter bestehen dürfte, legt nicht zuletzt die aktuelle Entwicklung mit einer weiteren Zunahme der Zahl einstweilig untergebrachter Personen nahe (Opgen-Rhein et al. 2023).

Funktionieren kann dies nur mithilfe einer engagierten und personell gut ausgestatteten *forensischen Ambulanz*. Solche forensischen Ambulanzen werden mittlerweile in allen Bundesländern vorgehalten und sind meist an die forensischen Kliniken angeschlossen. Empirische Studien belegen, auch auf internationaler Ebene, die hohe Effektivität der forensischen Ambulanzen (z. B. Steinböck et al. 2004). Sie arbeiten multiprofessionell, aktiv aufsuchend und nach den bekannten RNR-Prinzipien (s. Abschn. 10.2.2). In den meisten Fällen sind sie Bestandteil der Bewährungsauflagen, sodass der Kontakt zur Ambulanz verbindlich abgesichert ist. Trotz Ähnlichkeiten mit der Bewährungshilfe unterscheiden sich die forensischen Ambulanzen durch ihren höheren theoretischen und Erfahrungshintergrund bezüglich spezifisch psychiatrischer Inhalte; auch besitzen sie die fachliche Kompetenz, den Patienten medikamentös zu versorgen. Von niedergelassenen Psychiatern oder Beratungsstellen unterscheidet sich die forensische Ambulanz durch die Bereitschaft und die Fähigkeit, den Patienten bei Fernbleiben zuhause aufzusuchen (natürlich unter Wahrung der Privatsphäre – die Wohnung des Patienten, auch sein Zimmer in einer therapeutischen Wohngemeinschaft, ist ein geschützter Bereich, der durch die Ambulanzmitarbeiterinnen nur mit seinem Einverständnis betreten werden darf!) und ihn bei Bedarf nachgehend zu betreuen. Darüber hinaus sind sie mit den Methoden der Risikoeinschätzung besser vertraut und verfügen ggf. über kurze Informationswege zu Bewährungshilfe, Justiz und Polizei.

10.1.2 Unterbringung in der Entziehungsanstalt (§ 64 StGB)

Insbesondere bei dieser Klientel gibt es Überlappungen mit der Haftpopulation.

Die Unterbringung in der Entziehungsanstalt ist in § 64 StGB geregelt (Neufassung vom 01.10.2023). Gemäß Gesetzestext soll die Unterbringung erfolgen, wenn eine Person „den Hang" hat, alkoholische Getränke oder andere berauschende Mittel im Übermaß zu sich zu nehmen und sie wegen einer rechtswidrigen Tat, die „überwiegend" auf ihren Hang zurückgeht, „verurteilt oder nur deshalb nicht verurteilt wird, weil ihre Schuldunfähigkeit erwiesen oder nicht auszuschließen ist", und wenn die „Gefahr" besteht, dass sie infolge ihres Hanges erhebliche rechtswidrige Taten begehen wird.

Die Unterbringung kann also – im Gegensatz zur derjenigen gemäß § 63 StGB, die das Vorliegen einer verminderten Schuldfähigkeit oder einer Schuldunfähigkeit voraussetzt – unabhängig davon erfolgen, was bereits eine Überlappung mit der Haftpopulation anlegt.

In der Neufassung des Gesetzestextes wird ferner ausgeführt, dass der „Hang" eine „Substanzkonsumstörung" erfordert, „infolge derer eine dauernde und schwerwiegende Beeinträchtigung der Lebensgestaltung, der Gesundheit, der Arbeits- oder der Leistungsfähigkeit eingetreten ist und fortdauert".

Ferner ist festgelegt, dass die Anordnung nur dann ergeht, wenn „aufgrund tatsächlicher Anhaltspunkte zu erwarten ist", die Person durch die Behandlung innerhalb einer Frist (von 2 Jahren)[5] „zu heilen oder über eine erhebliche Zeit vor dem Rückfall in den Hang zu bewahren und von der Begehung erheblicher rechtswidriger Taten abzuhalten, die auf ihren Hang zurückgehen".

Die Novellierung erfolgte nach Vorschlägen einer Bund-Länder-Arbeitsgruppe (BL-AG 2022), da es in den letzten Jahren zu einem Anstieg der Unterbringungszahlen gekommen war, was die Maßregelvollzugseinrichtungen beklagt hatten (z. B. Querengässer 2020; Riedemann 2022), ebenso wie eine Verlängerung der Unterbringungsdauern und eine Änderung der Klientel hin zu schwierigen und komorbiden Verläufen (z. B. Bezzel et al. 2021; BL-AG 2022; Berthold und Riedemann 2022; Berthold et al. 2023).

Auch für das Entlassprozedere war ein Novellierungsbedarf gesehen worden, da ein weiterer Grund für die Überfüllung in der Attraktivität von § 64 StGB für eine straffällige Person bzw. deren Verteidigung in einem „sachwidrigen Anreiz" gesehen wurde: Unabhängig von einer etwaigen Therapiemotivation konnte eine Unterbringung in der Entziehungsanstalt gemäß § 64 StGB bisher auch deshalb attraktiv erscheinen, weil gemäß § 67 Absatz 5 Satz 1 StGB eine Entlassung zum Halbstrafenzeitpunkt im Gegensatz zur Haft leichter erreichbar war (Gesundheitsministerkonferenz 2019, zitiert nach BL-AG 2022). Auch insofern ließ sich eine Überlappung der Klientel mit der Haftpopulation erkennen.

Einen umfassenden Überblick über die gesamte Problemstellung und die Hintergründe der Notwendigkeit einer Überarbeitung von § 64 StGB gibt der Abschlussbericht der BL-AG (2022). Die tatsächlichen Auswirkungen der Gesetzesreform bleiben abzuwarten, wobei sich eine mögliche Reduktion der Zuweisungszahlen und eine bessere Trennschärfe hinsichtlich des Therapieoutcomes abzeichnen (Schwarz und Stübner 2023).

Eine weitere Besonderheit der Unterbringung in der Entziehungsanstalt – im Gegensatz zu derjenigen in der forensischen psychiatrischen Klinik – besteht darin, dass durch die Gesetzesgrundlagen im Sinne der Voraussetzung der tatsächlichen Anhaltspunkte einer Erfolgsaussicht der Therapie bei deren Wegfallen im Verlauf auch eine Erledigung der Maßregel in Betracht kommt (§ 67d Abs. 5 StGB), was bedeutet, dass die Therapie abgebrochen und die etwaige Reststrafe in der Haft vollzogen wird. Auch diesbezüglich besteht also eine Durchlässigkeit zwischen den Systemen des Justiz- und des Maßregelvollzugs.

Der Anteil dieser Therapieerledigungen lag bisher im bundesweiten Durchschnitt bei ca. 40–50 % (Fries et al. 2011; Berthold und Riedemann 2021), wobei auch hier sehr große regionale Unterschiede bestehen (Schalast 2019), – wobei die Gesetzesnovellierung im Sinne der Verschärfung von vormals „hinreichend kon-

---

[5] In § 67d StGB ist die Dauer der Unterbringung geregelt. Gemäß § 67d (1) StGB darf sie 2 Jahre nicht übersteigen. Wird allerdings vor einer Freiheitsstrafe eine daneben angeordnete freiheitsentziehende Maßregel vollzogen, so verlängert sich die Höchstfrist um die Dauer der Freiheitsstrafe, soweit die Zeit des Vollzugs der Maßregel auf die Strafe angerechnet wird. Dies bedeutet, dass realiter auch längere Unterbringungsdauern zustande kommen können.

krete Aussicht" auf ggw. „tatsächliche Anhaltspunkte" für einen Therapieerfolg nicht nur bei Zuweisung, sondern auch bei Erledigung eine Veränderung herbeiführen könnte.

Diagnostisch herrschen naturgemäß in der Entziehungsanstalt psychische und Verhaltensstörungen durch psychotrope Substanzen vor (ICD-10 F1), allerdings ist der Anteil an komorbiden und klinisch oftmals führenden Persönlichkeitsstörungen (F6) oder auch Schizophrenien (F2) oder Aufmerksamkeits-Defizit-Hyperaktivitäts-Störungen (ADHS) durchaus erheblich. Eine besonders große Überschneidung ergibt sich mit dissozialen Störungen. Einerseits ist in der Definition der Abhängigkeit die Vernachlässigung anderer Interessen enthalten, und bei schwerer Erkrankung kommt es nicht selten zu einem Verlust des Wertegefüges, was eine dissoziale Entwicklung begünstigt, andererseits tritt auch bei einem primär dissozialen Lebensstil ein Konsummuster oftmals begleitend auf. Insofern finden sich in Entziehungskliniken schwerst suchtkranke Patienten neben psychisch weitgehend gesunden, hochfunktionalen kriminellen Personen, – worin sich einige Herausforderungen des therapeutischen Alltags bereits erahnen lassen.

Bundesweit stieg zwar die Zahl der Untergebrachten in den letzten Jahren stetig und deutlich an, es gibt allerdings sehr große regionale Unterschiede. So divergieren die Unterbringungszahlen zwischen den einzelnen Bundesländern erheblich (z. B. beschrieben Untersuchungen von Querengässer und Traub [2020] bezogen auf die Jahre 2010–2015 Unterbringungsraten pro 100.000 Einwohnern zwischen 0,8 in Brandenburg und 6,6 in Bayern).

Prinzipiell steht im Maßregelvollzug gemäß § 64 StGB das gleiche Behandlungsrepertoire zur Verfügung wie in suchtmedizinischen, allgemeinpsychiatrischen und spezifisch forensischen Kliniken. Die jeweiligen Therapieelemente werden kombiniert. Zur Anwendung kommt das suchtmedizinische Konzept der Motivationsphase, Entzug, Entwöhnung und Stabilisierungsphase. Entzugsbehandlungen nehmen dabei keinen sehr großen Raum ein, da diese oftmals bereits in der Zeit vor der Hauptverhandlung erfolgt sind und im Maßregelvollzug nicht mehr vorgenommen werden müssen. Es kommen Therapieformen wie Motivational Interviewing (Miller und Rollnick 2015), ferner psychoedukative Elemente, Biografiearbeit und suchtspezifische Auseinandersetzungen (z. B. Risikoszenarien, Rückfallaufarbeitungen, Rückfallvermeidungspläne) in gruppen- und einzeltherapeutischen Settings zur Anwendung.

Ferner liegt ein großer Akzent auf der kriminaltherapeutischen Arbeit, die eine Auseinandersetzung mit der Delinquenzgenese, den eigenen Risiken und mit Plänen zur Vermeidung deliktischer Rückfälle beinhaltet (s. Abschn. 10.2.2).

Sehr grob kann davon ausgegangen werden, dass dieser intensivtherapeutische Teil in etwa ein Jahr der Behandlung erfordert, wobei es deutliche interindividuelle Unterschiede gibt, und auch die diversen Kliniken jeweils eigene Therapieschemata entwickelt haben und verfolgen, die sich erheblich unterscheiden können. Ab dann wird in eine Resozialisierungsphase eingetreten, die eine intensive Begleitung und die Erprobung der erarbeiteten Therapieinhalte unter den Alltagsbelastungen einschließt. Der Aufnahme eines geregelten Lebens, u. a. mit geregelter Arbeitstätigkeit oder Tagesstrukturierung, geeigneter Wohnsituation, Schuldenregulierung,

Klärung der sozialen Bezüge, sinnvoller Freizeitgestaltung kommt eine große Bedeutung zu. Bei sehr schwer und/oder komorbid erkrankten Personen kann das individuelle Resozialisierungskonzept auch die Entlassung in eine hochstrukturierte subsidiäre Einrichtung beinhalten. Suchtpräventive und kriminalpräventive Faktoren sind großteils identisch.

In der Entziehungsanstalt treffen süchtige, dissoziale und kriminelle Potenziale aufeinander, – demzufolge ist ein stetes Bemühen um die Aufrechterhaltung einer therapeutischen Atmosphäre vonnöten. Es gilt, Parallelstrukturen aufzudecken und aufzulösen sowie etwaiges Handeltreiben mit psychoaktiven Substanzen zu unterbinden. Gleichzeitig müssen Rückfälle therapeutisch aufgefangen und bearbeitet werden. In der Entziehungsanstalt unterliegt das Gleichgewicht zwischen Besserung und Sicherung permanenten Schwankungen, die stets ausgeglichen werden müssen. Insofern kommt hier auch dem Sicherheitskonzept einer Klinik eine besonders große Bedeutung zu, – gefordert sind nicht nur bauliche, technische und digitale Sicherheitsvorkehrungen, sondern auch andauernde Überprüfungen und Verbesserungen der Prozesse, sowie fortlaufende Beobachtungen und Auslotungen der Stimmungen und Gruppendynamiken auf den einzelnen Stationen und der Befindlichkeiten der Patienten und nicht zuletzt auch der dort eingesetzten Mitarbeiter.

Migrationshintergründe können sowohl bei Anordnung der Unterbringung, bei Therapie als auch hinsichtlich der Prognose einen verkomplizierenden Faktor darstellen. Nicht nur soziokulturelle Unterschiede (s. z. B. Hofstede et al. 2010), sondern auch Sprachbarrieren können Kommunikation und Therapieteilnahme erschweren; aktuelle Untersuchungen legen nahe, dass für letztere etwa ein Sprachlevel von Niveau B1 des gemeinsamen Europäischen Referenzrahmens für Sprachen (Coste et al. 2013) vorliegen sollte (Lutz et al. 2021). Ausländerrechtliche Schwierigkeiten und Vorgaben können die Lockerungsprognose verkomplizieren und mit der Gestaltung eines aus forensischer Perspektive geeignet erscheinenden sozialen Empfangsraums erheblich interferieren.

Die Formulierung des Gesetzestextes legt eine Abstinenzorientierung nahe. Viele Argumente, allen voran das Äquivalenzprinzip, welches für die intramurale Situation eine gleichwertige Versorgung nach aktuellen Standards gebietet, sowie die empirische Wirksamkeitsbelegung hinsichtlich Behandlung und Kriminalitätsprävention sprechen dabei für die Anwendung der Opiatagonistentherapie auch im Maßregelvollzug, sodass in der Fachliteratur (z. B. Schalast 2009; Soyka und Steinböck 2022) und auch unter Klinikern hierzu zunehmend Konsens herrscht, und das entsprechende Procedere auch von rechtswissenschaftlicher Seite befürwortet oder zumindest toleriert wird.

Hinsichtlich des Behandlungserfolgs muss streng genommen unterschieden werden zwischen der Reduktion und Vermeidung von Konsumrückfällen bzw. dem Durchhalten der Behandlung und der späteren kriminellen Rückfälligkeit. Obwohl wie dargelegt, die Erfolgsaussicht der Therapie schon einen Bestandteil der Voraussetzung der Anwendung von § 64 StGB darstellt, waren bisherige Bemühungen nach der Identifikation von entsprechenden prognostischen Faktoren wenig erfolgreich: Letztere entsprechen im Wesentlichen den allgemein bekannten kriminalprognostischen Parametern. Erst zuletzt konnten eine Reihe von klinischen Faktoren bezeichnet werden (Stübner et al. 2024), die in ihrer Anwendung Hinweise auf ein spezifisch prädiktives Potenzial entfalteten (Schwarz und Stübner 2023), was allerdings noch zu überprüfen sein wird. Zu berücksichtigen ist die Therapieerfahrung (das Vorliegen oder Fehlen von Motivation beispielsweise hat bei einer therapienaiven Person kaum Aussagekraft und muss zumeist erst in der Behandlung entwickelt werden).

Systematische Untersuchungen zur kriminellen Rückfälligkeit nach Unterbringung im Maßregelvollzug (z. B. Gericke und Kallert 2007) zeigten gute Behandlungseffekte (z. B. Essener Evaluationsstudie aus der Arbeitsgruppe um Schalast [Schalast et al. 2021]).

Literatur

Andrews DA, Bonta J (2023) The psychology of criminal conduct, 7. Aufl. Routledge – Taylor & Francis Ltd, London

AWMF (2023) https://register.awmf.org/de/leitlinien. Zugegriffen am 10.10.2023

Barker PJ, Buchanan-Barker P (2013) Das Gezeitenmodell. Der Kompass für eine recovery-orientierte, psychiatrische Pflege. Programmbereich Pflege. Hans Huber, Bern

Basaglia F (Hrsg) (1968/1973) L'Istituzione negata. Rapporto da un ospedale psichiatrico. Giulio Einaudi Editore, Torino. Dtsch. Übersetzung A. Ascheri-Osterlow, 1973: Die negierte Institution oder Die Gemeinschaft der Ausgeschlossenen – Ein Experiment der psychiatrischen Klinik in Görz. Suhrkamp, Frankfurt am Main

Berthold D, Riedemann C (2021) Welche Patienten haben eine „hinreichend konkrete Aussicht" auf einen Behandlungserfolg in der Maßregel nach § 64 StGB? Forens Psychiatr Psychol Kriminol 15:169–178

Berthold D, Riedemann C (2022) Auswertung der Daten der deutschlandweiten Stichtagserhebung im Maßregelvollzug nach § 64 StGB für das Jahr 2021 durch das Maßregelvollzugszentrum Niedersachsen Bad Rehburg [PDF-Datei, zur Verfügung gestellt von den Autoren]

Berthold D, Randzio S, Quade D, Riedemann C (2023) Zunahme an Untergebrachten mit schwerwiegenden BtMG-Delikten in den Entziehungsanstalten. Recht Psychiatr 41:135–142

Bezzel A, Schlögl C, Janele D, Querengässer J (2021) Forensische Suchtbehandlung vor der Reform. Status Quo der „Entziehungsanstalten" und Übersicht über die Vorschläge zur geplanten Novelle des § 64 StGB. Monatsschr Kriminol Strafrechtsreform 105:65–73

Bund-Länder-Arbeitsgruppe zur Prüfung des Novellierungsbedarfs im Recht der Unterbringung in einer Entziehungsanstalt gemäß § 64 des Strafgesetzbuches (2022) Abschlussbericht vom 22.11.2021. https://www.bmj.de/SharedDocs/Publikationen/DE/Fachpublikationen/2022_Bericht_Massregelvollzug.pdf?__blob=publicationFile&v=1. Zugegriffen am 21.08.2023

BVerfG (2023) BVerfG, Urteil des Zweiten Senats vom 20. Juni 2023 – 2 BvR 166/16, 2 BvR 1683/17 – Rn. (1–248). http://www.bverfg.de/e/rs20230620_2bvr016616.htm. Zugegriffen am 11.10.2023

Coste D, North B, Trim J (2013) Gemeinsamer europäischer Referenzrahmen für Sprachen: lernen, lehren, beurteilen: Niveau A1, A2, B1, B2, C1, C2. Ernst Klett Sprachen, Stuttgart

Fries D, Endrass J, Riedinger M, Urbaniok F, Rosegger A (2011) Indikatoren für den Verlauf einer stationären Behandlung bei Straftätern mit Substanzmittelabhängigkeit. Fortschr Neurol Psychiatr 79:404–410

Gemeinsamer Bundesausschuss (2022) PPP-RL. www.g-ba.de/downloads/62-492-3076/PPP-RL_2022-09-15_iK-2023-01-01.pdf. Zugegriffen am 01.08.2023

Gericke B, Kallert TW (2007) Zum Outcome der Maßregelvollzugsbehandlung nach § 64 StGB. Psychiatr Prax 34:218–226

Geyer C, Haussmann I, Steinböck H, Tilmann G (2017) Fortdauer der Unterbringung in einem psychiatrischen Krankenhaus gemäß § 63 StGB. Empfehlungen für den Inhalt der gutachterlichen Stellungnahmen der Maßregelvollzugseinrichtungen im Überprüfungsverfahren gemäß §§ 67d, 67e StGB. Neu Z Strafrecht 37, 4:185–192

Goffman E (1961/1973) Asylums. Essays on the social situation of mental patients and other inmates. Anchor Books, Garden City, N.Y. 1961. Dtsch. Übersetzung 1973: Asyle. Über die soziale Situation psychiatrischer Patienten und anderer Insassen. Suhrkamp, Frankfurt am Main

Grawe K, Donati R, Bernauer F (1994) Psychotherapie im Wandel. Von der Konfession zur Profession. Hogrefe, Göttingen

Harrison G, Hopper K, Craig T (2001) Recovery from psychotic illness: a 15- and 25-year international follow-up study. Br J Psychiat 178:506–517

Hasan A, Falkai P, Lehmann I, Janssen B, Wobrock T, Zielasek J, Gaebel W (2020) Die aktualisierte S3-Leitlinie Schizophrenie. Nervenarzt 91:26–33

Hofstede G, Hofstede GJ, Minkov M (2010) Cultures and organizations: software of the mind, 3. Aufl. McGraw-Hill, New York

Kammeier H, Pollähne H (2018) Maßregelvollzugsrecht, 4. Aufl. De Gruyter, Berlin/Boston

Laws DR (1989) Relapse prevention with sex offenders. Guilford, New York

Laws DR, Ward T (2011) Desistance and sex offending: alternatives to throwing away the keys. Guilford Press, New York

Leygraf N (1988) Psychisch kranke Straftäter. Epidemiologie und aktuelle Praxis des psychiatrischen Maßregelvollzugs. Springer, Berlin

Lutz M, Streb J, Titze L, Büsselmann M, Riemat N, Prüter-Schwarte C, Dudeck M (2021) Migrants with schizophrenia in forensic psychiatric hospitals – benefit from high-intensity second language programs. Front Psychiat 12:711836

Miller WR, Rollnick S (2015) Motivierende Gesprächsführung. Lambertus, Freiburg

Müller JL, Saimeh N, Briken P, Eucker S, Hoffmann K, Koller M, Wolf T, Dudeck M, Hartl C, Jakovljevic A-K, Klein V, Knecht G, Müller-Isberner R, Muysers J, Schiltz K, Seifert D, Simon A, Steinböck H, Stuckmann W, Weissbeck W, Wiesemann C, Zeidler R (2017) Standards für die Behandlung im Maßregelvollzug nach §§ 63 und 64 StGB. Interdisziplinäre Task-Force der DGPPN. Nervenarzt 88(Suppl 1):S1–S29

Müller-Isberner R, Born P, Eucker S, Eusterschulte B (Hrsg) (2017) Praxishandbuch Maßregelvollzug: Grundlagen, Konzepte und Praxis der Kriminaltherapie, 3. Aufl. MWV Medizinisch Wissenschaftliche Verlagsgesellschaft, Berlin

Muysers J (2010) Die Behandlung von intelligenzgeminderten Patientinnen/Patienten im Maßregelvollzug. In: Hoffmann K (Hrsg) Delinquenz und geistige Behinderung im Spannungsfeld zwischen Recht und Hilfe. Materialien der DGSGB, Bd 20. Berlin, S. 9–13

Opgen-Rhein M, Brieger P, Baur A, Henking T (2023) Gibt es zu viele Unterbringungen nach § 126a StPO? Überlegungen zum Zusammenspiel von forensischer und allgemeiner Psychiatrie unter Beachtung rechtlicher Gesichtspunkte. Psychiatrische Praxis 50(8):440–445

Querengässer J (2020) Entziehungsanstalten am Limit – Normaler Evolutionsprozess oder drohender Kollaps? Forens Psychiatr Psychotherapie 27:28–43

Querengässer J, Traub H-J (2020) Women in German forensic addiction treatment – Epidemiology and gender-related decision making in jurisdiction. Int J Law Psychiat. https://doi.org/10.1016/j.ijlp.2020.101567. Zugegriffen am 29.07.2023

Riedemann C (2022) Entziehungsanstalt am Limit? Erkenntnisse aus den Stichtagserhebungen. Vortrag auf dem Symposium „Entziehungsanstalten im Übermaß? Strafe - Sucht - Therapie - Reform des § 64 StGB" des Instituts für Konfliktforschung e. V., Maria Laach, 07.05. - 08.05.2022

Schalast N (2009) Drogenabhängige Patienten im Maßregelvollzug gemäß § 64 StGB: Verbesserung der Quote erfolgreicher Behandlung durch suchtspezifische Medikation? Forens Psychiatr Psychol Kriminol 3:294–301

Schalast N (2019) Ergebnisse der Essener Evaluationsstudie. In: Schalast N (Hrsg) Straffällige mit Suchtproblemen – Fakten, Erfahrungen und Ergebnisse der Essener Evaluationsstudie. Pabst Science Publishers, Lengerich, S 29–150

Schalast N, Frey M, Nau B, Boateng S, Leygraf N (2021) Zum Ertrag der Unterbringung in einer Entziehungsanstalt und zu methodischen Einwänden gegen die Essener Evaluationsstudie. Psychiatr Prax 48:412–420

Schwarz M, Stübner S (2023) Die Novellierung von § 64 StGB – potenzielle Auswirkungen auf den Maßregelvollzug. Forens Psychiatr Psychol Kriminol 17:421–435

Soyka M, Steinböck H (2022) Substitutionsbehandlung bei Opiatabhängigen im Maßregelvollzug. Fortschr Neurol Psychiatr 90:559–564

Steinböck H (2017) Über einige Verhältnismäßigkeitsaspekte bei Legalprognosen. In: Kobbé U (Hrsg) Forensische Prognosen. Ein transdisziplinäres Praxismodul. Standards – Leitfäden – Kritik. 1. Auflage. Pabst Science Publishers, Lengerich, S 375–382

Steinböck H (2019a) Trialog und Gefährlichkeit im Kontext der forensischen Psychiatrie. Schizophrenie – Mitteilungsblatt der gfts 35:41–48

Steinböck H (2019b) Unterstützte Entscheidungsfindung und forensisch-psychiatrische Unterbringung. In: Zinkler M, Mahlke C, Marschner R (Hrsg) Selbstbestimmung und Solidarität. Unterstützte Entscheidungsfindung in der psychiatrischen Praxis. Psychiatrie Verlag, Köln, S 147–154

Steinböck H (2019c) Praxen der Verhältnismäßigkeit – nach der Novellierung des § 63 StGB im Jahr 2016. In: Steinböck H (Hrsg) Gewalt durch psychisch Kranke – ein Dilemma (nicht nur) des Maßregelvollzugs? Lengerich: Pabst Science Publishers, S 103–120

Steinböck H, Groß G, Nedopil N, Stübner S, Tiltscher E, Vopelius G v, Werner M (2004) Ambulante Betreuung forensischer Patienten – vom Modell zur Institution. Recht & Psychiatrie 22(4):199–207

Steinert T, Hirsch S, Gerlinger G (2019) Verhinderung von Zwang. Praxisversion der S3-Leitlinie. Springer, Berlin

Stübner S, Yundina E, Mußmann L, Korbmacher J, Peter Brieger P, Steinböck H (2021) Psychopharmaka – Anwendungspraxis in Maßregelvollzug und Allgemeinpsychiatrie im Vergleich. Psychiatrische Praxis 49(05):255–261

Stübner S, Werner R*, Groß G, Schwarz M, Kaspar J (2024) Die Novellierung des § 64 StGB – Vorschläge zur Anwendung aus erfahrungs- und rechtswissenschaftlicher Sicht. Forens Psychiat r Psychol Kriminol 18:202–38

Thibaut F, Cosyns P, Federoff JP, Briken P, Goethals K, Bradford JMW, WFSBP Task Force on Paraphilias (2020) The World Federation of Societies of Biological Psychiatry (WFSBP) 2020 guidelines for the pharmacological treatment of paraphilic disorders. World J Biol Psychiatry 21(6):412–490

WHO (2013) World Health Organization. The European Mental Health Action Plan. www.euro.who.int, www.euro.who.int/__data/assets/.../63wd11e_MentalHealth-3.pdf. Zugegriffen am 20.07.2023

Teil IV

Rechtliche Grundlagen D, A, CH

Rechtliche Grundlagen der medizinisch/therapeutischen Versorgung und Behandlung im Straf- und Maßregelvollzug

Wolfgang Lesting

11.1 Einführung

Die medizinische und therapeutische Versorgung der Gefangenen und Untergebrachten im deutschen Straf- und Maßregelvollzug findet in einem parallelen Versorgungssystem mit eigenen Normen und besonderen Akteuren statt. Welche Unterschiede zum öffentlichen Gesundheitswesen bestehen und was für Schwierigkeiten mit den Eigenarten verbunden sind, zeigt sich bereits mit der Aufnahme der Betroffenen in den Vollzug, wenn die Fortsetzung einer laufenden medizinischen Behandlung gewährleistet werden soll. So sind der ärztlichen Nachsorge- und Kontrollpflicht durch eine Inhaftierung des Patienten offenkundig Grenzen gesetzt. Selbst wenn sich der Anstaltsarzt bemüht, Kontakt zum vorbehandelnden Arzt aufzunehmen, um Informationen zu Vorbefunden oder zum Stand der Behandlung zu bekommen, kann die Fortsetzung des extramural eingeschlagenen therapeutischen Weges an den institutionellen Vorgaben des Vollzugs scheitern. Bekanntestes Beispiel ist die Substitutionsbehandlung, die von den Vollzugsbehörden nicht als rein ärztliche Behandlung, sondern zugleich als Vollzugsmaßnahme gesehen wird, die eigenen Regeln folge (vgl. BayObLG StV 2024, S. 470; NStZ 2020, S. 109; OLG München BeckRs 2018, 53587). Solche Abweichungen können zum Abbruch medizinisch indizierter Behandlungen führen. Schnittstellenprobleme zeigen sich auch nach der Entlassung der Inhaftierten. Soll z. B. der Krankenversicherungsstatus für die Zeit nach der Entlassung noch im Vollzug geklärt werden, um Wartezeiten für die Betroffenen zu vermeiden, verweigern manche Krankenkassen die vorzeitige Überprüfung ihrer Zuständigkeit mit dem Argument, der Antrag auf KV-Schutz könne erst nach der Haftentlassung gestellt werden, da vorher die Gesundheitsfürsorge der

W. Lesting (✉)
ehem. Vorsitzender Richter am Oberlandesgericht Oldenburg, Oldenburg, Deutschland
e-mail: wolfgang.lesting@icloud.com

Anstalt bestehe. Diese Beispiele zeigen Auswirkungen einer spezifischen Vollzugsmedizin, deren rechtliche Grundlagen im Folgenden näher dargestellt werden sollen.

11.2 Strafvollzug

Die medizinische Versorgung von Gefangenen im deutschen Strafvollzug folgt (teilweise) immer noch eigenen Regeln. Seit mehr als einem halben Jahrhundert werden
allen Bemühungen um eine Übernahme der für die öffentliche Gesundheitsversorgung geltenden Regeln die besonderen Bedingungen und Anforderungen des Strafvollzugs entgegengehalten. So scheiterte eine Einbeziehung der Gefangenen in die
gesetzliche Krankenversicherung in der Strafvollzugsreform der 1970er-Jahre v. a.
an den befürchteten finanziellen Auswirkungen einer übermäßigen Inanspruchnahme medizinischer Leistungen durch die Betroffenen. Die noch in §§ 53 Abs. 2,
54 Abs. 3 des Regierungsentwurfs zum Strafvollzugsgesetz (RegE) und § 106 Abs. 3
des Alternativentwurfs (AE) vorgesehene Möglichkeit der freien Arztwahl für Gefangene verhinderte die im Gesetzgebungsverfahren wiederholt geäußerte Befürchtung, mit den Besonderheiten des Vollzugs nicht vertraute externe Ärzte könnten von den Gefangenen gegen die Anstaltsärzte ausgespielt und für die Bescheini-
gung von Haft- und Arbeitsunfähigkeit, einer besonderen Medikation oder
Verpflegung missbraucht werden. Nicht in das Strafvollzugsgesetz (StVollzG) übernommen wurde auch die Idee des AE, die Tätigkeit der Anstaltsärzte zu befristen, um
der Gefahr der Routine und Betriebsblindheit zu entgehen. Die gesetzliche Krankenversicherung für Gefangene wurde vielmehr auf einen späteren Zeitpunkt und die
Verabschiedung eines besonderen Bundesgesetzes (vgl. § 198 Abs. 3 StVollzG) verschoben, wozu es wegen des Widerstands des Bundesrates letztlich nie gekommen
ist. Selbst die als „Jahrhundertreform" gepriesene Kodifizierung ließ somit das tradi-
tionelle System einer speziellen Gesundheitsfürsorge durch die Vollzugsbehörden
anstelle der Eigenverantwortlichkeit und Selbstbestimmung der Betroffenen im
gesetzlichen Krankenversicherungssystem unangetastet. An diesem sozialrechtlichen „Torso" haben auch die nachfolgenden Gesetzesänderungen und höchst-
richterlichen Entscheidungen (BVerfG StV 1998, S. 438; INFO 1987, S. 171; BSG
NJW 1989, S. 190; F/L/L-Grühn Teil V Rn. 6) bedauerlicherweise nichts geändert.

Auch heute noch ruht während des Strafvollzugs die Leistungspflicht der gesetzlichen Krankenversicherung (§ 16 Abs. 1 Nr. 4 SGB V). Ausnahmen gelten nur für
die wenigen Gefangenen, die sich in einem freien Beschäftigungsverhältnis befinden. Für alle anderen bringt die Gesundheitsfürsorge durch den Vollzug Besonderheiten mit sich, die nicht nur in einer eigenständigen medizinischen Ausstattung der
Anstalten und zusätzlichem Fachpersonal bestehen, sondern auch spezielle Rechts-
vorschriften verlangen, die den Differenzen Rechnung tragen.

11.2.1 Rechtsgrundlagen

Die Rechtsgrundlagen für die Vollzugsmedizin finden sich nach der Föderalismus-
reform in den Strafvollzugsgesetzen der Länder, die sich zwar teilweise voneinander

und vom früheren (Bundes-)Strafvollzugsgesetz unterscheiden, in den Grundlagen jedoch häufig identisch (geblieben) sind, sodass auch die von der Rechtsprechung zum StVollzG entwickelten Grundsätze und Maßstäbe auf die nunmehr geltenden Landesvorschriften übertragen werden können (KG BeckRS 2018, 57645). Zum besseren Verständnis der Materie trägt v. a. bei, dass trotz mancher Besonderheiten die Vollzugsmedizin weitgehend vom Äquivalenzprinzip geprägt ist.

11.2.2 Das Äquivalenzprinzip

Entscheidende Grundlage der medizinisch/therapeutischen Versorgung und Behandlung im Strafvollzug ist das Äquivalenzprinzip. Es folgt aus dem Sozialstaatsprinzip des Grundgesetzes (Art. 20 Abs. 1 GG) und ist in zahlreichen nationalen wie internationalen Normen verankert. So soll nach dem in allen Landesstrafvollzugsgesetzen normierten Angleichungsgrundsatz das Leben im Vollzug den allgemeinen Lebensverhältnissen soweit wie möglich angeglichen und nach dem Gegenwirkungsgrundsatz schädlichen Folgen des Freiheitsentzuges entgegengewirkt werden, was für den Bereich der Anstaltsmedizin zur Folge hat, sich an den Vorgaben und Standards der gesetzlichen Krankenversicherung zu orientieren. Der Europäische Gerichtshof für Menschenrechte (EGMR) hat das Äquivalenzprinzip aus der Verpflichtung des Art. 3 der Europäischen Menschenrechtskonvention (EMRK) hergeleitet, die Gesundheit eines Gefangenen sicherzustellen, indem ihm die notwendige Behandlung auf einem Niveau zuteil wird, an das sich staatliche Stellen bei der Versorgung in Freiheit befindlicher Personen gebunden sehen (EMRK NJOZ 2018, S. 464).

Das Äquivalenzgebot soll eine Vergleichbarkeit von Art und Umfang der medizinischen Versorgung und Betreuung innerhalb und außerhalb des Strafvollzugs gewährleisten (KG StV 2016, S. 312; OLG Hamburg StV 2012, S. 163), d. h., quantitativ und qualitativ müssen die Leistungen der Vollzugsmedizin denjenigen für gesetzlich Krankenversicherte im öffentlichen Gesundheitswesen entsprechen, intramurale Versorgungs-, Beratungs- und Behandlungsangebote sich an den außerhalb des Strafvollzugs angewandten, erprobten und bewährten Standards und medizinischen Leitlinien orientieren. Für die Feststellung einer Behandlungsbedürftigkeit und ihre Folgen gelten somit grundsätzlich die Maßstäbe des öffentlichen Gesundheitswesens. Diese Ausrichtung erscheint auch deshalb folgerichtig, weil der Strafvollzug allein die Freiheit entziehen, nicht aber durch eine schlechtere medizinische Versorgung zusätzlich strafen soll.

Entsprechend § 12 Abs. 1 SGB V haben danach – unter Beachtung des Grundsatzes der Wirtschaftlichkeit – auch Gefangene einen Anspruch auf notwendige, ausreichende und zweckmäßige medizinische Leistungen, wozu auch die psychotherapeutische Behandlung und Vorsorgeleistungen gehören (KG FS SH 2022, S. 29; SH 2022, S. 66). Die Umschreibung hat eine leistungsbegründende als auch leistungsbegrenzende Funktion. Maßstab dafür, was medizinisch notwendig, ausreichend und zweckmäßig ist, bilden die „Regeln der ärztlichen Kunst" und die für die kassenärztliche Versorgung geltenden Richtlinien des Gemeinsamen Bundesausschusses der Ärzte und Krankenkassen nach § 92 Abs. 1 SGB V (KG BeckRS

2018, 57645; L/N/N/V/B-Laubenthal/Baier Kap. H Rn. 6; A/K-Arloth § 58 StVollzG Rn. 2). Der Grundsatz der Wirtschaftlichkeit gilt innerhalb wie außerhalb des Strafvollzugs. Er ist ein Grundprinzip der gesetzlichen Krankenversicherung und rechtfertigt grundsätzlich keine schlechtere medizinische Versorgung im Vollzug (KG BeckRS 2018, 45885). Die Entscheidung über das „ob" oder „wie" einer Behandlung darf auch nicht von möglicherweise unzureichenden Ressourcen des Vollzugs beeinflusst werden, weil der Anspruch der Gefangenen auf Krankenbehandlung nicht durch defizitäre Kapazitäten beschränkt ist. Vielmehr sind umgekehrt die Kapazitäten den Behandlungsnotwendigkeiten anzupassen (BVerfG StV 2014, S. 351 Ls.). So darf die erforderliche Krankenbehandlung nicht an einer unzureichenden Ausstattung mit sachlichen, personellen oder finanziellen Mitteln scheitern (BVerfG StV 2013, S. 578; KG BeckRS 2018, 45885; 2018, 57645; A/K-Arloth § 56 StVollzG Rn. 2). Äquivalenz bedeutet danach weiter, gleiche Chancen auf Zugang zu externen Spezialisten, teurer Medikation und dauerhafter Betreuung zu haben (Hillenkamp 2008, S. 73, 107). Die Vollzugsverwaltungen können sich deshalb ihren Pflichten nicht etwa unter Hinweis auf die mit der Behandlung verbundenen Kosten entziehen. Ist eine medizinische Maßnahme zur Wahrung der Grundrechte des Gefangenen unabdingbar, kann regelmäßig nicht von der Unverhältnismäßigkeit ihres (Kosten-)Aufwands ausgegangen werden, solange sie gewisse Erfolgsaussichten bietet (KG FS SH 2022, S. 29; BeckRS 2018, 57645).

Dem Äquivalenzprinzip folgend werden in den Landesstrafvollzugsgesetzen Art und Umfang der medizinischen Leistungen im Vollzug häufig wie das entsprechende Leistungsspektrum in der gesetzlichen Krankenversicherung beschrieben (vgl. § 62 Abs. 1 ME-StVollzG; F/L/L-Lesting Teil II § 62 Rn. 5). Das gesetzgeberische Bemühen um Äquivalenz ist durch die gesetzlichen Neuregelungen nach dem Übergang der Gesetzgebungszuständigkeit auf die Länder und den nachfolgenden Landesstrafvollzugsgesetzen sogar gestärkt worden, weil an die Stelle differenzierender Regelungen in den §§ 57–59, 63 StVollzG oftmals die pauschale Verweisung auf die allgemeinen Standards der gesetzlichen Krankenversicherung getreten ist. Entscheidende Folge dieser Verweisung ist, dass Änderungen einschlägiger sozialrechtlicher Vorschriften unmittelbar auch im Strafvollzug Anwendung finden, ohne dass es einer Novellierung vollzugsrechtlicher Vorschriften bedürfte.

Die entsprechende Anwendung der Vorschriften des SGB V betrifft das gesamte Spektrum ärztlicher Tätigkeiten. Sie gilt etwa für die Art und den Umfang der Gesundheitsuntersuchungen (§ 25 SGB V), medizinische Vorsorgeleistungen (§ 23 SGB V), die Krankenbehandlung (§ 27 SGB V), die Versorgung mit Arznei-, Verbands-, Heil- und Hilfsmitteln (§ 31 ff. SGB V) sowie zahnärztliche und zahntechnische Leistungen (vgl. § 55 SGB V). Sämtliche Krankheiten im krankenversicherungsrechtlichen Sinne begründen auch für Gefangene einen Anspruch auf Behandlung und fachgerechte Therapie, wozu ebenfalls die Psychotherapie als ärztliche oder psychotherapeutische Behandlung gehört (§§ 27 Abs. 1, 28 SGB V i. V. m. §§ 1,2 PsychThG). Wo die Strafvollzugsgesetze lückenhaft oder zweideutig sind, kann so ergänzend auf die Vorschriften des SGB V zurückgegriffen werden.

Die mit dem Äquivalenzprinzip bezweckte Angleichung der anstaltsärztlichen Behandlung und Versorgung an die kassenärztlichen Standards stößt aber an

Grenzen, die weniger auf gesetzliche Abweichungen vom Äquivalenzprinzip (s. u.), sondern vorrangig auf den besonderen Behandlungsbedarf der Gefangenenpopulation, unauflösbare strukturelle Defizite und die Rahmenbedingungen einer Behandlung in Unfreiheit zurückzuführen sind. Alle gesetzlichen Vorgaben und praktischen Bemühungen der Verantwortlichen im Vollzug vermögen es deshalb nur unzureichend, die Qualität der Versorgung der Gefangenen an das Niveau der Versorgungs- und insbesondere der Ergebnisqualität in Freiheit anzugleichen (Lehmann FS 2013, S. 284).

Angesichts des außergewöhnlichen Behandlungsbedarfs der Gefangenen und ungeachtet zusätzlicher Gesundheitsrisiken durch die Inhaftierung selbst wie Prisonisierungserscheinungen, psychische Traumatisierungen oder Belastungen infolge der Trennung von Angehörigen und Freunden, kann beispielsweise ein gleicher Kostenaufwand und eine mit der Ärztedichte außerhalb des Vollzuges vergleichbare Personalausstattung nicht zu gleichen Behandlungsergebnissen führen (Brettel GesR 2017, S. 477, 478; Bachmann und Goeck 2014, S. 393, 400; F/L/L-Lesting Teil II vor § 62 LandesR Rn. 7), weil sich bei Gefangenen eine im Verhältnis zur Normalbevölkerung stark überrepräsentierte Häufung etwa von Infektionserkrankungen, Substanzmissbrauch, Suchterkrankungen und psychischen Störungen findet. Der schlechtere gesundheitliche Status der Gefangenen führt zu komplexeren Behandlungsanforderungen und einer höheren Konsultationsrate der Anstaltsärzte, die zusätzlich noch mit weiteren Aufgaben (vgl. Abschn. „Besondere Pflichten als Anstaltsarzt") belastet sind. Die Allgemeinbevölkerung mit ihren Versorgungsbedürfnissen ist angesichts dieser unvergleichlichen Ausgangslage offensichtlich eine untaugliche Referenzgruppe, um den Bedarf abzubilden (Brettel 2017, S. 477, 478). Gleiche Parameter stellen deshalb eher einen Hinweis auf mangelnde Äquivalenz dar (Meier 2009, S. 76, 83). Erschwerend kommt hinzu, dass es der Vollzugsverwaltung häufig nicht einmal gelingt, gleiche Ausgangsbedingungen zu schaffen. Da beispielsweise freie Arztstellen oftmals nicht besetzt werden können, Nacht-, Wochenend- und Feiertagsdienste sowie die fachärztliche Versorgung personell ausgedünnt sind und externe Dienste nur zurückhaltend in Anspruch genommen werden (können), ist die Vollzugsmedizin strukturell durch eine Unterversorgung gekennzeichnet. Dies gilt gleichermaßen für die Krankenpflege, die oftmals auf der Grundlage von Übergangsvorschriften (vgl. § 98 Abs. 2 Satz 2 ME-StVollzG) durch Bedienstete des allgemeinen Vollzugsdienstes wahrgenommen werden muss, weil Beschäftigte mit einer Erlaubnis nach dem Krankenpflegegesetz vom 16.07.2003 (BGBl. I S. 1442) bzw. dem Pflegeberufegesetz vom 17.07.2017 (BGBl. I S. 2581) immer noch fehlen (F/L/L-Lesting Teil II § 98 LandesR Rn. 13). Das genaue Ausmaß der Defizite in vielen Bereichen der Gefängnismedizin ist allerdings aufgrund mangelhafter Datenerfassung, fehlender systematischer Forschung und transparenter Dokumentation noch immer unklar. Die Beschäftigung mit der ärztlichen Versorgung liefert nach alledem den scheinbar widersprüchlichen Befund, dass sich – wie von Bediensteten immer wieder berichtet wird – die medizinische Versorgung der Betroffenen während der Inhaftierung wegen des leichteren Zugangs verbessert, sie trotz des Äquivalenzprinzips und aller Bemühungen des medizinischen Dienstes gleichwohl lückenhaft erscheint.

11.2.3 Abweichungen vom Äquivalenzprinzip

Zu den beschriebenen Defiziten kommen noch abweichende gesetzliche Regelungen und spezifische Organisationsstrukturen, die eine Vergleichbarkeit inner- und extramuraler Standards zusätzlich begrenzen. Die Abweichungen betreffen einerseits den vom Leitbild der gesetzlichen Krankenversicherung abweichenden Leistungskatalog, andererseits organisatorische Besonderheiten, welche die Vollzugsmedizin als paralleles Universum zum öffentlichen Gesundheitswesen mit seinen niedergelassenen Allgemein- und Fachärzten sowie Krankenhäusern unterschiedlicher Versorgungsstufen erscheinen lassen.

Leistungsumfang

Die Abweichungen werden in den Landesstrafvollzugsgesetzen vorwiegend mit Floskeln wie der „Kürze des Freiheitsentzugs", „entgegenstehenden Belangen des Vollzugs" oder Erfordernisse zur „Aufrechterhaltung von Sicherheit oder Ordnung" in der Anstalt umschrieben (Brettel GesR 2017, S. 477, 480 ff.; L/N/N/V/B-Laubenthal/Baier Kap. H Rn. 69 f.; Lesting MedR 2018, S. 69, 70). So steht nach § 45 Abs. 1 Satz 2 und 3 StVollzG NRW „der Anspruch … auf Untersuchungen zur Früherkennung von Krankheiten und Vorsorgeleistungen, ferner die Versorgung mit Hilfsmitteln und prothetischen Leistungen" unter dem Vorbehalt der „Rücksicht auf die Dauer des Freiheitsentzuges". „Für Art und Umfang der Versorgung gelten die für gesetzlich Versicherte maßgeblichen Vorschriften des Sozialgesetzbuchs … soweit Besonderheiten des Vollzugs nicht entgegenstehen." Vergleichbare Formulierungen finden sich in allen Landesgesetzen. Sie führen etwa dazu, dass eine Versorgung mit Zahnersatz verweigert werden kann, wenn sie mit Rücksicht auf die Kürze des Freiheitsentzugs unverhältnismäßig wäre, weil insbesondere die Behandlung bis zum voraussichtlichen Entlassungszeitpunkt nicht beendet werden kann. Auch die Versorgung mit Hilfsmitteln steht häufig unter einem fiskalischen Vorbehalt. Durch solche Regelungen soll verhindert werden, dass der Vollzug mit den erheblichen Kosten teurer orthopädischer und anderer Hilfsmittel belastet wird. Damit werden trotz medizinischer Indikation und in medizinethisch fragwürdiger Weise Behandlungen auf die Zeit nach der Inhaftierung verschoben und andere – angesichts der Klientel vermutlich ebenfalls öffentliche – Kostenschuldner mit Kosten belastet, die bei fortschreitendem Krankheitsverlauf sogar höher ausfallen dürften. Unter „Besonderheiten oder Belange des Vollzugs" sollen auch Erfordernisse zur Aufrechterhaltung von Sicherheit und Ordnung fallen, einem Begriffspaar, das sich im Strafvollzug traditionell als Einfallstor für repressive Entscheidungen erwiesen hat (vgl. OLG Celle StV 2020, S. 550 Ls; Brettel 2017, S. 477, 481; F/L/L-Lesting Teil II § 62 LandesR Rn. 49).

Vereinzelt und in geringerem Umfang als die beschriebenen Leistungsbeschränkungen werden in den Landesgesetze auch Abweichungen vom Äquivalenzprinzip normiert, die als ärztliche Maßnahmen den Leistungskatalog der gesetzlichen Krankenversicherung überschreiten und sich zugunsten der Gefangenen auswirken sollen (Brettel 2017, S. 477, 482; F/L/L-Lesting Teil II § 64 LandesR). Dies gilt für ärztliche Behandlungen zur sozialen Eingliederung, wozu Behandlungsmaßnahmen zählen, die unmittelbar der Wiedereingliederung der Gefangenen dienen, weil sie präventiv gegen Rückfälligkeit und kriminogene Faktoren wirken. Das betrifft etwa die Beseitigung körperlicher Missbildungen durch Operationen oder prothetische Maßnahmen. Die traditionell häufigste dieser Maßnahmen, nämlich die Beseitigung auffälliger Tätowierungen dürfe demgegenüber angesichts ihrer Verbreitung außerhalb der Gefängnisse trotz der häufig schlechten Qualität kaum noch von Bedeutung sein.

Als Abweichungen vom Äquivalenzprinzip zugunsten der Gefangenen wirken auch Maßnahmen der Gesundheitsfürsorge des Vollzugs, welche die fehlenden Handlungsmöglichkeiten der Gefangenen kompensieren und ihrer meist desolaten finanziellen Situation Rechnung tragen sollen. Hierzu gehören eine Vielzahl von einzelnen Maßnahmen wie der Gewährleistung hygienischer Verhältnisse (Brettel 2017, S. 477, 482) bis hin zum Anspruch auf ein kostenloses, einfaches Brillengestell in Abweichung von § 33 Abs. 2 Satz 4 SGB V (A/K-Arloth § 56 StVollzG Rn. 2). Von der Darstellung weiterer Einzelheiten wird an dieser Stelle wegen ihrer Vielfältigkeit abgesehen. Insoweit muss auf die Kommentare zu den Strafvollzugsgesetzen (L/N/N/V/B, A/K und F/L/L) verwiesen werden.

Organisatorische Besonderheiten

Größere praktische Bedeutung als differierende Leistungsbeschreibungen haben die organisatorischen Besonderheiten der Vollzugsmedizin. Die medizinische Versorgung im Strafvollzug ist nämlich mit den Organisationsstrukturen des öffentlichen Gesundheitswesens weder in personeller noch sachlicher Hinsicht vergleichbar.

In *personeller Hinsicht* besteht die Besonderheit der Anstaltsmedizin in der Alleinzuständigkeit des (approbierten) Anstaltsarztes als Bediensteten des Justizvollzugs. Nur in Notfällen kann bei Nichterreichbarkeit des Anstaltsarztes ein externer Arzt benachrichtigt werden. Wegen seiner ausschließlichen Zuständigkeit und Verantwortlichkeit steht den Gefangenen kein Recht auf Behandlung durch einen Arzt oder Psychotherapeuten ihrer Wahl zu. Dies gilt selbst dann, wenn sie sich im offenen Vollzug befinden und niedergelassene Ärzte aufsuchen könnten sowie vor der Inhaftierung gesetzlich krankenversichert waren (vgl. OLG Hamburg BeckRS 2019, 10042) oder sich bereit erklären, die Behandlungskosten zu übernehmen (BayObLG FS 2022, S. 285; KG BeckRS 2018, 45885; 2018, 57645). Einem Gefangenen kann vom Anstaltsleiter nach Anhörung des Anstaltsarztes allenfalls gestattet werden, auf eigene Kosten einen Arzt seiner Wahl unter wechselseitiger Entbindung von der Schweigepflicht, soweit dies für die Behandlung erforderlich ist, in beratender Funktion hinzuzuziehen (vgl. schon VV Nr. 3 zu § 58 StVollzG; KG NStZ 2006, S. 699). Von dieser Möglichkeit wird in der Praxis nach Kenntnis des Autors dieser Zeilen jedoch kein Gebrauch gemacht, vermutlich weil eine externe Kontrolle oder letztlich steigende Behandlungskosten befürchtet werden. Bereits die Chance, die Zweitmeinung eines anderen Arztes einzuholen, ist den Gefangenen ja schon durch die Inhaftierung erschwert, was allerdings inzwischen unter Hinweis auf § 27b SGB V zurecht problematisiert wird (L/N/N/V/B-Laubenthal/Baier Kap. H Rn. 47a.).

Die Alleinzuständigkeit des Anstaltsarztes hat Auswirkungen auf die medizinische Versorgung: Was zur Behandlung eines Gefangenen medizinisch erforderlich ist und welche Behandlungsmethoden anzuwenden sind, entscheidet der Anstaltsarzt mit seinem Behandlungsmonopol allein. Die Gefangenen haben keinen Anspruch auf eine bestimmte Behandlungsmaßnahme oder eine spezielle medizinische Leistung (BayObLG FS 2022, S. 285; OLG München BeckRS 2018, 53587). Allenfalls in besonders gelagerten Fällen, etwa bei der Behandlung lebensbedrohlicher oder regelmäßig tödlicher Erkrankungen kann ausnahmsweise ein bestimmter Leistungsanspruch gegeben sein. In der Kompetenz des Anstaltsarztes liegt es auch, die eigenen Befunderhebungen und diejenigen ggf. von ihm hinzugezogener Fachärzte aus ärztlicher Sicht zu bewerten und daraus die richtigen Schlüsse zu ziehen (BayObLG FS 2022, S. 285). Erst wenn er die Grenzen seines Könnens oder der Ausstattung der JVA erreicht, muss der Anstaltsarzt einen anderen (Fach-)Arzt hinzuziehen oder den Gefangenen zur Behandlung an einen für die betreffende Angelegenheit besser qualifizierten oder besser ausgestatteten externen Arzt oder an ein geeignetes Krankenhaus überweisen (KG FS SH 2022, S. 29; BeckRS 2018, 57645, 2018, 45885; OLG Celle StV 2020, S. 548 m. Anm. Lesting StV 2020, 634; BVerfG StV 1997, S. 30 zur anstaltsexternen psychiatrischen Behandlung). Insofern unterscheiden sich die ärztlichen Pflichten des Anstaltsarztes und seiner niedergelassenen Kollegen nicht grundlegend. Nach § 7 Abs. 3 Satz 2 der (Muster-)Berufsordnung für die deutschen Ärztinnen und Ärzte (MBO-Ä) haben Ärzte andere Ärztinnen oder Ärzte rechtzeitig hinzuzuziehen oder ihnen die Patientin oder den Patienten zur Fortsetzung der Behandlung zu überweisen, soweit dies für die Diagnostik und Therapie erforderlich ist. Sehen sie unberechtigt davon ab, und überschreiten sie ihre fachliche Kompetenz, liegt wie beim niedergelassenen Kollegen ein Übernahmeverschulden vor, das zivil- und strafrechtliche Folgen haben kann (Brettel 2017, S. 477, 479; F/L/L-Lesting Teil II § 63 LandesR Rn. 7).

In *sachlicher Hinsicht* liegen die Unterschiede v. a. in verbindlichen Vorgaben hinsichtlich des Behandlungsortes. Die medizinischen Leistungen zur Diagnose, Behandlung und Versorgung kranker oder hilfsbedürftiger Gefangener werden grundsätzlich in der Anstalt erbracht, in der sich der Gefangene befindet und zwar ambulant in der medizinischen Sprechstunde des Anstaltsarztes oder stationär in der dortigen Krankenabteilung. Auch während Lockerungen haben Gefangene – von unverschuldeten Notfällen wie Herzinfarkten, Schlaganfällen oder schweren Unfällen, die eine Behandlung vor Ort erforderlich machen, abgesehen – nur Ansprüche auf Behandlung in der für sie zuständigen Anstalt, sodass sie dorthin zurückkehren müssen.

Übersteigen die fachspezifischen therapeutischen Erfordernisse aber die Möglichkeiten der Anstalt, weil dort beispielsweise keine entsprechenden Therapieangebote vorhanden sind oder sich die Krankheit als so schwerwiegend erweist, dass sie mit den Mitteln der Anstalt nicht beherrschbar oder therapierbar ist, kann die Überstellung bzw. Verlegung in eine besser geeignete Anstalt oder ein Vollzugskrankenhaus (s. hierzu Kap. 9) erfolgen. Zur Erweiterung des vollzugsinternen Leistungsspektrums soll eine Spezialisierung beitragen. So empfiehlt der Abschlussbericht der baden-württembergischen Expertenkommission die Bildung von medizinischen Kompetenzzentren mit unterschiedlichen Schwerpunkten, um die Krankenabteilungen zu stärken. Dies soll insbesondere für rollstuhlbedürftige, ältere, psychisch auffällige und pflegebedürftige Gefangene gelten.

Die Verlegung in ein Vollzugskrankenhaus wird mangels flächendeckender Einrichtungen und den hohen Anforderungen an eine adäquate medizinische Versorgung häufig nicht in Betracht kommen, selbst wenn Baden-Württemberg gerade mit hohem finanziellen Aufwand ein neues Vollzugskrankenhaus errichtet. Nicht einmal die Hälfte der Bundesländer verfügt noch über ein Vollzugskrankenhaus. So verzichten Bayern und Mecklenburg-Vorpommern zugunsten besonders gesicherter Krankenzimmer in öffentlichen Krankenhäusern auf eigene Vollzugskrankenhäuser. Immerhin wird den Vollzugskrankenhäusern insbesondere bei psychisch kranken oder auffälligen Gefangenen eine wichtige Entlastungsfunktion für den Regelvollzug zugesprochen. Abschiebegedanken, die sich eher am Ruhebedürfnis der Institution als den Behandlungsbedürfnissen der Betroffenen orientieren, dürften häufig auch Verlegungen zur Behandlung in einer vollzugsexternen psychiatrischen Klinik zugrunde liegen, welche die früher nicht selten praktizierten Verlegungen in den Maßregelvollzug (Lesting R&P 1992, S. 81) wegen dessen notorischer Überbelegung inzwischen ersetzt haben.

Erst wenn die vollzugsinternen Behandlungsangebote nicht mehr ausreichen, kommt eine Behandlung außerhalb des Vollzugs in Betracht (F/L/L-Lesting Teil II § 63 LandesR Rn. 17). Die externe Behandlung durch niedergelassene Ärzte oder in öffentlichen Krankenhäusern führt regelmäßig nicht zur Unterbrechung der Strafvollstreckung, der Gefangenenstatus des Patienten bleibt erhalten (KG BeckRS 2018, 45885). Die Rangfolge der Behandlungsorte und der Ausnahmecharakter einer vollzugsexternen Behandlung sind gesetzlich vorgegeben.

Angesichts der zunehmenden Differenzierung und Spezialisierung im Gesundheitswesen und den damit häufig einhergehenden Kostensteigerungen, welche die Leistungsfähigkeit des Vollzugs teilweise überschreiten, werden entgegen dem gesetzlichen Leitbild zunehmend externe Spezialisten oder leistungsfähige Kliniken die Behandlung schwerkranker Gefangener übernehmen müssen.

Die Entscheidung darüber, ob ein externer (Fach-)Arzt bzw. Therapeut oder ein externes Krankenhaus die Behandlung übernehmen soll (das „Ob"), hat grundsätzlich der Anstaltsarzt in eigenverantwortlicher, fachspezifischer Tätigkeit nach seinem ärztlichen Ermessen zu treffen. Die mit der Durchführung externer Behandlungen verbundenen organisatorischen Entscheidungen über einen Ausgang, eine Ausführung, Überstellung oder Verlegung sowie die dabei möglicherweise erforderlichen Sicherungsmaßnahmen (das „Wie") obliegen dem Anstaltsleiter (KG FS SH 2022, S. 29; BeckRS 2018, 45885; OLG Saarbrücken BeckRS 2020, 22704), der bei seiner Entscheidung das Interesse des Gefangenen, in einer von ihm als angemessen empfundenen Kleidung und von nichtuniformierten Bediensteten ausgeführt zu werden sowie nicht ohne sachlichen Grund einer Situation ausgesetzt zu sein, die sein Schamgefühl dadurch verletzt, dass die Untersuchung und das Arztgespräch in Anwesenheit der Bediensteten geführt werden sollen, zu berücksichtigen hat (OLG Saarbrücken vom 25.08.2020 – Vollz [Ws] 4/20).

11.2.4 Der Anstaltsarzt

Die entscheidende organisatorische Besonderheit der Gefängnismedizin besteht in der Stellung und den Aufgaben des Anstaltsarztes, die nur in § 179 Abs. 3 BaySt-VollzG ausdrücklich gesetzlich beschrieben werden, ansonsten in bloßen Verwaltungsvorschriften oder den Dienstordnungen der Bundesländer für das Gesundheitswesen (DOG) niedergelegt sind. Der Anstaltsarzt ist einerseits für die ärztliche Versorgung der Gefangenen zuständig, andererseits mit disparaten Aufgaben des Vollzugs betraut, was mit erheblichem Konfliktpotenzial verbunden ist.

Gefangene haben – wie bereits ausgeführt – abweichend von § 76 SGB V keinen Anspruch auf freie Arztwahl. Ihre medizinische Versorgung wird deshalb nicht von niedergelassenen Ärzten, sondern in ausschließlicher Verantwortlichkeit durch Anstaltsärzte wahrgenommen. Während diese früher nahezu ausschließlich hauptamtlich tätig waren, müssen ihre Aufgaben mittlerweile auch dort, wo nicht schon die geringe Anstaltsgröße eine Beschäftigung hauptamtlicher oder hauptberuflicher Anstaltsärzte verbietet, weitgehend von nebenamtlich oder vertraglich verpflichteten Ärzten wahrgenommen werden, weil offene Stellen mangels Bewerbungen und einer hohen Fluktuation unter den Anstaltsärzten oftmals nicht besetzt werden können. Die eingeschränkten Arbeitsbedingungen mit häufig unzureichender apparativer und räumlicher Ausstattung, eine nicht konkurrenzfähige Besoldung, der schwierige Patientenstamm, die fehlende Unabhängigkeit und eine nicht unproblematische Stellung innerhalb des Vollzugs mit teils unklaren Kompetenzen und divergierenden Aufgaben machen die Arbeit innerhalb der Mauern so unattraktiv, dass sie durch die Sicherheit des Arbeitsplatzes nicht aufgewogen wird.

Die haupt- bzw. nebenamtliche Beschäftigung von Anstaltsärzten ist mit Vor- und Nachteilen verbunden. Während die hauptamtliche Tätigkeit eine umfassende Aufgabenwahrnehmung und schnelle Erreichbarkeit des Anstaltsarztes gewährleistet, kann die neben- oder vertragsärztliche Versorgung eher zum fachlichen Austausch und dem Import extramuraler Standards in die Anstaltsmedizin beitragen sowie eine größere Unabhängigkeit der Ärzte vom Vollzug und damit ein optimales fachliches Gewicht schaffen (Hillenkamp 2008, S. 73, 119). Wo Rekrutierungsprobleme oder die fehlende Anstaltsgröße eine hauptamtliche Tätigkeit nicht zulässt, müssen verstärkt neue Kooperationsformen mit dem öffentlichen Gesundheitswesen ausprobiert und technologische Entwicklungen wie die Telemedizin verstärkt genutzt werden. Angesichts dieser Entwicklung drängt sich natürlich die Frage auf, ob der Anstaltsarzt überhaupt noch zeitgemäß oder nicht vielmehr ein Auslaufmodell ist. Aus juristischer Perspektive ist er immer noch das überkommene Leitbild, obwohl die Landesstrafvollzugsgesetze notgedrungen zunehmend darauf verzichten, detaillierte Vorgaben zur Organisation der medizinischen Versorgung im Vollzug zu machen.

Die Stellung des Anstaltsarztes im Personalgefüge einer Vollzugsanstalt ist allenfalls rudimentär geregelt. Zur näheren Beschreibung müssen die unterschiedlichen Beziehungen getrennt betrachtet werden:

- Das Anstaltsarzt-Patient-Verhältnis ist von der gesetzgeberischen Entscheidung gegen die freie Arztwahl der Gefangenen geprägt. Der Anstaltsarzt ist wegen seines Behandlungsmonopols „Zwangsansprechpartner" der Gefangenen, was die Bildung eines vertrauensvollen Arzt-Patient-Verhältnisses zumindest erschwert, wenn nicht sogar unmöglich macht. Anders als seine niedergelassenen Kollegen ist der Anstaltsarzt in eine Vollzugshierarchie eingegliedert und mit justitiell-vollzuglichen Vorgaben und Zwängen konfrontiert, die der Patientenorientierung Grenzen setzen und ihn in den Augen der Gefangenen häufig als Erfüllungsgehilfen des Vollzugs erscheinen lassen. Anstaltsärzte schließen mit den Gefangenen keine privatrechtlichen Behandlungsverträge im Sinne des § 630a BGB, sondern stehen zu ihren Patienten in einem öffentlich-rechtlichen Dienstverhältnis (Lindner und Huber 2019, S. 443, 454, F/L/L-Lesting Teil II § 62 LandesR Rn. 64, § 98 Rn. 5). Zugunsten der Inhaftierten könnte sich auswirken, dass die Anstaltsärzte anders als Kassenärzte keiner Budgetierung unterliegen (L/N/NV/B-Laubenthal/Baier Kap. H Rn. 9).
- Das Anstaltsarzt-Anstaltsleiter-Verhältnis ist gekennzeichnet vom Spannungsverhältnis zwischen ärztlicher (Fach-)Autonomie und hierarchisch geprägtem Anstaltsaufbau. Trotz seiner fachlich-medizinischen Unabhängigkeit bleibt die Rolle des Anstaltsarztes oftmals labil, weil er sich in einem von den Gesetzmäßigkeiten des Vollzugs geprägten, stark rechtlich ausgestalteten Rahmen bewegt und sich als „Einzelkämpfer" mit allenfalls begrenzten Rechtskenntnissen einer dominanten Anstaltsleiterposition und fremden Anstaltskultur gegenübersieht. Der Vollzug bzw. der Anstaltsleiter erwartet, dass möglichst ressourcenschonend und mit minimalen Eingriffen in den Vollzugsalltag eine hinreichende, regelkonforme medizinische Versorgung erfolgt (Lehmann FS 2013, S. 284). Umso wichtiger ist es für den Anstaltsarzt, seinem beruflichen Ethos und der Eigenverantwortlichkeit eines Arztes gerecht zu werden, seine fachliche Unabhängigkeit zu verteidigen und ohne Rücksicht auf Kostendruck oder Personalknappheit (etwa bei Ausführungen zu von ihm befürworteten, externen, ambulanten Behandlungen oder der Bewachung von Gefangenen während stationärer Krankenhausaufenthalte) seiner Therapiefreiheit zu folgen und erforderliche Behandlungsmaßnahmen gegenüber der Anstaltsleitung durchzusetzen (Hillenkamp 2008, S. 73, 118; F/L/L-Lesting Teil II § 98 LandesR Rn. 10).

  Juristisch handelt der Anstaltsarzt nicht als Organ der Anstalt. Seine medizinischen Anweisungen haben rechtlich keine Außenwirkung. Die von ihm getroffenen Maßnahmen stellen einen Akt hoheitlichen Handelns der Anstalt dar, die allein durch den Anstaltsleiter vertreten wird. Anstaltsärzte unterstehen der Dienstaufsicht des Anstaltsleiters und der Fachaufsicht der Aufsichtsbehörde, die nach Wegfall der Mittelbehörden in den Justizministerien durch Medizinalreferenten oder bestellte Fachberater ausgeübt wird (L/N/N/V/B-Laubenthal/ Baier Kap. H Rn. 18; A/K-Arloth § 158 StVollzG Rn. 1; S/B/J/L-Nestler Kap. 6 Rn. 9; F/L/L-Lesting Teil II § 98 LandesR Rn. 12). Als Dienstvorgesetzter ist der Anstaltsleiter gegenüber dem Anstaltsarzt weisungsbefugt. Das Weisungsrecht umfasst aber nicht den fachlich-ärztlichen Bereich, insoweit verbleibt es bei der Autonomie des Arztes. Auch für Anstaltsärzte gilt nämlich das Verbot, hinsichtlich ihrer ärztlichen Entscheidungen Weisungen von Nichtärzten entgegenzunehmen (§ 2 Abs. 4 MBO-Ä). Geht es um Bereiche, in denen die ärztliche bzw. psychotherapeutische Expertise im engeren Sinne gefordert ist, also bei der Diagnose, Therapie und Prävention, kommt der an den Vorgaben der MBO-Ä bzw. MBO-PP/KJP orientierten ärztlichen bzw. psychotherapeutischen Entscheidung das Primat zu. Der Anstaltsleiter kann somit ärztliche Maßnahmen nur daraufhin überprüfen, ob sie in den fachlichen Bereich des Arztes fallen und hierzu von ihm Auskunft verlangen. Ein hinzugezogener Arzt handelt bei der Übertragung von Anstaltsarztaufgaben nicht im eigenen Namen, sondern im Auftrag der Vollzugsbehörde. Er wird nach dem Verpflichtungsgesetz verpflichtet und ist damit in strafrechtlicher Hinsicht Amtsträger i. S. d. § 11 Abs. 1 Nr. 2, 4 StGB.

- Das Anstaltsarzt-Krankenpfleger-Verhältnis ist, selbst wenn es in der Praxis kollegial gelebt wird, letztlich hierarchisch geprägt. Ärztliche Anordnungen sind vom Krankenpflegepersonal grundsätzlich zu befolgen, auch wenn sie mit Mehrbelastungen oder Schwierigkeiten verbunden sind. Der Anstaltsarzt hat die Bediensteten des Krankenpflegedienstes zu überwachen und für deren Fortbildung zu sorgen. Die Bediensteten unterstehen der Dienstaufsicht des Anstaltsleiters und der Fachaufsicht des Anstaltsarztes, der für ihren Einsatz im diagnostischen und pflegerischen Bereich verantwortlich ist.

Allgemeine Pflichten als Arzt

Als Ärzte unterliegen Anstaltsärzte wie ihre außerhalb des Strafvollzugs tätigen Kollegen den für ihre Berufsausübung maßgeblichen gesetzlichen und berufsrechtlichen Vorschriften. Hierzu gehören insbesondere die zivilrechtlichen Behandlungsregeln der §§ 630c bis 630 h BGB (Lindner und Huber 2019, S. 443, 454 ff.; a. A. A/K-Arloth § 56 StVollzG Rn. 1) und die MBO-Ä, soweit ihrer Anwendung nicht ausnahmsweise die Besonderheiten der Rechts- und Behandlungsverhältnisse im Strafvollzug entgegenstehen. Danach hat jede medizinische Behandlung unter Wahrung der Menschenwürde und unter Achtung der Persönlichkeit, des Willens und der Rechte der Patienten, insbesondere ihres Selbstbestimmungsrechts (§ 7 Abs. 1 Satz 1 MBO-Ä), und nach den zum Zeitpunkt der Behandlung bestehenden, allgemein anerkannten fachlichen Standards (§ 630a Abs. 2 BGB) zu erfolgen.

Insofern korrespondieren die Pflichten des Anstaltsarztes mit den Rechten der Gefangenen. Diese haben – von gesetzlich bestimmten Ausnahmen abgesehen (vgl. Abschn. „Leistungsumfang") – einen Anspruch auf die dem allgemeinen Standard der gesetzlichen Krankenversicherung entsprechenden medizinischen Leistungen (OLG Hamburg StV 2007, S. 31; KG BeckRS 2018, 57645). Danach besteht ein Anspruch auf Krankenbehandlung, wenn sie notwendig ist, um eine Erkrankung zu erkennen, zu heilen, ihre Verschlimmerung zu verhüten oder Krankheitsbeschwerden zu lindern (KG FS SH 2022, S. 29). Da sämtliche Erkrankungen einen Anspruch auf eine fachgerechte Therapie begründen, sind auch psychotherapeutische oder psychiatrische Behandlungen erfasst (KG FS SH 2022, S. 66; BeckRS 2018, 45885). Diese allgemeingültigen Anforderungen im Strafvollzug umzusetzen, verlangt vom Anstaltsarzt unabhängig von den belastenden und gelegentlich defizitären Vollzugsbedingungen auch deshalb besonderes Engagement, weil seine Patienten nicht in gleicher Weise wie freie Bürger Beeinträchtigungen ihrer Gesundheit begegnen können und auf seine medizinische Versorgung angewiesen sind (vgl. KG BeckRS 2018, 57645).

Unabhängig vom Freiheitsentzug und den gesundheitlichen Auffälligkeiten der Gefangenenpopulation gilt auch die Vorschrift des § 630c Abs. 1 BGB, wonach Behandelnder und Patient bei der Durchführung der Behandlung zusammenwirken sollen (Lindner und Huber 2019, S. 443, 455), um durch die Entwicklung eines Vertrauensverhältnisses den Behandlungserfolg sicherzustellen. Das Zusammenwirken erfordert umfangreiche Informationspflichten des behandelnden Arztes und die Mitwirkung („Compliance") des Patienten.

Gleichermaßen gelten die ärztliche Schweigepflicht und ausnahmsweise bestehende Offenbarungsbefugnisse (vgl. § 9 Abs. 1 und 2 MBO-Ä und Abschn. „Besondere Pflichten als Anstaltsarzt"). Wie andere Ärzte auch unterliegen die im Strafvollzug tätigen Ärzte als Berufsgeheimnisträger hinsichtlich der ihnen von den Patienten anvertrauten oder sonst über sie bekannt gewordenen Geheimnisse grundsätzlich der Schweigepflicht aus § 203 StGB (BVerfG StV 2023, S. 45; KG FS SH 22, 29; für im Justizvollzug tätige Psychotherapeuten: KG FS SH 2022, S. 66; F/L/L-Goerdeler Teil III Rn. 185; F/L/L-Lesting Teil II § 62 LandesR Rn. 86) und dem korrespondierenden prozessualen Schweigerecht aus §§ 53 Abs. 1 Nr. 3, 53a, 76 StPO. Die ärztliche Schweigepflicht, die grundsätzlich auch im innerbehördlichen Verkehr besteht, erstreckt sich auf objektive personenbezogene Angaben, zu denen u. a. Erkenntnisse über den Gesundheitszustand eines Gefangenen sowie Therapiemaßnahmen zählen.

Hinsichtlich der medizinischen Behandlung selbst gelten prinzipiell identische Aufklärungs- und Dokumentationspflichten: Voraussetzung jeder ärztlichen Behandlung auch im Vollzug ist die aufgeklärte Einwilligung („informed consent") der Patienten (vgl. § 8 Satz 2 MBO-Ä). Zur Sicherung ihres Selbstbestimmungsrechts ist der Arzt nach § 630e Abs. 1 BGB regelmäßig verpflichtet, die Patienten über die für ihre Entscheidung zur Behandlung bedeutsamen Umstände (Art, Umfang, Durchführung der Maßnahme, ihre Folgen, Risiken und Alternativen etc.) aufzuklären (Lindner und Huber 2019, S. 443, 455; F/L/L-Lesting Teil II § 62 LandesR Rn. 82). Das Aufklärungsgespräch ist so zu führen, dass der Patient den Grund, die Bedeutung und Tragweite seiner Erkrankung und die vorgesehene Behandlungsmaßnahme erfassen und verstehen kann (vgl. § 630e Abs. 2 Satz 1 Nr. 3 BGB). Angesichts einer häufig wenig gesundheitsbewussten Klientel und weiterer Besonderheiten der Gefangenenpopulation verlangt dies sicherlich die besondere Aufmerksamkeit des Anstaltsarztes und häufig den Einsatz geeigneter Sprachmittler oder (Video-)Dolmetscher. Erst nach der notwendigen Aufklärung seines Patienten kann der behandelnde Arzt eine wirksame Behandlungseinwilligung einholen (vgl. § 630d Abs. 1 Satz 1 BGB). Die Einwilligung ist erforderlich, weil ein Gefangener wie jeder andere Patient grundsätzlich nicht verpflichtet ist, sich einer medizinischen Behandlung zu unterziehen („Freiheit zur Krankheit"). Die Einwilligungserklärung kann grundsätzlich schriftlich, mündlich, ausdrücklich oder konkludent abgegeben werden.

Den berufs- (§ 10 Abs. 1 MBO-Ä) und zivilrechtlichen (§ 630 f. BGB) Pflichten entsprechend muss auch der Anstaltsarzt seine Behandlungsmaßnahmen zeitnah, systematisch und übersichtlich in der Patientenakte dokumentieren. Die Dokumentationspflicht dient nicht nur der eigenen Gedächtnisstütze, sondern auch der Sicherheit des Patienten in der Behandlung, weil das Behandlungsgeschehen so nachträglich rekonstruiert werden kann. Die Gesundheits- oder Krankenakten werden entweder in traditioneller Papierform oder zunehmend elektronisch geführt. Sie müssen von den Gefangenenpersonalakten getrennt und aus Gründen des Datenschutzes unterteilt werden, um besonders sensible Informationen von denjenigen zu trennen, die für den laufenden Betrieb gebraucht werden (A/K-Arloth § 56 StVollzG Rn. 7; F/L/L-Lesting Teil II § 62 LandesR Rn. 84). Schließlich ist der Anstaltsarzt zur Sicherung des Behandlungserfolgs und der Vermeidung von Folgeerkrankungen zu einer umfassenden Information des Patienten (§ 630c Abs. 2 Satz 1 BGB) und zu einem Hinweis auf eigene oder fremde Behandlungsfehler (§ 630c Abs. 2 Satz 2 BGB) verpflichtet.

Zur Unterrichtung über den Gesundheitszustand gehört auch der Anspruch auf Einsicht in die Krankenunterlagen. Wegen seines Interesses, die Behandlung, die dabei gewonnen Daten und die Prognose zu kennen, hat jeder Patient schon gem. § 630 g Abs. 1 BGB einen Anspruch auf Einsicht in die vollständige, ihn betreffende Patientenakte, soweit der Einsichtnahme nicht erhebliche therapeutische Gründe oder sonstige erhebliche Rechte Dritter entgegenstehen. Der Einsichtsanspruch im Strafvollzug geht darüber noch hinaus, weil das Selbstbestimmungsrecht des gefangenen Patienten wegen des ausgeprägten Machtgefälles zum Arzt im Strafvollzug in stärkerem Maße gefährdet ist als in privatrechtlichen Behandlungsverhältnissen. Der Gefangene kann seinen Arzt nicht frei wählen und nicht in ein anderes Behandlungsverhältnis wechseln, wenn er kein Vertrauen in den ihn behandelnden Anstaltsarzt hat und nach seiner Wahrnehmung die Beziehung zerrüttet ist (BVerfG StV 2018, S. 627; KG StV 2020, S. 548 Ls., F/L/L-Lesting Teil II § 62 LandesR Rn. 97; Goerdeler Teil III Rn. 307; L/N/N/V/B-Laubenthal/Baier Kap. H Rn. 21 ff.). Der Gefangene hat gegenüber seinem Arzt und der Vollzugsanstalt unabhängig von deren Umfang einen aus Art. 2 Abs. 1 i. V. m. Art. 1 Abs. 1 GG folgenden und durch Art. 8 und 6 EMRK unterstrichenen Anspruch auf vollständige Einsicht in die ihn betreffenden Krankenunterlagen und die Übermittlung benötigter Kopien bzw. Ausdrucke. Die Möglichkeit der Einsichtnahme in den Räumen der Vollzugsanstalt reicht jedenfalls dann nicht aus, wenn keine Gelegenheit besteht, selbst Kopien zu fertigen oder anfertigen zu lassen (OLG Frankfurt NStZ-RR 2023, S. 354; OLG Hamm BeckRS 2020, 49823; F/L/L-Lesting Teil II § 62 LandesR Rn. 97 m. w. N.). Einer besonderen Begründung oder der Darlegung eines berechtigten Interesses bedarf es hierfür nicht (OLG Koblenz vom 08.03.2021 – 4 Ws 854/20 zit. nach Roth NStZ 2023, S. 662, 668). Entgegen den in § 630 g Abs. 2 BGB und zahlreichen Landesgesetzen niedergelegten Grundsätzen besteht ein Anspruch auf eine kostenlose Kopie der Krankenakte (EuGH vom 26.10,2023 – C 307/22).

Besondere Pflichten als Anstaltsarzt

Dem Anstaltsarzt obliegen darüber hinaus weitere Pflichten, die mit dem Arbeitsaufkommen eines niedergelassenen Kollegen nicht zu vergleichen sind. Diese Pflichten, die sich aus dem Gefängnisumfeld und den spezifischen gesundheitlichen Belastungen seiner gefangenen Patienten ergeben und teils in den Landesvollzugsgesetzen, teils in Verwaltungsvorschriften niedergelegt sind, erfordern häufig nicht nur zusätzliche Qualifikationen, sondern stellen auch spezifische Anforderungen. Im Einzelnen gehören zu diesem Aufgabenkatalog (L/N/N/V/B-Laubenthal/Baier Rn. 12 ff.; F/L/L-Lesting Teil II § 62 LandesR Rn. 65 ff.):

- Die Aufnahme- und Entlassungsuntersuchung:

  Die Zugangsuntersuchung der Gefangenen im Rahmen des Aufnahmeverfahrens ist von großer Bedeutung, um den Gesundheitszustand des Gefangenen und einen evtl. Behandlungsbedarf möglichst frühzeitig zu erkennen und die notwendigen Behandlungsschritte einleiten zu können. Bereits vor dem Haftantritt ist die Haftfähigkeit des Gefangenen, etwa durch Einholung der Stellungnahme des Justizvollzugskrankenhauses oder Exploration durch den Anstaltsarzt, zu klären (BVerfG StV 2023, S. 173 Ls.). Die gesetzlich nicht gesondert geregelte Entlassungsuntersuchung soll während der Haft eingetretene gesundheitliche Schäden dokumentieren und spätere Auseinandersetzungen um haftbedingte Schädigungen vermeiden.
- Die Kontrolle der Gesundheitsumstände:

  Der Anstaltsarzt hat auf alle die Gesundheit der Gefangenen betreffenden Vorgänge und Umstände zu achten (so schon VV Nr. 2 Satz 1 zu § 56 StVollzG). Hierzu gehört eine Vielzahl ganz unterschiedlicher Aufgaben wie die gesundheitliche Überwachung des Anstaltsessens einschließlich der ärztlichen Verordnung besonderer Verpflegung, der Arbeitsbedingungen der Gefangenen einschließlich der Beurteilung ihrer Arbeits(un)fähigkeit oder der Hygiene und Sauberkeit von Gefangenen und Anstalt. Der zwiespältige Charakter mancher dieser Maßnahmen wird dadurch deutlich, dass die Gefangenen sie zumindest dulden, wenn nicht sogar befolgen müssen und eine Zuwiderhandlung eine Disziplinarmaßnahme zur Folge haben kann (F/L/L-Lesting Teil II § 65 LandesR Rn. 12 ff.).
- Die Behandlung gesundheitlicher Beschwerden:

  Da zunächst ausschließlich der Anstaltsarzt für die medizinische Betreuung der Gefangenen zuständig ist, muss neben der Organisation eines Eildienstes eine allgemein-medizinische Sprechstunde angeboten werden, die den besonderen Bedürfnissen der Gefangenen ausreichend Rechnung trägt. Unterschiede zur Versorgungssituation außerhalb des Vollzuges bestehen naturgemäß schon in der Erreichbarkeit und den Zugangsbarrieren, die von der Anstalt und dem Anstaltsarzt allerdings möglichst gering gehalten werden müssen sowie dem dabei zu beachtenden Datenschutz. So darf der Antrag auf Arztbesuch nicht von Angaben des Gefangenen zu seinen gesundheitlichen Beschwerden abhängig gemacht werden und Mitarbeiter des allgemeinen Vollzugsdienstes dürfen keine näheren Angaben von diesem verlangen (OLG Frankfurt NStZ-RR 2011, S. 292).

- Beachtung besonderer Problemlagen:

  Die anstaltsärztliche Versorgung ist mit den Anforderungen eines niedergelassenen Allgemeinmediziners auch deshalb nicht zu vergleichen, weil er mit ungewöhnlichen Problemlagen seiner Patienten konfrontiert ist. Die Gefangenenpopulation unterscheidet sich hinsichtlich Art und Häufigkeit von Erkrankungen erheblich von der Normalpopulation. So sind Infektionskrankheiten, Drogenkonsum oder psychische Erkrankungen erheblich häufiger als in der Normalbevölkerung anzutreffen, was eines spezifischen Behandlungsangebots (Infektionsprophylaxe, Substitution, Gesundheitsförderung etc.) und besonderer Expertise bedarf. Eine weitere Besonderheit stellt angesichts der Häufigkeit selbstverletzenden und suizidalen Verhaltens der Gefangenen die in vier Bundesländern sogar gesetzlich normierte Suizidprophylaxe dar (F/L/L-Lesting Teil § 62 LandesR Rn. 77). Der Anstaltsarzt muss insoweit psychische Belastungen, autoaggressives Verhalten und sonstige Risikoindikatoren frühzeitig erkennen und darauf reagieren.

- Prüfung der Vollzugs(un)tauglichkeit:

  In schwerwiegenden Fällen können unter bestimmten Bedingungen ärztliche Feststellungen zur Notwendigkeit einer Strafunterbrechung wegen Vollzugsuntauglichkeit erforderlich werden (F/L/L-Lesting Teil II § 63 LandesR Rn. 25). Die Entscheidung über eine Strafunterbrechung betrifft die Abwägung zwischen der Pflicht des Staates zur Durchsetzung des Strafanspruchs einerseits und den Grundsätzen eines menschenwürdigen Strafvollzugs sowie den Verzicht auf eine Strafvollstreckung um jeden Preis andererseits (BVerfG StV 2023, S. 173 Ls.). Der Anstaltsarzt hat in solchen Fällen in einer ärztlichen Stellungnahme nach eingehender Exploration die Voraussetzungen des § 455 Abs. 4 StPO zu prüfen, nämlich das Vorliegen einer Geisteskrankheit (Nr. 1), die Besorgnis naher Lebensgefahr (Nr. 2) oder das Vorliegen einer sonstigen schweren Erkrankung (Nr. 3).

- Mitwirkung an Zwangsmaßnahmen etwa auf dem Gebiet der Gesundheitsfürsorge:

  Die Pflicht der Vollzugsbehörden zur Gesundheitsfürsorge kann in Einzelfällen sogar die Anwendung unmittelbaren Zwangs erfordern (vgl. Kap. 12). Hierbei sind die Anstaltsärzte, teilweise nach Zustimmung der Anstaltsleitung, zur Anordnung der Untersuchung sowie Durchführung und Überwachung der Maßnahme zuständig (F/L/L-Lesting Teil II § 67 LandesR). Neben der Mitwirkung der Anstaltsärzte an besonderen Sicherungsmaßnahmen (F/L/L-Goerdeler Teil II § 79 LandesR Rn. 7) und ihrer teilweise erforderlichen Anhörung bei Disziplinarmaßnahmen, wenn Schwangere, stillende Mütter oder in ärztlicher Behandlung befindliche Gefangene betroffen sind (F/L/L-Walter/ Lindemann Teil II § 89 LandesR Rn. 8), verdeutlicht auch ihre Beteiligung an Zwangsmaßnahmen den zwiespältigen, nicht ausschließlich kurativ ausgerichteten Aufgabenkreis.

- Wahrnehmung gesundheitsbehördlicher Aufgaben:

  Der Anstaltsarzt ist schließlich zugleich als Vertreter des öffentlichen Gesundheitswesens in der Anstalt tätig und damit für die Umsetzung entsprechender gesundheitsbehördlicher Maßnahmen zuständig.

  Aus den zusätzlichen Aufgaben und seiner amtlichen Stellung können sich für den Anstaltsarzt somit Pflichten und Rechte ergeben, die bei seinen niedergelassenen Kollegen keine Entsprechung finden. Dies trifft weiter auf Durchbrechungen seiner Schweigepflicht durch vollzugsspezifische Offenbarungspflichten und -befugnisse zu, die über die Regelungen in § 9 Abs. 2 Satz 1 MBO-Ä hinausgehen. Danach ist der Anstaltsarzt gegenüber dem Anstaltsleiter hinsichtlich ihm anvertrauter oder bekannt gewordener Daten zum Schutz höherwertiger Rechtsgüter unter bestimmten Voraussetzungen zur Offenbarung verpflichtet bzw. befugt, soweit dies für die Erfüllung der Aufgaben des Justizvollzugs auch unter Berücksichtigung der Interessen des Gefangenen an der Geheimhaltung der Tatsachen unerlässlich ist (KG FS SH 2022, S. 29 zu § 53 JVollzDSG Bln; F/L/L-Goerdeler Teil III Rn. 199 ff.). Der Anstaltsarzt sollte seine Patienten über diese Einschränkungen seiner Schweigepflicht rechtzeitig informieren (vgl. § 9 Abs. 2 Satz 3 MBO-Ä), schon um weitere Belastungen des Behandlungsverhältnisses zu vermeiden und späteren Täuschungsvorwürfen zu begegnen.

„Bifunktionalität" des Anstaltsarztes

Da der Anstaltsarzt nicht wie seine niedergelassenen oder im (Allgemein-)Krankenhaus tätigen Kollegen ausschließlich für die ärztliche Versorgung seiner Patienten zuständig, sondern durch die Strafvollzugsgesetze mit einer Vielzahl weiterer Aufgaben und Pflichten betraut ist, die mit erheblichen Eingriffen verbunden sein können, sind Konflikte zwischen ärztlicher, also patientenorientierter, und vollzuglicher, also institutioneller, Rolle unvermeidlich. Gleiches gilt für Loyalitätskonflikte wegen den Erwartungen und Ansprüchen der gefangenen Patienten auf der einen und jenen des Vollzugspersonals und der Anstaltsleitung auf der anderen Seite. Vielleicht besteht die anspruchsvollste Aufgabe eines Anstaltsarztes gerade darin, diesen Spagat zu meistern und einen Weg zu finden, der „Bifunktionalität" gerecht zu werden, ohne unvermeidliche Belastungen für die Gefangenen zu schaffen (F/L/L-Lesting Teil II § 98 LandesR Rn. 7, § 62 LandesR Rn. 64).

11.3 Maßregelvollzug

Die bereits für den Strafvollzug beschriebenen Vorgaben und Regeln gelten häufig auch für den im Maßregelvollzug tätigen Arzt oder Therapeuten. Dennoch müssen Abweichungen beachtet werden, die sich aus den speziellen Aufgaben und Organisationsformen ergeben. Die medizinisch/therapeutische Versorgung im Maßregelvollzug betrifft nach den jeweils einschlägigen Maßregelvollzugs- bzw. Psychisch-Kranken(-Hilfe-)-Gesetzen der Länder, soweit sie den Maßregelvollzug mitregeln, Behandlungen im psychiatrischen Krankenhaus nach § 63 StGB bzw. einer Entziehungsanstalt nach § 64 StGB. Obwohl es sich nicht um Maßregelvollzug handelt, werden nach den teilweise unterschiedlichen Anwendungsbereichen der Landesgesetze darüber hinaus auch weitere Bereiche wie die einstweilige Unterbringung nach § 126a StPO und die Sicherungshaft nach § 463 Abs. 1 i. V. m. § 453c StPO erfasst. Nicht unter den Maßregelvollzug fällt dagegen der Vollzug der Sicherungsverwahrung nach den §§ 66–66c StGB.

Zweck des Maßregelvollzugs ist der Schutz der Allgemeinheit vor erheblichen rechtswidrigen Taten, der durch einen freiheitsorientierten und therapiegerichteten Vollzug erreicht werden soll. Nach juristischem Verständnis erbringen die wegen ihrer psychischen oder Abhängigkeitsprobleme im Maßregelvollzug untergebrachten Patienten ein „Sonderopfer" zugunsten der Allgemeinheit, welches durch die Behandlung so gering wie möglich gehalten muss (vgl. BVerfG StV 2012, S. 741; OLG Hamm R&P 2016, S. 134 m. Anm. Kammeier; F/L/L-Pollähne Teil IV vor § 136 StVollzG Rn. 3).

11.3.1 Rechtsgrundlagen

Die Rechtsgrundlagen des Maßregelvollzugs finden sich in den §§ 136, 137 StVollzG als einheitlich und vorrangig geltendem Bundes-Maßregelvollzugsrecht (modifizierend BW §§ 104–106 JVollzGB III, BlnPsychKG § 104, NW StrUG § 61; RhPf MVollzG § 45) und in den Psychk(H)- bzw. Maßregelvollzugsgesetzen der Länder. Die Landesgesetze unterscheiden sich naturgemäß nicht nur von den Landesstrafvollzugsgesetzen, sondern weisen auch untereinander erhebliche Unterschiede etwa hinsichtlich der Regelungstechnik und -dichte auf. Teilweise wird das Maßregelvollzugsrecht nicht eigenständig, sondern nur als Annex zum öffentlichen Unterbringungsrecht geregelt und dies etwa in Fragen der medizinischen Versorgung in so lückenhafter Form, dass eine Vielzahl offener Fragen bleibt, die anderweitig geklärt oder durch eine konsequente Anwendung des Äquivalenzprinzips gelöst werden müssen. Da Rechtsprechung und Literatur zum Maßregelvollzug zudem nicht annähernd den Umfang und die Bedeutung erreicht haben, den sie für die Entwicklung des Strafvollzugsrechts hatten, bleibt zur Lückenfüllung und Auslegung ansonsten nur der Rückgriff auf verfassungsrechtliche Grundsätze wie den der Verhältnismäßigkeit oder „in dubio pro libertate" (K/P-Pollähne 2018, S. 31 ff.).

Anders als im Strafvollzug scheint manchen psychiatrischen Krankenhäusern und Entziehungsanstalten sowie ihren Mitarbeitern der Status als Behörde und ihre Tätigkeit als hoheitliches Handeln nicht immer bewusst. Dies gilt verstärkt für Einrichtungen in privater Trägerschaft. Folglich werden die juristischen Konsequenzen etwa der Doppelfunktion des Direktors eines psychiatrischen Krankenhauses als Arzt und Behördenleiter gelegentlich übersehen. In der Praxis werden daher Maßnahmen und Anordnungen in dem Bewusstsein getroffen, sie bewegten sich ausschließlich im Rahmen ärztlicher Therapiefreiheit, während ihr Charakter als justiziable Verwaltungsmaßnahmen übersehen wird. Nach diesem Verständnis erscheint eine rechtliche Beurteilung oder gar Kontrolle eher sachfremd und unangemessen. Umso wichtiger dürfte es sein, dass sich auch Ärzte und Therapeuten im Maßregelvollzug mit den rechtlichen Grundlagen ihrer Arbeit vertraut machen.

11.3.2 Organisation der Versorgung

Der Vollzug der Maßregeln nach §§ 63, 64 StGB findet innerhalb des allgemeinen psychiatrischen Versorgungssystems und nicht etwa in justizeigenen Sonderanstalten, nämlich in psychiatrischen Krankenhäusern und Suchtfachkliniken bzw. in deren forensischen Abteilungen, statt. Der Begriff des psychiatrischen Krankenhauses i. S. v. § 63 StGB i. V. m. § 136 StVollzG ist nicht mit dem des Krankenhausrechts identisch. Die dem Maßregelvollzug dienenden psychiatrischen Krankenhäuser sind dementsprechend keine „Plankrankenhäuser" im Sinne der Krankenhausgesetze.

Die dort oder in einer Entziehungsanstalt untergebrachten Patienten erhalten keine Leistungen der gesetzlichen Krankenversicherung. Nach § 16 Abs. 1 Nr. 4 SGB V ruht ihr Anspruch auf die entsprechenden Leistungen, solange eine freiheitsentziehende Maßregel der Besserung und Sicherung vollzogen wird. Dies gilt selbst für eine medizinische Behandlung während eines Urlaubs. Auch in dieser Zeit haben die Untergebrachten nur einen Anspruch auf die notwendige Krankenbehandlung und Übernahme der Heilbehandlungskosten in der für sie zuständigen Vollzugseinrichtung. Allenfalls mit Zustimmung der Einrichtung oder zur Notfallbehandlung können beurlaubte Betroffene einen externen Arzt oder das nächstgelegene Krankenhaus aufsuchen, ohne sich selbst mit den Behandlungskosten zu belasten (vgl. M-V MVollzG § 14 Abs. 3 Satz 3; NRW StrUG § 12 Abs. 6). Für die ambulante psychiatrische Versorgung (Nachsorge) im Sinne der forensischen Ambulanzen gem. §§ 68a Abs. 7; 68b Abs. 1 Nr. 11 StGB sind ebenfalls die Vollzugseinrichtungen und nicht die Krankenkassen zuständig (K/P-Baur Kap. C 114; vgl. aber BSG R&P 2015, S. 152 m. abl. Anm. Baur; s. auch Kap. 10). Ist der Untergebrachte jedoch aufgrund eines freien Beschäftigungs- oder Ausbildungsverhältnisses oder wegen des Bezugs einer gesetzlichen Rente krankenversichert, stehen ihm die gesetzlichen Ansprüche zu (vgl. Sachs PsychKG § 38 Abs. 6 S. 2).

Patienten des Maßregelvollzugs haben aus den §§ 136, 137 StVollzG bzw. den jeweiligen Landesgesetzen wegen ihres „Sonderopfers" und der Fürsorgepflicht der Vollzugseinrichtung einen Anspruch auf die erforderliche stationäre oder ambulante Behandlung gegen den Träger der Vollzugseinrichtung (F/L/L-Pollähne Teil IV vor § 136 Rn. 19; K/P-Lindemann Rn. D 111, 116). Der Behandlungsanspruch muss sich in einer den medizinisch/therapeutischen Standards entsprechenden Ausstattung niederschlagen. Dementsprechend darf die erforderliche Krankenbehandlung nicht an fehlenden sachlichen, personellen oder finanziellen Mitteln scheitern. Selbst wenn kein unbegrenzter Ressourcenaufwand verlangt werden kann, wirkt eine Unterausstattung nicht anspruchsbegrenzend. Vielmehr sind umgekehrt die Behandlungskapazitäten den Behandlungsnotwendigkeiten für alle eingewiesenen

Patientengruppen anzupassen (vgl. BVerfG StV 2014, S. 351; 2013, 578 zum Strafvollzug). Zur erforderlichen Ausstattung enthalten die Landesgesetze zumeist nur wenig konkrete Generalklauseln, wonach die für die Behandlung der untergebrachten Personen erforderlichen Fachkräfte und die darüber hinaus zur Erreichung des Vollzugsziels benötigten Mitarbeiter der verschiedenen Berufsgruppen vorzuhalten und die Einrichtungen so zu gliedern und auszustatten sind, dass eine auf die unterschiedlichen Bedürfnisse der Untergebrachten abgestimmte Behandlung ermöglicht und die Eingliederung gefördert wird (K/P-Baur Rn. C 85). Differenziertere Beschreibungen des Personal- und Sachbedarfs finden sich allenfalls in untergesetzlichen Rechtsnormen wie der Psychiatrie-Personalverordnung gem. § 136a Abs. 2 Satz 1 SGB V (PPP-RL) oder den Durchführungsverordnungen der Länder.

Der Behandlungsanspruch ist nicht auf die in der jeweiligen Einrichtung vorhandenen Angebote beschränkt. Kann die erforderliche Behandlung nicht in der zuständigen Maßregelvollzugseinrichtung durchgeführt werden, ist die untergebrachte Person in eine andere Maßregelvollzugsanstalt, ein geeignetes Krankenhaus oder zu einem ambulanten Leistungserbringer außerhalb des Maßregelvollzugs zu verbringen (beispielsweise Bay MRVF § 6 Abs. 7; Brem PsychKG § 58 Abs. 2; Hmb MVollzG § 11 Abs. 1 Satz 2; M-V MVollzG § 14 Abs. 3 Satz 1; Saar MRVG § 10 Abs. 2; vgl. auch OLG Celle BeckRS 2019, 28981; K/P-Marschner Rn. E 17; K/P-Lindemann Rn. D 103, 115, 180 zur Verlegung). Die dabei unter Umständen erforderlichen Sicherungsmaßnahmen dürfen nicht zu Lasten einer optimalen Behandlung gehen. Insbesondere für die fachärztliche Behandlung somatischer Erkrankungen sind die Kliniken nicht immer eingerichtet. Deshalb muss durch Vertragsabschlüsse mit externen Fachärzten und Kooperationsmodelle mit Allgemein- oder Fachkrankenhäusern die erforderliche medizinische Versorgung sichergestellt werden. Gleiches gilt bei der Behandlung der Anlasserkrankung, also der Erkrankung, die den Grund für die Unterbringung bildet. Statt des anstaltsintern Machbaren muss das für die Betroffenen therapeutisch Erreichbare zugrunde gelegt werden (K/P-Lindemann-Lindemann D 113), sodass auch externe Therapiemöglichkeiten sowie Verlegungs- und Überweisungsmöglichkeiten in andere Einrichtungen erwogen werden müssen.

Die mit dem Behandlungsanspruch der untergebrachten Patienten korrespondierende Behandlungspflicht der Einrichtungen kann nach einigen Landesgesetzen zwar in Fällen mangelnder therapeutischer Erreichbarkeit des Patienten zeitweise reduziert werden (so etwa Berl PsychKG 56 Abs. 8 Satz 1; M-V MVollzG § 14 Abs. 4; RhPf MVollzG § 14 Abs. 4 Satz 1), der Behandlungsanspruch bleibt gleichwohl bestehen und seine Erfüllung kann jederzeit wieder eingefordert werden. Die Behandlungspflicht entfällt auch nicht durch die Zuschreibung von Etiketten wie „untherapierbar" oder „austherapiert". In solchen Fällen sind ggf. vollstreckungsrechtliche Konsequenzen zu ziehen.

Die Behandlungskosten tragen die Träger der Vollzugseinrichtungen; eine Eigenbeteiligung der Untergebrachten kommt allenfalls ausnahmsweise in Betracht (K/P-Lindemann Rn. D 126; Volckart und Grünebaum 2015 III. Teil Rn. 390).

11.3.3 Behandlungsgrundsätze

Die Behandlung im Maßregelvollzug erfolgt nicht zwischen gleichberechtigten Vertragspartnern auf der Grundlage privatrechtlicher Behandlungsverträge nach § 630a BGB, sondern in einem öffentlich-rechtlichen Subordinationsverhältnis. Dementsprechend sind obligatorische Untersuchungen vorgegeben, um zunächst den Gesundheitszustand der Untergebrachten zu eruieren und anschließend eine planvolle Behandlung in einem freiheitsorientierten und therapiegerichteten Vollzug durchzuführen. Die Landesgesetze enthalten teilweise detaillierte zeitliche und inhaltliche Vorgaben zur Überprüfung und Fortschreibung der individuellen Behandlungs- und Vollzugsverläufe (K/P-Lindemann Rn. D 73 ff.).

Die Untergebrachten haben keinen Anspruch auf Behandlung durch einen Arzt oder Therapeuten ihrer Wahl (BVerfG JZ 2007, S. 93), sondern (zunächst) nur auf Behandlung durch das medizinisch/therapeutische Personal in der für sie zuständigen Einrichtung. Das Recht auf freie Arztwahl wird immerhin in § 12 Abs. 3 Thür MRVG erwähnt, allerdings mit dem Zusatz, dass es aus organisatorischen und therapeutischen Gründen durch die Vollzugseinrichtung eingeschränkt werden könne. Wie im Strafvollzug haben die Untergebrachten grundsätzlich auch keinen Anspruch auf eine einzelne konkrete Behandlungsmaßnahme, sondern nur auf eine dem Stand der Wissenschaft und den Regeln der ärztlichen Kunst entsprechende Behandlung (vgl. LG Berlin StV 2024, 267 Ls.; Volckart/Grünebaum Teil III Rn. 626; weitergehend K/P-Lindemann Rn. D 112, 118, der einen Einfluss durch Verfassungsgrundsätze sieht). Nur ausnahmsweise kann eine bestimmte Behandlung verlangt werden (vgl. OLG Karlsruhe R&P 2007, S. 207 zu einer geschlechtsangleichenden Operation).

Das Arzt/Therapeut-Patient-Verhältnis ist von diesen Unterschieden zum zivilrechtlichen Behandlungsrecht nur teilweise berührt. Wie im Strafvollzug gibt es Gemeinsamkeiten mit, aber auch Unterschiede zu den privatrechtlichen Grundsätzen (s. Abschn. 11.2.4). Die Übereinstimmung wird nicht zuletzt daran deutlich, dass etwa Nordrhein-Westfalen in großem Umfang auf die entsprechenden zivilrechtlichen Regelungen verweist. So nimmt § 9 Abs. 2 bis 6 NRW StrUG auf § 630e Abs. 1 bis 3 und Abs. 5 BGB, § 630d BGB sowie § 1827 Abs. 1 S. 1 BGB Bezug und § 12 Abs. 2 NRW StrUG auf §§ 630 c bis 630h BGB.

Wie im Strafvollzug gelten bezüglich der Schweigepflicht und des Schweigerechts des behandelnden Personals Besonderheiten, weil die Inhalte der Behandlung nicht einer umfassenden Verschwiegenheitspflicht unterliegen, sondern aus unterschiedlichen Anlässen Offenbarungspflichten und -befugnisse bestehen, welche die therapeutische Beziehung belasten können (vgl. BVerfG StV 2018, S. 309; K/P-Lindemann Rn. D 57; Volckart/Grünebaum Teil III Rn. 472 ff.).

Auch im Maßregelvollzug ist eine medizinische oder psychotherapeutische Behandlung zur Wahrung des Selbstbestimmungsrechts des Betroffenen regelmäßig nur mit dessen Einwilligung auf der Grundlage ausreichender, seinem Gesundheitszustand angemessener Aufklärung und Erläuterung zulässig (vgl. etwa Hmb MVollzG §§ 10 Abs. 1 Satz 3, Abs. 2; 11 Abs. 2; HE MVollzG § 7 Abs. 2; M-V MVollzG § 15 Abs. 1; zu medizinischen Zwangsbehandlungen Kap. 12). Die Einwilligung muss im Zustand freier Selbstbestimmung und ohne unzulässigen Druck getroffen werden. Einwilligungsfähigkeit erfordert Einsichts- und Urteilsfähigkeit hinsichtlich Art, Notwendigkeit, Bedeutung, Folgen und Risiken der medizinischen Maßnahme. Die Einwilligung oder deren Verweigerung kann sich bei Einwilligungsunfähigkeit u. U. aus einer wirksamen Patientenverfügung (§ 1827 BGB), einer Behandlungsvereinbarung oder der Erklärung eines gesetzlichen Vertreters ergeben. Teilweise werden an die Einwilligung im Maßregelvollzug wegen des Zwangskontextes strengere Anforderungen als beim zivilrechtlichen Behandlungsvertrag nach § 630d BGB gestellt und eine ausdrückliche statt einer bloß konkludenten Erklärung verlangt (vgl. Berl PsychKG §§ 56 Abs. 4 Satz 2, 59 Abs. 3 Satz 2). Ausnahmsweise kann bei einer Notlage oder bei unaufschiebbaren medizinischen Maßnahmen auf die Einholung einer Einwilligung verzichtet werden. Mit dem Erfordernis der Aufklärung und Einwilligung ist die gelegentlich berichtete, heimliche Medikamentenvergabe jedenfalls unvereinbar (Volckart/Grünebaum Teil III Rn. 397). Ein „therapeutisches Verschweigen" von Behandlungsmaßnahmen ist grundsätzlich nicht zu rechtfertigen. Psychochirurgische Eingriffe sind selbst mit Einwilligung des Patienten unzulässig (vgl. Ham § 10 Abs. 5 Satz 1; Volckart/Grünebaum Teil III Rn. 451; K/P-Lindemann Rn. D 35, 130). Gleiches gilt für eine Behandlung, die der Erprobung von Arzneimitteln oder der Erprobung solcher Verfahren dient, die außerhalb des Maßregelvollzugs bisher nicht anerkannt sind (Hmb MVollzG § 10 Abs. 5 Satz 2).

Wie im Arztvertragsrecht (§ 630 f BGB) besteht auch im Maßregelvollzug für alle medizinischen und therapeutischen Behandlungsmaßnahmen eine Dokumentationspflicht (vgl. § 10 MBO-Ä). Um die Erfüllung ihrer dienstlichen Pflichten kontrollieren und Rechenschaft gegenüber dem Patienten ablegen zu können, müssen Ärzte und Therapeuten, soweit es aus medizinisch/therapeutischer Sicht geboten erscheint, die für die Behandlung wesentlichen Maßnahmen und deren Ergebnisse (insbesondere Anamnese, Diagnosen, Untersuchungen und deren Ergebnisse, Befunde, Therapien und ihre Wirkungen, Einwilligungen und Aufklärungen) zeitnah, systematisch und übersichtlich dokumentieren und in die Patientenakte aufnehmen (Volckart/Grünebaum III. Teil Rn. 456). Nicht in die Patientenakte gehören demgegenüber, was im Maßregelvollzug von größerer praktischer Bedeutung sein dürfte, höchstpersönliche Aufzeichnungen der Therapeuten (K/P-Lindemann Rn. D 181 ff. auch zur Pflegedokumentation).

Wie der Gefangene im Strafvollzug (s. Abschn. „Allgemeine Pflichten als Arzt") hat auch der untergebrachte Patient einen Anspruch auf Einsicht in die ihn betreffenden Krankenunterlagen, der über das vertragsrechtliche Einsichtsrecht des § 630 g BGB hinausgeht. Der Anspruch umfasst die vollständige Einsicht in die ihn betreffenden Krankenunterlagen und die Übermittlung benötigter Kopien bzw. Ausdrucke (BVerfG JZ 2007, S. 91; OLG Frankfurt NStZ-RR 2023, S. 354; OLG Hamm BeckRS 2020, 49823). Gegenüber dem oftmals geäußerten, überholten Vorbehalt entgegenstehender wichtiger Belange von Ärzten, Therapeuten oder der Anstalt sollte berücksichtigt werden, dass eine Einsicht für Transparenz sorgen und Vertrauen im therapeutischen Prozess schaffen kann (Marschner und Zinkler R&P 2011, S. 3).

Den Inhalt des Behandlungsanspruchs und seine Voraussetzungen konkretisieren die meisten, aber nicht alle Landesgesetze mit Regelungen zur allgemeinen Gesundheitsfürsorge und der Behandlung interkurrenter Erkrankungen einerseits (Abschn. „Behandlung interkurrenter Erkrankungen") und differenzierten Vorgaben zur Untersuchung und Behandlung der Anlasskrankheit (Abschn. „Behandlung der Anlasserkrankung") andererseits (Einzelheiten der Länderregelungen bei K/P-Lindemann Rn. D 165 ff.). Danach gelten folgende Grundsätze.

Behandlung interkurrenter Erkrankungen

Bei den interkurrenten Erkrankungen handelt es sich um Gesundheitsbeeinträchtigungen, unter denen der Untergebrachte wie jeder andere Mensch leidet. Hierzu gehören auch psychische Störungen oder Suchterkrankungen, die mit der Unterbringung in keinem kausalen Zusammenhang stehen (K/P-Lindemann Rn. D 3). Für diese Erkrankungen gilt der medizinische Behandlungsbegriff. Wegen der Ansprüche der untergebrachten Personen auf Krankenbehandlung, Vorsorgeleistungen und sonstige medizinische Maßnahmen verweisen die meisten Landesgesetze (Bln PsychKG § 59 Abs. 1; Bbg PsychKG § 41 Abs. 1; Brem PsychKG § 58 Abs. 1; Hmb MVollzG § 11 Abs. 1 Satz 1; M-V MVollzG § 14 Abs. 2; NRW StrUG § 12 Abs. 1; RhP MVollzG § 14 Abs. 2 Satz 1; Saar MRVG § 10 Abs. 1; Sächs PsychKG § 38 Abs. 6 Satz 1; Thür MRVG § 12 Abs. 1, 2) auf die entsprechenden Vorschriften zur gesetzlichen Krankenversicherung im SGB V, was dem Äquivalenzprinzip (s. Abschn. 11.2.2) am ehesten entspricht. Andere Gesetze (BW PsychKHG § 44 I; Bay MRVG Art 6 Abs. 1 Satz 2; Nds MVollzG § 8 Abs. 2; LSA MVollzG § 9 Abs. 1) nehmen Bezug auf die entsprechenden Vorschriften der jeweiligen Landesstrafvollzugsgesetze, die wiederum auf die Regelungen der gesetzlichen Krankenversicherung verweisen (K/P-Lindemann Rn. D 116, K/P-Marschner Rn. E 11). Teilweise wird die Geltung der entsprechenden sozialrechtlichen Vorschriften ausdrücklich unter den Vorbehalt der besonderen Situation der Unterbringung gestellt (vgl. etwa NRW StrUG § 12 Abs. 1; RhPf MVollzG § 14 Abs. 1). Im M-V PsychKG bleibt der Inhalt des Behandlungsanspruchs gesetzlich ungeklärt.

Für die Art und den Umfang der Leistungen zur Krankenbehandlung gelten damit grundsätzlich die entsprechenden Vorschriften des SGB V und die aufgrund dieser Vorschriften getroffenen Regelungen. Eine besondere Bedeutung bei der Leistungsbestimmung haben die Richtlinien des Gemeinsamen Bundesausschusses der Ärzte und Krankenkassen (§ 92 Abs. 1 SGB V), welche die gesetzlichen Kriterien zur Inanspruchnahme und Erbringung von Gesundheitsleistungen verbindlich konkretisieren und damit Standards der Gesundheitsversorgung setzen. Für die Praxis besonders wichtig sind insoweit die Gesundheitsuntersuchungs-Richtlinien, Krebsfrüherkennungs-Richtlinien, Richtlinien zur Einführung neuer Untersuchungs- und Behandlungsmethoden (NUB-RL), Richtlinien über die Durchführung der Psychotherapie, sowie Richtlinien über die Verordnung von Heil- und Hilfsmitteln, Rehabilitations-Richtlinien und Arbeitsunfähigkeits-Richtlinien.

In Einzelfällen können – wie im Strafvollzug – weitergehende Ansprüche bestehen. So kann bei fehlender wirtschaftlicher Leistungsfähigkeit ein Anspruch auf nach § 34 SGB V und den Richtlinien zu § 92 Abs. 1 Satz 2 Nr. 6 SGB V ausgeschlossene, nichtverschreibungspflichtige Arzneimittel gegeben sein (OLG Jena R&P 2011, S. 118 zu Thür MRVG § 33 Abs. 4 a. F.). Über den sozialrechtlichen Leistungskatalog hinaus können auch Ansprüche zur Beseitigung stigmatisierender Auffälligkeiten bestehen, wenn dies der Wiedereingliederung der Betroffen dient und die Landesgesetze auf die entsprechenden Vorschriften der Strafvollzugsgesetze verweisen bzw. eigenständige Ansprüche begründen (Volckart/Grünebaum Teil III Rn. 395).

Behandlung der Anlasserkrankung

Bis auf Mecklenburg-Vorpommern haben alle Bundesländer den Anspruch der im Maßregelvollzug Untergebrachten auf Untersuchung und Behandlung der Anlasserkrankung besonders gesetzlich normiert (BW PsychKHG § 38 Abs. 1; Bay MRVG Art. 6 Abs. 1 Satz 1; Bln PsychKG § 56 Abs. 1 Satz 1; Bbg PsychKG § 40 Abs. 1; Brem PsychKG § 55 Abs. 1; Hmb MVollzG § 10 Abs. 1 Satz 1; HE MVollzG § 7 Abs. 1; Nds MVollzG § 8 Abs. 1; NRW StrUG § 9 Abs. 1; RhPf MVollzG § 14 Abs. 1; Saar MRVG § 9 Abs. 1; Sächs PsychKG 38 Abs. 1 Satz 2 i. V. m. § 21 Abs. 1; LSA MVollzG § 8 Abs. 1; SH MVollzG § 6 Abs. 2 Satz 1; Thü MRVG § 11 Abs. 1 Satz 1). Die Anlasserkrankung ist die Erkrankung, die zu dem Delikt geführt hat und der Grund für die Einweisung in den Maßregelvollzug war. Der Anspruch der Untergebrachten wird häufig mit der notwendigen medizinischen, therapeutischen, pflegerischen und pädagogischen Behandlung und Untersuchung umschrieben und erfasst damit eine Vielzahl ganz unterschiedlicher Therapiemethoden wie die Pharmakotherapie, die Psychotherapie mit verhaltenstherapeutischen Konzepten, die Milieu-, Sozio-, Arbeits- und Ergotherapie sowie heil- bzw. sonderpädagogische Behandlungen (Einzelheiten in Kap. 10). Die gesetzlichen Umschreibungen sind wegen differenzierter Anforderungen unterschiedlicher Patientengruppen und des Vollzugsziels einer möglichst frühzeitigen Entlassung bewusst weit gefasst und gehen damit deutlich über das Behandlungsspektrum für psychisch kranke Strafgefangene hinaus. Mit den multiprofessionellen Ansätzen folgen sie einem sozialpsychiatrischen Behandlungsmodell. In welchem Umfang das Therapieangebot den individuellen Bedarfen entspricht oder die Patienten lediglich auf das in der Einrichtung vorhandene Angebot verwiesen werden und damit nicht dem gesetzlichen Anspruch genügt wird, ist mangels wissenschaftlicher Erforschung weitgehend unbekannt.

Die Umsetzung der Behandlungsansprüche und -pflichten ist nicht nur von ausreichenden personellen Ressourcen und Angeboten, sondern auch von den Erfolgsbedingungen therapeutischer Arbeit wie der Mitwirkungsbereitschaft der Patienten abhängig. Eine generelle Pflicht der Patienten, an der Therapie der Anlasserkrankung mitzuwirken, besteht entgegen vereinzelter gesetzlicher Formulierungen nicht. Eine Mitwirkungspflicht würde sowohl der Menschenwürde der Betroffen aus Art. 1 GG als auch dem Selbstbestimmungsrecht psychisch Kranker aus Art. 12 UN-BRK widersprechen und zudem oftmals erfolglos bleiben, weil sie nur äußerliche Anpassung statt wünschenswerter Behandlungscompliance zur Folge hätte (K/P-Lindemann Rn. D 123; Volckart/Grünebaum III. Teil Rn. 431). Schon die in den Gesetzen häufig thematisierte Mitwirkung der Patienten bei der allgemeinen

Gesundheitspflege und hygienischem Verhalten wird eher gefördert als oktroyiert werden müssen. Erfolgversprechender erscheint deshalb die Pflicht der Unterbringungseinrichtung, die Patienten stets zur Mitwirkung an der Behandlung zu motivieren (z. B. Bln PsychKG § 56 Abs. 2). Unabhängig davon endet die Behandlungspflicht in der Entziehungsanstalt dort, wo keine konkrete Aussicht auf einen Behandlungserfolg mehr besteht. In solchen Fällen ist die Unterbringung im Maßregelvollzug zu beenden (BVerfG StV 1994, 594).

11.4 Rechtsschutz

Zu den rechtlichen Grundlagen der Vollzugsmedizin gehören auch die Regelungen zur Rechtsdurchsetzung für die im Straf- und im Maßregelvollzug untergebrachten Patienten. Letztere sind wie (psychisch kranke) Strafgefangene verfahrensrechtlich handlungsfähig, selbst wenn sie geschäftsunfähig sind oder einen Betreuer haben. Sie können also beispielsweise Anträge auf gerichtliche Entscheidung stellen, Rechtsmittel einlegen oder einen Verteidiger wählen (K/P-Oelbermann Rn. K 48). Erläuterungen zum Verfahrensablauf, Muster für Schriftsätze an die Strafvollstreckungskammer (StVK) des für den Standort des Gefängnisses bzw. der Klinik zuständigen Landgerichts und den unterschiedlichen Antragsarten finden sich bei Lesting/Kammeier 2018, K/P-Oelbermann Rn. K 42 ff.

Vor einer Erörterung der Einzelheiten erscheint es angebracht, eine unter Ärzten scheinbar weit verbreitete Vorstellung zu korrigieren. Ihre Sorgen, wegen einer angeblich fehlerhaften medizinischen (Nicht-)Behandlung belangt zu werden, sind meist völlig unbegründet. Das zeigt sich für den Bereich der Vollzugsmedizin bereits bei der bekannt gewordenen Zahl derartiger Verfahren und deren Erfolgsquote. Einschlägige, die Behandlung betreffende Vorwürfe beschäftigen die Strafvollstreckungskammern im Vergleich zu anderen Streitgegenständen wie die Erteilung von Lockerungen oder Einschränkungen der Lebensgestaltung etwa hinsichtlich des Besitzes von Gegenständen nur äußerst selten. Signifikante Ausnahmen bilden ausweislich der hierzu veröffentlichten Gerichtsentscheidungen allenfalls die verweigerte Zuziehung externer Fachärzte bzw. medizinische Behandlungen außerhalb des Vollzugs und v. a. die dabei ggf. erforderlichen Sicherungsmaßnahmen. Solche Maßnahmen wie die Verpflichtung zum Tragen von Anstaltskleidung und die Fesselung der Gefangenen, die Begleitung durch uniformierte Bedienstete und deren Anwesenheit im Behandlungszimmer haben wegen ihrer Stigmatisierungseffekte für Gefangene und Untergebrachte eine große Bedeutung und können die Genesung gefährden, wenn deswegen Behandlungen verweigert oder abgebrochen werden. Die Erfolgsquote der Gefangenen vor Gericht bei vom Anstaltsleiter angeordneten und von ihnen als unverhältnismäßig angesehenen Sicherungsmaßnahmen (etwa BVerfG MedStra 2023, S. 175 m. Anm. Lesting; KG BeckRS 2020, S. 39436; OLG Saarbrücken BeckRS 2020, 22704; OLG Nürnberg StV 2018, S. 646 Ls.; LG Rostock StV 2023, S. 131 Ls.; LG Göttingen R&P 2019, S. 253 m. Anm. Baur aufgehoben durch OLG Celle 15.11.2019 – 3 Ws 241/19) scheint größer zu sein als bei Vorwürfen fehlerhafter (Nicht-)Behandlung. Dieser Eindruck wird spätestens verständlich bei der absurden Fesselung eines komatösen Patienten am Krankenbett (LG Leipzig StV 2018, S. 667 Ls.), der gelegentlich berichteten, skandalösen Fesselung von schwangeren Frauen während der Wehen und Entbindung (F/L/L-Böning/Weßels Teil VII Kap. 5 Rn. 39; https://gefaegnisseelsorge.net/schwangerschaft) oder der aus einem Prozess wegen Steuerhinterziehung bekannten Bewachung der Untersuchungsgefangenen sogar in der Umkleidekabine der Arztpraxis nebst Fesselung mit Kabelbindern im MRT, was das Gericht verständlicherweise als rechtswidrig beurteilte und die Verteidigerin offensichtlich zu der Bemerkung veranlasste, Demütigung sei nach unseren Gesetzen nicht vorgesehen (SZ vom 14.12.2023, S. 3). Unabhängig von der juristischen Bewertung kann man sich natürlich auch fragen, warum die involvierten Ärzte offensichtlich bereit waren, unter diesen Bedingungen überhaupt zu arbeiten.

Bei der Rechtsdurchsetzung sind das anstaltsinterne und das ggf. nachfolgende gerichtliche Verfahren zu unterscheiden:

Ein Gefangener oder Untergebrachter hat seine Anträge zur Gesundheitsfürsorge und medizinischen Versorgung an den Anstaltsarzt zu richten. Nur Anträge, welche die Kostenbeteiligung betreffen, sind an die Vollzugsverwaltung zu richten. Lehnt der Anstaltsarzt eine gewünschte Behandlung ab oder will er eine vom Gefangenen bzw. Untergebrachten abgelehnte Behandlung durchführen, können sich diese mit der Dienstaufsichtsbeschwerde an den Anstalts-/Einrichtungsleiter oder mit der Fachaufsichtsbeschwerde an die Aufsichtsbehörde wenden. Die Betroffenen können gegen eine ärztliche Maßnahme nach zutreffender Auffassung aber auch unmittelbar einen Antrag auf gerichtliche Entscheidung stellen, ohne zuvor eine weitere Entscheidung des Anstaltsleiters oder der Aufsichtsbehörde abzuwarten (F/L/L-Lesting Teil II § 62 Rn. 93); früher wurde teilweise ein vorheriges vollzugsbehördliches Verfahren verlangt (vgl. KG BeckRS 2018, 57645; StV 2018, S. 631).

Der gerichtliche Rechtsweg im Straf- und Maßregelvollzug ist identisch (vgl. §§ 109 Abs. 1 Satz 1, 138 Abs. 3 StVollzG), weshalb sich entsprechende Entscheidungen, die weit überwiegend zum Strafvollzug ergangen sind, insoweit auf den Maßregelvollzug übertragen lassen. Die entsprechenden Verfahrensvorschriften finden sich in den §§ 109 ff. StVollzG. Da Strafgefangene und Untergebrachte keinen Anspruch darauf haben, einen Arzt ihrer Wahl zu konsultieren, sind sie in besonderem Maße auf eine gerichtliche Überprüfung ärztlicher Behandlungsmaßnahmen angewiesen (BVerfG StV 2013, S. 578; F/L/L-Lesting Teil II § 62 Rn. 91 ff.). Deshalb stellt jede ärztliche Maßnahme im Vollzug eine Regelung im Sinne des § 109 StVollzG dar, die der gerichtlichen Kontrolle unterliegt (BVerfG StV 2023, S. 45; 2013, S. 578; BayObLG FS SH 2023, S. 4; OLG Celle StV 2013, S. 639 Ls.). Die abweichende Auffassung (OLG Koblenz FS 2016, S. 367; OLG Rostock BeckRS 2014, 22788) verkennt grundlegend die Bedeutung der Rechtsweggarantie des Art. 19 Abs. 4 GG und verwechselt bestenfalls die Zulässigkeit einer gerichtlichen Kontrolle mit der Begründetheit des Antrags auf gerichtliche Entscheidung (L/N/N/V/B-Laubenthal/Baier Kap. H Rn. 18a). In diesem Sinne stellen beispielsweise die Durchführung einer Substitutionsbehandlung (BVerfG StV 2024, 470) oder deren Abbruch (BVerfG StV 2024, 465; 2023, 54), die Ablehnung einer externen therapeutischen Behandlung (OLG Koblenz vom 24.4.2023 - 2 Ws

120/23 Vollz), die Reduzierung der Medikation (LG Regensburg StV 2024, S. 48 Ls) oder die unterbliebene Krankschreibung durch den Anstaltsarzt (BVerfG StV 2018, S. 311) anfechtbare Maßnahmen i. S. d. § 109 StVollzG dar.

Obwohl der Anstaltsarzt die Behandlung durchgeführt hat und die Krankenunterlagen führt, ist nicht er im gerichtlichen Verfahren vor der Strafvollstreckungskammer (StVK) des Landgerichts der Antragsgegner, sondern die Vollzugsbehörde, vertreten durch den Anstaltsleiter, dem die Entscheidung des Anstaltsarztes zugerechnet wird (§ 111 Abs. 1 Nr. 2 StVollzG; L/N/N/V/B-Laubenthal/Baier Kap. H Rn. 17). Ausnahmsweise kann dies auch die Aufsichtsbehörde sein, wenn sie selbst die angefochtene Maßnahme erlassen hat (KG StV 2018, S. 631; BayObLG FS SH 2023, S. 4). Der Anstaltsarzt ist jedenfalls nie Beteiligter des gerichtlichen Verfahrens (OLG Celle StV 2020, 548 m. Anm. Lesting StV 2020, S. 634; KG StV 2018, S. 631).

Um das Vorbringen des antragstellenden Gefangenen bzw. Untergebrachten überprüfen und den zugrunde liegenden medizinischen Sachverhalt ermitteln zu können, hat er dem Gericht eine Erklärung über die Entbindung von der ärztlichen Schweigepflicht vorzulegen. Verweigert er deren Abgabe, geht eine darauf beruhende, fehlende gerichtliche Überprüfbarkeit zu seinen Lasten (KG FS SH 2022, S. 29; NStZ-RR 2013, S. 189).

Im gerichtlichen Verfahren gilt gem. §§ 120 Abs. 2 Satz 1 StVollzG, 244 Abs. 2 StPO der Untersuchungsgrundsatz. Danach muss die StVK unabhängig vom Vorbringen der Verfahrensbeteiligten die für die Entscheidung maßgeblichen Tatsachen von Amts wegen ermitteln (KG BeckRS 2021, 39436). Wegen der möglicherweise schwerwiegenden gesundheitlichen Auswirkungen einer fehlerhaften ärztlichen Behandlung treffen die StVK insoweit sogar besonders strenge Aufklärungspflichten hinsichtlich des konkreten Sachverhalts. Das Gericht muss feststellen, ob der zu überprüfenden Entscheidung der Vollzugsbehörde über die (Nicht-)Behandlung eine vollständig und zutreffend ermittelte Krankengeschichte des Gefangenen bzw. Untergebrachten zugrunde liegt und wann welche Untersuchungen und Behandlungen stattgefunden haben. Zur vollständigen Krankengeschichte gehört auch eine aktuelle Stellungnahme des Anstaltsarztes (KG FS SH 2022, S. 29). Stehen Angaben der Verfahrensbeteiligten zueinander im Widerspruch oder tauchen Ungereimtheiten auf, muss das Gericht den Sachverhalt weiter erforschen (KG BeckRS 2021, 39436) und aufgrund seiner prozessrechtlichen Fürsorgepflicht möglicherweise auf Mängel oder Unklarheiten im Sachvortrag hinweisen (KG StV 2020, S. 528 Ls.; F/L/L-Spaniol § 115 Rn. 10). Das Gericht darf deshalb seiner Entscheidung nicht einfach die Stellungnahme der Einrichtung ungeprüft zugrunde legen, wenn ihre Sachverhaltsdarstellung vom Verfahrensgegner bestritten wird (BVerfG vom 07.04.2020 – 2 BvR 1935/19; BayObLG BeckRS 2020, 29198). Für die Ermittlungen gilt das Freibeweisverfahren, sodass Grundlage der Überzeugungsbildung des Gerichts auch schriftliche Äußerungen, dienstliche Vermerke oder telefonische Auskünfte sein können. Hat sich das Gericht ausreichend um die Aufklärung des Sachverhalts bemüht, kann letztendlich die Anwendung der Beweislastregeln des § 630 h BGB in Betracht kommen (KG StV 2020, S. 528 Ls; Lindner und Huber 2019, S. 443, 456).

Die gerichtliche Kontrolle ist auf die Wahrung der Grenzen pflichtgemäßen ärztlichen Ermessens beschränkt (BVerfG GesR 2015, S. 82; NStZ 2013, S. 168; BayObLG FS SH 2023, S. 4; FS 2022, S. 285; OLG Celle StV 2020, S. 548, 2018, S. 639 Ls,; KG NStZ 2023, S. 191; FS SH 2022, S. 29; StV 2018, S. 631; BeckRS 2018, 57645), d. h., wie im Arzthaftungsrecht ist die Bestimmung des medizinisch Erforderlichen einschließlich der Wahl der richtigen Behandlungsmethode grundsätzlich allein Sache des Arztes (BVerfG NStZ-RR 2014, S. 259; StV 2013, S. 578; KG StV 2023, S. 191). Zur richtigen Behandlungsmethode zählen alle Teile einer erforderlichen Gesamtbehandlung, also beispielsweise nicht nur der externe operative Eingriff, sondern auch die ärztlich für erforderlich gehaltene Nachbehandlung im Vollzugskrankenhaus, die der Gefangene nicht „auf eigenes Risiko" ablehnen kann, ohne die Durchführung der Gesamtbehandlung zu gefährden (KG NStZ 2023, S. 191). Soweit gleichwertige Behandlungsmethoden zur Verfügung stehen, ist der Arzt im Rahmen seiner Therapiefreiheit (vgl. § 2 Abs. 1 MBO-Ä) in seiner Methodenwahl grundsätzlich frei (EGMR NJOZ 2018, S. 464). Von Therapiefreiheit und ärztlichem Ermessen kann aber nicht mehr gesprochen werden, wenn beispielsweise eine Umstellung der Medikation durch den Anstaltsarzt wegen einer auf die Sicherheit und Ordnung der Anstalt gestützten Anordnung der Anstaltsleitung und nicht aufgrund einer medizinischen Indikation erfolgt (OLG Nürnberg FS 2020, S. 82). Gerade weil es bei der Therapiefreiheit nicht um eine Privilegierung des Arztes, sondern um ein Recht zugunsten des Patienten und dessen Anspruch auf Optimierung seiner Behandlung geht, muss eine juristische Nachprüfbarkeit ärztlicher Maßnahmen möglich sein (Laufs et al. 2015, S. 376). Ob sich die Behandlung im Rahmen der Therapiefreiheit bewegt, ist selbstverständlich gerichtlich überprüfbar. Die rechtliche Kontrolle ist auch nicht auf offensichtliche oder erkennbare Ermessensfehler beschränkt (OLG Celle StV 2020, S. 548). Außerhalb der Grenzen ärztlicher Therapiefreiheit gibt es keinen unüberprüfbaren Bereich ärztlichen Ermessens (Schäfer 2009, S. 299).

Der erforderlichen Amtsaufklärung dürfen sich die Gerichte auch nicht wegen fehlender eigener Sachkunde entziehen. Fehlt ihnen das Fachwissen über die Beurteilung medizinischer Fragen etwa hinsichtlich des Vorliegens eines Behandlungsfehlers oder der Grenzen der Therapiefreiheit, müssen sie die Hilfe von ärztlichen Sachverständigen in Anspruch nehmen (BVerfG StV 2013, S. 578; OLG Zweibrücken FS 2018, S. 87 Ls.; Lesting StV 2018, S. 639). Ob dies im Einzelfall erforderlich ist, wird von der Art und Schwere des Krankheitsbildes, der Komplexität des Behandlungsgeschehens, der Substanz und den konkreten Anknüpfungspunkten im Vorbringen des Gefangenen bzw. Untergebrachten sowie ggf. auch der Stellungnahme des Anstaltsarztes abhängen, wenn diese fachärztliche Vorbefunde, Hinweise auf einschlägige Fachliteratur, Leitlinien oder Empfehlungen eines anerkannten Fachverbandes enthält (OLG Celle StV 2020, S. 548 m. Anm. Lesting StV 2020, S. 634). Dass allein die qualifizierte Stellungnahme des Anstaltsarztes dem Grundsatz ausreichender Sachaufklärung genügt und die Einholung eines Sachverständigengutachtens erübrigt, weil sie geeignet ist, eine Überschreitung ärztlichen Ermessens auszuschließen (so BayObLG FS 2022, S. 285), dürfte jedoch auf Fälle widerlegten Tatsachenvortrags und/oder völlig substanzlosen Vorbringens des Antragstellers beschränkt sein. Zum einen sind nämlich wegen des prozessualen Untersuchungsgrundsatzes und den fachmedizinischen Fragen die Darlegungsobliegenheiten des Antragstellers begrenzt, zum anderen ist das formale Argument der Rechtsprechung, da der Anstaltsarzt am gerichtlichen Verfahren nicht beteiligt sei und folglich seine Stellungnahme nicht bloßer Parteivortrag der Vollzugsbehörde, offensichtlich naiv. Immerhin ist der Anstaltsarzt mit seiner Stellungnahme „in eigener Sache" tätig, weil es um die Überprüfung „seiner" Behandlung geht, die er im Zweifelsfall zu rechtfertigen sucht, sodass bei ihrer Würdigung kritische Distanz geboten ist (vgl. Lesting StV 2018, S. 639 2020, S. 634). Die wohl herrschende Sichtweise gibt dem Anstaltsarzt allerdings die Möglichkeit, beträchtlichen Einfluss auf das Verfahren und dessen Ergebnis zu nehmen.

Es wurde bereits erwähnt, dass die gerichtliche Überprüfung anstaltsärztlicher Maßnahmen ausweislich der veröffentlichten Entscheidungen häufig erfolglos bleibt. Ein Grund hierfür könnte neben unrealistischen Erwartungen der Antragsteller sein, dass sich die zuständigen Strafrichter der ihnen ungewohnten Überprüfung ärztlicher Behandlungsmaßnahmen gelegentlich verweigern, wenn sie etwa deren Einordnung als anfechtbare Maßnahme i. S. d. § 109 Abs. 1 StVollzG bezweifeln (OLG Rostock StraFo 2018, S. 312; OLG Stuttgart ZfStrVo 1980, S. 60) oder Maßstäbe anlegen, die im zivilrechtlichen Arzthaftungsprozess undenkbar wären. Um mögliche Missstände bei der Rechtsdurchsetzung zu kompensieren, die weniger auf gesetzlichen Defiziten als vielmehr Mängeln in der praktischen Umsetzung von Patientenrechten beruhen, werden für den Strafvollzug vereinzelt selbstständige Patientenvertretungen oder ein Ombudsmann gefordert (Bachmann und Goeck 2014, S. 393, 404), während im Maßregelvollzug einiger Bundesländer zumindest Patientenfürsprecher vorgesehen sind (K/P-Lesting Rn. G 237). Schließlich stünden Patienten, die sich in Freiheit befinden, für ihren Beratungs- und Beschwerdebedarf eine Vielzahl verschiedener Stellen wie Ärztekammern, Krankenkassen, Verbraucherzentralen etc. zur Verfügung. Unabhängig davon, ob man diesen Vorschlägen zustimmen will, bleibt jedenfalls das Fazit, dass eine Ungleichbehandlung der verschiedenen Patientengruppen nicht zu rechtfertigen ist, wo doch ein stabiler Gesundheitszustand eine elementare Voraussetzung einer gelungenen Resozialisierung ist.

11.5   Fazit

Solange mit der Verwirklichung der alten Versprechen der Strafvollzugsreform wie der freien Arztwahl und der Einbeziehung der Gefangenen in die gesetzliche Krankenversicherung nicht zu rechnen ist, bleibt die Vollzugsmedizin mit ihren besonderen rechtlichen Grundlagen und ungewöhnlichen Strukturen erhalten. Vielleicht werden es deshalb eher die äußeren Zwänge sein wie steigender Kostendruck, zunehmende Differenzierung und Spezialisierung im Gesundheitswesen sowie wachsende Probleme, ausreichend qualifiziertes und zu einer Arbeit im Vollzug bereites medizinisches Personal zu finden, die zu einer stärkeren Vernetzung und Kooperation mit dem öffentlichen Gesundheitswesen zwingen und so zu einer Anpassung auch der rechtlichen Vorgaben beitragen. Erste Schritte in diese Richtung, wie der Verzicht auf die gesetzliche Festschreibung einer hauptamtlichen Tätigkeit des Anstaltsarztes, sind bereits gemacht. Voraussetzung einer solchen Entwicklung wäre zunächst aber eine ehrliche, notfalls auch selbstkritische Bestandsaufnahme der Probleme und Defizite des bestehenden Systems, die bislang allerdings von den Bundesländern, wenn nicht öffentlich verweigert, so doch stillschweigend vermieden wird. Einen aktuellen Eindruck von den Entwicklungen und Problembereichen der medizinischen Versorgung bietet so v. a. der bemerkenswerte Abschlussbericht der Expertenkommission für Baden-Württemberg (https://www.justiz-bw.de >Startseite). Vergleichbare Studien anderer Bundesländer fehlen allerdings völlig oder werden der Öffentlichkeit nicht zugänglich gemacht. Es wäre wünschenswert, wenn weitere Bundesländer dem Beispiel folgten und sich daraus nötige Impulse für eine Verbesserung der Versorgungssituation ergäben, welche die Defizite in der Umsetzung der rechtlichen Vorgaben verringern könnten. Hierzu gehören auch externe, unabhängige Gutachter, ein institutionalisiertes Qualitätsmanagement, die verstärkte Einbeziehung von Kontrollbehörden, Berufsverbänden und medizinethischen Kommissionen sowie die Dokumentation aller erforderlichen (Gesundheits-)Daten.

Literatur

Arloth F, Krä H (2021) (zit. A/K-Autor). Strafvollzugsgesetz. Kommentar. C. H. Beck, München
Bachmann M, Goeck F (2014) In: Lehmann M, Behrens M, Drees H (Hrsg) Gesundheit und Haft. Handbuch für Justiz, Medizin, Psychologie und Sozialarbeit. Pabst Science Publishers, Lengerich, S 393–406
Brettel H (2017) Patientenrechte von Strafgefangenen. GesundheitsRecht:477–483
Feest J, Lesting W, Lindemann M (2022) (zit.: F/L/L-Autor) Strafvollzugsgesetze, Bundes- und Landesrecht, 8. Aufl. Carl Heymanns, Hürth
Grüneberg C (Hrsg) (2023) (zit.: Grüneberg-Bearbeiter). Bürgerliches Gesetzbuch mit Nebengesetzen. C. H. Beck, München
Hillenkamp T (2008) Intramurale Medizin in Deutschland. In: Hillenkamp T, Tag B (Hrsg) Intramurale Medizin im internationalen Vergleich. Springer, Berlin/Heidelberg, S 73–160
Kammmeier H, Pollähne H (2018) (zit. K/P-Autor) Maßregelvollzugsrecht. Kommentar, 4. Aufl. De Gruyter, Berlin/Boston
Laubenthal K, Nestler N, Neubacher F, Verrel T, Baier H (2023) (zit. L/N/N/V/B-Autor) Strafvollzugsgesetze. Kommentar, 13. Aufl. C. H. Beck, München
Laufs A, Katzenmeier C, Lipp V (2015) Arztrecht, 7. Aufl. C. H. Beck, München
Lehmann M (2013) Ist der „Anstaltsarzt" noch zeitgemäß? Forum Strafvollzug:284
Lesting W (1992) Wohin mit psychisch kranken Strafgefangenen. R&P:81–89
Lesting W (2018) Die rechtlichen Grundlagen der medizinischen Versorgung im deutschen Strafvollzug. Medizinrecht:69–73
Lesting W, Kammeier H (2018) Der Vollzug der Freiheitsstrafe in einer Justizvollzugsanstalt gem. § 38 StGB und der Maßregeln der Besserung und Sicherung in einem psychiatrischen Krankenhaus und in einer Entziehungsanstalt gem. §§ 63, 64 StGB. In: Hamm R, Leipold K (Hrsg) Beck'sches Formularbuch für den Strafverteidiger, 6. Aufl. C. H. Beck, München, S 857–898
Lindner JF, Huber F (2019) Medizinische Versorgung von Strafgefangenen. Zur Anwendung der §§ 630a ff. im Strafvollzug. In: Beckmann R, Duttke G, Gärditz KF, Hillgruber C, Windhöfel T (Hrsg) Gedächtnisschrift für Herbert Tröndle. Duncker & Humblot, Berlin, S 443–457

Marschner R, Zinkler M (2011) Das Recht auf Einsicht in psychiatrische Krankenunterlagen – rechtlich umfassend und therapeutisch sinnvoll. R&P:3–6

Meier B-D (2009) Äquivalenzprinzip. In: Keppler K, Stöver H (Hrsg) Gefängnismedizin. Medizinische Versorgung unter Haftbedingungen. Thieme, Stuttgart, S 76–84

Schäfer AT (2009) Rechtliche Probleme der medizinischen Versorgung im Justizvollzug. Eine Untersuchung unter besonderer Berücksichtigung extramuraler Heilbehandlungen. Dr. Kovac, Hamburg

Schwind H-D, Böhm A, Jehle J, Laubenthal K (2020) (zit.: S/B/J/L-Autor) Strafvollzugsgesetz. Bund und Länder, 7. Aufl. De Gruyter, Berlin

Volckart B, Grünebaum R (2015) Maßregelvollzug. Das Recht des Vollzuges der Unterbringung nach §§ 63, 64 StGB in einem psychiatrischen Krankenhaus und in einer Entziehungsanstalt, 8. Aufl. Carl Heymanns, Köln

Medizinische Zwangsbehandlungen im Straf- und Maßregelvollzug

12

Wolfgang Lesting und Rolf Marschner

12.1 Einleitung

Der Straf- und Maßregelvollzug kennt Zwangsmaßnahmen v. a. in Form von Sicherungsmaßnahmen wie Isolierungen, Fixierungen, weiteren Formen des unmittelbaren Zwangs oder (im Maßregelvollzug meist unzulässigen) Disziplinarmaßnahmen. Derartige Maßnahmen sind insbesondere in Maßregelvollzugseinrichtungen weit verbreitet (Reinwald u. a. PP 2022, S. 22). Demgegenüber sind medizinische Zwangsmaßnahmen, also ärztliche Behandlungen, die einem therapeutischen oder diagnostischen Zweck dienen und gegen den natürlichen Willen der Betroffenen durchgeführt werden, im Vollzug vergleichsweise selten. Sie betreffen v. a. die nach § 63 StGB in psychiatrischen Kliniken des Maßregelvollzugs untergebrachten Straftäter, weniger die in einer Entziehungsanstalt nach § 64 StGB Untergebrachten und die zu einer Freiheitsstrafe verurteilten Strafgefangenen. Sie bestehen zumeist in einer zwangsweisen medikamentösen Behandlung (vgl. Querengässer et al. 2022, S. 223; Krebs und Konrad 2022, S. 200; Fuß et al. 2021, S. 27; zur einstweiligen Unterbringung OLG Frankfurt StV 2023, S. 262). Derartige Zwangsbehandlungen werden spätestens seit der Entscheidung des BVerfG vom 23.3.2011 (R&P 2011, S. 168) sowohl aus medizinischer Sicht problematisiert (vgl. nur S3-Leitlinie der DGPPN; Bekanntmachung der BÄK) als auch aus juristischer Perspektive hinsichtlich ihrer materiellen und formellen Voraussetzungen zunehmenden Restriktionen unterworfen (Lesting 2024, S. 44).

W. Lesting (✉)
ehem. Vorsitzender Richter am Oberlandesgericht Oldenburg, Oldenburg, Deutschland
e-mail: wolfgang.lesting@icloud.com

R. Marschner
Rechtsanwalt und Fachanwalt für Sozialrecht, München, Deutschland

K. Keppler et al. (Hrsg.), *Medizin in Haft*,
https://doi.org/10.1007/978-3-662-69510-4_12

213

12.2 Rechtliche Vorgaben

12.2.1 Verfassungs- und völkerrechtliche Grundlagen

Die juristische Perspektive auf medizinische Zwangsmaßnahmen ist von verfassungs- und völkerrechtlichen Vorgaben bestimmt: Wegen des Grundrechts auf körperliche Unversehrtheit (Art. 2 Abs. 2 Satz 1 GG) und seines Selbstbestimmungsrechts (Art. 2 Abs. 1 i. V. mit Art. 1 Abs. 1 GG) hat jeder Patient die Wahl, ob und wie er behandelt werden will, wozu grundsätzlich auch das Recht auf Ablehnung einer Behandlung gehört („Freiheit zur Krankheit"). Eine Behandlung gegen den natürlichen Willen des Betroffenen (Zwangsbehandlung) ist ein schwerer Grundrechtseingriff, selbst wenn der Betroffene der Behandlung keinen physischen Widerstand entgegensetzt. Sie ist nur in seinem Interesse (nicht zum Schutz Dritter) zulässig, wenn der Betroffene krankheitsbedingt zur Einsicht in die Behandlungsbedürftigkeit oder zum Handeln gemäß dieser Einsicht nicht in der Lage ist. Eine Rechtfertigung für Eingriffe in Fällen, in denen der Betroffene eine aus ärztlicher Sicht erforderliche Behandlung ablehnt, ohne dass seine Entscheidungsfähigkeit krankheitsbedingt aufgehoben ist, besteht demgegenüber nicht. Vor diesem Hintergrund bedarf eine Zwangsbehandlung einer gesetzlichen Grundlage, welche die Voraussetzungen des Grundrechtseingriffs hinsichtlich ihres Inhalts, Gegenstands, Zwecks und Ausmaßes hinreichend klar und bestimmt regelt und dem Verhältnismäßigkeitsgrundsatz Rechnung trägt (BVerfG a.a.O.). Mit dieser und nachfolgenden Entscheidungen wurden § 6 Abs. 1 Satz 2 MVollzG-Rh-Pf a. F., später auch § 8 Abs. 2 Satz 2 UBG BW a. F. (BVerfG R&P 2012, S. 31), § 22 Abs. 1 Satz 1 SächsPsychKG a. F. (BVerfG R&P 2013, S. 89), § 17 Abs. 3 Satz 1 MVG NRW a. F. (BVerfG FamFG 2016, S. 886) und § 23 Abs. 2 Satz 2 PsychKG M-V a F. (FamRZ 2017, S. 1708) für verfassungswidrig erklärt und zugleich auf die zentrale Bedeutung verfahrensrechtlicher Sicherungen bei Zwangsbehandlungen hingewiesen (vgl. BVerfG R&P 2014, S. 85 zur erforderlichen Sachverhaltsaufklärung). Angesichts des weiten Begriffs der „Zwangsbehandlung" blieb zunächst nur ungeklärt, ob auch eine heimliche Medikamentenvergabe eine Zwangsbehandlung darstellt (offen gelassen in BVerfG BtPrax 2022, S. 23, zustimmend LG Lübeck BtPrax 2014, S. 282; L/N/N/V/B-Verrel Kap. M Rn. 146; F/L/L-Lesting Teil II § 67 LandesR Rn. 13 m. w. N) oder allein die Menschenwürde verletzt (Jürgens-Marschner § 1832 BGB Rn. 7; V/G-Grünebaum Teil III Rn. 434) bzw. gegen Aufklärungs- und Einwilligungspflichten verstößt.

Die völkerrechtlichen Grundlagen zur Zulässigkeit von Zwangsbehandlungen ergeben sich aus der Europäischen Menschenrechtskonvention (EMRK), die Zwangsbehandlungen am Maßstab des Art. 3 (Verbot der Folter) misst und der Konvention über die Rechte von Menschen mit Behinderungen der Vereinten Nationen (UN-BRK), die solche Behandlungen Art. 12 (Gewährleistung der allgemeinen Handlungsfreiheit auch bei ärztlichen Behandlungen) und Art. 17 (Schutz der körperlichen und seelischen Unversehrtheit) unterwirft.

12.2.2 Allgemeine arztrechtliche Grundlagen

Auch ein psychisch Erkrankter im Straf- und Maßregelvollzug darf Behandlungen ablehnen, wenn er einwilligungsfähig ist. Vor der Durchführung einer medizinischen Maßnahme ist grundsätzlich die rechtswirksame Einwilligung des Patienten einzuholen (§ 630d Abs. 1 Satz 1 BGB). Ist der Patient einwilligungsunfähig, d. h. aufgrund seiner Krankheit nicht in der Lage, Art, Bedeutung, Tragweite bzw. Folgen der Maßnahme zu verstehen und seinen Willen danach zu bestimmen (umfassend Marschner in Jürgens § 630 d BGB Rn. 4ff), muss stellvertretend die Einwilligung eines hierzu Berechtigten (Betreuer mit dem entsprechenden Aufgabenbereich, Bevollmächtigter, Ehegatte) eingeholt werden, soweit nicht eine Patientenverfügung nach § 1827 Abs. 1 Satz 1 BGB die Maßnahme gestattet oder untersagt (§ 630d Abs. 1 Satz 2 BGB). Etwas anderes gilt bei unaufschiebbaren Maßnahmen (vgl. §§ 630d Abs. 1 Satz 3; 630e Abs. 3, 5 Satz 2 BGB).

Die Wirksamkeit der Einwilligung setzt voraus, dass der Patient vor der Einwilligung nach Maßgabe von § 630e Abs. 1–4 BGB über die bevorstehende medizinische Behandlung aufgeklärt worden ist (§ 630d Abs. 2). Bei Einwilligungsunfähigkeit ist neben dem zur Einwilligung Berechtigten (§ 630e Abs. 4 BGB) grundsätzlich auch der einwilligungsunfähige Betroffene aufzuklären (§ 630e Abs. 5 BGB).

12.2.3 Selbstbestimmung durch Patientenverfügung

Entscheidungen über eine medizinische Behandlung können von Patienten selbstbestimmt vorab getroffen werden (vgl. §§ 1827, 1828 BGB). Solche Entscheidungen sind von den behandelnden Ärzten selbst dann zu respektieren, wenn der Betroffene später zu einer eigenverantwortlichen Entscheidung nicht mehr in der Lage ist. Voraussetzung für die Verbindlichkeit einer Patientenverfügung ist, dass der Betroffene bei Abgabe seiner Erklärung einwilligungsfähig war und sich eine hinreichend konkrete Vorstellung über die Behandlung gemacht hat, in die er vorab einwilligen oder die er ablehnen möchte. Hierzu kann er insbesondere auf eigene positive oder negative Behandlungserfahrungen zurückgreifen.

Auch im Straf- und Maßregelvollzug darf grundsätzlich der in einer Patientenverfügung niedergelegte Wille des Betroffenen nicht übergangen werden, wenn er hinreichend bestimmt ist und die konkrete Behandlungs- und Lebenssituation erfasst (BVerfG R&P 2021, S. 236 zum Maßregelvollzug; OLG Nürnberg StV 2020, S. 554). Aus der Verfügung muss deshalb erkennbar sein, dass sie den Fall einer Zwangsbehandlung in der konkreten Behandlungssituation der geschlossenen Unterbringung umfassen soll und die Konsequenzen einer ausbleibenden Behandlung erfasst hat (BGH FamRZ 2023, S. 1059), was zweifelhaft sein kann, wenn die Patientenverfügung etwa zu einem Zeitpunkt verfasst wurde, als der Freiheitsentzug (noch) nicht vorhersehbar war. Eine weitere Einschränkung der Verbindlichkeit der Patientenverfügung soll sich aus einer erheblichen Fremdgefährdung ergeben, da der Betroffene nur über eigene, nicht aber die Rechte anderer disponieren könne (BVerfG R&P 2021, S. 236). Auch in solchen Fällen ist aber im Rahmen der

Verhältnismäßigkeitsprüfung der Wille des Betroffenen möglichst zu berücksichtigen, wenn es z. B. um die Wahl zwischen mehreren Medikamenten oder einer Zwangsmedikation statt einer Fixierung oder Isolierung geht.

12.3 Umsetzung im Maßregel- und Strafvollzug

12.3.1 Maßregelvollzug

Im Maßregelvollzug gilt grundsätzlich folgendes Behandlungsmodell (K/L-Lindemann Rn. D 133):

- Vorrang der freiwilligen Behandlung mit wirksamer Einwilligung des Betroffenen.
- Behandlung mit stellvertretender Einwilligung des gesetzlichen Vertreters, wenn der einwilligungsunfähige Betroffene sich der Behandlung nicht widersetzt.
- Behandlung gegen den natürlichen Willen des Betroffenen (Zwangsbehandlung).

Erst wenn also eine freiwillige Behandlung oder eine mit stellvertretender Einwilligung ausscheidet, kann überhaupt eine Zwangsbehandlung in Betracht kommen. Deren rechtliche Grundlagen sind mittlerweile in den einschlägigen Gesetzen der meisten Bundesländer, bei denen es sich entweder um eigenständige Gesetze für den Maßregelvollzug bzw. die strafrechtliche Unterbringung handelt oder um Psychisch-Kranken-(Hilfe-)Gesetze, die den Maßregelvollzug mitregeln (so in Baden-Württemberg, Berlin, Brandenburg, Bremen, Mecklenburg-Vorpommern und Sachsen), niedergelegt. Neben den engen materiellen Voraussetzungen wurden dabei grundsätzlich auch die vom BVerfG geforderten verfahrensrechtlichen Sicherungen berücksichtigt. Danach muss unabhängig von der Einwilligungsfähigkeit des Betroffenen zunächst ernsthaft, mit dem nötigen Zeitaufwand und ohne Druck versucht werden, die auf Vertrauen gegründete Zustimmung des Betroffenen zu erreichen, und er die Gelegenheit haben, vor der Schaffung vollendeter Tatsachen eine gerichtliche Entscheidung herbeizuführen. Diese Anforderungen werden ergänzt von den verfahrensrechtlichen Anforderungen des FamFG, die zumeist infolge einer Verweisung ebenfalls zu beachten sind (vgl. etwa BGH R&P 2022, S. 116 zum rechtlichen Gehör).

Bei der rechtlichen Beurteilung von Zwangsbehandlungen ist – selbst, wenn nicht alle Länderregelungen diese Unterscheidung ausdrücklich treffen – zu unterscheiden zwischen der Behandlung der Anlasskrankheit, also der Krankheit, die der Unterbringung im Maßregelvollzug zugrunde liegt, und der Behandlung sonstiger, v. a. somatischer Erkrankungen (K/P-Lindemann Rn. D 153; K/P-Marschner Rn. E 19).

Beispielhaft kann dies an den für den Maßregelvollzug in NRW geltenden Vorschriften des strafrechtsbezogenen Unterbringungsgesetzes NRW (StrUG NRW) gezeigt werden:

12.3.2 Zwangsbehandlung der Anlasskrankheit

§ 9 StrUG NRW wiederholt zunächst die bereits beschriebenen, arztrechtlichen Grundsätze für die Behandlung von Patienten des Maßregelvollzugs. Nachfolgend wird unterschieden zwischen ärztlichen Zwangsmaßnahmen zur Wiederherstellung der Selbstbestimmungsfähigkeit (§ 10 StrUG NRW) und ärztlichen Zwangsmaßnahmen zur Abwehr einer gegenwärtigen schwerwiegenden Gefahr, die sich gegen die untergebrachte Person selbst oder andere richten kann (§ 11 StrUG NRW). In jedem Fall muss die freie Willensbestimmung des Betroffenen krankheitsbedingt aufgehoben und erfolglos versucht worden sein, die Zustimmung der untergebrachten Person zu der Maßnahme zu erwirken. Zudem müssen alle Alternativen ausgeschöpft sein und die Behandlung ohne irreversible Folgen bleiben. Das Gesetz übernimmt damit im Wesentlichen die Kriterien der Grundsatzentscheidung des BVerfG (R&P 2011, S. 168). Nach § 10 Abs. 5 und 11 Abs. 3 StrUG NRW bedarf die Vornahme der ärztlichen Zwangsmaßnahme aufgrund der ärztlichen Anordnung der vorherigen richterlichen Entscheidung unter Hinzuziehung einer externen Begutachtung. Davon kann nur in akuten Gefahrensituationen (zunächst) abgesehen werden (§ 11 Abs. 3 und 4 StrUG NRW).

Umstritten ist die Frage, ob die engen Grenzen einer Zwangsbehandlung im Maßregelvollzug durch die Bestellung eines rechtlichen Betreuers umgangen werden können. Dies ist allenfalls bei einer Selbstgefährdung denkbar. Überwiegend wird hierzu die Auffassung vertreten, dass die Behandlung der Anlasskrankheit gegen den Widerstand der Betroffenen in den Gesetzen zum Maßregelvollzug abschließend geregelt ist (V/G-Grünebaum III. Teil Rn. 425; a.A. K/P-Lindemann Rn. D 161).

Sonstige Erkrankungen

Anders verhält es sich bei den interkurrenten Erkrankungen des Betroffenen. Nach ganz überwiegender Auffassung haben die Bundesländer insoweit keine Gesetzgebungskompetenz für eine Zwangsbehandlung im Maßregelvollzug (OLG Schleswig R&P 2012, S. 43; V/G-Grünebaum III. Teil Rn. 435; K/P-Lindemann Rn. D 161; K/P-Marschner Rn. E 22 m. w. N.; zum Betreuungsbedarf trotz Unterbringung im Maßregelvollzug BGH R&P 2015, S. 212). Insofern verweist § 12 Abs. 3 StrUG NRW konsequent auf § 1832 BGB, in dem die Einwilligung des rechtlichen Betreuers in ärztliche Zwangsmaßnahmen geregelt ist. In einem solchen Fall bedarf es also der Bestellung eines rechtlichen Betreuers mit dem entsprechenden Aufgabenbereich. Die Voraussetzungen des § 1832 BGB für eine Einwilligung des Betreuers in ärztliche Zwangsmaßnahmen entsprechen weitgehend den Vorgaben des BVerfG (vgl. Jürgens-Marschner § 1832 BGB Rn. 11 ff.) und den Regelungen der Maßregelvollzugsgesetze mit dem Unterschied, dass der Betreuer ausschließlich zur Abwendung eines erheblichen gesundheitlichen Schadens von dem Betroffenen selbst handeln darf. Auch der Betreuer bedarf der vorherigen Genehmigung des Betreuungsgerichts (§ 1832 Abs. 2 BGB).

12.3.3 Strafvollzug

Auch medizinische Zwangsbehandlungen im Strafvollzug – zur Unterscheidung
von anderen Zwangsmaßnahmen in den Landesstrafvollzugsgesetzen meist als
Zwangsmaßnahmen auf dem Gebiet der Gesundheitsfürsorge bezeichnet – sind inzwischen bis auf § 67 SLStVollzG entsprechend den Anforderungen des BVerfG
geregelt worden (vgl. L/N/N/V/B-Verrel Kap. M Rn. 139 ff.; F/L/L-Lesting Teil II
§ 67 LandesR). So müssen Zwangsmaßnahmen bei freiverantwortlicher Behandlungsverweigerung wegen des Erfordernisses krankheitsbedingt fehlender Ein-
sichtsunfähigkeit grundsätzlich unterbleiben.

Beispielhaft hat NRW die Anforderungen an medizinische Zwangsmaßnahmen
in § 78 StVollzG NRW geregelt. § 78 Abs. 1 StVollzG NRW trägt den verfassungsrechtlichen Anforderungen ausreichend Rechnung. Für die Abschätzung der Notwendigkeit einer Behandlung psychischer Erkrankungen sieht § 78 Abs. 3 StVollzG
NRW besondere Regelungen vor, um eine angemessene Zeit der Beobachtung zu
ermöglichen und verfahrensmäßig abzusichern.

12.4 Fazit

Zur Häufigkeit von medizinischen Zwangsbehandlungen im Straf- und Maßregel-
zug liegen uns keine veröffentlichten Zahlen vor. Der Kerndatensatz (KDS) zum
Maßregelvollzug enthält nicht einmal eine entsprechende Rubrik. Vermutlich verhindert auch die Angst der Bundesländer, bei Veröffentlichung solcher Zahlen
einem Ranking zu unterliegen, die erforderliche Transparenz. Aus den bekannten,
allerdings begrenzteren Studien scheint sich eine Reduzierung ihrer Anwendung zu
ergeben. Das dürfte nicht zuletzt auf die gestiegenen rechtlichen Anforderungen
und aufwändigeren Verfahren zurückzuführen sein, die mit Zwangsbehandlungen
inzwischen verbunden sind und die Einrichtungen vor erhebliche organisatorische
Probleme stellen. Zu einer restriktiveren Praxis könnten insbesondere verfahrens-
rechtliche Vorgaben beitragen, die inzwischen in einigen PsychK(H)G vorgesehen
sind. So verlangt § 27 Abs. 9 PsychKHG RhPf, dass nach medizinischen Zwangsbehandlungen eine Nachbesprechung stattfindet, in der zugleich Behandlungsvereinbarungen angeboten und gefördert werden, was ggf. eine Wiederholungsgefahr
verringert. Eine veränderte Praxis kann sich auch auf Erfahrungen stützen, die mit
vergleichbaren Problemlagen bei betreuungsrechtlichen Unterbringungen gemacht
wurden, als der BGH (BtPrax 2012, S. 145; 2012, 253; Jürgens-Marschner § 1832
Rn. 2 m. w. N.) unter Aufgabe seiner früheren Rechtsprechung das Fehlen einer den
verfassungsrechtlichen Anforderungen genügenden, hinreichend bestimmten
gesetzlichen Grundlage für die betreuungsrechtliche Zwangsbehandlung feststellte
und das BVerfG (BtPrax 2014, S. 266) dieser Auffassung folgte. Da die Betreuungs-
gerichte Zwangsbehandlungen während dieses „rechtlosen" Zeitraums nicht mehr
genehmigten, musste sich die Behandlung untergebrachter Patienten verändern.

Zinkler und Koussemou (R&P 2013, S. 76) konnten an einigen Fallbeispielen zeigen, wie im zähen Ringen aller Beteiligten ohne Zwang eine Übereinstimmung über eine effektive Behandlung erreicht werden konnte. Aus dieser Perspektive könnten die verfassungsrechtlichen Vorgaben zu einem wünschenswerten Paradigmenwechsel beitragen.

Literatur

Bundesärztekammer, Bekanntmachungen: Ethische und rechtliche Fragen der Behandlung von Nicht-Einwilligungsfähigen: Zwang bei gesundheitlicher Selbstgefährdung. Deutsches Ärzteblatt 2023, 1.

Deutsche Gesellschaft für Psychiatrie und Psychotherapie, Psychosomatik und Nervenheilkunde (DGPPN) (2018) S3-Leitlinie „Verhinderung von Zwang: Prävention und Therapie aggressiven Verhaltens von Erwachsenen".

Feest J, Lesting W, Lindemann M (Hrsg) (2022) zit. /F/L/L-Autor: Strafvollzugsgesetze, Bundes- und Landesrecht. Kommentar. 8. Aufl. Hürth, Wolters Kluwer

Fuß J, Marquardt I, Briken P, Konrad N (2021) Zwangsmedikation psychisch erkrankter Menschen im Justizvollzug. Situation in Deutschland und Empfehlungen für die Praxis. Der Nervenarzt 92:27–35

Jürgens A 2023 zit. Jürgens-Autor: Betreuungsrecht, Kommentar, 7. Aufl. C. H. Beck, München (zit. Jürgens-Bearbeiter).

Kammeier H, Pollähne H (Hrsg) (2018) zit. K/P-Autor: Maßregelvollzugsrecht. Kommentar. 4. Aufl. De Gruyter, Berlin/Boston

Krebs J, Konrad N (2022) Medikamentöse Zwangsbehandlung im Justizvollzug – eine empirische Bestandsaufnahme. Recht & Psychiatrie:200–212

Laubenthal K, Nestler N, Neubacher F, Verrel, T, Baier, H. (Hrsg) (2024) zit L/N/N/V/B-Autor: Strafvollzugsgesetze. Kommentar. 13. Aufl. C. H. Beck, München

Lesting W (2024) Voraussetzungen medizinischer Zwangsbehandlungen im Strafvollzug. Forum Strafvollzug, S. 44, 74(01):44–46

Querengässer J, Efkemann S, Gather J, Schiffer B (2022) Psychopharmakologische Zwangsbehandlung im Maßregelvollzug. Eine Evaluationsstudie zu Zwangsmaßnahmen gem. § 17a Abs. 2 MRVG NW bei schizophrenen Patienten in Westfalen-Lippe. Forensische Psychiatrie, Psychologie, Kriminologie, S. 223–230.

Reinwald JR, Horten B, Dreßing H, Salize H-J (2022) Strukturmerkmale und Anwendungshäufigkeit von Zwangsmaßnahmen im deutschen Maßregelvollzug. Psychiatrische Praxis 49(01):22–28

Volckart B, Grünebaum R (2015) zit V/G-Autor: Maßregelvollzug. Das Recht des Vollzugs der Unterbringung in einem psychiatrischen Krankenhaus und einer Entziehungsanstalt, 8. Aufl. C. Heymanns, Köln

Zinkler M, Kossemou JM (2013) Nach den Entscheidungen des Bundesverfassungsgerichts und des Bundesgerichtshofs zur Zwangsbehandlung – drei Fallbeispiele. Recht & Psychiatrie 31(02):76–79

Internationale Regelwerke zur Gesundheitsversorgung von Gefangenen im Justiz- und Maßregelvollzug

13

Jochen Goerdeler

Die Gesundheitsvorsorge, die Gefangenen im Justizvollzug und Patienten des Maßregelvollzugs zuteilwird, bestimmt sich in erster Linie nach den Strafvollzugs- und Maßregelvollzugsgesetzen. Auch wenn diese nach wie vor zum Kernbestand des nationalstaatlichen Rechts gehören, wird das Vollzugsrecht zunehmend von völkerrechtlichen Konventionen, Empfehlungen und Standards internationaler Organisationen sowie menschenrechtlich fundierten Präventionsmechanismen durchwoben. Der Beitrag stellt die für die Gesundheitsversorgung im Justiz- und Maßregelvollzug wesentlichen Instrumente vor und ordnet ihre Bedeutung für das innerstaatliche Vollzugsrecht ein.

13.1 Menschenrechtskonventionen, insbesondere Europäische Menschenrechtskonvention

1. Wichtig sind zunächst die grundlegenden Menschenrechtskonventionen der Vereinten Nationen und des Europarates, die – dem Grundrechtsteil des GG vergleichbar – einen Katalog der allgemeinen Menschenrechte definieren, namentlich der Internationale Pakt über bürgerliche und private Rechte (IPBPR) und die Europäische Menschenrechtskonvention (EMRK) einschließlich ihrer ergänzenden Protokolle. Die *Konventionen des Völkerrechts* haben von den hier zu behandelnden Instrumenten den höchsten Grad der Verbindlichkeit („Hard Law"): Sie verpflichten zum einen die Unterzeichnerstaaten zur Umsetzung und Einhaltung der eingegangenen Verpflichtungen, zum anderen werden sie durch

J. Goerdeler (✉)
Hannover, Deutschland

K. Keppler et al. (Hrsg.), *Medizin in Haft*,
https://doi.org/10.1007/978-3-662-69510-4_13

die Ratifizierungsgesetze in unmittelbar geltendes und anzuwendendes innerstaatliches Recht transformiert und gelten im Rang eines einfachen Bundesgesetzes.[1]

2. Für den Justiz- und Maßregelvollzug kommt der *Europäischen Menschenrechtskonvention* aus mehreren Gründen eine herausgehobene Bedeutung zu. Zwar sind die Verbürgungen der EMRK ähnlich den Grundrechten des Grundgesetzes von recht abstrakter Natur. Das Besondere an der EMRK ist jedoch, dass sie mit dem *Europäischen Gerichtshof für Menschenrechte (EGMR)* seit 1998 ein Gericht besitzt, das über deren Einhaltung durch die Mitgliedsstaaten des Europarates wacht (vgl. Art. 19 ff EMRK), und dass dieses Gericht von jeder natürlichen oder juristischen Person angerufen werden kann mit der Behauptung, durch einen Mitgliedsstaat in den von der EMRK und ihren ergänzenden Protokollen statuierten Menschenrechten verletzt worden zu sein (Art. 34 EMRK). Voraussetzung ist allerdings, dass zunächst der innerstaatliche Rechtsweg ausgeschöpft worden ist (Art. 35 EMRK). Der Gerichtshof kann damit in individuellen Fällen Verletzungen der von der EMRK garantierten Menschenrechte verbindlich gegenüber den Prozessparteien feststellen und – im Falle einer Verurteilung – den Mitgliedsstaat zu einer Wiedergutmachung oder Entschädigung (Art. 41 EMRK) verpflichten.

Dieser für eine internationale Menschenrechtskonvention bisher einzigartige Mechanismus führt zu einer beständigen Konkretisierung und Fortentwicklung der Verbürgungen durch den EGMR, sodass diese in konkrete und handhabbare Aussagen heruntergebrochen werden, die auf vergleichbare Lebenssachverhalte angewendet werden können. Seine Rechtsprechung arbeitet der Gerichtshof nutzerfreundlich auf, u. a. durch verschiedene themenspezifische oder auf einzelne Verbürgungen bezogene Zusammenstellungen („Guides"), bspw. zu dem in Art. 3 EMRK niedergelegten Verbot von Folter oder unmenschlicher oder erniedrigender Behandlung oder Strafe oder über die Rechte von Gefangenen.[2]

Trotz der im europäischen Vergleich insgesamt guten Haftbedingungen und – jedenfalls für Deutschland – dem Wirken des BVerfG, das nicht wenige Verfassungsbeschwerden von Gefangenen und Maßregelvollzugspatient*innen behandelt, sind verschiedentlich auch Deutschland,[3] Österreich[4] und die Schweiz[5] vom EGMR mit Bezug zu der Gesundheitsversorgung verurteilt worden.

---

[1] BVerfGE 128, 326 Rn. 87.

[2] Übersicht über die Zusammenstellung: https://ks.echr.coe.int/web/echr-ks/all-case-law-guides.

[3] Bergmann v. Germany v. 07.01.2016 – 23279/14; Wenner v. Germany v. 01.09.2016 – 62303/13; Ilnseher v. Germany v. 04.12.2018 – 10211/12 & 27505/14.

[4] Herczegfalvy v. Austria v. 24.09.1992 – 10533/83.

[5] W. A. v. Switzerland v. 02.11.2021 – 38958/16; Kadusic v. Switzerland v. 09.01.2018 – 43977/13.

3. Die EMRK gilt innerstaatlich als verbindliches unmittelbar geltendes Recht im Range eines Bundesgesetzes, da sie durch Ratifizierungsgesetze[6] gem. Art. 59 Abs. 2 GG in innerstaatliches Recht transformiert worden ist.[7] Sie hat damit zwar nicht Verfassungsrang und steht unterhalb des Grundgesetzes, sodass eine Verletzung der EMRK-Menschenrechte nicht unmittelbar mit einer Verfassungsbeschwerde geltend gemacht werden kann.[8] Das BVerfG misst den Entscheidungen des EGMR aber auch eine darüberhinausgehende Bedeutung zu und zieht sie als Auslegungshilfe für die Verbürgungen der Grundrechte und rechtsstaatlichen Grundsätze des Grundgesetzes heran.[9] Der EGMR wird dabei als der primäre Interpret der EMRK-Gewährleistungen anerkannt, sodass Gegenstand dieser Interpretationshilfe der von diesem entwickelte konkrete Gehalt der EMRK-Menschenrechte ist. Diese Wirkung der EGMR-Entscheidungen ist dabei nicht begrenzt auf solche Verfahren, die denselben Streitgegenstand betreffen, wie ein Verfahren vor den nationalen Gerichten oder dem BVerfG, sie gelten vielmehr allgemein, sodass bspw. auch solche Entscheidungen in einem deutschen Streitgegenstand zu berücksichtigen sind, die andere Mitgliedsstaaten betroffen haben.[10] Die durch den Gerichtshof konkretisierten Verbürgungen der EMRK werden damit quasi in die Gewährleistungen der deutschen Grundrechte integriert. Dies ist, so das BVerfG, auch Ausfluss des Bekenntnisses zu den „unverletzlichen und unveräußerlichen Menschenrechten als Grundlage jeder menschlichen Gemeinschaft, des Friedens und der Gerechtigkeit in der Welt" in Art. 1 Abs. 2 GG.[11]

4. Durch die Transformation der EMRK in unmittelbar geltendes innerstaatliches (Bundes-) Recht entstehen zwei weitere Konsequenzen:

   Zum einen ist die EMRK in ihrer Konkretisierung durch den EGMR auch von den deutschen Behörden und Gerichten zu berücksichtigen, namentlich auch von Justizvollzugsanstalten und Maßregeleinrichtungen sowie von deren Aufsichtsbehörden. Dies gilt insbesondere dort, wo ihnen Ermessensspielräume zustehen, bspw. bei Entscheidungen über die Zurverfügungstellung bestimmter Therapien oder Hilfsmittel.

   Zum anderen ist der Grundsatz „Bundesrecht bricht Landesrecht" (Art. 31 GG) anzuwenden. Sollte es zu Widersprüchen kommen, die nicht im Wege einer grund- und menschenrechtsfreundlichen Auslegung beseitigt werden können, gingen die Verbürgungen der EMRK den Landes-Maßregelvollzugs- und Justizvollzugsgesetzen vor.

---

[6] Gesetz über die Konvention zum Schutze der Menschenrechte und Grundfreiheiten vom 7. August 1952, BGBl II S. 685; die Konvention ist gemäß der Bekanntmachung vom 15. Dezember 1953, BGBl II 1954 S. 14 am 3. September 1953 für die Bundesrepublik Deutschland in Kraft getreten; Neubekanntmachung der Konvention in der Fassung des 11. Zusatzprotokolls in BGBl II 2002 S. 1054).

[7] BVerfGE 128, 326 Rn. 87 mwN.

[8] BVerfGE 128, 326 Rn. 87 mwN.

[9] BVerfGE 128, 326 Rn. 88 mwN.

[10] BVerfGE 128, 326 Rn. 89 mwN.

[11] BVerfGE 128, 326 Rn. 90 mwN.

5. Mit *Bezug auf die Gesundheitsversorgung* von Gefangenen und Maßregelvollzugspatient*innen greift der EGMR insbesondere auf Art. 2 (Recht auf Leben), Art. 3 (Verbot von Folter und unmenschlicher und erniedrigender Behandlung oder Strafe) sowie Art. 8 (Achtung des Privat- und Familienlebens, von dem es auch das Recht auf Datenschutz ableitet) zurück.

Aus *Art. 2 EMRK* leitet der EGMR die positive Verpflichtung des Staates ab, das Leben der seinem unmittelbaren Gewahrsam unterliegenden Personen wirksam zu schützen, was auch die notwendige medizinische Versorgung einschließt.[12]

Vor allem zu *Art. 3 EMRK* hat der EGMR eine umfangreiche Rechtsprechung zu den Anforderungen der medizinischen Versorgung entwickelt. Grundsätzlich ist der Staat demnach verpflichtet, auch durch eine angemessene medizinische Versorgung die Gesundheit von Inhaftierten zu schützen; die Verletzung dieser Verpflichtung kann einen Verstoß gegen Art. 3 EMRK begründen.[13] Dabei setzt ein Verstoß gegen Art. 3 EMRK eine bestimmte Schwere der vom Opfer erduldeten Behandlung voraus, wobei das erforderliche Maß der Schwere von den Umständen des Einzelfalles abhängt, wie der Länge der Behandlung, der physischen oder mentalen Folgen, u. U. auch dem Geschlecht, Alter oder Gesundheitszustand des*der Betroffenen.

Die Behörden sind verpflichtet, den Gesundheitszustand und die Behandlung eines*einer Inhaftierten umfassend zu dokumentieren. Aus der Dokumentation muss auch hervorgehen, dass die Diagnose und Versorgung zeitnah und zutreffend erfolgt ist und dass, wo es die Art der Erkrankung erforderlich macht, eine regelmäßige und systematische Beobachtung erfolgt ist, die eine therapeutische Strategie einschließt, die auf eine angemessene Behandlung der Erkrankung oder die Vermeidung einer Verschlechterung ausgerichtet ist und nicht nur symptomatisch behandelt.[14]

Dem*der Gefangenen muss eine Behandlung zugutekommen, die mit der bei ihm*ihr diagnostizierten Krankheit korrespondiert und von einem*einer qualifizierten Arzt/Ärztin verordnet worden ist. Dabei kann es bei divergierenden medizinischen Einschätzungen zu der erforderlichen Behandlung geboten sein, eine weitere Einschätzung von einem*einer externen spezialisierten Experten*in einzuholen. Die Weigerung der Behörden, unabhängige spezialisierte medizinische Unterstützung für einen*eine Gefangenen mit einer schweren Erkrankung zuzulassen, ist ein Aspekt, den der Gerichtshof bei seiner Bewertung berücksichtigen muss, ob der Staat seine sich aus Art. 3 EMRK ergebenden Verpflichtungen erfüllt. [15]

---

[12] COE/ECHR: Guide on the case-law of the European Convention on Human Rights, Prisoners' rights, Rn. 108 f.

[13] COE/ECHR: Guide on the case-law of the European Convention on Human Rights, Prisoners' rights, Rn. 110.

[14] COE/ECHR: Guide on the case-law of the European Convention on Human Rights, Prisoners' rights, Rn. 111.

[15] COE/ECHR: Guide on the case-law of the European Convention on Human Rights, Prisoners' rights, Rn. 112.

Die in einem Gefängnis gewährte medizinische Versorgung muss dem Standard entsprechen, der der Gesellschaft insgesamt gewährt wird.[16]

Aus Art. 3 leitet der Gerichtshof die Verpflichtung des Staates ab, sicherzustellen, dass die Haftbedingungen mit der Menschenwürde vereinbar sind und Art und Weise des Vollzugs den Betroffenen nicht Belastungen aussetzen, die das Maß überschreitet, das bereits der Inhaftierung als solcher unvermeidbar unter der Voraussetzung innewohnt, dass die Gesundheit und das Wohlergehen des*der Gefangenen u. a. durch eine angemessene medizinische Behandlung sichergestellt werden. Dabei sieht der Gerichtshof das Kriterium der Angemessenheit der medizinischen Versorgung als das am schwierigsten zu bestimmende Kriterium an. Die Vertraulichkeit der medizinischen Daten ist zu gewährleisten, um Inhaftierte nicht davon abzuschrecken, medizinische Leistungen in Anspruch zu nehmen. [17]

Die erforderliche Versorgung umfasst auch Leistungen, um Einschränkungen zu beheben, die sich aus dem Alter oder einer Behinderung ergeben und die den*die Gefangenen in seiner*ihrer Teilhabe erheblich beschränken (bspw. Zahnersatz oder Rollstuhl).[18]

Bei einem*einer Gefangenen mit Opioidabhängigkeit kann unter bestimmten Umständen die Verweigerung einer Substitutionstherapie einen Verstoß gegen Art. 3 begründen.[19]

13.2   Internationale Richtlinien und Standards

1. Inhaltlich konkretisiert werden die Menschenrechtskonventionen durch themenspezifische Empfehlungen und Standards internationaler Organisationen, bspw. zu den Standards bestimmter Haftarten oder Problemen in Haft (s. Kap. 2). Der Europarat hat seine wichtigsten Empfehlungen und Resolutionen für den Themenbereich Gefängnis, ambulante Sanktionen und Maßregeln in einem Kompendium zusammengefasst.[20]

---

[16] COE/ECHR: Guide on the case-law of the European Convention on Human Rights, Prisoners' rights, Rn. 113.

[17] COE/ECHR: Guide on the case-law of the European Convention on Human Rights, Prisoners' rights, Rn. 117.

[18] COE/ECHR: Guide on the case-law of the European Convention on Human Rights, Prisoners' rights, Rn. 116 ff.

[19] COE/ECHR: Guide on the case-law of the European Convention on Human Rights, Prisoners' rights, Rn. 162; Wenner v. Germany, 62303/13.

[20] Compendium of Conventions, Recommendation and Resolutions relating to Prison and Community Sanctions and Measures, Stand: Dezember 2021, https://rm.coe.int/compendium-e-2021/1680a4bdd9.

- *Allgemein zu den Mindeststandards in Haft*:

  Die *European Prison Rules* (EPR), die der Europarat im Juli 2020 in einer revidierten Fassung verabschiedet hat.[21]

  Die 2015 von der Generalversammlung der VN als *Nelson Mandela Rules* verabschiedeten Mindeststandards für die Behandlung von Gefangenen (Standard Minimum Rules for the Treatment of Prisoners).[22]

- *Zum Frauenstrafvollzug*:

  „United Nations Rules for the Treatment of Women Prisoners and Non-custodial Measures for Women Offenders" (the Bangkok Rules)[23].

  Europarat: „Recommendation CM/Rec (2018) 5 concerning children with imprisoned parent"[24].

- *Zum Jugendstrafvollzug*:

  „United Nations Standard Minimum Rules for the Administration of Juvenile Justice" (the Beijing Rules) v. 29. November 1985[25].

  „United Nations Rules for the Protection of Juveniles Deprived of their Liberty" v. 14. Dezember 1990[26].

  Europarat: „Recommendation CM/Rec (2008) 11 on the European Rules for juvenile offenders subject to sanctions or measures" v. 5. November 2008[27].

- *Zur medizinischen Versorgung:*

  UN: „Principles of Medical Ethics relevant to the Role of Health Personnel, particularly Physicians, in the Protection of Prisoners and Detainees against Torture and Other Cruel, Inhuman or Degrading Treatment or Punishment" v. 18. Dezember 1982[28].

  Europarat: „Recommendation R (98) 7 concerning the ethical and organisational aspects of health care in prison".

2. Diesen Empfehlungen und Standards kommt zwar keine völkerrechtliche Bindungswirkung gegenüber den Mitgliedsstaaten der jeweiligen Organisation zu (sie werden deshalb als „Soft Law" bezeichnet) und auch keine unmittelbare Verbindlichkeit im innerstaatlichen Recht. Das BVerfG misst ihnen jedoch eine Indizwirkung auf die Nichtenthaltung von grundrechtlichen Gewährleistungen zu:

---

[21] Recommendation of the Committee of Ministers to member States on the European Prison Rules, Rec(2006)2-rev, v. 1. Juli 2020, https://search.coe.int/cm/Pages/result_details.aspx?ObjectID=09000016809ee581.

[22] Angenommen am 17.12.2015, A/RES/70/175.

[23] https://www.unodc.org/documents/justice-and-prison-reform/Bangkok_Rules_ENG_2203 2015.pdf.

[24] https://edoc.coe.int/en/children-s-rights/7802-recommendation-cmrec20185-of-the-committee-of-ministers-to-member-states-concerning-children-with-imprisoned-parents.html.

[25] https://www.ohchr.org/sites/default/files/Documents/ProfessionalInterest/beijingrules.pdf.

[26] https://www.ohchr.org/sites/default/files/res45_113.pdf.

[27] https://search.coe.int/cm/Pages/result_details.aspx?ObjectID=09000016805d2716.

[28] https://www.ohchr.org/en/instruments-mechanisms/instruments/principles-medical-ethics-relevant-role-health-personnel.

„Auf eine den grundrechtlichen Anforderungen nicht genügende Berücksichtigung vorhandener Erkenntnisse oder auf eine diesen Anforderungen nicht entsprechende Gewichtung der Belange der Gefangenen kann es hindeuten, wenn völkerrechtliche Vorgaben oder internationale Standards mit Menschenrechtsbezug, wie sie in den im Rahmen der Vereinten Nationen oder von Organen des Europarates beschlossenen einschlägigen Richtlinien und Empfehlungen enthalten sind, nicht beachtet beziehungsweise unterschritten werden. Diese müssen daher bei der Ausgestaltung und Durchführung des Strafvollzugs gebührend berücksichtigt werden."[29]

Auch wenn diesen Empfehlungen damit die Verbindlichkeit fehlt, die der EMRK zukommt, sind sie wichtige Orientierungspunkte für die Praxis und die Rechtsprechung,[30] weil sie auf die Inhaftierung insgesamt und auf einzelne Haftarten oder Problembereiche ausgerichtet sind und dementsprechend in ihren Aussagen wesentlich konkreter sind.

13.3 Präventionsmechanismen

Von nicht zu unterschätzender Bedeutung sind die sog. Präventionsmechanismen, die durch die Europäische Anti-Folter-Konvention und die Anti-Folter-Konvention der Vereinten Nationenmit mit ihrem Optionalen Zusatzprotokoll geschaffen worden sind.

1. Die Europäische Anti-Folter-Konvention von 1987 hat mit dem European Committee for the Prevention of Torture and Inhuman or Degrading Treatment or Punishment (CPT) erstmals eine Einrichtung geschaffen, die seit 1990 regelmäßig Orte der Freiheitsentziehung besucht und auf die Einhaltung der Menschenrechte überprüft. Etwa alle 5 Jahre erfolgen die regulären Besuche in jedem Mitgliedsstaat des Europarates. Zwar kann der CPT aufgrund seiner Kapazitäten und dem Besuchsturnus nur stichpunktartige Kontrollen vornehmen, dennoch haben die Befunde durchaus eine weitreichende Aussagekraft. Der CPT hat das Recht, auch unangemeldet Orte der Freiheitsentziehung – Polizeigewahrsam, JVAen, psychiatrische Kliniken, Heime etc. – zu besuchen, mit den dort Untergebrachten bzw. Inhaftierten und den Bediensteten frei und unbeaufsichtigt zu sprechen sowie die Akten über die Gefangenen bzw. Inhaftierten, einschließlich der Gesundheitsakten, einzusehen.[31] Ein wichtiger Gegenstand der Untersuchungen ist die medizinische Versorgung der Gefangenen; zu den Besuchs-

---

[29] BVerfG, Urteil des Zweiten Senats vom 20. Juni 2023 – 2 BvR 166/16, Rn. 166; BVerfGE 116, 69 Rn. 63; BVerfGK 12, 422, 424; 20, 93, 101.

[30] Vgl. Hans Wolff, in: Goerdeler, „Der unabhängige Blick von außen ist wichtig" – Interview mit Prof. Dr. med. Hans Wolff, Erster Vize-Präsident des Europäischen Anti-Folter-Ausschusses, Forum Strafvollzug 2023, 247.

[31] Goerdeler, Das Recht auf Akteneinsicht zur Prävention von menschenrechtswidriger Behandlung in der Inhaftierung, KritV 2013, 387 ff.; Inzwischen haben fast alle Länder entsprechende Regelungen in ihre vollzugsbezogenen Datenschutzregelungen übernommen.

teams gehören daher regelmäßig auch Ärzt*innen.[32] Die Wirkung dieses Präventionsansatzes liegt in den Berichten, die der CPT nach seinen Besuchen erstellt und in dem seine Beobachtungen über die Haftbedingungen, deren Bewertung und Empfehlungen zur Behebung von Missständen festgehalten werden. Der besuchte Staat bekommt Gelegenheit zur Stellungnahme. Die Besuchsberichte und die Stellungnahme der jeweiligen Länder werden anschließend auf der Website des CPT[33] und über die Deutschland betreffenden Besuche auf der des Bundesministeriums der Justiz veröffentlicht.[34] Neben seinen Berichten über die jeweiligen Länderbesuche veröffentlicht das CPT jährliche Tätigkeitsberichte sowie die sog. CPT-Standards[35], – dabei handelt es sich um die verallgemeinerten, thematisch zusammengestellten und laufend aktualisierten Aussagen aus den Jahresberichten, u. a. auch zur Gesundheitsversorgung in Gefängnissen (allerdings ist dieser Teil noch von 1993 und damit nicht mehr auf neustem Stand).[36]

Der letzte *Besuch in Deutschland* fand im Dezember 2020 statt.[37] In seinem Bericht über den Besuch äußerte sich der CPT zusammenfassend positiv über die medizinische Versorgung in den besuchten Einrichtungen. Er empfiehlt jedoch, „die personelle Ausstattung und die Erfassung von Verletzungen zu verbessern und ein klares Meldeverfahren für Fälle einzuführen, in denen das medizinische Personal Verletzungen vorfindet, die Misshandlungsvorwürfe stützen (oder auf Misshandlungen hindeuten). Darüber hinaus unterstreicht der CPT die Bedeutung der Wahrung der ärztlichen Schweigepflicht in Justizvollzugsanstalten."[38]

Sehr besorgt äußert sich der CPT jedoch zu der Behandlung von Gefangenen mit psychiatrischen Störungen in den besuchten JVAs und weist in diesem Zusammenhang sogar darauf hin, „dass die Freiheitsentziehung einer kranken Person nach der gefestigten Rechtsprechung des Europäischen Gerichtshofs für Menschenrechte eine Frage nach Artikel 3 der Europäischen Konvention für

---

[32] Vgl. Hans Wolff in: Goerdeler, „Der unabhängige Blick von außen ist wichtig" – Interview mit Prof. Dr. med. Hans Wolff, Erster Vize-Präsident des Europäischen Anti-Folter-Ausschusses, FS 2023, 247, 248.

[33] www.cpt.coe.int -> CPT visits [23.08.2023].

[34] https://www.bmj.de/DE/themen/menschenrechte/europarat/ausschuss_verhuetung_folter/ausschuss_verhuetung_folter.html [23.08.2023].

[35] https://www.coe.int/en/web/cpt/standards.

[36] Council of Europe, CPT: Health care services in prisons, Extract from the 3rd General Report of the CPT, published in 1993, CPT/Inf(93)12-part, https://rm.coe.int/16806ce943.

[37] https://www.coe.int/en/web/cpt/-/council-of-europe-anti-torture-committee-publishes-report-on-its-2020-visit-to-germany [23.08.2023].

[38] Europarat, CPT: Bericht an die deutsche Bundesregierung über den Besuch des Europäischen Ausschusses zur Verhütung von Folter und unmenschlicher oder erniedrigender Behandlung oder Strafe in Deutschland (CPT) vom 1. bis 14. Dezember 2020, CPT/Inf (2022) 18, https://rm.coe.int/1680a80c61, S. 4; eingehende Prüfung und Empfehlungen vgl. Rnn. 59 ff.

Menschenrechte aufwerfen kann und dass das Fehlen einer geeigneten Gesundheitsfürsorge einer Behandlung gleichkommen kann, die dieser Bestimmung entgegensteht."[39]

2. Die zeitlich früher liegende *Anti-Folter-Konvention der Vereinten Nationen* (Convention Against Tortureand And Other Cruel, Inhuman or Degrading Treatment or Punishment, CAT) war ein Meilenstein in der Ächtung der Folter, sie enthielt jedoch noch kein Element regelmäßiger und unabhängiger *unmittelbarer* Kontrolle an den Orten des Freiheitsentzuges.[40] Ihre „Hauptwaffe" war v. a. das öffentliche Berichtssystem im Rahmen der Vereinten Nationen. Das änderte sich jedoch nachhaltig mit dem Optinalen Zusatzprotokoll (OPCAT) zu der VN-Konvention, dessen Ziel es ausdrücklich ist, „ein System regelmäßiger Besuche einzurichten, die von unabhängigen internationalen und nationalen Stellen an Orten, an denen Personen die Freiheit entzogen ist, durchgeführt werden, um Folter und andere grausame und unmenschliche oder erniedrigende Behandlung oder Strafe zu verhindern" (Art. 1 OPCAT). Als internationaler Präventionsmechanismus wird durch Art. 5 OPCAT ein „Unterausschuss zur Verhütung von Folter"[41] geschaffen, dessen Aufgabe es ist, Orte der Freiheitsentziehung in den Vertragsstaaten zu besuchen und diesen Empfehlungen hinsichtlich des Schutzes von Personen, denen die Freiheit entzogen ist, vor Folter und anderer grausamer, unmenschlicher oder erniedrigender Behandlung oder Strafe zu unterbreiten (Art. 11 OPCAT).

Viel bedeutsamer ist aber, dass das OPCAT auch die Schaffung eines *unabhängigen, nationalen Präventionsmechanismus* (Art. 17 OPCAT) vorsieht. Auch die Einrichtungen des nationalen Präventionsmechanismus haben gemäß Art. 19 OPCAT die Aufgabe, regelmäßig die Behandlung von inhaftierten oder untergebrachten Personen zu überprüfen und den zuständigen Behörden Empfehlungen zu unterbreiten.[42] Die daraufhin eingerichtete *Nationale Stelle zur Verhütung von Folter* besteht – der innerstaatlichen Verantwortlichkeit für die

---

[39] aaO, Rn. 71.

[40] Die Konvention führte einen „Ausschuss gegen Folter" ein, dieser führt aber selbst keine Inspektionen durch, vielmehr besteht seine Aufgabe darin, die alle 4 Jahre vorzulegenden Berichte der Vertragsstaaten zu analysieren und zu kommentieren. Allerdings kann der Ausschuss, wenn er zuverlässige Informationen erhalten hat, die darauf hinweisen, dass im Hoheitsgebiet eines Vertragsstaates systematische Folterungen stattfinden, nach einer Stellungnahme des Vertragsstaates eines oder mehrere seiner Mitglieder beauftragen, eine Untersuchung durchzuführen, die einen Besuch in dessen Hoheitsgebiet einschließen kann, vgl. Art. 20 CAT.

[41] https://www.ohchr.org/en/treaty-bodies/spt.

[42] Die Bundesrepublik hat das Fakultativprotokoll am 20. September 2006 unterzeichnet, durch das Vertragsgesetz vom 26. August 2008, BGBl.II 2008, S. 854; das Protokoll trat für Deutschland am 3. Januar 2009 in Kraft.

verschiedenen Formen des Freiheitsentzuges folgend – aus einer Bundesstelle und einer Länderkommission und hat ihren Sitz in Wiesbaden.[43]

Ihr Vorgehen ähnelt dem des CPT: Auch sie besucht Polizeieinrichtungen, Justizvollzugsanstalten, psychiatrische Kliniken und andere Einrichtungen und erstellt Berichte mit ihren Beobachtungen und Empfehlungen über die einzelnen Besuche[44] und zusammenfassende Jahresberichte über ihre Tätigkeiten.[45] Die Mitglieder sollten auch interdisziplinär zusammengesetzt sein – derzeit ist jedoch nur ein Facharzt für Psychiatrie unter den acht Mitgliedern der Länderkommission, die sich überwiegend aus Jurist*innen zusammensetzt.[46] Da ihr Zuständigkeitsbereich auf Deutschland begrenzt ist, erfolgen ihre Besuche in deutschen Hafteinrichtungen kontinuierlich und in weit höherer Frequenz, als das CPT leisten kann. So führte die Länderkommission im Jahr 2023 über 50 Besuche durch, mit einem Schwerpunkt bei den forensischen Psychiatrien und Justizvollzugsanstalten.[47]

Seit einigen Jahren formuliert die Nationale Stelle ebenfalls pointierte Standards für die verschiedenen Formen von Freiheitsentziehung, die laufend weiterentwickelt werden, bislang aber eher punktueller Natur sind. Für den Justizvollzug betreffen diese die Fixierung (5.6), Übersetzungen bei ärztlichen Gesprächen (5.13) und den Umgang mit vertraulichen medizinischen Informationen (5.14).[48] Bei den psychiatrischen Kliniken werden bspw. die Bewegung im Freien (6.1), die Dokumentation von Zwangsmaßnahmen (6.2) und die Durchführung von Fixierungen (6.3) thematisiert.[49]

---

[43] Die Bundesstelle ist durch Organisationserlass des Bundesjustizministeriums vom 20. November 2008 eingerichtet worden, Bundesanzeiger Nr. 182 S. 4277, und hat ihre Arbeit am 1. Mai 2009 aufgenommen. Die Länderkommission wurde auf der Grundlage eines Staatsvertrags aller Bundesländer eingerichtet; sie hat ihre Arbeit am 24. September 2010 aufgenommen; „Staatsvertrag über die Einrichtung eines nationalen Mechanismus aller Länder nach Artikel 3 des Fakultativprotokolls vom 18. Dezember 2002 zu dem Übereinkommen der Vereinten Nationen gegen Folter und andere grausame, unmenschliche oder erniedrigende Behandlung oder Strafe" vom 1. Dezember 2009.

[44] https://www.nationale-stelle.de/besuche/laenderkommission.html.

[45] https://www.nationale-stelle.de/publikationen.html.

[46] Vgl. https://www.nationale-stelle.de/nationale-stelle/mitglieder.html.

[47] Vgl. https://www.nationale-stelle.de/besuche/laenderkommission/2023.html.

[48] Nationale Stelle zur Verhütung von Folter, Jahresbericht 2022, Wiesbaden 2023, https://www.nationale-stelle.de/fileadmin/dateiablage/Dokumente/NSzVvF_Jahresbericht_2022_barrierefrei_web.pdf, S. 32 ff.

[49] Aao., S. 34.

Die gesundheitliche Versorgung im österreichischen Straf- und Maßnahmenvollzug

Peter Kastner

14.1 Rechtliche Grundlagen

14.1.1 Nationale und internationale Rechtsquellen

Anders als in Deutschland und der Schweiz ist in Österreich der Straf- und Maßnahmenvollzug Bundessache hinsichtlich Gesetzgebung und Vollziehung (Art. 10 Abs. 1 Zif. 6 B-VG). Die Vollziehung erfolgt in unmittelbarer Bundesverwaltung (Art. 102 Abs. 2 B-VG). Sieht man von der Aufnahme (psychisch) kranker Rechtsbrecher in eine öffentliche Krankenanstalt für Psychiatrie (§§ 71 Abs. 2, 167a StVG) ab, trifft man im Straf- und Maßnahmenvollzug ausschließlich auf Bundeseinrichtungen.

Die maßgeblichen gesetzlichen Regelungen finden sich in einem Bundesgesetz vom 26. März 1969 über den Vollzug der Freiheitsstrafen und der mit Freiheitsentziehung verbundenen vorbeugenden Maßnahmen (Strafvollzugsgesetz – StVG), BGBl 1969/144. Dieses Gesetz wurde seit seinem Inkrafttreten 59-mal novelliert. Es ist Grundlage für eine Reihe von Durchführungsverordnungen. Einschlägige Erlässe wurden und werden sukzessive in ein „Vollzugshandbuch" kompiliert, das u. a. einen eigenen Abschnitt über die medizinische Versorgung der Insassen enthält. Bestimmungen, die den Strafvollzug betreffen, enthalten zudem die Strafprozessordnung (StPO, insbesondere zur Untersuchungshaft), das Finanzstrafgesetz (FinStrG), das Jugendgerichtsgesetz 1988 (JGG), das Auslieferungs- und Rechtshilfegesetz (ARHG) und das Bundesgesetz über die justizielle Zusammenarbeit in Strafsachen mit den Mitgliedstaaten der Europäischen Union (EU-JZG).

Zur Auslegung dieser Gesetze sind einerseits Verfassungsgesetze und im Verfassungsrang stehende Rechtsquellen heranzuziehen. Zu ihnen zählen das

P. Kastner (✉)
Wien, Österreich
e-mail: peter.kastner@volksanwaltschaft.gv.at

K. Keppler et al. (Hrsg.), *Medizin in Haft*,
https://doi.org/10.1007/978-3-662-69510-4_14

Bundesverfassungsgesetz vom 29. November 1988 über den Schutz der persönlichen Freiheit (PersFrG), die in Österreich im Verfassungsrang stehende Europäische Menschenrechtskonvention (EMRK) oder die Charta der Grundrechte der Europäischen Union (GRC). Andererseits enthalten Bundesgesetzen gleichrangige Normen, wie das VN- sowie das Europäische Übereinkommen zur Verhütung von Folter und unmenschlicher oder erniedrigender Behandlung oder Strafe oder das Übereinkommen über die Rechte von Menschen mit Behinderungen (UN-BRK) oder das Fakultativprotokoll zum Übereinkommen über die Rechte von Menschen mit Behinderungen, Vorgaben und Verpflichtungen, zu deren Einhaltung sich Österreich bekannt hat.

Hinzu kommen internationale Standards und Empfehlungen. Sie sind z. T. als Regelwerke abgefasst (z. B. Mindestgrundsätze der Vereinten Nationen für die Behandlung der Gefangenen [Nelson-Mandela-Regeln], Rahmenbestimmungen der Vereinten Nationen für die Jugendgerichtsbarkeit [Beijing-Regeln], Europäische Strafvollzugsgrundsätze). Zum Teil wurden sie von Präventionsmechanismen – aus Anlass festgestellter Missstände – formuliert (Standards des UN-Unterausschusses zur Verhütung von Folter [SPT] oder des Europäischen Komitees zur Verhütung von Folter und unmenschlicher oder erniedrigender Behandlung oder Strafe [CPT] zur Gefängnishaft). Aus ihnen können zwar keine Ansprüche abgeleitet werden; sie sind aber Richtmaß und Grundlage von Entscheidungen, in denen es um den Schutz und die Förderung der Rechte von Menschen in geschlossenen Einrichtungen geht.

14.1.2   Rechtsschutz und Kontrolle

Das StVG unterscheidet zwischen Bestimmungen, mit denen subjektive Rechte begründet wurden und die in Form von Beschwerden an die Vollzugsgerichte durchsetzbar sind, und Regelungen, die von amtswegen zu vollziehen sind, ohne dass auf ihre Einhaltung vom Einzelnen gedrungen werden kann. In diesem Fall kann sich der Gefangene nur an die Aufsichtsbehörde (BMJ) wenden. Besteht in der Sache kein Anspruch auf Erledigung, gibt es keinen Säumnisschutz (Pieber 2023 § 121c StVG Rz 1).

§ 120 Abs. 1 Satz 2 iVm § 122 StVG normiert, dass Gefangene „über die Art der ärztlichen Behandlung" nur Aufsichtsbeschwerde an die Vollzugsbehörden erheben können. Inhaltlich fallen hierunter die medizinische Behandlung durch den Arzt oder durch medizinische Hilfsdienste über Auftrag des Arztes (LG Linz 21 Bl 2/19x). Die Gerichte wenden die Bestimmung auch auf psychologische oder psychotherapeutische Behandlungen an (LGSt Wien 191 Bl 2/19h).

Neben der Anrufung der Aufsichtsbehörde steht die Beschwerde an die Volksanwaltschaft (VA) offen. An sie kann sich jedermann wenden, der einen Missstand in der Verwaltung behauptet, von dem er betroffen ist. Voraussetzung ist, dass ein Rechtsmittel nicht oder nicht mehr zur Verfügung steht. Jede solche Beschwerde hat die VA zu prüfen. Dem Beschwerdeführer sind das Ergebnis der Prüfung sowie allenfalls getroffene Veranlassungen mitzuteilen (Art. 148a Abs. 1 B-VG).

Beschwerden über eine unzureichende medizinische Versorgung nimmt die VA zum Anlass, das Bundesministerium für Justiz (BMJ) um eine Befassung des chefärztlichen Dienstes zu ersuchen. Bereits aus dessen Beurteilung kann sich ein Handlungsbedarf ergeben. Gegebenenfalls kann die VA einen solchen empfehlen (Art. 148c B-VG). Einer Empfehlung ist binnen 8 Wochen zu entsprechen oder binnen dieser Frist begründet mitzuteilen, weshalb der Empfehlung nicht Rechnung getragen wurde. Empfehlungen hat die VA stets an das oberste Organ (BMJ) zu richten. Zur Auswertung medizinscher Befunde kann sie Sachverständige bestellen. In der Praxis greift die VA auf die Expertise ihrer Kommissionsmitglieder zurück und ersucht sie um deren Einschätzung.

Bei einem vermuteten Verwaltungsmissstand kann die VA von sich aus („ex offo") in jeder Lage eines Verfahrens tätig werden.

Im Jahr 2012 hat die VA eine erhebliche Erweiterung ihrer Kompetenzen erhalten. Sie wurde mit dem OPCAT-Durchführungsgesetz ermächtigt, jederzeit „Orte einer Freiheitsentziehung" zu kontrollieren. Zudem wurde ihr die Zuständigkeit übertragen, im Sinne des Art. 33 Abs. 2 UN-BRK Einrichtungen und Programme für Menschen mit Behinderungen zu monitoren. Diese Aufgaben nimmt die VA mithilfe multiprofessioneller Expertenteams („Kommissionen") wahr. Sechs solcher Kommissionen werden regional tätig. Ihr örtlicher Zuständigkeitsbereich orientiert sich an den Sprengeln der Landesgerichte. Für den Bereich des Straf- und Maßnahmenvollzugs wird seit 2021 eine eigene Kommission bundesweit tätig.

Als Teil der öffentlichen Verwaltung unterliegt die Vollzugsverwaltung der Kontrolle des Rechnungshofes (RH), der auf die Einhaltung der Gebarungsgrundsätze (Sparsamkeit, Wirtschaftlichkeit, Zweckmäßigkeit) zu achten hat. Seine Prüfung ist eine systemische. Eine Behandlung von Einzelbeschwerden ist nicht vorgesehen.

Die VA und der RH sind Hilfsorgane der gesetzgebenden Körperschaften. Sie haben dem National- und Bundesrat (sowie den Landtagen) Bericht zu erstatten. Die VA hat neben Sonderberichten jährlich über die Kontrolle der öffentlichen Verwaltung und über ihre Wahrnehmungen und Veranlassungen nach dem OPCAT-Durchführungsgesetz (in ihrer Funktion als nationaler Präventionsmechanismus) einen Bericht zu legen. Der RH erstellt seine Berichte nach Abschluss einer Prüfung. Beide Einrichtungen halten ihre Berichte auf ihrer Homepage dauerhaft abrufbar.[1]

Von 23. November bis 3. Dezember 2021 wurden Einrichtungen des Straf- und Maßnahmenvollzugs zuletzt vom Europäischen Komitee zur Verhütung von Folter und unmenschlicher oder erniedrigender Behandlung oder Strafe (CPT) besucht. Der abschließende Bericht samt der Antwort der österreichischen Regierung datiert mit 27. Juni 2023. Er ist auf der Homepage des Europarates unter https://www.coe.int/en/web/cpt/austria abrufbar.

---

[1] Zum Beispiel Kosten der medizinischen Versorgung im Strafvollzug: Follow-up-Überprüfung des RH, https://www.rechnungshof.gv.at; https://volksanwaltschaft.gv.at/berichte-und-pruefergebnisse.

Zur Sicherstellung einer gesetzmäßigen, zweckmäßigen, wirtschaftlichen und sparsamen Vollziehung hat das BMJ – neben den externen Mechanismen – eine „innere Revision" einzurichten, die in allen Anstalten regelmäßig Untersuchungen vorzunehmen hat. Ihre Berichte und Empfehlungen ergehen an das BMJ (§ 14a StVG). Sie werden nicht veröffentlicht.

14.2 Einrichtungen und Behörden

Die Untersuchungshaft und Freiheitsstrafen, die eine Strafzeit von 18 Monaten nicht übersteigen, sind in gerichtlichen Gefangenenhäusern zu vollziehen. Im Übrigen sind gerichtliche Freiheitsstrafen in Strafvollzugsanstalten zu vollstrecken. Sie sind als allgemeine Anstalten oder Sonderanstalten zu führen. Für den allgemeinen Vollzug sind neben den Gefangenenhäusern Justizanstalten für männliche Insassen in Krems-Stein, Graz-Karlau, Wien-Simmering, Hirtenberg, Sonnberg und Suben eingerichtet. Die einzige Justizanstalt für Frauen ist in Schwarzau/Steinfeld in Niederösterreich. Insgesamt sind es 28 Justizanstalten (JA), verteilt über Österreich, wobei die Größe zwischen 121 Haftplätzen (JA Feldkirch) und 990 Haftplätzen (JA Wien-Josefstadt) variiert. Seit 01.01.2024 werden die JA Göllersdorf, Wien-Favoriten, Wien-Mittersteig, Garsten und Asten als forensisch-therapeutische Zentren (FTZ) bezeichnet (BGBl II 2023/399). JA und FTZ werden monokratisch geführt. Ihre Leiter unterstehen direkt dem Bundesminister für Justiz.

Oberste Vollzugsbehörde ist das Bundesministerium für Justiz (Dienststelle). In ihm ist eine Generaldirektion für den Strafvollzug und den Vollzug freiheitsentziehender Maßnahmen samt einem chefärztlichen Dienst (Allgemeinmedizin und Zahnmedizin) und einer Begutachtungs- und Evaluationsstelle für Gewalt- und Sexualstraftäter eingerichtet (Eher 2016, S. 78 ff.).

14.3 Insassen – Zahlen und Haftstatus

Die Belagszahlen sind über die Jahre leicht schwankend. Der Höchststand war im Jahr 2019 zu verzeichnen (9329). Diese Zahl wurde im Jahr 2023 nicht überschritten. Am 01.02.2024 (Stichtag) waren insgesamt 9258 Personen in Haft. Davon befanden sich 1853 Personen in Untersuchungshaft. 5754 Verurteilte waren in Strafhaft, 308 Delinquenten im elektronisch überwachten Hausarrest (eüH). Hinzu kommen 1539 psychisch kranke Rechtsbrecher, vorläufig untergebracht oder im Maßnahmenvollzug. 60 Beschuldigte waren angehalten (noch nicht in Untersuchungshaft), 52 Personen in Auslieferungshaft, Finanzstrafhaft, Übergabehaft oder Verwaltungshaft.

Eine detaillierte Auflistung nach Staatsangehörigkeit, Geschlecht und Alter, Darstellung der Entwicklung der Gefangenenpopulation, Auswertung von Strafdauer, Strafklassen und Zahl der Entlassungen sowie Beschreibung der Inhaftierten nach Sozialmerkmalen, soziale Intervention und Gesundheitsversorgung findet sich in dem jährlich publizierten Sicherheitsbericht, dort in dem Teil: Bericht über die

Tätigkeit der Strafjustiz (2022, S. 199 ff.). Der Bericht ist auf der Homepage des BMJ abrufbar (https://www.justiz.gv.at/justiz/daten-und-fakten/sicherheitsberichte. bc7.de.html).

14.4 Organisatorische Rahmenbedingungen

14.4.1 Berufsgruppen

Die medizinische Betreuung obliegt den in den JA und FTZ tätigen Ärzten für Allgemeinmedizin, Zahnmedizin, Psychiatrie und allfälligen Konsiliarärzten. Sie haben die Anstaltsleitung in medizinischen, ernährungswissenschaftlichen und hygienischen Fragen zu beraten und sich in deren Auftrag über den Gesundheitszustand einzelner Inhaftierten zu äußern.

Zum Zuständigkeitsbereich der Anstaltsärzte zählen neben der Fachaufsicht der medizinischen und pflegerischen Betreuung die Behandlung von bettlägerigen Patienten vor Ort, die Beantragung von therapeutischen Maßnahmen, die Ausführungen oder Überstellungen bedingen, die Führung der Krankengeschichten, die Obsorge für die direkte Übermittlung dieser Aufzeichnungen bei Überstellungen, die Abgabe fachlicher Stellungnahmen zur Notwendigkeit und Zweckmäßigkeit der Anschaffung medizinischer Geräte oder zur Qualität angebotener Produkte, Erste-Hilfe-Schulungen für die Bediensteten sowie die Vornahme der ärztlichen Untersuchung von Aufnahmewerbern in den Justizwachdienst und vor Definitivstellung ihres Dienstverhältnisses. Ärztliche oder zahnärztliche Leistungen für Bedienstete dürfen nur im Notfall von den Anstaltsärzten und Anstaltszahnärzten übernommen werden (zu den Impfungen während der Pandemie Kastner 2021, S. 204 f.).

Psychiater auf einer Abteilung für entwöhnungsbedürftige Straftäter sind zudem für psychiatrische Visiten, die Suizidabklärung, das Verordnen von Medikamenten für die psychische Gesundheit, die Substitutionsbehandlung, psychiatrische Begutachtung und Berichterstattung an das Vollzugsgericht sowie für die Dokumentation und das Verfassen von psychiatrischen Stellungnahmen zuständig.

Die pflegerische Betreuung obliegt den in den JA und FTZ tätigen Angehörigen des gehobenen Dienstes für Gesundheits- und Krankenpflege, Pflegeassistenten und Pflegehelfern. Gegebenenfalls werden sie von Strafvollzugsbediensteten, die auf den Krankenabteilungen Dienst versehen, unterstützt. Zum Aufgabenbereich des Pflegedienstes zählen therapeutische Maßnahmen nach ärztlicher Verordnung, die eigenverantwortliche Planung, Organisation, Durchführung und Kontrolle pflegerischer Maßnahmen sowie die Medikamentengebarung und -vorbereitung.

Diplomierte psychiatrische Gesundheits- und Krankenpfleger auf einer Abteilung für entwöhnungsbedürftige Straftäter sind zudem für die Drogenharntestung, Alkoholtestungen, Vor- und Nachbereitung sowie das Begleiten der psychiatrischen Visiten verantwortlich. Hinzu kommen Substitutionsausgabe, Administration und Einholen der Zustimmungserklärungen, gezielte Interventionen und Motivationsarbeit mit den Insassinnen und Insassen und die Dokumentation.

14.4.2   Stellenplan

Der Gesundheitsdienst im Straf- und Maßnahmenvollzug besteht aus 26,77 Planstellen für den Bereich der Allgemeinmedizin, 23,65 Planstellen für den Bereich Psychiatrie und psychotherapeutische Medizin und 348,20 Planstellen für den Krankenpflegedienst.

Die Zuweisung zu den einzelnen Häusern erfolgt nach deren Größe und Versorgungsauftrag. Sie variiert im Bereich der Allgemeinmedizin zwischen 14,17 Planstellen (JA Wien-Josefstadt) und 0,05 Planstellen (JA Feldkirch). Im Bereich der Psychiatrie und psychotherapeutischen Medizin haben das FTZ Asten 7 und das FTZ Göllersdorf 3 Planstellen zugewiesen erhalten. Die meisten Planstellen für den Krankenpflegedienst haben das FTZ Asten (143,44), gefolgt von der JA Wien-Josefstadt (54,50) und dem FTZ Göllersdorf (47,00). Im Hinblick auf ihren vormaligen Status als Sonderkrankenanstalt hat die JA Stein zusätzlich zu ihrem Ärzteteam Konsiliarärzte aus den Fachgebieten Radiologie, Innere Medizin (inkl. Fibroscan), Hals-Nasen-Ohren-Heilkunde, Dermatologie, Orthopädie, Pneumologie und Urologie, einen Röntgenassistenten und 20,85 Planstellen für den Krankenpflegedienst.

Die Daten wurden vom BMJ per 01.02.2024 zur Verfügung gestellt. Sie zeigen im Vergleich mit der Synopse, wie sie bei Stuefer und Schöch (2017, S. 49) abgedruckt ist, wie sehr der Versorgungsbedarf in den letzten Jahren gestiegen ist. Eine Auflistung der ärztlichen, psychiatrischen und psychologischen Wochenstunden, wie sie in den einzelnen Häusern zu leisten sind, ist Teil der Beantwortung einer parlamentarischen Anfrage vom 08.10.2014. Sie kann auf der Homepage des Parlaments zu der Geschäftszahl 2546/AB abgerufen werden.

14.4.3   Dienstverhältnisse

Im Bereich der medizinischen Versorgung sind es nur wenige Ärzte, im Bereich der pflegerischen Versorgung etwa ein Drittel der Mitarbeiter, die in einem öffentlich-rechtlichen Dienstverhältnis sind und dem BMJ als Dienstbehörde unterstehen. Anders als Justizwachebeamte stehen Angehörige der Fachdienste meist in einem Arbeitsverhältnis, das durch Vertrag begründet wird. Dienstgeber ist nicht der Bund, sondern eine Anstalt öffentlichen Rechts (Justizbetreuungsagentur – JBA). Ihre Aufgabe ist die Versorgung der JA und FTZ mit Personal zur Behandlung, Pflege, Erziehung und Betreuung der Inhaftierten. Sie ist berechtigt, hierfür Personal anzustellen oder in anderer Weise vertraglich zu verpflichten.

Zu den Aufgaben der JBA zählen v. a. die Bereitstellung von Personal für die psychiatrische Versorgung, psychotherapeutische Versorgung, die psychologische, v. a. klinisch-psychologische Betreuung, die medizinische Versorgung, zahnmedizinische Versorgung, physiotherapeutische Versorgung, ergotherapeutische Versorgung, logopädische Versorgung, pflegerische Versorgung, pädagogische Betreuung und sozialarbeiterische Betreuung der Insassen (§ 2 Abs. 2 JBA-G).

Mitarbeiter werden mit Vertrag bei der JBA beschäftigt und erbringen ihre Leistungen in den jeweiligen JA und FTZ. Für ihre Arbeitsverhältnisse gelten die gleichen rechtlichen Vorschriften wie für private Arbeitnehmer (z. B. das Angestelltengesetz, das Arbeitszeit- und Arbeitsruhegesetz, das Urlaubsgesetz etc.). Unterschiede im Vergleich zu Kollegen, die in einem öffentlich-rechtlichen Dienstverhältnis stehen, führen bisweilen zu Unzufriedenheit und Personalabgängen.

Einige Ärzte arbeiten auf Honorarbasis oder kraft freier Dienst- bzw. Kooperationsverträge. Die Honorare der Ärzte mit Konsiliarverträgen werden aus den Haushaltsmitteln der jeweiligen Anstalt bezahlt. Für den psychiatrischen Dienst gibt es z. T. Verträge mit der Medizinischen Universität Wien und einem Ordensspital (Krankenhaus der Barmherzigen Brüder).

Um Ausführungen von Insassen zu vermeiden, sollte tunlichst versucht werden, Fachärzte dazu zu bewegen, ihre Tätigkeit auf den Krankenabteilungen oder in den Ordinationen der Anstalten auszuüben. Vor einer Behandlung sind die Leitungen der JA und FTZ angehalten, mit dem Arzt, wenn kein vertragliches Verhältnis zur JBA besteht, eine Vereinbarung anzustreben, die den jeweils gültigen Richtlinien der Versicherungsanstalt öffentlich Bediensteter (BVAEB – Honorarordnung) und deren Vergütungsvorschriften entspricht.

14.4.4 Krankenabteilungen

Die Krankenabteilungen bestehen aus dem Ordinationsbereich. Es sind dies Räume für ärztliche Untersuchungen und allfällige Therapien, das Medikamentenlager, ein Verwaltungsbereich einschließlich Aufbewahrungsort von Befunden und anderen medizinischen Unterlagen. Zum Ordinationsbereich gehören auch die Warte- und Sanitätsräumlichkeiten, in denen medizinisch indizierte Spiegelkontrollen abgegeben werden.

Krankenabteilungen in den JA und FTZ gelten nicht als Krankenanstalten im Sinne des Bundesgesetzes über Krankenanstalten und Kuranstalten (§ 2 Abs. 2 lit a KAKuG). Ihnen sind häufig Hafträume angeschlossen. Sie sind für Insassen vorgesehen, die aufgrund ihres Gesundheitszustandes (oder wegen ihres Deliktes) nicht auf einer anderen Abteilung untergebracht werden können. Bei Ausstattung dieser Hafträume ist auf Barrierefreiheit und eine behindertengerechte Nutzung zu achten. Einige dieser Hafträume haben eine Videoüberwachung (Echtzeit), die bei Bedarf aktiviert werden kann.

Von den 28 JA und FTZ kommt lediglich der JA Wien-Josefstadt und ihrer Außenstelle auf der Wilhelmshöhe (in Niederösterreich) der Status einer Sonderkrankenanstalt zu. Sie unterliegen den für Krankenanstalten geltenden gesetzlichen Bestimmungen (§ 1 Abs. 1 KAKuG).

14.4.5 Dokumentation

Die Aufzeichnungen über die Behandlung der Insassen (Krankengeschichte) sind in einem elektronischen Krankenakt zu führen. Zugriffsberechtigt ist der Anstaltsarzt. Für den Fall seiner Abwesenheit sind sonstige Bedienstete der Krankenabteilung ermächtigt, diese Daten abzurufen. Sollte es aufgrund eines medizinischen Notfalls im Nachtdienst, Wochenend- oder Feiertagsdienst notwendig sein, auf Gesundheitsdaten zuzugreifen, kann von jedem Dienstcomputer ein Notfallprotokoll ausgedruckt werden. Es enthält auch die Substitutionsmedikation.

14.4.6 Telemedizin

Im Hinblick auf den akuten Ärztemangel läuft seit Juli 2022 in sämtlichen JA ein Probebetrieb, in dem Telemedizin im Bereich der Allgemeinmedizin eingesetzt wird. In der JA Stein wird Telemedizin auch zur psychiatrischen Betreuung der Insassen herangezogen. Dadurch sollen die medizinische Versorgung sichergestellt und kostenaufwendige Ausführungen in Spitäler sowie Notarzteinsätze verringert werden. Auch für die hautärztliche Versorgung gibt es neuerdings ein telemedizinisches Konsilsystem (telederm). Wie groß die Kostenersparnis durch den Einsatz von Telemedizin ist, konnte das BMJ bei Beantwortung der parlamentarischen Anfrage vom 21. Oktober 2022 (12771/J 27. GP) noch nicht beziffern.

Aus chefärztlicher Sicht zeigt sich aber, dass dieses Tool Grenzen hat. So lässt sich eine Erstuntersuchung mit Verordnung von Medikamenten und möglichen Überweisungen mit Hilfe von Informations- und Kommunikationstechnologien (IKT) bewerkstelligen. Eine längerfristige medizinische Betreuung wird jedoch als schwierig gesehen. Es stellten sich v. a. Probleme beim Vertrauensaufbau ein. Telemedizin bleibt ein Behelf und kann den persönlichen Kontakt nicht ersetzen. Eine ausschließliche Distanz- oder Fernbehandlung ist nicht zulässig.

14.5 Herausforderungen im Vollzugsalltag

Oft halten sich Ärzte und Pfleger in einem Raum auf. Nur selten kann der Patient ungestört mit dem Arzt sprechen. Hinzu kommt die Sorge um die körperliche Unversehrtheit des Arztes. Viele Inhaftierte treten, wenn es um ihre Medikation geht, aufbrausend und fordernd auf. Manche Ärzte wollen daher nicht allein mit den Gefangenen sein. Aspekte der Sicherheit und Ordnung sind es auch, die den Ärzten erweiterte Meldepflichten auferlegen. Geregelt muss zudem sein, wer zum Wochenende und an Feiertagen die Medikamente ausgibt. Das Gesundheitspersonal hat meist nur an Werktagen Dienst.

14.5.1 Arztgespräch – Vertraulichkeit und Privatsphäre

Jeder Patient hat das Recht, von seinem Arzt vollumfänglich informiert zu werden. Erst dann kann er einer Heilbehandlung zustimmen. Im ärztlichen Aufklärungsgespräch sind ihm Art, Umfang und Schwere der Erkrankung, Diagnostik und mögliche therapeutische Maßnahmen zu erläutern. Offenzulegen sind ihm Vor- und Nachteile einer Behandlung, Wirkungen, Risiken und Nutzen sowie typische wie atypische Komplikationen. Anzusprechen sind alternative Methoden und deren Heilungs- oder Besserungschancen (Memmer 2023, S. I/78 ff.). Abhängig von Persönlichkeit, emotionaler Verfassung, Belastbarkeit und Bildungsstand seines Gegenübers muss sich der Arzt ausreichend Zeit für das Gespräch nehmen und ggf. mehrfach rückfragen, ob seine Diagnose und Therapieempfehlung verstanden wurde. Patienten ist eine angemessene Bedenkzeit einzuräumen. Sie müssen sich der Tragweite ihrer Entscheidung bewusst sein.

Arzt und Patient sollten einander respekt- und achtungsvoll auf Augenhöhe begegnen. Das Anbieten einer Sitzgelegenheit sollte selbstverständlich sein. Patienten haben einen Anspruch darauf, zu erfahren, wie sie bei ihrer Behandlung mitwirken und zu ihrer Genesung beitragen können. Sie sollten sich nicht als Bittsteller fühlen und hinter einer am Boden gezogenen Linie stehen müssen, die Distanz schafft. Im Fall des Ablegens der Unterkleider sollte man einen Paravent erwarten dürfen. Vor Untersuchungsliegen sollte es einen Vorhang oder eine Faltwand geben, die vor den Blicken Dritter schützt.

Zwecks Wahrung des Grundsatzes der ärztlichen Vertraulichkeit sollte sichergestellt sein, dass ausschließlich ausgebildetes Gesundheits- und Krankenpflegepersonal auf der Krankenabteilung und im Ordinationsbereich Dienst versieht. Diese Personen sollten keine Aufsichtsfunktionen ausüben. Die Beiziehung von Strafvollzugsbediensteten sollte nur ausnahmsweise aufgrund einer Gefährlichkeitsprognose über Verlangen des Arztes erfolgen.

De facto sind die Bediensteten der Krankenabteilung ständig zugegen. Sie ändern, während der Arzt sich dem Patienten zuwendet, auf seine Anordnung hin die Medikation, tragen die von ihm diktierten Vermerke in die elektronische Krankenakte (IVV-Med) ein, dokumentieren die Suchtgiftverordnungen, geben Meldungen an die Bezirksverwaltungsbehörde (in deren Funktion als Gesundheitsbehörde) weiter und bereiten Rezepte für die Apotheke vor. Stets haben sie dabei Sichtkontakt zum Patienten.

Für administrative Arbeiten, wie Terminvereinbarungen bei Fachärzten, medizinischen Labors, orthopädischen Fachgeschäften, Optikern etc. sollte Ordinationsassistenten ein eigener Raum zur Verfügung stehen. Ihre Anwesenheit im Untersuchungszimmer sollte auf das absolut erforderliche Maß begrenzt sein. Die Eintragungen in die Patientenakte (Krankengeschichte) sollte der Arzt selbst elektronisch in der IVV vornehmen.

Gesundheitsdaten gelten als besonders schutzwürdig (zu Reichweite des Art. 9 DSGVO und Rsp des EuGH Kastelitz et al. 2022 Rz 28). Mitinsassen sollten Gesprächsinhalte auch dann nicht vermitteln, wenn es (vermeintlich) ihre Sprachkenntnisse erlauben. Allen JA und FTZ stehen Videodolmetschgeräte zur Verfügung.

Gelangt diese Technologie zum Einsatz, sollte bei körperlichen Untersuchungen die Kamera nach vorheriger Ankündigung durch den Arzt – für den Patienten wahrnehmbar – weggedreht oder abgeschaltet werden. Eine Vielzahl kurzfristig erreichbarer professioneller Übersetzer leistet Gewähr dafür, dass Fachausdrücke auch in seltenen Sprachen verständlich und v. a. richtig übersetzt werden.

Ist die Anwesenheit von Strafvollzugsbediensteten des anderen Geschlechts erforderlich, haben sich die Beamten während einer Untersuchung oder Behandlung, die mit einer Entblößung von geschlechtsspezifischen Körperteilen einhergehen, vom Patienten abzuwenden oder im Einverständnis mit dem ärztlichen Personal den Raum zu verlassen (zum Recht auf würdevollen Umgang und Achtung der Intimsphäre Kastner 2016, S. 94).

14.5.2 Verschwiegenheit und Meldepflichten

Der Arzt und seine Hilfspersonen sind zur Verschwiegenheit über alle ihnen in Ausübung ihres Berufes anvertrauten oder bekannt gewordenen Geheimnisse verpflichtet (§ 54 Abs. 1 ÄrzteG). Einschränkungen bestehen zum Schutz höherwertiger Interessen, wozu § 54 Abs. 2 Zif. 4 lit b ÄrzteG die Rechtspflege zählt. Stellt der Arzt eine besondere Krisenhaftigkeit oder Gefährlichkeit des Patienten fest, hat er dies der Anstaltsleitung zu melden.

Darüber hinaus sind jede mit Lebensgefahr verbundene oder auch nur beschränkt anzeige- oder meldepflichtige Erkrankung oder Verletzung eines Strafgefangenen und jeder Verdacht einer solchen Erkrankung oder Verletzung der Anstaltsleitung zu melden (§ 72 Abs. 1 StVG).

14.5.3 Dispensieren und Ausgabe der Medikation

Dispensieren ist die Entnahme eines Arzneimittels bzw. einer Arzneimittelration aus der beschrifteten Verpackungseinheit (Folie, Blister). Das Dispensieren von Arzneimitteln obliegt primär dem gehobenen Dienst für Gesundheits- und Krankenpflege. Nach Anleitung und unter Aufsicht können Tagesdispenser, Tabletts und andere Medikamentenbecher auch von der Pflegeassistenz befüllt werden.

Die Ausgabe von Medikamenten ist im Gesundheits- und Krankenpflegegesetz (GuKG) geregelt, welches auch auf JA und FTZ Anwendung findet. Vom diplomierten Gesundheits- und Krankenpflegepersonal dürfen demnach ohne ärztliche Verordnung – unabhängig von der Darreichungsform – lediglich rezeptfreie Medikamente verabreicht werden.

In Analogie zu § 3 Abs. 3 GuKG, der es Nachbarn, Mitbewohnern oder Haushaltshilfen erlaubt, Patienten Arzneimittel, die üblicherweise für Krankenbehandlungen zu Hause verordnet wurden, auszuhändigen, erachtet das BMJ die Ausgabe von dispensierten Medikamenten durch Justizwachebeamte im Bereich der JA und FTZ für zulässig. Hingegen sind die Ausfolgung und Applikation jener Arzneimittel, deren Gefahrenpotenzial eine Ausfolgung und Applikation im

Rahmen einer Behandlung durch Familienangehörige und Nachbarn ausschließt, sowohl aus fachlicher als auch aus rechtlicher Sicht durch nicht qualifiziertes Personal unzulässig. Die Entscheidung darüber trifft der Leiter des ärztlichen Dienstes.

Die Medikamente werden dem Insassen entweder auf der Krankenabteilung, am Abteilungsstützpunkt oder nach Einschluss durch die Speiseklappe der Zellentür ausgefolgt. Wird der Haftraum nicht geöffnet, besteht keine Gewähr, dass die Medikation (verlässlich) eingenommen wird.

14.6 Medizinische und pflegerische Versorgung

14.6.1 Zugangsuntersuchung

Jeder Insasse, der in eine JA aufgenommen wird, sollte binnen 24 h einer Zugangsuntersuchung durch den Anstaltsarzt unterzogen werden. Aufgenommen wird man in eine JA durch Einlieferung, Strafantritt oder Überstellung aufgrund von Klassifizierungen bzw. Vollzugsortsänderungen. Die Justizwachebeamten haben diese Inhaftierten auf die Terminliste des Arztes zu setzen, damit das Personal auf der Krankenabteilung weiß, dass eine Zugangsuntersuchung ansteht.

Die Untersuchung orientiert sich an einer herkömmlichen medizinischen Anamnese und wird um die Abfrage spezieller Schwerpunkte (z. B. gynäkologische oder urologische Anamnese) ergänzt. Die in der IVV (Integrierte Vollzugsverwaltung)-Med abrufbare Eingabemaske ist einem Dokumentationsbogen in der Aufnahme eines Krankenhauses nachgebildet. Sie skizziert den Verlauf einer einfachen physischen Untersuchung mit den üblichen ärztlichen Methoden.

Aus chefärztlicher Sicht ist beim Erstkontakt eine kurze psychiatrische Exploration unumgänglich, um mögliche Verhaltensauffälligkeiten frühzeitig zu erkennen. Ferner ist das Screening nach Infektionskrankheiten (Tuberkulose, Grippe etc.) schon bei der Aufnahme essenziell, um ggf. die notwendigen weiterführenden Maßnahmen, wie Isolation oder Überstellung in eine Spezialeinrichtung, zu ergreifen.

Blutuntersuchungen sind in Abhängigkeit der medizinischen Notwendigkeit anzubieten. Vor der Übernahme in Strafhaft sollte jedenfalls ein Hämatogramm erstellt werden, das die allgemeinen Suchparameter (BZ, GOT, GPT, yGT) sowie individuell weitere medizinisch notwendige Parameter enthält. Eine verpflichtende Abgabe einer Blutprobe vor der Übernahme in Strafhaft ist nicht vorgesehen. Eine solche Untersuchung kann nur auf freiwilliger Basis nach vorhergehender Zustimmung des Insassen erfolgen.

Im Detail sind im Rahmen der Zugangsuntersuchung folgende Erhebungen zu pflegen, die in den Anamnesebogen einzutragen sind:

- Erhebung evtl. familiärer Dispositionen,
- Erhebung früherer Erkrankungen und Operationen,
- Erhebung zu den einzelnen Organen bzw. Organsystemen hinsichtlich bekannter Erkrankungen,

- Erhebung psychiatrischer und neurologischer Erkrankungen,
- Erhebung der Medikamenteneinnahme,
- Erhebung zu Drogen, Alkohol und Rauchverhalten,
- Erhebung von Allergien,
- Erhebung von Infektionskrankheiten,
- Erhebung, ob bei Frauen der Bedarf einer gynäkologischen und bei Männern der Bedarf einer urologischen Untersuchung besteht.

Der Untersuchungsbogen der Zugangsuntersuchung sollte folgende Daten enthalten:

- Erhebung vom Organstatus nach den einzelnen Körperregionen – absteigend, beginnend mit dem Kopf; zusätzlich Haut (Tätowierungen und Narben),
- Erhebung des Körpergewichtes und der Körpergröße,
- bei Bedarf Blutabnahme (bei bekannten Erkrankungen).

Kritisch zu sehen ist, dass nach den Vorgaben des BMJ eine vollständige Entblößung nicht vorgenommen werden muss. Sinn und Zweck einer Aufnahmeuntersuchung sind auch die Diagnose von Verletzungen und das Erkennen von Misshandlungsspuren. Auch die Richtlinien des UN-Istanbul-Protokolls (Manual on the Effective Investigation and Documentation of Torture and Other Cruel, Inhuman or Degrading Treatment or Punishment, para. 400) verlangen als standardisierte Dokumentation eine Erhebung und detaillierte Beschreibung allfälliger Verletzungen. Dafür ist eine Ganzkörperuntersuchung (inkl. Entblößung) erforderlich.

Die Untersuchung sollte zudem die ganze Haut betreffen, nicht nur im Hinblick auf Tätowierungen und Piercings; auch ansteckende Erkrankungen (z. B. Skabies), Ausschläge und allfällige Allergien lassen sich so erkennen.

14.6.2 Laufende Behandlungen und Betreuungen

Welche medizinischen Leistungen während der Zeit der (vorläufigen) Anhaltung im Straf- oder Maßnahmenvollzug zu erbringen sind, ist im StVG nicht geregelt. Eine unterschiedliche Behandlung von Inhaftierten im Vergleich zu Personen in Freiheit ist sachlich nicht rechtfertigbar. Der Katalog der Leistungen hat sich an jenem zu orientieren, die bei einem gleichgelagerten Fall von den Sozialversicherungen zu erbringen sind. Das gilt auch für Heilbehelfe (elastische Binden, orthopädische Schuheinlagen, Diabetikerbedarf etc.) und Hilfsmittel, wie Brillen, Hörgeräte und Gehhilfen.

Sieht man von Notfällen ab, erfolgt die Anmeldung zum praktischen Arzt, Zahnarzt oder Psychiater – den Bestimmungen der Hausordnung entsprechend – aus Anlass der Frühstücksausgabe. Die Ordinationszeiten sind auf der Abteilung durch Aushang bekanntzugeben. Wendet sich die betreffende Person nicht von sich aus an den Arzt, so haben die Bediensteten des exekutiven wie des nicht-exekutiven

Dienstes jeden Verdacht einer gesundheitlichen Beeinträchtigung dem Anstaltsarzt zu melden. Der Arzt entscheidet dann über die weitere Versorgung, und bei festgestellter Erkrankung über die Arbeitsfähigkeit, Bettlägerigkeit und ggf. gesonderte Unterbringung aus medizinischen Gründen (in einem Haftraum auf der Krankenabteilung). Die Entscheidungen sind vollzuglich umzusetzen.

Im Straf- und Maßnahmenvollzug besteht kein Recht auf freie Arztwahl. Patienten sind sohin auf die in der JA bzw. in den FTZ tätigen Ärzte angewiesen. Kann der Anstaltsarzt nicht erreicht werden, so ist in dringenden Fällen ein anderer Arzt zu konsultieren. Ein anderer Arzt ist ferner zuzuziehen, wenn der Anstaltsarzt dies nach Art und Schwere des Falles für zweckmäßig hält oder wenn der Gefangene bei Verdacht einer ernsten Erkrankung darum ansucht und die Kosten dafür übernimmt. Eine „ernste Erkrankung" liegt vor, wenn sie lebensbedrohlich ist oder schwere gesundheitliche Folgen zu befürchten sind. Ob eine dieser Voraussetzungen zutrifft, entscheidet die Anstaltsleitung. Sie hat zuvor den Anstaltsarzt zu hören (OLG Wien 132 Bs 334/19s). Für die Bestreitung der Kosten darf der Gefangene Haus- und Eigengeld und z. T. auch die Rücklage (die Ansparung für die Zeit nach der Entlassung) verwenden.

14.6.3 Ausführungen und Überstellungen

Die Konsultation und die Behandlung durch niedergelassene Ärzte erfolgen regelmäßig in Form von Ausführungen. Zuweisungs- und Behandlungsempfehlungen externer Ärzte unterliegen (lediglich) einer Plausibilitätskontrolle durch den Anstaltsarzt (so auch im Ergebnis Drexler und Weger 2022 § 70 Rz 1).

Kann ein kranker oder verletzter Strafgefangener in der Anstalt nicht entsprechend behandelt werden oder geht von ihm eine anders nicht abwendbare Gefährdung für die Gesundheit anderer aus, so ist er in die nächste Anstalt zu überstellen, welche die erforderliche Behandlung oder Absonderung gewährleistet.

Kann ein Insasse auch in einer anderen Anstalt nicht adäquat behandelt werden oder wäre sein Leben durch die Überstellung dorthin gefährdet, so ist er in eine öffentliche Krankenanstalt zu bringen und dort erforderlichenfalls bewachen zu lassen. Die Kosten für die Unterbringung im Spital trägt der Bund.

Die Entscheidung, wohin Inhaftierte aus medizinischen Gründen zu transferieren sind, trifft die Anstaltsleitung. Nur in Notfällen ergehen diese Anordnungen ohne Einbindung des BMJ und des chefärztlichen Dienstes. Für die Krankenanstalten besteht eine im Grundsatzgesetz des Bundes (§ 22 Abs. 2 und 4 KAKuG) sowie eine nach allen Ausführungsgesetzen der Länder (statt aller: § 39 Abs. 2 und 4 NÖ KAG) normierte Aufnahmepflicht. Die Personen gelten als „unabweisbar" (Graziani-Weiss 2023 § 22 KAKuG Rz 4). Die Verlegung in ein Spital ist nur vorübergehend für die Dauer der Erkrankung. Sie führt – ungeachtet der während dieser Zeit anzuwendenden Bestimmungen des Unterbringungsgesetzes (UbG) – zu keiner Änderung im Status des Patienten. Für die Bewachung hat der Bund zu sorgen. Die Spitäler haben dies zu dulden. Im Übrigen müssen sie keine Vorkehrungen treffen (vgl. bereits Kunst 1979 Anm. 1 zu § 71 StVG).

Die Einlieferung von Gefangenen, die zu bewachen sind, ist für öffentliche Krankenanstalten zweifelsohne (auch) eine logistische Herausforderung. Von der Vollzugsverwaltung wird oft beklagt, dass Menschen in einer akut-psychiatrischen Krise in den Spitälern nur ambulant versorgt werden und der Bedarf eines stationären Aufenthalts von den dort diensthabenden Ärzten verneint wird. Statt einer Aufnahme im Spital werden die Patienten in die JA bzw. das FTZ zurückgebracht.

14.6.4 Zwangsmaßnahmen

Bei allen ärztlichen Untersuchungen und Heilbehandlungen hat der Arzt das Gespräch mit dem Patienten zu suchen und ihn über den Eingriff, den Verlauf und v. a. die Risiken einer Behandlung sowie Behandlungsalternativen aufzuklären. Verweigert sodann ein Patient die Mitwirkung an einer nach den Umständen des Falles „unbedingt erforderlichen" ärztlichen Untersuchung oder Heilbehandlung, so ist er dieser Maßnahme zu unterziehen. Im Sinne des Übermaßverbotes ist zuvor abzuwägen, welche gesundheitlichen Konsequenzen für den Patienten bei einem weiteren Zuwarten zu gewärtigen sind. Scheitert die Zustimmung nur an der Person des Arztes, sollte ein anderer Arzt (des Vertrauens) zugezogen werden (i. d. S. Zagler 2012, S. 170 f.).

Zwang darf als letztes Mittel nur angewendet werden, wenn die Untersuchung oder Behandlung nicht mit Lebensgefahr verbunden und auch sonst zumutbar ist. Einer unzumutbaren Untersuchung oder Heilbehandlung steht jeder Eingriff gleich, der nach seinen äußeren Merkmalen als schwere Körperverletzung zu beurteilen wäre. Sofern nicht Gefahr im Verzug ist, muss vor jeder Anordnung einer zwangsweisen Untersuchung oder Heilbehandlung die Genehmigung des BMJ eingeholt werden.

Die Androhung einer zwangsweisen Untersuchung kam in den letzten Jahren v. a. bei der Weigerung von Gefangenen, sich einen Nasen- oder Rachenabstrich (Antigen-Schnelltest) zwecks Feststellung einer SARS-CoV-2-Infektion abnehmen zulassen, vor. Zwangsweise muss gelegentlich (Depot-)Medikation (im Maßnahmenvollzug) verabreicht werden. Dass bei derartigen invasiven Behandlungen weder davor noch danach ein gerichtlicher Rechtsschutz im StVG vorgesehen ist, ist bedauerlich. Sachlich lässt sich diese Ungleichbehandlung zu Untergebrachten nach dem Unterbringungsgesetz (s. dort §§ 36a, 38 UbG) nicht rechtfertigen.

Verweigert ein Gefangener beharrlich die Aufnahme von Nahrung, ist er ärztlich zu beobachten. Neben Blutdruckmessen und Gewichtskontrolle ist darauf zu achten, dass die betreffende Person ausreichend Flüssigkeit zu sich nimmt. Psychologen und Abteilungsbeamte sollen Entlastungsgespräche anbieten. Ziel ist es, den Gefangenen zu einer Haltungsänderung zu bewegen. Hungerstreiks werden meist nach wenigen Tagen beendet. In der Praxis kam es noch nie vor, dass ein Patient mittels Magensonde oder Infusion künstlich ernährt werden musste. In einem solchen Fall wäre eine Verlegung in ein öffentliches Spital zu veranlassen.

14.6.5 Ärztliche Experimente

Die Vornahme eines ärztlichen Experimentes an einem Strafgefangenen oder Untergebrachten ist auch dann unzulässig, wenn der Proband dazu seine Einwilligung erteilt (§ 67 StVG). Unter „ärztliche Experimente" fallen Diagnosen wie Behandlungen, die nicht therapeutischen Zwecken dienen (wie das Verabreichen eines Mydriatikums, um anschließend die Reaktion der Pupille auf eine mentale Beanspruchung festzustellen; Bericht der VA 2016, S. 111 f.). Dabei macht es keinen Unterschied, ob die Person, die das ärztliche Experiment durchführen will, selbst Arzt ist oder nicht.

Die Reichweite des Verbots ist umstritten. Während Drexler und Weger (2022 § 67 Rz 1) Insassen ein neues, vom Bundesamt für Sicherheit im Gesundheitswesen noch nicht zugelassenes oder vom Arzt selbst entwickeltes Medikament nicht vorenthalten wollen und mit dem Diskriminierungsverbot argumentieren, wonach Strafgefangene nicht schlechter gestellt sein sollen als Personen in Freiheit, verweist Zagler (2012, S. 165) darauf, dass auch eine diagnostisch oder therapeutisch begründbare Gabe an dem experimentellen Charakter nichts ändere.

14.7 Gesundheitsprophylaxe

14.7.1 Vorsorgeuntersuchung

In Österreich ist die Vorsorgeuntersuchung ein kostenloses Gesundheitsservice der Sozialversicherungsträger, das sich an alle Personen ab 18 Jahren richtet, die im Bundesgebiet wohnhaft sind. Insbesondere ab einem gewissen Alter wird empfohlen, sich regelmäßig einer Vorsorgeuntersuchung zu unterziehen, um dem Risiko schwerwiegender Erkrankungen vorzubeugen. Das Angebot richtet sich nicht nur an Versicherte und deren Angehörige. Jede in Österreich wohnhafte volljährige Person kann einmal pro Jahr bei jedem mit der Krankenkasse im Vertrag stehenden Arzt mit Vorsorgeuntersuchungsvertrag oder in Gesundheitszentren der Krankenkassen eine Vorsorgeuntersuchung in Anspruch nehmen. Auch nicht versicherte Personen haben einen Anspruch darauf. Die Kosten trägt in diesem Fall der Bund (Ivansits et al. 2020, S. 249).

Die Untersuchung dient der Abklärung von Risikofaktoren für Herz-Kreislauf- und Stoffwechselerkrankungen, Früherkennung häufiger Krebserkrankungen (z. B. Gebärmutterhalskrebs, Brustkrebs, Darmkrebs) sowie der Prävention von Sucht-, Parodontal- und Alterserkrankungen. Die Vorsorgeuntersuchung umfasst eine Basisuntersuchung, Messung des Blutdrucks, eine Blut-, Harn- und Stuhluntersuchung sowie eine körperliche Untersuchung (Inspektion der Haut nach Auffälligkeiten und Veränderungen, Tastuntersuchung der Lymphknoten inkl. Leistenbeuge und Achselhöhlen, Untersuchung des Herzens zur Kontrolle der Herzfrequenz mittels Pulsmessung und Abhören der Herztöne, Abhören der Lunge, Abtasten und Abhören des Bauches etc.).

Personen in Haft haben keinen Anspruch auf eine Untersuchung, die auf Früherkennung und Prävention bestimmter Krankheiten gerichtet ist. Auch der Verwaltungsgerichtshof hat in seinem Erkenntnis vom 30. März 2005 festgehalten, dass § 66 Abs. 1 StVG den Strafgefangenen kein subjektiv-öffentliches Recht auf Durchführung einer „Vorsorge(Gesunden)untersuchung" im Sinne des § 132b ASVG vermittelt (VwGH 2005/06/0044 mNw). Möchte ein Insasse eine allgemeine Vorsorgeuntersuchung, hat er die Auslagen dafür selbst zu tragen. Lediglich bei Risikopatienten (hochgradiges Übergewicht, chronische Alkoholiker) werden die Kosten von der Vollzugsverwaltung übernommen.

Allerdings werden Inhaftierte nach dem Eintreffen in einer JA bzw. einem FTZ einer Zugangsuntersuchung unterzogen und sollen danach zumindest einmal im Jahr dem Anstaltsarzt vorgestellt werden (Erlass vom 24. März 2015 betreffend ein anstaltsinternes medizinisches Überwachungs-, Frühwarn- und Screeningsystem für Insassen im Straf- und Maßnahmenvollzug, BMJ-VD52208/0001-VD 2/2015). Die jährliche Kontrolle wird in einem elektronisch unterstützten Tool vermerkt. Vornahme und Dokumentation dieser Untersuchungen werden vom chefärztlichen Dienst überprüft.

Der Arzt entscheidet sodann, ob weiterführende Untersuchungen notwendig sind und bejahendenfalls, was geklärt werden soll. Welche Untersuchungen im Rahmen der jährlichen Vorstellung zwingend vorzunehmen sind, ist derzeit nicht geregelt.

Wünschenswert wäre eine gesetzliche Klarstellung in § 66 StVG. Inhaftierte Personen sollten einen Anspruch auf eine präventive Gesundheitsvorsorge (jährliche Vorsorgeuntersuchung im Sinne des § 132b ASVG), ohne eine Belastung mit Kosten, haben.

14.7.2 Weitere präventive Maßnahmen

Bei Aufnahme in den Strafvollzug erhält man ein „Take-Care-Paket". Es enthält neben einem Kondom, einer Zahnbürste, einer kleinen Tube Zahnpasta Informationsmaterial zur Verhütung der Ansteckung mit HIV/AIDS und Hepatitis. Die Broschüre gibt es in mehreren Sprachen; sie wird in regelmäßigen Abständen aktualisiert.

Weitergegeben werden auch die regelmäßigen Informationen des nationalen Informations- und Frühwarnsystems für besondere Gesundheitsgefahren im Zusammenhang mit Substanzkonsum („Check-it!-Warnungen"). Die Mitteilungen der Gesundheit Österreich GmbH (GÖG) stützen sich auf die neuesten Entwicklungen und Berichte aus europäischen Ländern, insbesondere was die Identifizierung von und Warnungen vor neuen psychoaktiven Substanzen betrifft. Die Flyer beinhalten auch Benachrichtigungen des European Monitoring Centre for Drug and Drug Addiction (EMCDDA) oder anderen internationalen Institutionen. Sie liegen auf den Abteilungen auf.

Take-Care-Pakete und/oder Kondome gehören zum Inventar von Langzeit-besuchsräumen. Zudem sollte es Entnahmestellen im Haus geben, die es Insassen ermöglichen, Präservative und Gleitmittel unbeobachtet zu entnehmen. Dort, wo Frauen untergebracht sind, sollte es eine anonyme Bezugsmöglichkeit von Femido-men geben.

Desinfektionsspender sollten nicht nur vor dem Eingang zur Ordination vor-handen sein. Trotz mehrfach geäußerter Kritik – auch des CPT, zuletzt Inf. (2023) 03 Nr. 92 – gibt es in Österreichs JA und FTZ kein Nadel- bzw. Spritzentausch-programm (Überlassung von Injektionsmaterial).

14.8 Zahnmedizinische Versorgung

14.8.1 Versorgungsauftrag

Allen Insassen ist die „notwendige Zahnbehandlung" (§ 73 Abs. 1 StVG) zu ge-währen. Sie haben einen Anspruch darauf. Das Angebot umfasst konservierende und chirurgische Leistungen, nicht jedoch die prophylaktische Mundhygiene (VwGH 30.03.2005, 2005/06/0042).

Die konservierende Zahnbehandlung erfolgt in „einfacher Form". Darunter ist jene Ausführung zu verstehen, wie sie auch den Sozialversicherten über die soziale Krankenversicherung zugänglich ist. Die Kosten übernimmt der Bund. Für eine be-sondere Ausführung (z. B. in Gold) müssen die Patienten den Differenzbetrag zahlen.

Zahnersatz (Brücken, Prothesen) ist grundsätzlich nur auf Kosten des Straf-gefangenen zu gewähren. Zur Bestreitung der Auslagen dürfen neben dem Haus-geld (Arbeitsvergütung) auch Eigengeld verwendet werden. Die Rücklage (An-sparung für die Zeit nach der Entlassung) darf dafür nur eingeschränkt heran-gezogen werden. Verfügt der Insasse nicht über die entsprechenden Mittel, werden die Kosten des Zahnersatzes, sowohl was die Herstellung als auch eine Umarbeitung oder Reparatur betrifft, von der Vollzugsverwaltung zum Teil und bei völliger Mittellosigkeit zur Gänze übernommen (OLG Wien 2 Vk 96/13). Voraussetzung ist, dass damit ohne eine Gefährdung der Gesundheit des Strafgefangenen bis zu dessen Entlassung nicht zugewartet werden kann.

Sollen die Kosten auch nur teilweise vom Bund zu tragen sein, ist eine Ge-nehmigung durch den Chefzahnarzt vor Beginn der Anfertigung erforderlich. Wei-ters sind alle monatlichen Leistungsabrechnungen der Zahnärzte dem Chefarzt für den zahnärztlichen Dienst monatlich vorzulegen.

Bei jedem Patienten, der erstmals in einer JA zahnärztlich behandelt wird, ist ein Röntgenstatus oder Panoramaröntgen anzufertigen. Der Befund ist zu dokumentie-ren und im elektronisch geführten Krankenakt (IVV-Med) zu speichern (Upload). Damit hat im Falle einer Überstellung der nächste zahnärztliche Behandler Zugriff auf die angefertigten Bilder.

Sämtliche Behandlungen sind entsprechend den Vorgaben der Honorarordnung durchzuführen und in der IVV-Med zu dokumentieren.

Um die Zahngesundheit zu gewährleisten, sind Kontrolltermine erforderlich. Bei Personen, die mit einer festsitzenden Zahnspange in Haft genommen werden, ist der weitere Behandlungsverlauf zeitnahe abzuklären, weil dieser kieferorthopädische Heilbehelf einer regelmäßigen zahnärztlichen Kontrolle bedarf. Sie kann aufgrund des Behandlungsvertrages nur der jeweilige Zahnarzt durchführen. In diesem Fall ist nach der Zugangsuntersuchung vom chefzahnärztlichen Dienst mit dem behandelnden Zahnarzt der weitere Behandlungsverlauf zu besprechen.

14.8.2   Zahnärztliche Ordinationen

Die zahnärztlichen Ordinationen in den JA und FTZ müssen den aktuellen Anforderungen an eine Zahnordination entsprechen, um alle geforderten Richtlinien (Behandlungsgrundsätze, Röntgen, Hygiene, Dokumentation, Datenschutz) erfüllen zu können. Auf die vorgegebenen Hygienerichtlinien ist genauestens zu achten.

Anders als manche Behandlungsräume, die den Allgemeinmedizinern und dem Pflegepersonal zur Verfügung stehen, ist der Ordinationsbereich der Zahnärzte in nahezu allen Anstalten am Stand der Technik. Dies betrifft sowohl Behandlungseinheiten (Behandlungsstuhl inkl. Medizintechnikgeräte, Instrumentenaufbereitung zur Reinigung, Desinfektion und Sterilisation) als auch Dentalmöbel und Röntgengeräte. Die Anschaffungen erfolgen vom Bund und werden dem Arzt zur Verfügung gestellt.

Zahnärzte ordinieren einmal pro Woche in den Anstalten. Die Anmeldung zum Arzt erfolgt über die Abteilungsbeamten.

14.8.3   Externe Behandlungen

Bei akuten Zahnschmerzen außerhalb der Ordinationszeiten des Anstaltszahnarztes ist schon bei der Terminvergabe eine Vereinbarung über die Abrechnungs- und Behandlungsmodalitäten zu treffen. Bei diesen Ausführungen darf nur die akute Schmerzbehandlung, nicht jedoch etwa Mundhygiene oder Prothesenreparatur durchgeführt werden. Sämtliche weitere Behandlungen obliegen dem Anstaltszahnarzt.

14.8.4   Fachliche Kontrolle und Gebarungsprüfung

In der Generaldirektion für den Strafvollzug und den Vollzug freiheitsentziehender Maßnahmen ist ein Chefarzt für den chefzahnärztlichen Dienst einzurichten. Er ist für die Routinekontrolle des Leistungsverhaltens der in den JA und FTZ tätigen Zahnärzte, die Festlegung der Abrechnungsmodalitäten, die (Nach-)Kontrolle und Freigabe aller Leistungsabrechnungen der Zahnärzte, die Bewilligung sämtlicher Prothetik (ohne Rücksicht auf den Buchungsspiegel), die Stellungnahme im

Zusammenhang mit Beschwerden in Leistungsfällen und die Erstellung von Gutachten bei Arbeitsunfällen von Insassen zuständig. Dem chefzahnärztlichen Dienst kommt zudem die Fachaufsicht und die Beratung des BMJ in zahnmedizinischen Fragen sowie bei der Vertragsgestaltung im zahnmedizinischen Bereich zu.

Chefzahnärztliche Visiten in den JA und FTZ sind analog den chefärztlichen Visiten durchzuführen. Diese Kontrollen beziehen sich auf die Hygiene in den zahnärztlichen Behandlungsräumen der Krankenabteilungen sowie auf die zahnmedizinische Behandlung der Insassen und die Abrechnungsmodalitäten.

14.9 Einsicht in die Krankengeschichte

Inhaftierte können jederzeit um die Aushändigung von Ablichtungen ihrer medizinischen Befunde ersuchen. Die Anfertigung von Kopien erfolgt gegen Kostenersatz. Für die Bezahlung können sowohl das Eigengeld als auch das Hausgeld herangezogen werden. Alle Insassen können auf der Krankenabteilung Einsicht in ihre Krankenakte nehmen.

Anlässlich der Abgangsuntersuchung ist die Ausfolgung von Kopien jener Befunde, die während der Haft angefertigt wurden, auf Kosten der Vollzugsverwaltung vorgesehen. Die Ablichtungen sind den Inhaftierten bei der Entlassung aus der Haft entweder auf Verlangen oder, wenn es das medizinische Interesse gebietet (Weiterbehandlung, Vorsorgemaßnahmen), auch auf Initiative des Anstaltsarztes zu überlassen. Befunde, von denen keine Kopien oder Kopien nur unter beträchtlichem Kostenaufwand hergestellt werden können (Lichtbildaufnahmen etc.), sind davon ausgenommen. Sind sie in der IVV-Med gespeichert, kommt ihre Aushändigung auf Datenträgern oder elektronische Übersendung an weiterbehandelnde Ärzte in Betracht.

14.10 Komplementäre Angebote

Ergotherapie hängt von einer ärztlichen Zuweisung ab. Das Angebot ist breit gefächert. Auf Basis einer Befunderhebung und eines Behandlungsplanes erfolgt die Betreuung im Einzel- oder Gruppensetting, meist intra-, in wenigen Fällen extramural. Die Behandlungen sind von den Therapeuten zu dokumentieren. Ihre Aufzeichnungspflicht umfasst sowohl die ärztlichen Anordnungen, die Grundlage der Behandlung sind, als auch die einzelnen Maßnahmen, die eigenverantwortlich durchgeführt wurden (Wagner-Kreimer 2022 § 11a MTD-G Rz 3). Ergotherapie darf ausschließlich von Personen angeboten werden, die über die Berufsberechtigung nach dem Gesetz für gehobene medizinisch-technische Dienste verfügen (§ 2 Abs. 5 MTD-G).

Teil der „sozialen Betreuung" (§ 75 StVG) sind psychosoziale Interventionen. Die Interventionen erfolgen einzelfallbezogen und kontextspezifisch; sie umfassen insbesondere psychosoziale Intensivbetreuung, Krisen- und Konfliktbewältigung, emotionale Stabilisierung und Fragen der Gesundheitsförderung.

In einzelnen Anstalten gibt es neben Physiotherapie, Kunst- und Musiktherapie, Sonder- und Heilpädagogik und Sozialpädagogik auch eine Tiertherapie, die v. a. von älteren Inhaftierten und Personen mit kognitiven Beeinträchtigungen sehr gerne angenommen wird.

Umfangreich ist das psychologische Betreuungsangebot, das allen Inhaftierten offensteht. Zuständig ist der psychologische Dienst. Er ist verantwortlich für die Zugangsanamnese und psychologische Zugangsgespräche, klinisch-psychologische Diagnostik, forensisch-psychologische Behandlungen (zu einzelnen, über viele Jahre praktizierten Methoden Grünberger 2007, S. 109 ff.), Beratung und Betreuung zur Krisenintervention, Suizidprävention sowie die Nachbetreuung nach Verhandlungen oder belastenden Ereignissen. Psychologische Interventionen dienen einerseits der Prävention, andererseits geben sie Hilfe bei psychischen Störungen oder psychisch bedingten Leidenszuständen. Die Leistungen dürfen nur von Fachkräften angeboten werden, die die Voraussetzungen für die Berufsausübung nach dem Psychologengesetz erfüllen (zu Ausbildung und Berufsbild Firlei 2020 Rz 23 ff., 46).

14.11 Vulnerable Personen und ihre besonderen Bedürfnisse

14.11.1 Frauen

Zahlen und Fakten

Am 01.02.2024 (Stichtag) waren 632 Frauen in Haft, darunter 8 Jugendliche und 17 junge Erwachsene. 168 weibliche Gefangene waren in der einzigen JA für Frauen (Schwarzau in Niederösterreich) untergebracht. Mit Ausnahme des Maßnahmenvollzugs sind alle anderen inhaftierten Frauen in gerichtlichen Gefangenenhäusern.

Die Zahl der erwachsenen weiblichen Insassen steigt seit 1989 stetig an (weibliche Jugendliche bleiben nahezu gleich). Der Anteil der Frauen an allen Gefangenen beträgt zwischen 6 % und 7 %. Auch die Einweisungen von Frauen in den Maßnahmenvollzug (sowohl nach § 21 Abs. 1 StGB als auch § 21 Abs. 2 StGB) sind den letzten Jahren gestiegen.

Durchschnittlich sind Frauen etwa 8,4 Monate in Haft (6,61 Monate in Strafhaft und 1,83 Monate in Untersuchungshaft). Betrachtet man die Entlassungen im Jahr 2022 von Insassinnen mit Strafen über 3 Monate, werden Frauen zu etwa 52 % bedingt entlassen (Sicherheitsbericht 2022, S. 182, 188).

Gynäkologische Untersuchung und Verschreibung von Kontrazeptiva

Nach der Zugangsanamnese ist jede Gefangene binnen 2 Wochen nach der ersten Haftverhandlung einem Facharzt für Frauenheilkunde vorzustellen (auch ohne Überweisung durch den praktischen Arzt). Wird bei der Aufnahmeuntersuchung eine sofortige Notwendigkeit der Behandlung durch einen Facharzt für Frauenheilkunde festgestellt, ist diese Wochenfrist nicht einzuhalten und die Vorstellung umgehend zu veranlassen.

Die Sexualanamnesen (Erhebungen zu sexuellen Missbräuchen, Schwangerschaftsabbrüchen, Sexualpraktiken, Geschlechtskrankheiten) sind durch einen Facharzt für Frauenheilkunde durchzuführen. Bei der Auswahl des Arztes ist auf den ethnischen und kulturellen Hintergrund der Patientin zu achten.

Inhaftierte Frauen können bei medizinischer Indikation einen Antrag auf Verschreibung von Kontrazeptiva stellen. Die Erforderlichkeit muss im Rahmen einer gynäkologischen Untersuchung festgestellt werden. Die Behandlungsform wird im Wege der behördlichen Gesundheitspflege bezogen und von der Vollzugsverwaltung finanziert.

Indikationen sind etwa Menorrhagien, prämenstruelles Syndrom, Hauterkrankungen wie Akne, Acne rosacea, Seborrhö und Hirsutismus bzw. die Hintanhaltung schwerwiegender Nebenwirkungen auf Grund des Entfalls der hormonellen Wirkung. Eine Verordnung von Kontrazeptiva ist chefarztpflichtig und samt einer medizinischen Begründung vorzulegen. Kontrazeptiva lediglich zum Zweck der Empfängnisverhütung werden von der Vollzugsverwaltung nicht finanziert.

Multiprofessionelle Betreuung

Zum Erhalt und zur Stärkung der mentalen Gesundheit, die das emotionale, psychische und soziale Wohlbefinden umfasst, hat das BMJ Mindeststandards für den Frauenvollzug festgelegt. Sie sind in allen Anstalten umzusetzen, in denen Frauen angehalten werden.

Um Selbstkompetenz und emotionale Stabilität zu stärken, Rückzug wie Einsamkeit zu vermeiden und Funktions- wie Fähigkeitseinschränkungen zu reduzieren, sind neben Tagesstruktur und Beschäftigung betreute und unbetreute Freizeitaktivitäten anzubieten. Es ist ein auf die Bedürfnisse der Frauen ausgerichtetes Abteilungsteam einzurichten, das aus dem psychologischen Dienst, dem sozialen Dienst, dem sozialpädagogischen Dienst (sofern in der JA vorhanden), der Justizwache und dem Vollzugsleiter besteht. Bei Bedarf ist eine Vernetzung mit externen Einrichtungen (Frauenberatungsstellen) anzustreben.

Der Frauenvollzug ist grundsätzlich als Wohngruppenvollzug zu führen. Die Hafträume sind offen zu halten. Es soll ausreichend Flächen für die gemeinschaftliche Nutzung geben (Gemeinschaftsraum, Teeküche, Sozialraum).

Schwangerschaft und Geburt

Sobald ihnen ihre Schwangerschaft bekannt ist, haben werdende Mütter dies der Anstaltsleitung unter Bekanntgabe des voraussichtlichen Geburtstermins mitzuteilen. Sie dürfen ab diesem Zeitpunkt nicht mehr zu Arbeiten herangezogen werden, die für ihren Organismus oder das werdende Kind schädlich sind. In den letzten 8 Wochen vor der voraussichtlichen Entbindung (Achtwochenfrist) gilt ein Beschäftigungsverbot. Die Frist ist aufgrund eines ärztlichen Zeugnisses zu berechnen. Erfolgt die Entbindung früher oder später, verkürzt oder verlängert sich diese Zeitspanne entsprechend.

Alle Kosten für medizinische Untersuchungen, die von den Gesundheitsbehörden empfohlen werden, vor wie nach der Geburt (z. B. Mutter-Kind-Pass-Untersuchungen, Ultraschalluntersuchung des Hüftgelenks), trägt der Bund. Die Untersuchungen und Behandlungen erfolgen im Wege von Ausführungen bei niedergelassenen Ärzten. Zur Entbindung sind Schwangere in eine öffentliche Krankenanstalt zu bringen. Die Kosten des stationären Aufenthaltes werden ebenfalls von der Vollzugsverwaltung übernommen.

Neben der medizinischen Versorgung ist auch auf die Ernährungsbedürfnisse von Schwangeren, Stillenden und Kleinkindern zu achten.

Nach der Entlassung aus dem Spital dürfen weibliche Strafgefangene, denen das Recht auf Pflege und Erziehung zusteht, Kinder bis zur Vollendung des 2. Lebensjahres bei sich behalten, es sei denn, dass davon ein Nachteil für das Kind zu besorgen wäre. Ein weiteres Jahr kann die Anstaltsleitung gestatten, wenn das Belassen bei der Mutter dem Kindeswohl nicht abträglich und nur noch ein Strafrest von nicht mehr als einem Jahr zu vollziehen ist. Eine Einbindung der Pflegschaftsbehörden ist nach dem StVG nicht zwingend vorgesehen. Längstens ab Vollendung des 3. Lebensjahres müssen Kinder abgegeben werden. Die Trennung von Kind und Mutter sollte einfühlsam erfolgen.

Solange eine Strafgefangene ihr Kind bei sich behält, hat die Anstalt für den Unterhalt des Kindes zu sorgen. Die Unterbringung erfolgt in einer eigenen Abteilung, die Intimität zwischen der Mutter und dem Kind ermöglicht und kindergerecht auszustatten ist. Für Geburtsvorbereitung und Betreuung unmittelbar nach der Geburt soll die JA den Kontakt zu Hebammen herstellen. Insbesondere in den ersten Wochen nach der Geburt ist die junge Mutter von erfahrenen Justizwachebeamtinnen zu unterstützen.

Mutter-Kind-Abteilungen sind strikt als Nichtraucherabteilungen zu führen.

Am 01.02.2024 waren in der JA Schwarzau 3 Kinder bei ihren Müttern. Österreichweit waren 5 Kleinkinder auf Mutter-Kind-Abteilungen untergebracht. Im Jahr 2018 wurden im Vollzug 4 Kinder geboren. 2023 gab es keine Geburt. Kinder bleiben im Schnitt 144 Tage im Gefängnis (gemessen von 01.01.2014–31.12.2018).

Schwangerschaftsabbruch

Die Entscheidung gegen das werdende Leben ist Teil des Selbstbestimmungsrechtes der Frau. Die Kosten eines Schwangerschaftsabbruchs während der Zeit der Anhaltung werden von der Justizverwaltung übernommen, wenn der Abbruch zum Schutz der Schwangeren medizinisch indiziert ist. Das wird regelmäßig nur der Fall sein, wenn der Schwangerschaftsabbruch zur Abwendung einer ernsten Gefahr für das Leben oder eines schweren Schadens für die körperliche oder seelische Gesundheit der Schwangeren erforderlich ist.

14.11.2 Jugendliche und junge Erwachsene

Zahlen und Fakten

Jugendlicher nach dem Jugendgerichtsgesetz 1988 (JGG) ist, wer das 14., jedoch nicht das 18. Lebensjahr vollendet hat (§ 1 Abs. 1 Zif. 2 JGG). Junger Erwachsener ist, wer das 18., aber noch nicht das 21. Lebensjahr vollendet hat (§ 1 Abs. 1 Zif. 5 JGG). In keinem Fall darf ein Strafgefangener, der das 27. Lebensjahr vollendet hat, dem Jugendstrafvollzug unterstellt bleiben.

Die einzige Sonderanstalt für den Vollzug von Freiheitsstrafen an männlichen Jugendlichen und die dem Jugendvollzug unterstellten männlichen Erwachsenen war bis Mai 2024 in Gerasdorf am Steinfeld in Niederösterreich. Für den Jungendstrafvollzug soll künftig eine Anstalt in Wien-Simmering (JA Münnichplatz) zuständig sein. Jugendabteilungen bzw. Jugenddepartments gibt es in den landesgerichtlichen Gefangenenhäusern Wien-Josefstadt, St. Pölten, Linz, Salzburg, Innsbruck, Graz-Jakomini, Leoben und Klagenfurt. Demnächst soll auch in Wiener Neustadt eine Abteilung eingerichtet werden.

Weibliche Jugendliche und weibliche junge Erwachsene sind in den Frauenabteilungen der gerichtlichen Gefangenenhäuser untergebracht. Für längere Haftstrafen gibt es eine Jugendabteilung in der JA Schwarzau, dem einzigen Strafhaus für Frauen in Österreich.

Mit Stichtag 01.02.2024 waren bundesweit 119 Jugendliche und 312 junge Erwachsene in Haft. Davon waren 31 Jugendliche und 24 junge Erwachsene in der JA Gerasdorf. Dorthin wurden nur Jugendliche überstellt, deren Strafzeit 6 Monate übersteigt. Der Grund, weshalb die meisten jungen Menschen ihre Strafzeit in einem landesgerichtlichen Gefangenenhaus verbringen, liegt in der Anhaltedauer. 88–94 % werden innerhalb eines Jahres entlassen. Statt der Haft gibt es begleitende Maßnahmen wie Diversion, Sozialnetzkonferenzen etc.

Typische Krankheits- und Störungsbilder

Diese Insassengruppe weist zu einem hohen Prozentsatz Persönlichkeits-, Verhaltens- und Sexualstörungen auf. Häufig stößt man auch auf neurologische und psychiatrische Erkrankungen, die von Drogen-, Medikamenten- und Alkoholabhängigkeiten begleitet sind. Es gilt, diesen jungen Menschen mit klaren, strukturierten, den Anforderungen des realen Lebens entsprechenden Maßnahmen zu begegnen und ihnen darüber hinaus eine individuelle Förderung zur Überwindung lebensgeschichtlich erworbener Persönlichkeits- und Leistungsdefizite zu bieten.

Wie eine vom BMJ im Jahr 2022 eingesetzte Expertengruppe herausarbeitete, stößt man im Jugendvollzug besonders häufig auf folgende Krankheits- bzw. Störungsbilder:

- Aufmerksamkeitsdefizitsyndrom, Aufmerksamkeitsregulationsprobleme,
- depressive Störungen sowie Suizidgedanken,
- psychosomatische Beeinträchtigungen,
- Bindungsstörungen,
- Suchtproblematik,

- Traumatisierungen,
- Teilleistungsschwächen,
- Störungen des Sozialverhaltens, der Impulskontrolle sowie der sexuellen Entwicklung und Reifung,
- psychotische Erscheinungsbilder,
- Persönlichkeits(-entwicklungs-)störungen, wie Tendenzen zur paranoiden, schizoiden, dissozialen, emotional-instabilen bzw. Borderline-Persönlichkeitsstörung, zur histrionischen, zwanghaften oder ängstlichen, aber auch zur abhängigen Persönlichkeitsstörung,
- Ängste, wobei Mädchen tendenziell mehr betroffen sind als Jungen, und
- Essstörungen.

Im Jugendstrafvollzug sind somit psychotherapeutische, sozialpädagogische, schulische und arbeitstherapeutische Behandlungsmaßnahmen dringend geboten, die in einem integrativen sozialtherapeutischen Gesamtkonzept aufeinander abzustimmen sind.

Mit jedem Jugendlichen ist binnen 48 h nach Eintreffen ein psychologisches Erstgespräch zu führen und eine Zugangsanamnese zu erstellen.

Eine der Forderungen der Expertengruppe ist, dass die medizinische/psychiatrische Betreuung zu jeder Zeit, v. a. auch an Wochenenden, gewährleistet ist.

Bedürfnisgerechte Betreuung

Um Zukunftsperspektiven zu erschließen, psychosoziale Belastungen, wie die Entwicklung einer Depression, Angst, Sucht, Hoffnungslosigkeit, Selbstwertverlust oder Motivationslosigkeit abzufangen und die eigenen Ressourcen zur Bewältigung der veränderten Lebenssituation zu stärken, gelten für den Jugendvollzug und die Jugendabteilungen in Österreichs Gefängnissen Mindeststandards.

Ein wesentlicher Teil davon ist Aus- und Fortbildung, Beschäftigung und Arbeit. Für Jugendliche in Haft gelten die Bestimmungen des Schulpflichtgesetzes sowie Ausbildungspflicht bis zur Vollendung des 18. Lebensjahres. Das Freizeitangebot ist zentriert auf pädagogische Inhalte aufzubauen. Es hat betreute Sportangebote sowie erlebnispädagogische Angebote mit Outdoor- wie Indoor-Elementen zu enthalten. Sie dienen der Stärkung des Gesundheitsbewusstseins und der Selbstständigkeit, der Auseinandersetzung mit Fragen des Erwachsenwerdens und der Förderung sozialer Kompetenzen.

Für Jugendliche ist ein eigener Vollzugsplan anzulegen. In ihm sind die wesentlichen Interventionen während der Anhaltung zu dokumentieren. Bei Fehlverhalten von Jugendlichen ist der Einsatz pädagogischer Interventionen, Verhaltensreflexion, Klärungsgespräch und Beschränkung von Vergünstigungen, Sanktionen, wie z. B. die Ablöse von der Arbeit, vorzuziehen.

14.11.3 Suchtkranke Personen

Zahlen und Fakten

Zusätzlich zur Strafe hat das Gericht eine vorbeugende freiheitsentziehende Maßnahme zu verhängen, wenn nach der Person und der Art ihres Delikts zu befürchten ist, dass sie sonst im Zusammenhang mit ihrer Gewöhnung an berauschende Mittel oder Suchtmittel eine Tat oder mehrere Taten mit schweren oder nicht bloß leichten Folgen begehen werde.

Der Maßnahmenvollzug gemäß § 22 StGB ist auf maximal 2 Jahre befristet (§ 25 Abs. 1 3. Satz StGB). Von einer Unterbringung ist abzusehen, wenn der Rechtsbrecher mehr als 2 Jahre in Strafhaft zu verbüßen hat, die Voraussetzungen für seine strafrechtliche Unterbringung in einem FTZ vorliegen oder der Versuch einer Entwöhnung von vornherein aussichtslos scheint. Per 01.02.2024 (Stichtag) waren 25 Personen gemäß § 22 StGB untergebracht.

Abteilungen für Untergebrachte gemäß § 22 StGB wie für Strafgefangene, die sich einer Entwöhnungsbehandlung unterziehen (§ 68a StVG), gibt es in den JA Wien-Simmering, Stein, Innsbruck, Klagenfurt und für Frauen in der JA Schwarzau. Aufgrund der Vielzahl von Personen mit (komorbiden) Substanzgebrauchsstörungen werden Ersatzstoffe in allen Anstalten ausgegeben.

Bei der Behandlung suchtkranker Personen gilt die akzeptierende Suchtarbeit und das sog. Akzeptanzparadigma heute als „state of the art". Daher stellt die Abstinenzphase während der Zeit der Inhaftierung grundsätzlich nicht das vorrangige Ziel dar. Vielmehr soll der Erhaltungstherapie der Vorzug gegeben werden.

Abstinenz kann nach wie vor ein mittel- bzw. längerfristiges Behandlungsziel sein, dem ggf. andere Entwicklungsschritte vorgeschaltet werden. Dem zugrunde liegt die Annahme, dass die Therapie keinen punitiven Charakter besitzen, sondern stabilisieren und behandeln soll.

Substitutionstherapie

Substituiert wird in Österreichs JA und FTZ mit Methadon, Levomethadon (L-Polamidon®), Buprenorphin (Subutex®), Suboxone® und retardierten Morphinen (Substitol® retard, Mundidol uno retard, Compensan® retard); zur Medikation s. die Übersichtstabelle im Sicherheitsbericht 2022, S. 216.

Jeder Patient ist eingehend über das Substitutionsmittel und Gefahren einer falschen Applikation sowie eines evtl. Beikonsums zu informieren.

Voraussetzung einer Substitutionsbehandlung ist, dass der Patient extramural substituiert in den Justizvollzug kommt und eine Bestätigung der jeweiligen Apotheke vorliegt. Hatte der Patient vor der Inhaftierung einen Opiatabusus, von dem er während der Zeit der Anhaltung nicht loskommen kann und daher vor einem absehbaren Rückfall nach der Haft bewahrt werden soll, kommt eine Substitutionstherapie ebenfalls in Betracht. Letztlich erhalten auch jene Patienten ein Therapieangebot, die während der Zeit ihrer Anhaltung opiatsüchtig werden („harmreduction").

Vor Beginn der Therapie muss der Patient eine „Vereinbarung" unterfertigen. Sie beinhaltet, dass die Medikation unter Sicht des Krankenpflegepersonals oder der Justizwachebeamten eingenommen wird, eine ärztliche Kontrolle eines gesundheitsschädigenden Beikonsums durch Harntests erfolgt und eine regelmäßige Betreuung durch interdisziplinäre Fachdienste erfolgt. Bei nicht kontrollierbarer missbräuchlicher Verwendung wird die Substitution abgesetzt.

Betreuungsvorgaben

Hinsichtlich der Vollzugsgestaltung von suchtkranken Personen im Straf- und Maßnahmenvollzug gemäß § 68a StVG und § 22 StGB gibt es ebenfalls Mindeststandards, die vom BMJ festgelegt wurden.

Demnach sind suchtkranke Personen im Wohngruppenvollzug unterzubringen. Unter einer „Wohngruppe" versteht man eine Vollzugsform, bei der die Haft- und Aufenthaltsräume zumindest während der Freizeit in einer nach außen geschlossenen Einheit (in der Regel einer Abteilung) offen gehalten werden. Arbeit und Beschäftigung stellen einen wesentlichen Bestandteil der Tagesstruktur dar. Die JA sind aufgefordert, Betriebsstrukturen – ausgerichtet auf die speziellen Bedürfnisse von suchtkranken Personen – zu schaffen oder ggf. anzupassen.

Es sind schriftliche Vereinbarungen mit den Insassen zu konzipieren. Durch das Unterzeichnen derartiger Vereinbarungen (Behandlungs- und Betreuungsvertrag) sollen suchtkranke Menschen im Wege der Selbstverpflichtung dazu angehalten werden, sich an Abmachungen zu halten und an den angebotenen Maßnahmen regelmäßig teilzunehmen. Eine Nichteinhaltung kann mit der Sanktion verbunden sein, in den Normalvollzug zurückverlegt zu werden.

In der Eingangsphase ist durch ein Fachteam ein Behandlungsplan zu erstellen. Er ist Bestandteil des Vollzugsplanes und als solcher in der IVV, unabhängig von der Straflänge, zu dokumentieren. Sämtliche Änderungen in der Zielsetzung der Behandlung sowie die daraus resultierenden Anpassungen von Maßnahmen und Interventionen durch das Fachteam sind im Vollzugsplan anzuführen.

Rückfälle in den Konsum von Suchtmitteln stellen keine außergewöhnlichen Vorfälle dar, sondern sind ein Symptom der Suchterkrankung. Daher sind vollzugliche oder sicherheitsrelevante Kontrollmaßnahmen von medizinisch bzw. therapeutisch angeordneten Verlaufskontrollen (Harn-, Blut- oder Speicheltests) zu unterscheiden.

Vollzugliche Kontrollen obliegen der Anstaltsleitung. Therapeutisch indizierte Kontrollen werden hingegen ausschließlich auf Anordnung des medizinischen bzw. therapeutischen Fachpersonals durchgeführt. Sie dienen der Selbststeuerung, sind Teil der Rückfallprophylaxe und bieten im Fall eines erneuten Substanzkonsums durch Einbindung in den therapeutischen Prozess die Möglichkeit der Reflexion.

Dementsprechend sind allfällige Konsequenzen von Verlaufskontrollen ausschließlich im therapeutischen Kontext zu beurteilen und zu behandeln. Im Gegensatz zu vollzuglich angeordneten Harnkontrollen sind die Ergebnisse ärztlich angeordneter Suchtmitteltests von der ärztlichen Verschwiegenheitspflicht (§ 54 ÄrzteG) umfasst. Sie gilt auch für ärztliche Hilfspersonen, welche die medizinisch angeordneten Tests durchführen.

Für die Patienten ist ein multiprofessionelles Team einzurichten, das Fachdienste und Justizwache umfasst. Das Maßnahmenteam hat sich in regelmäßigen Abständen zu treffen und gemeinsam getroffene Entscheidungen der Leitung zur weiteren Vollzugsgestaltung vorzulegen.

Für die Betreuung von suchtkranken Personen kommt dem psychologischen Dienst eine Schlüsselfunktion zu. Ihm obliegt u. a. das klinisch-psychologische Case-Management, die Suizidabklärung und Suizidprävention, klinisch-psychologische Behandlungen, psychotherapeutische Begleitungen und Therapien, die Risikoprognostik, Psychoedukation, die Berichterstellung für die Überprüfungstermine des Vollzugsgerichtes und die Korrespondenz mit diesem, die Teilnahme an Teams, Vernetzungstreffen, fachärztlichen Visiten und Organisationsgruppen.

14.11.4 Ältere Menschen

Zahlen und Fakten

Die demoskopische Entwicklung bringt es mit sich, dass unter den 9258 Gefangenen zunehmend ältere Personen sind. Am 01.02.2024 waren 8732 Inhaftierte unter dem 60. Lebensjahr, 260 Insassen waren zwischen 60 und 65 Jahre alt. 266 Insassen waren älter als 65 Jahre. Der älteste Häftling hatte das 88. Lebensjahr vollendet. Die älteste Gefangene steht im 93. Lebensjahr.

Den besonderen Bedürfnissen dieser Menschen werden Österreichs Gefängnisse nicht gerecht. Viele ältere Gebäude sind (über ihren Haupteingang) nicht barrierefrei erreichbar. Auch innerhalb des Hauses erschweren Stufen, Schwellen und Niveauunterschiede Personen, die an Bewegungseinschränkungen leiden oder gebrechlich sind, den Alltag. Ordinationen oder Krankenabteilungen liegen oft in einem Obergeschoss. Aufzüge oder Treppenlifte sind meist weit entfernt, können eigenständig nicht benutzt werden oder enden im Halbstock (eingehend Kastner 2022, S. 27).

Erhöhter Versorgungs- und Pflegebedarf

Eine besondere Herausforderung ist der meist schlechte Gesundheitszustand von älteren Menschen. Viele benötigen zur Behandlung chronischer Erkrankungen eine regelmäßige pflegerische Unterstützung. Sie kann nur auf einer Krankenabteilung geleistet werden. Ein längerer stationärer Aufenthalt dort führt oft zu einer sozialen Isolation.

Onkologische Erkrankungen, Altersdemenz, Inkontinenz, Schlaganfall, Parkinson oder Arthrose erzeugen nicht nur einen hohen Leidensdruck bei den Patienten. Diese Erkrankungen sind auch eine Herausforderung für die Betreuer. Da es zu wenig Pflegekräfte gibt, müssen pflegerische Leistungen oft von Wachebeamten übernommen werden. Manchmal helfen sich die Insassen gegenseitig. Das ist aber kein Ersatz, der das fehlende Personal kompensieren darf. Es bedarf mehr an Pflegekräften auf den Krankenabteilungen, die auch zum Wochenende Dienst haben.

Besonders belastend ist es für alle Beteiligten, wenn schwerkranke Insassen nicht entlassen werden, sondern im Gefängnis sterben. Die Bediensteten auf dieser Abteilung sollten neben dem Angebot für regelmäßige Supervision einen Grundkurs in Palliative Care erhalten (s. dazu Sladeček et al. 2021, S. 82 f.).

14.11.5 LGBTQIA[+]-Personen

LGBTQIA[+]-Personen (homosexuelle, bisexuelle, transgender, queere, intersexuelle und asexuelle Personen) in Haft befinden sich in einer besonders vulnerablen Situation. Sie setzt aufgrund der binär-biologischen Aufteilung in Männer und Frauen und der Trennung der Geschlechter (§ 8 Abs. 4 StVG) schon bei der Frage der Haftraumzuweisung an. Der Bezug einer (bereits begonnenen) Hormontherapie darf Transgender-Gefangenen nicht vorenthalten werden. Gesundheitliche Folgen und Beschwerden nach dem Ändern oder Absetzen von Hormonpräparaten müssen ärztlich begleitet werden. Psychologisch haben LGBTQIA[+]-Personen einen höheren Betreuungsbedarf als Mitinsassen. Oft besteht der Wunsch nach einer Aussprache mit einer bezüglich Transidentität erfahrenen Fachperson.

Berufseinsteiger werden im Unterrichtsgegenstand „Diversity und Gender Mainstream" hinsichtlich der besonderen Bedürfnisse von Transgender-Inhaftierten sensibilisiert. Um ein besseres Verständnis und mehr Einfühlungsvermögen zu erreichen, sollte es darüber hinaus Instruktionen und Fortbildungen für die im Dienst stehenden Wachebeamten geben. Gegenwärtig gibt es (noch) keine speziellen Leit- bzw. Richtlinien für diese Personengruppe im Straf- und Maßnahmenvollzug.

14.12 Maßnahmenvollzug

14.12.1 Rechtsgrundlagen

Anlass einer strafrechtlichen Unterbringung können nur Taten sein, die mit mehr als einem Jahr Freiheitsstrafe bedroht sind. Wenn die angedrohte Freiheitsstrafe dieser Tat 3 Jahre nicht übersteigt, muss sich die Befürchtung einer weiteren Straftat auf eine gegen Leib und Leben gerichtete mit mehr als 2 Jahren Freiheitsstrafe bedrohte Handlung oder auf eine gegen die sexuelle Integrität und Selbstbestimmung gerichtete mit mehr als einem Jahr Freiheitsstrafe bedrohte Handlung beziehen. Als Anlasstaten kommen strafbare Handlungen gegen fremdes Vermögen nicht in Betracht, es sei denn, sie wurden unter Anwendung von Gewalt gegen eine Person oder unter Drohung mit einer gegenwärtigen Gefahr für Leib oder Leben (§ 89 StGB) begangen.

Wer eine derartige Anlasstat unter dem maßgeblichen Einfluss einer schwerwiegenden und nachhaltigen psychischen Störung begangen hat und nur deshalb nicht bestraft werden kann, weil er zum Zeitpunkt der Tat wegen dieser Störung zurechnungsunfähig (§ 11 StGB) war, ist in einem forensisch-therapeutischen Zentrum (FTZ) unterzubringen, wenn nach seiner Person, nach seinem Zustand und nach der Art der Tat mit hoher Wahrscheinlichkeit zu befürchten ist, dass er sonst in absehbarer Zukunft unter dem maßgeblichen Einfluss seiner psychischen Störung eine mit Strafe bedrohte Handlung mit schweren Folgen begehen werde (§ 21 Abs. 1 StGB).

Besteht eine solche Befürchtung, so ist in einem FTZ auch unterzubringen, wer, ohne zurechnungsunfähig zu sein, unter dem maßgeblichen Einfluss einer schwerwiegenden und nachhaltigen psychischen Störung eine solche Anlasstat begangen hat. In diesem Fall ist die Unterbringung zugleich mit der Verhängung der Strafe anzuordnen (§ 21 Abs. 2 StGB).

14.12.2 Zahlen und Fakten

Per 01.02.2024 waren 1539 Menschen im Maßnahmenvollzug. Hiervon waren 797 Personen gemäß § 21 Abs. 1 StGB und 600 Personen gemäß § 21 Abs. 2 StGB untergebracht. Vorläufig untergebracht waren 115 Personen. Bei 2 Personen wurde vorläufig von einer Unterbringung abgesehen. 25 Personen waren im Maßnahmenvollzug gemäß § 22 StGB.

Verurteilungen nach § 21 Abs. 1 StGB haben sich in der Zeit zwischen 2018 und 2023 verdoppelt. Bei Einweisungen nach § 21 Abs. 2 StGB kam es in den letzten 7 Jahren zu einem Duplizieren der Fallzahlen. Seit Jahren sieht sich die Vollzugsverwaltung mit dem Problem konfrontiert, wo sie Maßnahmenpatienten unterbringt und wie sie deren adäquate Behandlung und Betreuung sicherstellt.

Eine Unterbringung nach § 21 Abs. 1 StGB erfolgt in Göllersdorf, Wien-Favoriten und Asten. Diese Anstalten wurden am 01.01.2024 in forensisch-therapeutische Zentren (FTZ) umbenannt (§ 6 Abs. 1 Sprengelverordnung für den Strafvollzug, BGBl II 2023/399). Aufgrund des hohen Belagsdrucks wurden zudem im Jahr 2021 zwei Abteilungen des landesgerichtlichen Gefangenenhauses in Wien-Josefstadt zu einer Außenstelle von Göllersdorf erklärt (Art. 2 VO, BGBl II 2020/607).

Benötigen diese Personen eine spezifisch psychiatrische Versorgung, die in einem FTZ nicht geleistet werden kann, so hat das BMJ ihre Verlegung auf eine Abteilung für forensische Psychiatrie in einem (psychiatrischen) Krankenhaus zu veranlassen. § 167a Abs. 1 StVG spricht in diesem Zusammenhang von „eingewiesenen Personen".

Mit Ausnahme des östlichen Bundeslandes (Burgenland) stehen in allen Bundesländern derartige Abteilungen (Stationen) zur Verfügung. Rechtlich handelt es sich dabei um einen Fall einer „Beleihung". Auf den Leiter der Abteilung gehen mit der Zuweisung weithin die Funktionen und Entscheidungsbefugnisse des Anstaltsleiters über. Organisatorisch sind die Spitäler meist Einrichtungen der Länder. Funktionell wird ihr Personal in diesen Fällen für den Bund (Vollzugsverwaltung) tätig. Beim BMJ bleibt damit die Gewährleistungspflicht für die Behandlung und Betreuung der Untergebrachten. Der Verantwortungszusammenhang wird also nicht durchschnitten.

Die Unterbringung von psychisch kranken Rechtsbrechern nach § 21 Abs. 2 StGB erfolgt im FTZ Wien-Mittersteig und dessen Außenstelle in Wien-Floridsdorf und im FTZ Garsten. Aufgrund des hohen Belagsdrucks und mangels ausreichender Plätze sind nach wie vor ein Drittel dieser Personengruppe nicht in einem FTZ, sondern auf einer besonderen Abteilung (Department) in einem Strafhaus untergebracht. Derartige Departments gibt es in den JA Stein und Graz-Karlau. Gegen ihre Beibehaltung sprechen nicht nur therapeutische Gründe (Klopf et al. 2021, S. 168). Dem Trennungsgebot, wie es sich aus dem Urteil des BVerfG vom 04.05.2011 zu 2 BvR 2365/09 (= EuGRZ 2011, S. 297 ff.) ergibt, wird dadurch nicht entsprochen.

Frauen, die zu einer vorbeugenden freiheitsentziehenden Maßnahme verurteilt wurden, sind ausschließlich im FTZ Asten oder auf einer Abteilung für forensische Psychiatrie in einem (psychiatrischen) Krankenhaus untergebracht. Per 01.02.2024 waren 144 Frauen im Maßnahmenvollzug (106 nach § 21 Abs. 1 StGB, 38 nach § 21 Abs. 2 StGB). Hinzu kommen 18 Frauen, die vorläufig untergebracht waren; ihr Urteil war am 01.02.2024 noch nicht rechtskräftig.

14.12.3 Behandlungsprozess bei Untergebrachten nach § 21 Abs. 1 StGB

Zu den psychiatrischen Erkrankungen im Maßnahmenvollzug nach § 21 Abs. 1 StGB zählen v. a. Psychosen und Erkrankungen des schizophrenen Formenkreises. Am häufigsten kommt die paranoide Schizophrenie vor (Müller und Nedopil 2017, S. 175). Nebensymptome sind oft Wahn und wahnhafte Störungen. Die Behandlung psychotischer Symptome erfolgt in erster Linie mit atypischen oder typischen Antipsychotika, Neuroleptika und Antidepressiva. Bisweilen werden Benzodiazepine verordnet. Nicht alle Medikamente werden auch als Depotpräparate angeboten.

Neben der medikamentösen Behandlung soll Psychotherapie den Patienten helfen, die Erkrankung anzunehmen, mit ihr umgehen zu lernen und Risikofaktoren, die zu einer deutlichen Verschlimmerung führen können, zu erkennen und nach Möglichkeit zu vermeiden. Das gruppentherapeutische Angebot umfasst Psychoedukation, spezifische deliktpräventive Therapiemanuale, Antiaggressionstrainings, soziale Kompetenztrainings, Emotionsregulation und Stärkung der Mentalisierungsfähigkeit (Kada 2022 Rz 510). Die Wirksamkeit von Therapien und Maßnahmen wird anhand eines Stufenplanes erprobt, der schrittweise Lockerungen vorsieht und intramural zu durchlaufen ist, ehe ein Probewohnen in einer sozialtherapeutischen Wohneinrichtung in Form einer Unterbrechung der Unterbringung vertreten werden kann. Es ist dies die Vorstufe einer bedingten Entlassung, die regelmäßig mit der gerichtlichen Weisung verbunden ist, in dieser Einrichtung weiter Wohnsitz zu nehmen (Engel und Kitzberger 2018, S. 397: 90 % der Fälle).

Eher selten finden sich im Maßnahmenvollzug nach § 21 Abs. 1 StGB affektive Erkrankungen, zunehmend jedoch Personen mit Beeinträchtigungen durch psychotrope Substanzen, aus denen Aggressionsdelikte resultierten. In diesem Fall ist neben der Grunderkrankung auch eine Suchttherapie das Behandlungsziel. Gestiegen ist auch die Zahl von Personen mit hirnorganischen Störungen, sei es als Folge einer demenziellen Entwicklung oder eines Traumas.

Menschen, für deren Delikt eine leichte oder schwere Intelligenzminderung ursächlich war, können weder in einem FTZ noch in einem Spital adäquat betreut werden. Für sie sollte es eigene Einrichtungen geben, die ihnen dort ein würdevolles Leben ermöglichen.

14.12.4 Betreuungsvorgaben für Untergebrachte nach § 21 Abs. 2 StGB

Nahezu dreiviertel der Straftäter, die zum Tatzeitpunkt zurechnungsfähig waren, werden aufgrund einer Persönlichkeitsstörung in den Maßnahmenvollzug eingewiesen. Einem Viertel wird eine Störung der Sexualpräferenz attestiert. Mehr als die Hälfte leidet an einem Missbrauch durch psychotrope Substanzen. Erkrankungen des schizophrenen Formenkreises, affektive Störungen und Intelligenzminderung machen in Summe ein Drittel der Störungsbilder aus. Abgebildet werden damit Haupt- und Nebendiagnosen, wie sie sich in den Einweisungsgutachten finden, wobei Mehrfachnennungen möglich sind (zu Einweisungsdiagnosen und Deliktsverteilung Stempkowski 2022, S. 210 f.). Fast die Hälfte dieser Personengruppe sind Sexualdelinquenten. Bei ihren Anlasstaten überwiegen Straftaten gegen Unmündige und Minderjährige (Stangl 2011, S. 25).

Für Untergebrachte nach § 21 Abs. 2 StGB gibt es Standards, die 2016 formuliert wurden. Das BMJ geht dabei davon aus, dass die angestrebte Qualität im Maßnahmenvollzug nur durch eine interdisziplinäre Teamarbeit erreicht werden kann.

Die Teams bestehen aus einer Leitung des Departments; sie hat im Zusammenwirken mit dem Fachteam für die Erstellung der Vollzugspläne und die Umsetzung des therapeutischen Konzeptes zu sorgen. Die Leitung des Departments hat auch die Dienst- und Fachaufsicht über die Mitarbeiter der Abteilung.

Im operativen Bereich sind für die individuellen therapeutischen Leistungen im Sinne klinisch-psychologischer Behandlung Case-Manager zuständig; sie sollen sicherstellen, dass deliktfördernde personelle, situative oder soziale Veränderungen bei den Insassen erkannt, thematisiert und bewertet werden.

Die Fallteams setzen sich aus den Fachdiensten (z. B. klinischer Case-Manager, Sozialarbeiter und Psychiater) zusammen, wobei weitere Mitarbeiter, wie Betriebsbeamte, Ergotherapeuten etc. zugezogen werden können. Im Fallteam werden Behandlungspläne entworfen, Interventionen erörtert, Berichte formuliert, Rückmeldungen diskutiert und Entscheidungen vorbereitet. Eingebunden sind die Abteilungsbeamten. Ihre Tätigkeit beinhaltet neben den exekutiven Aufgaben, die Anleitung zur Umsetzung lebenspraktischer Fähigkeiten, Motivationsarbeit zur Therapieteilnahme, Ermunterung zur Einnahme von Medikamenten und das Führen von Bezugsgesprächen.

Demgegenüber werden von den Fachteams die Vollzugs- und Behandlungspläne fixiert. Ihnen kommt eine Management- und Steuerungsfunktion zu. Fachteams sind für Lockerungen zuständig. Geleitet werden die Konferenzen von dem Leiter des Departments. Entscheidungen der Fachteams sollen grundsätzlich einstimmig ergehen. Sie sind zu dokumentieren und dem Untergebrachten auf geeignete Weise zu kommunizieren.

Spätestens 8 Wochen nach Aufnahme muss von den Behandlern ein erster individueller Vollzugsplan erstellt sein. In ihm werden Anamnese, Prognose und Planung, deren Schnittpunkte die rückfallrelevanten Risikofaktoren darstellen, systematisch zusammengeführt. Die Vollzugs- und Behandlungsplanung ist halbjährlich zu evaluieren und neu festzuschreiben.

Jährlich ist eine forensische Stellungnahme zu erstellen. Sie wird vom Fallteam konzipiert. Aufbau und Gliederung sind erlassmäßig vorgegeben. Der Bericht beinhaltet Fragestellungen zur Persönlichkeit, forensischen Anamnese, einweisungsrelevanten Gefährlichkeit, zu Kriminalprognose und Kriminaltherapie, Behandlung und Behandlungsplanung, sozialer Funktionsfähigkeit und sozialem Empfangsraum sowie zum Risikomanagement. Die forensische Stellungnahme ist im Wege der Anstaltsleitung dem Vollzugsgericht vorzulegen. Sie ist wesentlicher Teil der Entscheidungsgrundlagen des Gerichtes, ob eine bedingte Entlassung (bereits) in Betracht kommt.

Der Inhalt der Stellungnahme ist mit der untergebrachten Person zu besprechen. Auf Ersuchen wird ihr eine Kopie ausgefolgt. Ein Kostenersatz für das Anfertigen von Ablichtungen ist nicht vorgesehen.

Eine Entlassung aus einer freiheitsentziehenden vorbeugenden Maßnahme ist nur bedingt auszusprechen. Die Probezeit beträgt, abhängig von der Strafdrohung der Anlasstat, 5 oder 10 Jahre (§ 48 Abs. 2 StGB); sie kann vom Gericht auf maximal 15 Jahre verlängert werden.

Die bedingte Entlassung geht in der Regel mit der gerichtlichen Weisung einher, in einer sozialtherapeutischen Einrichtung Wohnsitz zu nehmen (zu den einzelnen Betreuungsangeboten Engel 2022 Rz 714 ff.). Die Zuweisungsvereinbarung zur Einleitung einer derartigen extramuralen Erprobung erfolgt durch die Departmentleitung der JA bzw. Leitung des FTZ. Für die Vorbereitung eines betreuten sozialen Empfangsraums und den Transfer der relevanten Vollzugs- und Behandlungsinformationen sind die Sozialarbeiter des jeweiligen Hauses zuständig.

14.12.5 Forensische Psychotherapie

Neben der psychiatrischen Versorgung und der psychologischen Betreuung wird in den JA und FTZ forensische Psychotherapie angeboten. Die Indikation liegt in einer mit der Deliktsbegehung in ursächlichem Zusammenhang stehenden psychischen Störung des Insassen. Delikte mit diesbezüglich starkem Hinweischarakter sind strafbare Handlungen gegen Leib und Leben und gegen die sexuelle Integrität und Selbstbestimmung. Primär sind es daher Anti-Gewalt-Programme und Sexualstraftätertherapien, die angeboten werden.

Eine Entscheidung über die Zuweisung zur Psychotherapie ist individuell und fallbezogen zu treffen. Sie muss der risikospezifischen Rückfallprävention dienen. Voraussetzung ist eine entsprechende Indikation und eine erfolgversprechende Behandlungsprognose. In einem Therapieplan werden die angestrebten Ziele definiert. Er benennt auch Kriterien und Zeitabstände, um Fortschritte zu überprüfen. Bei der Auswahl eines geeigneten therapeutischen Settings kommen Einzel- und Gruppentherapien in Betracht.

Im Zuge der Auftragserteilung werden Vereinbarungen und Regeln zwischen der JA bzw. dem FTZ, den Klienten und den Therapeuten formuliert. Unter Wahrung der verschwiegenheitsrechtlichen Bestimmungen haben sich die Therapeuten zu verpflichten, die Vollzugsverwaltung über den Verlauf der Psychotherapie sowie über die grundsätzliche Ansprechbarkeit des Klienten hinsichtlich des Delikts regelmäßig zu informieren und ihr Vorgänge besonderer Krisenhaftigkeit und Gefährlichkeit zu melden.

Für das Management der Therapien, die Evaluation des Therapieverlaufs und dessen Dokumentation im Vollzugsplan ist die Leitung des psychologischen Dienstes verantwortlich.

14.13 Suizide

Sind Menschen ihrer Freiheit kraft einer staatlichen Anordnung entzogen, stehen ihrem Recht auf Selbstbestimmung über das eigene Leben Schutz- und Fürsorgepflichten gegenüber. Die Obliegenheiten treffen die Bediensteten jener Einrichtungen, in denen diese Menschen angehalten werden. Im Fall Fernandes de Oliveira gegen Portugal hat der EGMR erkannt, dass das Recht auf Leben (Art. 2 EMRK) verletzt ist, wenn die Behörden wussten oder wissen mussten, dass das Leben der betroffenen Person wirklich und unmittelbar gefährdet ist und ihre Organe nicht jene Maßnahmen setzten, die von ihnen vernünftigerweise erwartet werden hätten können (Urteil v. 28.03.2017, Bsw. Nr. 78.103/14 = NLMR 2017, S. 103 ff.).

14.13.1 Zahlen und Fakten

Suizide sind im österreichischen Straf- und Maßnahmenvollzug Teil der Lebensrealität. Sie haben in den letzten Jahren signifikant zugenommen. 2022 kam es in den einzelnen Anstalten zu 42 Suizidversuchen und 5 Suiziden, 2023 zu 33 Suizidversuchen und 13 Todesfällen. Im ersten Monat des Jahres 2024 waren bereits 7 Versuche und ein Todesfall zu verzeichnen.

Bei der Zuordnung zu einer Altersgruppe stechen Lebensabschnitte zwischen 21–30 und 51–60 Jahren hervor. Die häufigsten Vorkommnisse ereignen sich vormittags, zwischen 10:00 und 12:00 Uhr, wobei bei einer Unterbringung in einem Mehrpersonenhaftraum oft das Zeitfenster des Aufenthaltes von Mitinsassen im

Freien (Hofgang) genützt wird. Eine statistische Signifikanz an Tagen oder Zeiten der geringeren Betreuungsintensität (z. B. an Wochenenden oder während des Nachtdienstes) konnte nicht festgestellt werden.

Die meisten Suizide oder Suizidversuche erfolgen durch Strangulation (73 %), gefolgt von Schnittverletzungen (18 %) und Substanzeinnahmen (6 %). Bemerkenswert ist die hohe Zahl von Suiziden bei Untergebrachten im Maßnahmenvollzug. Insgesamt ist die Suizidrate bei Personen mit psychischer Erkrankung deutlich höher.

14.13.2 Sofortmaßnahmen

Wie lange lebensrettende Sofortmaßnahmen aufrechtzuerhalten sind, hat der Arzt zu entscheiden. Wurde der Tod festgestellt, ist der Auffindungsort der Leiche abzuriegeln. Hafträume sind unverzüglich zu versperren. Es dürfen keine Veränderungen (Reinigung, Entfernung von Gegenständen wie z. B. ärztliche Utensilien) mehr vorgenommen werden. Durch einen Posten ist sicherzustellen, dass der Bereich nicht durch Unbefugte betreten wird.

Die Polizei und die örtlich zuständige Staatsanwaltschaft (Journaldienst) sind zu verständigen. Die Polizei übernimmt die Sicherung des Auffindungsortes bis zum Eintreffen der Leichenbeschaukommission. Die Vollzugsverwaltung hat keinerlei Zuständigkeit zur Verfügung über den Leichnam.

Die Verständigung der Angehörigen obliegt der Anstaltsleitung (§ 72 Abs. 3 StVG). Das BMJ hat dazu einen Leitfaden für die Gesprächsführung ausgearbeitet. Beim Überbringen der Todesnachricht besteht die Möglichkeit, die Polizei zur Assistenzleistung heranzuziehen. Ein persönliches Gespräch ist einem Telefonat vorzuziehen.

Fand der Suizid in einem Haftraum statt, sind Mitinsassen so rasch wie möglich (zumindest oberflächlich) zu durchsuchen und zu verlegen. Dabei soll es zu keiner Verlegung in einen Einzelhaftraum kommen, da durch den Suizid ein Schock oder eine Traumatisierung ausgelöst werden kann. Den Insassen sind zeitnahe Entlastungsgespräche durch den psychologischen Dienst anzubieten.

14.13.3 Nachbetreuung

Suizide in einer JA oder einem FTZ sind für das Personal extrem belastende Erlebnisse. Die Justizwachebeamten sind meist die ersten, die nach Öffnen des Haftraumes den Insassen vorfinden und Wiederbelebungsmaßnahmen durchführen, bis Rettung und Notarzt eintreffen.

Besonders belastende („kritische") Ereignisse sind immer dann gegeben, wenn ein Mensch erheblich verletzt oder getötet wird oder die eigene körperliche Integrität beträchtlich gefährdet wurde. In Betracht kommen alle Ereignisse, die aufgrund besonderer Umstände für die betreffende Person besonders erschütternd oder bedrückend sind. Entscheidend für die Beurteilung, ob ein Vorfall potentiell traumatisierend ist, ist ausschließlich die subjektive Wahrnehmung und Empfindung des Betroffenen.

Im Sinne des Critical-Incident-Stress-Management (CISM)-Erlasses ist, wann immer es zu einer derartigen Belastungssituation kam, ein Betreuungskontakt anzubieten. Dazu sind in allen JA und FTZ entsprechende Betreuungsdienste einzurichten (Peer Supports).

Es sind mehrere Gespräche mit derselben Person vorgesehen. Der erste Kontakt soll so rasch wie möglich nach dem Vorfall, grundsätzlich innerhalb von 24 h nach dem Ereignis erfolgen. Das zweite Gespräch soll ca. 48 h nach der ersten Aussprache stattfinden. Ein drittes Treffen und allfällige weitere sollen 1–6 Wochen nach dem Vorfall angesetzt werden.

14.13.4 Psychologische Autopsie

Alle Suizide werden von einer Expertengruppe mit den involvierten Personen vor Ort erörtert. Der Zweck ist eine Aufarbeitung der Geschehnisse und Reflexion der Lernerfahrungen. Auf Grund der Ergebnisse und der Aktenlage wird eine „psychologische Autopsie" erstellt. Dieses Dokument wird allen Beteiligten inkl. der Leitung der JA bzw. des FTZ zugesandt. Erkenntnisse über den Einzelfall hinaus finden sich in einem jährlichen Bericht der Arbeitsgruppe.

14.14 Suizidprävention

In allen JA und FTZ gibt es Präventionskonzepte, die umzusetzen sind. Sie beinhalten Instrumente, wie das Haftraumzuweisungsprogramm (VISCI – Viennese Instrument for Suicidality in Correctional Institutions), und besondere Sicherheitsmaßnahmen. Zudem werden interdisziplinäre Maßnahmen gesetzt.

14.14.1 Screening

Die Unterbringung in einem Einzelhaftraum ist der stärkste suiziderleichternde Faktor. Um eine allfällige Suizidgefahr zu erfassen, ist bei jeder Neuaufnahme ein Haftraumzuweisungsbogen in der jeweiligen Muttersprache des Insassen auszufüllen. Bei Beantworten der Fragen ist der Häftling von den Justizwachebediensteten zu unterstützen.

Anhand des Ampelsystems (rot – gelb – grün) sowie der persönlichen Wahrnehmungen der Beamten wird entschieden, wo die Unterbringung erfolgt. Insassen mit dem VISCI-Status „gelb" werden nur in Zweipersonenhafträumen untergebracht. Ist eine Unterbringung der Insassen mit VISCI-Status „gelb" mit anderen Insassen nicht möglich (z. B. wegen Fremdgefährdung oder Unverträglichkeit), werden diese Personen vorübergehend in einem videoüberwachten Haftraum, lässt sich auch diese Form der Unterbringung nicht vertreten, in einer besonders gesicherten Zelle untergebracht (Kastner 2019, S. 389 f.).

Insassen mit VISCI-Status „rot" dürfen grundsätzlich nicht alleine gelassen werden.

Die Einschätzung nach VISCI sollte nach einer bestimmten Zeitspanne (z. B. 8 Wochen) erneut vorgenommen werden. Für Insassen mit einem besonderen Betreuungsbedarf sollte es Mindeststandards geben.

14.14.2 Listeners und Buddies

Gefangenen, die sich nach ihrer Einlieferung (insbesondere bei Erstinhaftierung), Überstellung, nach der Urteilsverkündung (unerwartet hohe Haftstrafe) oder auf Grund negativer familiärer Ereignisse in einer akuten persönlichen Krise befinden, kann ein entsprechend geschulter Insasse beigestellt werden. Dieser steht als Gesprächspartner und Zuhörer zur Verfügung, sofern keine Fachkraft als Ansprechpartner im Dienst ist (zur Nachtzeit oder am Wochenende).

Für diese Zeit erfolgt die Unterbringung in einem eigens eingerichteten Haftraum. Für Insassen, die psychiatrisch auffällig, selbst- bzw. fremdgefährdend oder akut suizidgefährdet sind, kommt das „Listener-Modell" nicht in Frage.

Für die Funktion als „Buddy" tragen sich ältere, hafterfahrene Mitinsassen an, die psychisch stabil sind, das nötige Maß an Empathie haben, aktiv zuhören können, über soziale Kompetenz verfügen, Körpersprache und ggf. suizidale Signale richtig deuten können. Bei ihnen kommt es auf die Lebenserfahrung und Kenntnisse des Vollzugsalltags an.

Ausschlusskriterien sind in beiden Fällen bestimmte (Gewalt-)Delikte und keine gemeinsame Sprache.

14.14.3 Dynamische Prävention

Unter dynamischer Prävention wird eine Vielzahl von unterschiedlichen Faktoren, welche den Vollzugsalltag beeinflussen, wie beispielsweise das Betreuungskonzept, Beschäftigungsmöglichkeiten, Transparenz und Nachvollziehbarkeit von Entscheidungen (z. B. Rapportgespräche), verstanden.

Zum Betreuungskonzept gehören sowohl die regelmäßigen Gespräche mit dem psychologischen und sozialen Dienst, den externen Therapeuten als auch die medizinische und psychiatrische Versorgung (insbesondere die Behandlung mit Psychopharmaka), sowie die Betreuung durch die Abteilungsbeamten im Vollzugsalltag. Bei jeder Einlieferung (Zugang oder Überstellung) wird ein Zugangsgespräch sowohl vom psychologischen als auch vom sozialen Dienst geführt.

Insassen, die zur Arbeit eingeteilt wurden, jedoch noch keine Beschäftigung haben und auf einer „Warteliste" stehen, bekommen auf Ansuchen ein „Beschäftigungspaket" ausgehändigt. Der Inhalt des Sets soll gerade in der ersten Zeit nach der Einlieferung Ablenkung und Zerstreuung bieten. Inhaftierte mit psychischen Auffälligkeiten werden zu Therapiearbeiten (niederschwellige Arbeiten ohne Leistungsdruck) eingeteilt. Auch ein Freizeit- und Sportangebot verschafft Ablenkung.

Literatur

Drexler K, Weger T (2022) Strafvollzugsgesetz (StVG), 5. Aufl. Manz'sche Verlags- und Universitätsbuchhandlung, Wien

Eher R (2016) Mehr Sicherheit durch weniger Haft? Die Auswirkungen des Strafrechtsänderungsgesetzes (StRÄG) 2008 auf das Sexualtätermanagement und die Legalbewährung von strafgefangenen Sexualstraftätern in Österreich. In: Rettenberger M, Dessecker A (Hrsg) Behandlung im Justizvollzug. Kriminologie und Praxis (KUP), Schriftenreihe der Kriminologischen Zentralstelle (KrimZ), Eigenverlag Kriminologische Zentralstelle e.V., Wiesbaden, Bd 71, S 73–91

Engel F (2022) Geschichte und Praxis der forensischen Nachbetreuung. In: Lengauer S, Stempkowski M, Kitzberger M (Hrsg) Maßnahmenvollzug, Rechtsgrundlagen, Empirie und Praxis. Verlag Österreich, Wien, S 301–319

Engel F, Kitzberger M (2018) Forensische Nachbetreuung in Österreich: Geschichte und Praxis. J Strafrecht 5:396–403

Firlei K (2020) Kapitel XXV: Berufsrecht der Psychotherapeuten, Psychologen und Musiktherapeuten. In: Resch R, Wallner F (Hrsg) Handbuch Medizinrecht, 3. Aufl. LexisNexis Verlag ARD Orac GmbH & Co KG, Wien

Graziani-Weiss W (2023) § 22 KaKuG. In: Graziani-Weiss W, Kuhn C (Hrsg) Praxiskommentar Krankenanstaltenrecht. Band 1, Bundesrecht. TRAUNER Verlag + Buchservice GmbH, Linz

Grünberger J (2007) Psychische Behandlungsmethoden im Strafvollzug. In: Forensische Psychodiagnostik und Psychotherapie im Strafvollzug. Facultas Verlags- und Buchhandels AG, Wien, S 108–122

Ivansits H, Födermayr B, Hais A, Prinzinger S (2020) Gesundheitsrecht, Eine systematische Darstellung der österreichischen Rechtslage. Verlag des Österreichischen Gewerkschaftsbundes GmbH, Wien

Kada E (2022) Grundlagen forensischer Psychiatrie in Österreich. In: Lengauer S, Stempkowski M, Kitzberger M (Hrsg) Maßnahmenvollzug, Rechtsgrundlagen, Empirie und Praxis. Verlag Österreich, Wien, S 232–259

Kastelitz M, Hötzendorfer W, Tschohl C (2022) Art 9 DSGVO. In: Knyrim R (Hrsg) Der DatKomm, Praxiskommentar zum Datenschutzrecht – DSGVO und DSG. Manz'sche Verlags- und Universitätsbuchhandlung, Wien

Kastner P (2016) Patientenrechte und Patientenvertretung in Haft, RdM (Recht der Medizin), Bd 3. Manz'sche Verlags- und Universitätsbuchhandlung, Wien, S 91–98

Kastner P (2019) Suizidprophylaxe im Justizvollzug, Ein Bericht aus der Perspektive der österreichischen Volksanwaltschaft, Forum Strafvollzug. Z Strafvollzug Straffälligenhilfe (FS) 5:388–390

Kastner P (2021) Die gesundheitliche Versorgung im Vollzug – Herausforderungen in der Pandemie. Journal für Medizin- und Gesundheitsrecht (JMG), Bd 4. Neuer Wissenschaftlicher Verlag (ab 09/2021: Verlag Österreich), Wien, S 202–209

Kastner P (2022) Es gibt noch viel zu tun …. Über Inklusion und Barrierefreiheit im österreichischen Strafvollzug, BAG-S (Bundesarbeitsgemeinschaft für Straffälligenhilfe). Informationsdienst Straffälligenhilfe, 30. Jahrgang, 3:26–29

Klopf J, Holzbauer A, Klopf D, Frottier P (2021) Der österreichische Maßnahmenvollzug oder: scurrram caedere nemo potest. J Strafrecht 8:152–169

Kunst G (1979) Strafvollzugsgesetz (StVG). Manz'sche Verlags- und Universitätsbuchhandlung, Wien

Memmer M (2023) Aufklärung. In: Aigner G, Kletečka A, Kletečka–Pulker M, Memmer M (Hrsg) Handbuch Medizinrecht für die Praxis, 36. Ergänzungslieferung (Stand: 01.09.2023). Manz'sche Verlags- und Universitätsbuchhandlung, Wien

Müller JL, Nedopil N (2017) Forensische Psychiatrie, Klinik, Begutachtung und Behandlung zwischen Psychiatrie und Recht, 5. Aufl. Georg Thieme Verlag KG, Stuttgart

Pieber E (2023) §§ 16, 16a, 17, 18, 32, 99, 99a, 103, 115, 118, 120, 121, 121a–c, 125 StVG. In: Höpfel F, Ratz E (Hrsg) Wiener Kommentar zum Strafgesetzbuch, 2. Aufl. Manz'sche Verlags- und Universitätsbuchhandlung, Lieferung/Wien, S 313

Sicherheitsbericht (2022) Bericht über die Tätigkeit der Strafjustiz. https://www.justiz.gv.at/justiz/daten-und-fakten/sicherheitsberichte.bc7.de.html. Zugriffsdatum 30.8.2024

Sladeček E, Marzi L-M, Meißl-Riedl S (2021) Recht für Gesundheitsberufe. Mit allen wichtigen Berufsgesetzen, 10. Aufl. LexisNexis Verlag ARD Orac GmbH & Co KG, Wien

Stangl W (2011) Welcher organisatorischer Schritte bedarf es, um die Zahl der Einweisungen in den Maßnahmenvollzug zu verringern? Projektendbericht des Instituts für angewandte Rechts- und Kriminalsoziologie (IRKS), Auftraggeber: Bundesministerium für Justiz, Wien. https://www.uibk.ac.at/de/irks/publikationen/forschungsberichte/

Stempkowski M (2022) Status Quo des Maßnahmenvollzugs. In: Lengauer S, Stempkowski M, Kitzberger M (Hrsg) Maßnahmenvollzug, Rechtsgrundlagen, Empirie und Praxis. Verlag Österreich, Wien, S 197–211

Stuefer A, Schöch J (2017) Handbuch Strafvollzug: Fakten – Rechtsgrundlagen – Mustersammlung. Schriftenreihe der Vereinigung Österreichischer StrafverteidigerInnen, Bd 31. Neuer Wissenschaftlicher Verlag, Wien. (ab 09/2021: Verlag Österreich).

Volksanwaltschaft (2016) Bericht an den Nationalrat und an den Bundesrat, Präventive Menschenrechtskontrolle. https://volksanwaltschaft.gv.at/downloads/elqga/PB40pr%C3%A4ventiv.pdf

Wagner-Kreimer R (2022) Bundesgesetz über die Regelung der gehobenen medizinisch-technischen Dienste (MTD-Gesetz). In: Neumayr M, Resch R, Wallner F (Hrsg) Gmundner Kommentar zum Gesundheitsrecht, 2. Aufl. Manz'sche Verlags- und Universitätsbuchhandlung, Wien

Zagler W (2012) Strafvollzugsrecht, 2. Aufl. Facultas Verlags- und Buchhandels AG, Wien

Gesundheitsversorgung in Haft in der Schweiz

15

Hans Wolff und Leonel da Cunha Gonçalves

15.1 Einleitung

Die Schweiz liegt im Herzen Europas, hat eine Fläche von 41.285 km^2 für eine Bevölkerung von 8,8 Mio. Menschen und grenzt an fünf Länder: Deutschland, Österreich, Frankreich, Italien und das Fürstentum Liechtenstein (Der Bundesrat 2023). Das Land gliedert sich in 26 Kantone, die in drei große Sprach- und Kulturregionen unterteilt sind: die Deutschschweiz (19 Kantone, ca. 65 % des Landes), die französische Schweiz (6 Kantone, ca. 23 %), und die italienische Schweiz (1 Kanton, 12 %) (Chatterjee et al. 2019). Die Sprachenvielfalt (Deutsch, Französisch, Italienisch und Rätoromanisch) und das Engagement für Innovation und Menschenrechte spiegeln sich im Gesundheitssystem wider, welches zu den besten der Welt gezählt wird (The Organization for Economic Cooperation and Development [OECD] 2023).

Die Schweiz bemüht sich auch darum, in den Strafvollzugsanstalten hohe Versorgungsstandards anzubieten. Die Medizin im Strafvollzug ist der Achtung der Menschenrechte verpflichtet und versucht, den gleichberechtigten Zugang zur Gesundheitsversorgung zu sichern. Dies gewährleistet, dass inhaftierte Personen eine medizinische Versorgung erhalten, die derjenigen der Allgemeinbevölkerung entspricht (Äquivalenzprinzip). Das Versorgungsangebot umfasst ein breites Spektrum an Leistungen, die von der Grundversorgung bis hin zur spezialisierten Versorgung, einschließlich der psychischen und somatischen Leistungen reichen.

H. Wolff, MD, MPH (✉)
Abteilung für Gefängnismedizin, Universitätskliniken Genf, Genf, Schweiz

Service de médecine pénitentiaire (SMP), Hôpitaux Universitaires de Genève, Genève, Schweiz
e-mail: Hans.wolff@hug.ch

L. da Cunha Gonçalves
Abteilung für Gefängnismedizin, Universitätskliniken Genf, Genf, Schweiz
e-mail: leonel.dacunhagoncalves@hug.ch

© Der/die Autor(en), exklusiv lizenziert an Springer-Verlag GmbH, DE, ein Teil von Springer Nature 2024
K. Keppler et al. (Hrsg.), *Medizin in Haft*,
https://doi.org/10.1007/978-3-662-69510-4_15

Aufgrund des föderalen und dezentralisierten Charakters der Eidgenossenschaft ist die Verwaltung der Gesundheitsdienste im Gefängnis jedoch von Kanton zu Kanton unterschiedlich (Sprumont et al. 2009).

Dieses Kapitel bietet einen allgemeinen Überblick über die Gesundheitsversorgung und deren Organisation in Schweizer Haftanstalten und beschreibt auch menschenrechtsspezifische und ethische Aspekte sowie wichtige Gesundheitsprobleme der inhaftierten Personen.

15.2 Inhaftierung und Vollstreckung von Sanktionen

15.2.1 Haftanstalten

Tab. 15.1 beschreibt die Anzahl und Größe der Institutionen des Freiheitsentzugs in der Schweiz nach Kantonen und Sprachregionen. Im Januar 2023 gab es in der Schweiz 89 Strafvollzugsanstalten mit 7134 Haftplätzen, von denen 89 % (n = 6363) belegt waren (Schweizerische Kompetenzzentrum für den Justizvollzug [SKJV]

Tab. 15.1 Anzahl, Kapazität und Belegung der Institutionen des Freiheitsentzugs in der Schweiz, nach Sprachregionen und Kantonen im Januar 2023. (Quelle: SKJV 2024a)

Kanton	Anzahl	Kapazität	Belegung	Belegungsrate
Deutschschweiz				
Aargau	6	485	396	82 %
Appenzell	3	80	69	86 %
Basel	7	411	319	78 %
Bern	9	918	865	94 %
Glarus	1	13	11	85 %
Graubünden	2	270	211	78 %
Luzern	2	180	164	91 %
St. Gallen	7	296	245	83 %
Schaffhausen	1	38	30	79 %
Schwyz	1	33	27	82 %
Solothurn	3	181	173	96 %
Thurgau	3	113	93	82 %
Unterwalden (Nid- und Obwalden)	2	31	26	84 %
Zug	2	165	145	88 %
Zürich	13	1358	1031	76 %
Westschweiz (französischsprachig)				
Freiburg	2	300	252	84 %
Genf	7	726	807	111 %
Jura	3	45	30	67 %
Neuenburg	2	172	155	90 %
Waadt	6	770	892	116 %
Wallis	4	253	189	75 %
Italienische Schweiz				
Tessin	3	296	233	79 %
TOTAL	*89*	*7134*	*6363*	*89 %*

2024a). Die Größe der Gefängnisse ist sehr unterschiedlich. Das kleinste ist das Gefängnis Appenzell (Appenzell Innerrhoden, 5 Plätze), das größte ist Pöschwies in Zürich mit 399 Plätzen, wobei die durchschnittliche Kapazität der Gefängnisse 81 Plätze betrug. Die Schweiz ist also durch eine hohe Anzahl an Strafanstalten gekennzeichnet, von denen die allermeisten jedoch klein sind.

Überbelegung ist in den meisten Kantonen kein Problem, mit Ausnahme der Westschweizer Kantone Genf und Waadt. Das Untersuchungsgefängnis Champ-Dollon in Genf (398 Plätze) ist seit 1998 ständig überbelegt, mit einer durchschnittlichen Belegungsrate von 175 % zwischen 2013 und 2018 (Gétaz et al. 2021). Die Verteilung der Strafvollzugsanstalten im Land und ihre Größe sind in Abb. 15.1 dargestellt.

In den Schweizer Strafanstalten gibt es 4669 Vollzeitstellen, darunter 462 Verwaltungsstellen (z. B. Sekretariat, Direktion), 2863 Sicherheitsstellen (z. B. Vollzugsbeamt*innen), 156 Gesundheitsstellen (wobei diejenigen die dem Gesundheitsministerium angegliedert sind nicht gezählt sind), 761 Stellen im Bereich Soziaalarbeit/Ausbildung und 307 externe Mitarbeiter*innen. Dies ergibt ein Verhältnis von 1,4 inhaftierte Personen pro Vollzeitstelle (BFS 2023b).

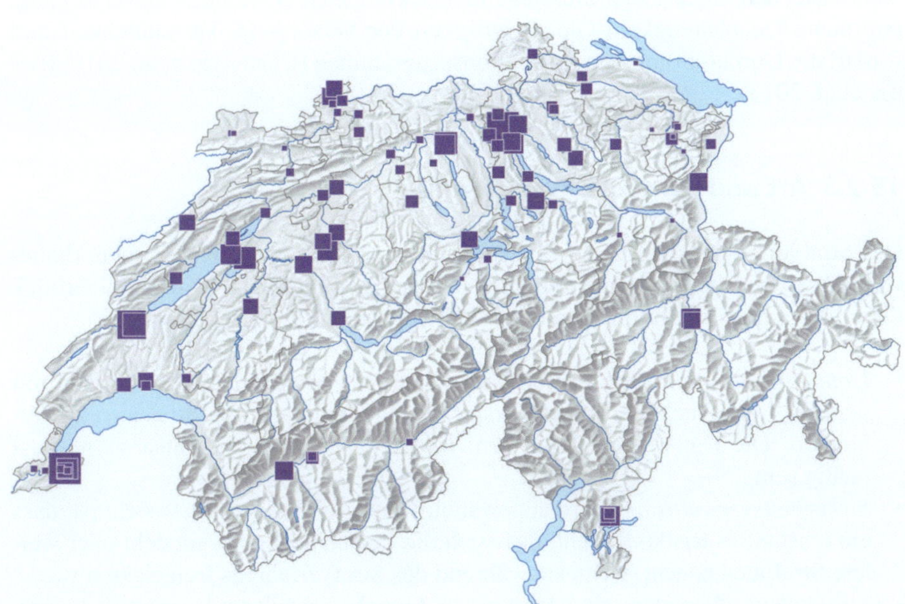

Abb. 15.1 Einrichtungen des Freiheitsentzugs in der Schweiz, 2023. (Bundesamt für Statistik [BFS] 2023a)

15.2.2 Zu viele und zu kleine Gefängnisse

Die Schweiz hat eine hohe Anzahl an Strafvollzugsanstalten, die jedoch in der Regel klein sind. Kleine Gefängnisse begünstigen die Aufrechterhaltung familiärer Bindungen, da die Inhaftierten leichter in ihrer Wohngegend inhaftiert werden können. In kleinen Gefängnissen hingegen, die über keinen intramuralen medizinischen Dienst verfügen, ist nicht nur der Zugang zu medizinischer Versorgung oftmals eingeschränkt, sondern auch die ärztliche Schweigepflicht nicht gewahrt, da sich die Vollzugsbeamten an der medizinischen Versorgung oftmals beteiligen und die Medikamentenausgabe organisieren. In Anstalten mit weniger als 100 Plätzen ist die Einrichtung von professionalisierten Gesundheits- und Sozialdiensten verhältnismäßig aufwendig und die medizinische Versorgung meist deutlich eingeschränkt. Eine gute Alternative stellt hier die Einrichtung mobiler Pflegeteams dar, die in mehreren Einrichtungen tätig sind. In Genf ist ein mobiles Team aus Pflegefachkräften, Psycholog*innen sowie Allgemeinmediziner*innen und Psychiater*innen in sechs Strafvollzugsanstalten tätig. Es hat sich gezeigt, dass diese Lösung gut für Einrichtungen geeignet ist, die zu klein sind, um die kontinuierliche Anwesenheit von Vollzeitpflegeteams an jedem Standort zu sichern. Dieses System gewährleistet den Zugang zu professioneller und kompetenter Gesundheitsversorgung, berufliche Unabhängigkeit, Gleichwertigkeit der Versorgung, Vertraulichkeit und fördert die Durchführung von Präventionsprogrammen (Chatterjee et al. 2019; Rieder et al. 2013).

15.2.3 Art und Form der Inhaftierung

Das Strafvollzugssystem in der Schweiz umfasst verschiedene Haftformen, die jeweils ihre eigenen Merkmale und Ziele haben. Im Folgenden wird ein Überblick über die wichtigsten Haftformen in der Schweiz gegeben (SKJV 2024b).

- *Untersuchungshaft*: Eine Person wird vor ihrem Urteil in Haft genommen mit dem Ziel, die Flucht, Absprachen oder die Wiederholung von Straftaten zu verhindern. Die Dauer dieser Haftform ist streng geregelt und muss verhältnismäßig sein.
- *Sicherheitsverwahrung*: Wird angewandt, wenn das Gericht der Ansicht ist, dass ein ernsthaftes Risiko besteht, dass sich die Person der Justiz entzieht oder weitere Straftaten begeht, wenn sie während des Strafverfahrens freigelassen wird.
- *Strafvollzug*: Nachdem eine Person vor Gericht gestellt und verurteilt wurde, verbüßt die inhaftierte Person ihre Strafe in einer Strafvollzugsanstalt. Die Dauer dieser Haft entspricht der vom Gericht verhängten Strafe.
- *Maßnahmenvollzug*: Bei Personen, die aufgrund einer psychischen Störung oder einer Sucht eine Straftat begangen haben, kann eine Unterbringung in einer spezialisierten Einrichtung angeordnet werden. Ziel ist die Behandlung der zugrunde liegenden Störung mit dem Ziel der sozialen Wiedereingliederung.

- Weitere Haftarten sind die *Administrativhaft* (Ausländer ohne Aufenthaltsbewilligung in der Schweiz), die *Auslieferungshaft* (Personen, die wegen einer im Ausland begangenen Straftat verfolgt oder bereits zu einer Strafe verurteilt wurden, um sie an den ersuchenden Staat auszuliefern) und die *fürsorgerische Unterbringung* (freiheitsentziehende Maßnahme, die angeordnet wird, wenn eine Person eine Gefahr für sich selbst oder für Dritte darstellt).

Die Entwicklung der Zahl der in der Schweiz inhaftierten Personen nach Haftart von 1988–2023 wird in Abb. 15.2 dargestellt. Von den im Januar 2023 6445 Personen in Haft befanden sich 1924 (30 %) Personen in Untersuchungs- und Sicherheitshaft, 4171 (65 %) im Straf- und Maßnahmenvollzug, 145 (2 %) im Zwangsvollzug nach dem Bundesgesetz über die Ausländer und die Integration und 205 (3 %) in anderen Haftarten (BFS 2023c).

Freiheitsstrafen können in verschiedenen Formen vollzogen werden: ordentlicher Vollzug, Halbgefangenschaft, gemeinnützige Arbeit und Electronic Monitoring. Der ordentliche Vollzug ist die klassische Form, bei der die Häftlinge ständig in der Anstalt verbleiben. Bei der Halbgefangenschaft verbringen die verurteilten Personen ihre Freizeit und ihre Ruhezeiten im Gefängnis, können aber außerhalb arbeiten oder sich weiterbilden, wodurch sie ihre beruflichen und sozialen Bindungen aufrechterhalten können. Bei Electronic Monitoring bleiben die Personen mit einem Sender

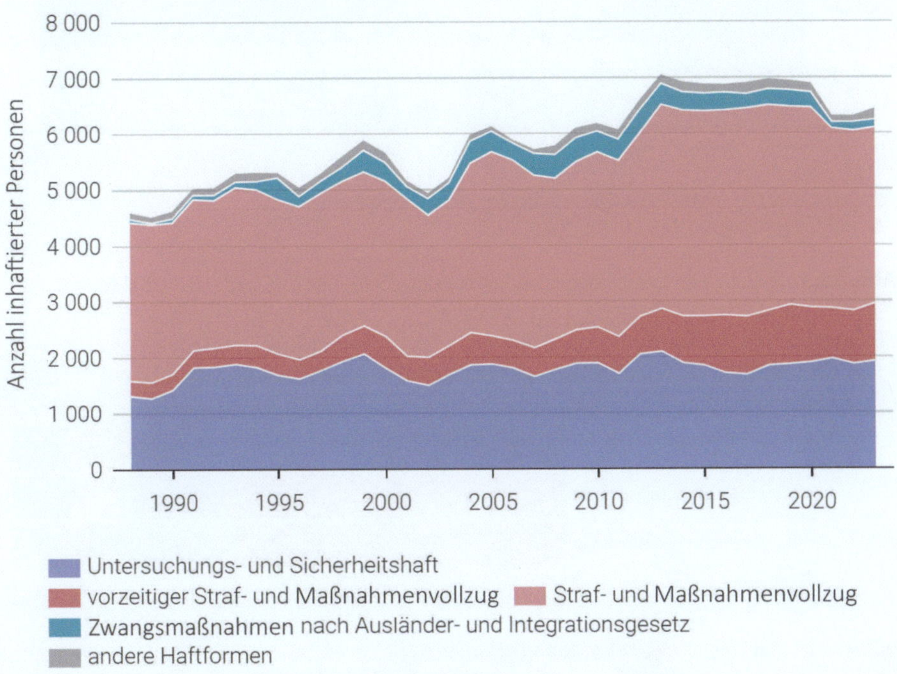

Abb. 15.2 Entwicklung des Insassenbestandes nach Haftform, 1988–2023. (Quelle: BFS 2023c)

am Fußgelenk zu Hause, wodurch soziale Auswirkungen wie der Verlust des Arbeitsplatzes, der Wohnung und der Sozialleistungen vermieden werden. Gemeinnützige Arbeit beinhaltet unbezahlte Dienste für soziale Einrichtungen oder öffentliche Arbeiten, wie in Krankenhäusern oder Umweltorganisationen (SKJV 2024b).

Die Form des Vollzugs der Sanktionen im Laufe der Zeit ist in Abb. 15.3 dargestellt. Im Jahr 2022 wurden von den 11.918 Inhaftierungen 8383 (70 %) im ordentlichen Vollzug, 148 (1 %) in Halbgefangenschaft, 2946 (25 %) in Form von gemeinnütziger Arbeit und 441 (4 %) in Form von Electronic Monitoring vollzogen (BFS 2023d). Betrachtet man die Form des Vollzugs nach Nationalität, so waren die meisten Personen im ordentlichen Vollzug Ausländer (65 %), während gemeinnützige Arbeit (61 %) und elektronisch überwachter Strafvollzug (59 %) eher Schweizer Bürgern zugewiesen wurden (Abb. 15.4).

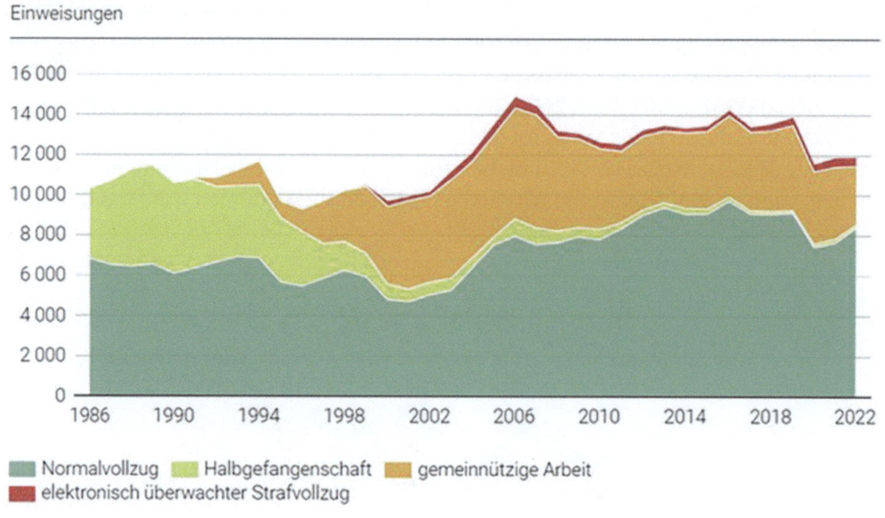

Abb. 15.3 Vollzug von Sanktionen nach Vollzugsart, 1986–2022. (Quelle: BFS 2023d)

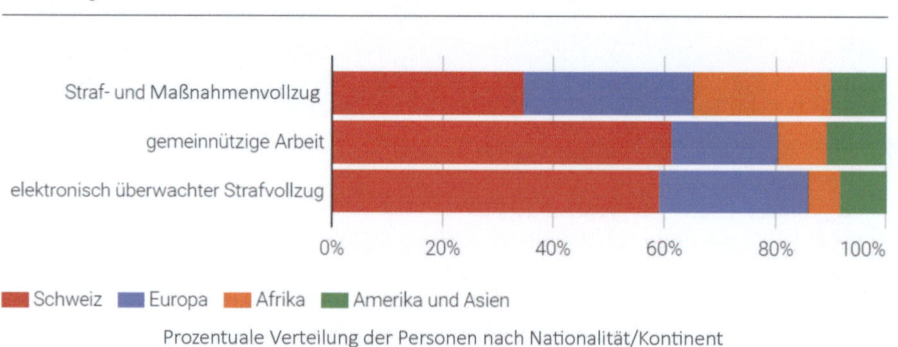

Abb. 15.4 Vollzugsform nach Nationalität, 2022. (Quelle: BFS 2023e)

Untersuchungshaft und Sicherheitsverwahrung

Untersuchungs- und Sicherheitshaft kann angeordnet werden, wenn eine Person dringend verdächtigt wird, eine schwere Straftat begangen zu haben, und wenn Fluchtgefahr, Kollusionsgefahr (Verfälschung von Beweismitteln) oder Rückfallgefahr besteht (vgl. Art. 221 der Strafprozessordnung – SR 312.0).

Die Untersuchungs- und Sicherheitshaft nach Kanton ist in Abb. 15.5 dargestellt. Am 31. Januar 2023 befanden sich 30 % der in der Schweiz freiheitsbeschränkten Personen in Untersuchungs- oder Sicherheitshaft. Auf die Kantone Zürich, Waadt und Genf entfielen 54 % der Untersuchungshaft. Abb. 15.6 zeigt, dass die meisten Untersuchungs- und Sicherheitshaftfälle bei erwachsenen Personen (über 24 Jahre,

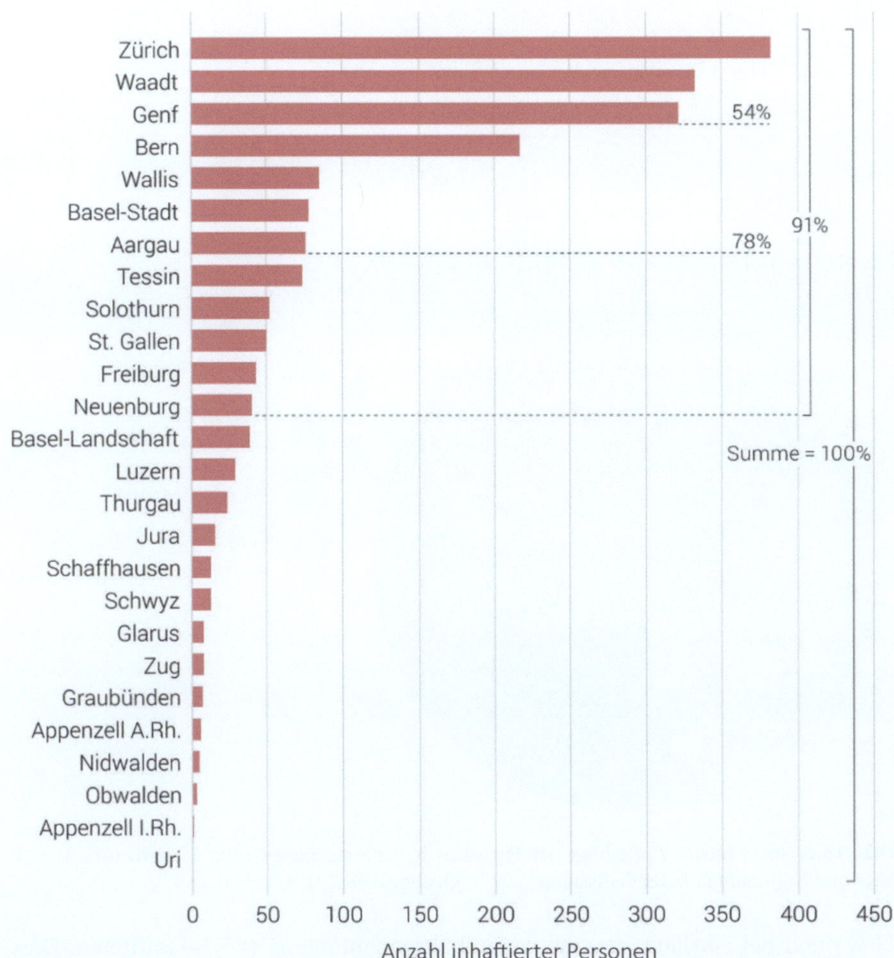

Abb. 15.5 Anzahl der Personen in Untersuchungshaft und Sicherheitshaft nach Kanton, 2023. (Quelle: BFS 2023f)

Nach Alter

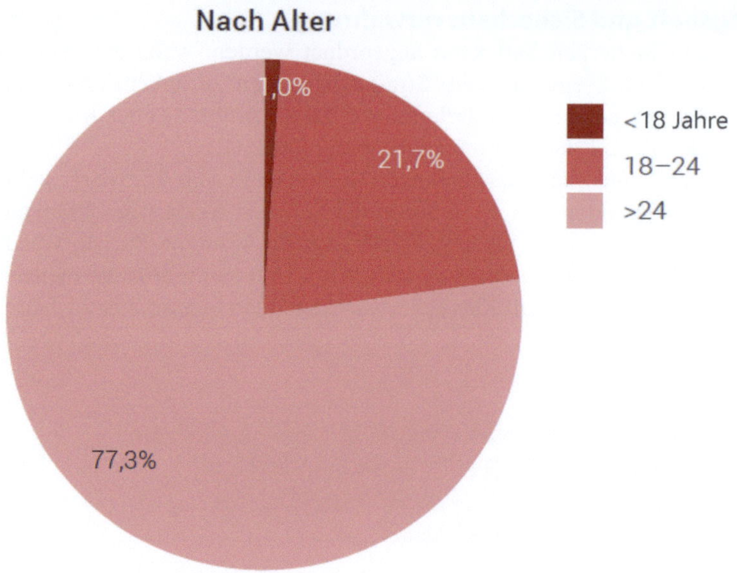

Nach Nationalität und Aufenthaltsstatus

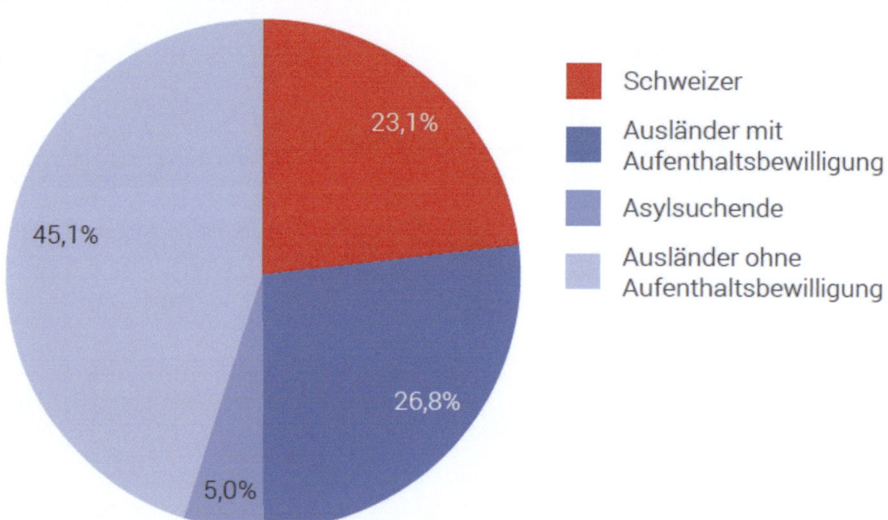

Abb. 15.6 Prozentuale Aufteilung der Personen in Untersuchungs- und Sicherheitshaft nach Alter und Nationalität/Aufenthaltsstatus, 2023. (Quelle: BFS 2023g)

77 %) und bei Ausländern ohne Aufenthaltsgenehmigung (45 %) auftreten. Dies deutet auf eine intensive Anwendung der Untersuchungshaft bei Ausländern ohne Aufenthaltsgenehmigung hin (Fink 2019a).

Vollstreckung von Strafen und Maßnahmen

In der Schweiz werden die strafrechtlichen Sanktionen in zwei Kategorien unterteilt: Strafen und Maßnahmen (Thommen 2018). Die Strafen (Freiheitsstrafen und Geldstrafen) sind größtenteils vergeltender Natur und sollen künftiges kriminelles Verhalten verhindern. Sie werden in der Regel in normalen Strafvollzugsanstalten vollzogen, die Arbeits- und Ausbildungsmöglichkeiten bieten und die Entwicklung der persönlichen und sozialen Kompetenzen der Inhaftierten fördern sollen.

Die Maßnahmen sind in erster Linie präventiver Natur und sollen die Gesellschaft vor als gefährlich eingestuften Personen schützen, entweder durch Rehabilitation (therapeutische Maßnahmen) oder durch ihre Inhaftierung auf unbestimmte Zeit als Sicherheitsmaßnahme (Artikel 64 StGB, insbesondere bei Personen, die Gewalt- und Sexualverbrechen begangen haben und aufgrund ihrer Persönlichkeitsmerkmale oder psychischen Gesundheitsprobleme mit hoher Wahrscheinlichkeit rückfällig werden). Zu den therapeutischen Maßnahmen gehören die Behandlung von Personen mit schweren psychischen Störungen (Artikel 59 StGB), die Behandlung von Suchterkrankungen (Artikel 60 StGB), die Behandlung von jungen Erwachsenen (unter 25 Jahren) mit Entwicklungsstörungen (Artikel 61 StGB) und sonstige nicht näher bezeichnete Krankenhausmaßnahmen. Die Dauer der Maßnahmen zur Behandlung von Personen mit schweren psychischen Störungen ist unbestimmt, wobei jährliche Wiederbewertungen vorgenommen werden. Maßnahmen werden in der Regel angeordnet, wenn eine Strafe allein als nicht ausreichend angesehen wird, um einen Rückfall zu verhindern. Therapeutische Maßnahmen werden in verschiedenen spezialisierten Einrichtungen (z. B. Maßnahmezentren, psychiatrische Kliniken oder Strafvollzugsabteilungen) durchgeführt (Gonçalves et al. 2021a).

Im Jahr 2022 verbüßten 3981 Personen eine Strafe, was rund 79 % der Inhaftierten entspricht. Mehr als 94 % waren Männer, 73 % Ausländer und 14 % waren jünger als 25 Jahre (BFS 2023h). Zwischen 1984 und 2022 stieg die Anzahl der Strafen um 39 % und die durchschnittliche Dauer der Strafen von 92 auf 162 Tage (BFS 2023i).

Im selben Zeitraum erhielten 21 % der Personen (1069), denen die Freiheit entzogen wurde, eine Maßnahme. Die Mehrheit davon waren Männer (93 %) und Schweizer Bürger (66 %), im Gegensatz zu den Strafen, bei denen Ausländer stärker vertreten sind. Weitere 10 % waren junge Menschen unter 25 Jahren (BFS 2023j). Zwischen 1984 und 2022 stieg die Zahl der verhängten Maßnahmen um 190 % und ihre durchschnittliche Dauer verlängerte sich beträchtlich von 1,6 auf 5,4 Jahre (BFS 2023k).

Abb. 15.7 zeigt die durchschnittliche Anzahl der Personen nach Art der angewandten Maßnahme (BFS 2023l). Die Behandlung von psychischen Störungen war mit 713 die häufigste Maßnahme im Jahr 2022, gefolgt von 145 Verwahrungen, 130 Suchtbehandlungen, 70 für junge Erwachsene und 12 sonstige Maßnahmen. Auffallend ist der große Anstieg der Maßnahmen zur Behandlung psychischer Störungen, die von 13 im Jahr 1984 auf 713 im Jahr 2022 anstiegen, was einem Anstieg von 5385 % entspricht. Ursächlich hierfür wird das repressivere Klima in den

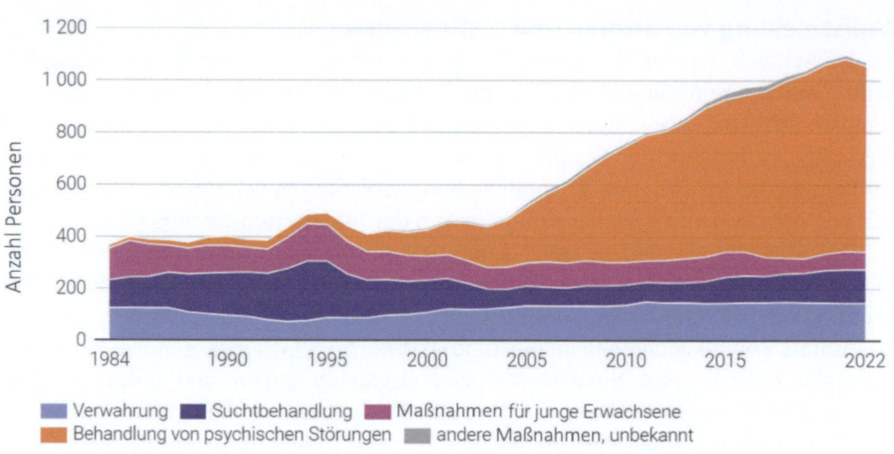

Abb. 15.7 Durchführung der Maßnahmen, 1984–2022. (Quelle: BFS 2023l)

2000er-Jahren gegenüber schweren Straftätern mit psychischen Störungen erklärt sowie auch die abnehmende Bereitschaft der Behörden, Maßnahmen zur Behandlung psychischer Störungen aufzuheben (Fink 2019b).

15.2.4 Inhaftierte Personen

Abb. 15.8 zeigt die Entwicklung der inhaftierten Personen von 1984–2022. Im Januar 2023 bildeten Frauen 6 % der Personen, die Strafen oder Maßnahmen verbüßten, 71 % waren Ausländer, 13 % junge Erwachsene unter 25 Jahren und 18 % 50 Jahre oder älter. Wir sehen, dass die Inhaftierungen von Männern, Ausländern und Personen zwischen 25 und 49 Jahren nach dem Jahr 2000 deutlich zugenommen haben. Die Zahl der älteren Inhaftierten (50 Jahre oder älter) ist ebenfalls ständig gestiegen.

15.2.5 Die Schweiz im europäischen Kontext

Die Schweiz hat eine Inhaftierungsrate von 72 inhaftierten Personen pro 100.000 Einwohner, was unter dem europäischen Durchschnitt (117/100.000) liegt: 5 % sind Frauen, 16 % sind über 50 Jahre alt. Schweizer Gefängnisse sind zu 88 % belegt und das Verhältnis von 1,6 inhaftierten Personen pro Justizvollzugsbeamten sind dem europäischen Durchschnitt ähnlich (Aebi et al. 2023).

Über 70 % der inhaftierten Personen sind ausländischer Herkunft was fast 5-mal so hoch ist wie der europäischen Durchschnitt (16 %), nach Luxemburg (73 %), Lichtenstein (83 %) und Monaco (93 %). Der Anteil der Personen in Untersuchungshaft ist ebenfalls hoch (45 % in der Schweiz im Vergleich zu 29 % im europäischen Durchschnitt). Abgesehen davon war die Zahl der Einweisungen in Strafvollzugsanstalten

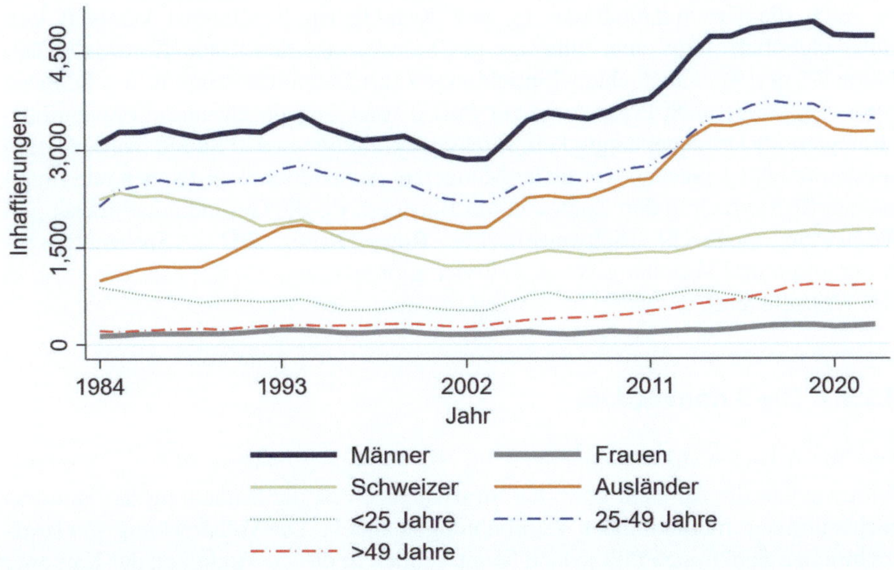

Abb. 15.8 Entwicklung der inhaftierten Bevölkerung in der Schweiz, 1984–2022. (Quelle: BFS 2023h, j)

(486 pro 100.000 Einwohner) die zweithöchste in Europa (165 im Durchschnitt). Allerdings war auch die durchschnittliche Haftdauer (1,8 Jahre) die zweitniedrigste in Europa (Durchschnitt 11,2 Jahre) (Aebi et al. 2023). Es gibt also viele Inhaftierungen, aber die Personen bleiben tendenziell nur kurze Zeit in Haft.

15.3 Gefängnismedizin in der Schweiz

Das Gesundheitssystem im Strafvollzug in der Schweiz ist durch ein hohes Maß an kantonaler Autonomie gekennzeichnet. Die Kantone setzen Bundesgesetze wie das Strafgesetzbuch und die Strafprozessordnung um, doch in mehreren Bereichen wird kantonale Recht angewendet. Kantonale Gesetze, die Organisationsstrukturen und die Arbeitsverfahren variieren z. T. stark zwischen den Kantonen mit einer Vielfalt von Normen und Praktiken in den verschiedenen kantonalen Strafvollzugs-Gesundheitssystemen (Sprumont et al. 2009).

In sechs Kantonen (Genf, Waadt, Wallis, Neuenburg, Tessin und Basel-Stadt) ist die Gefängnismedizin unabhängig von Justiz und Strafvollzug organisiert, wobei die Mediziner*innen und das Pflegepersonal im Dienst des Gesundheitsdepartements stehen. Die Schweiz war mit dem Kanton Genf weltweit das erste Land, das den Übergang zu einer von Justiz und Strafvollzug unabhängigen Gesundheitsversorgung in Gefängnissen vollzog (Delessert und Golay 2019). In den meisten Schweizer Kantonen sind die medizinischen Dienste allerdings immer noch der Justiz oder den Strafvollzugsbehörden unterstellt, was zu Loyalitätskonflikten führen kann (Pont et al. 2012).

Auch die Gesundheitsförderung und Krankheitsprävention ist kantonal sehr unterschiedlich. Laut einer Umfrage des Schweizerischen Roten Kreuzes (2023) boten 37 der 91 untersuchten Einrichtungen des Freiheitsentzugs in der Schweiz Sport an, einige auch Programme zur Suizid- und Gewaltprävention. Präventionsstrategien für Drogenabhängigkeit, Infektionskrankheiten und Suizid wurden kaum umgesetzt. Als Ursachen wurde der Mangel an personellen, logistischen und finanziellen Ressourcen in den Kantonen mit Barrieren für die Gesundheitsförderung in Verbindung gebracht (Schweizerisches Rotes Kreuz 2023). Spritzentauschprogramme und Verteilung von Kondomen gibt es in nur 1/6 der Kantone (v. a. in der Westschweiz).

15.3.1 Die 3 Konkordate

Der Bund besitzt die Zuständigkeit für die Strafgesetzgebung und das Strafverfahren sowie die Aufsicht über den Strafvollzug, was die Einhaltung des Bundesrechts und der internationalen Verpflichtungen angeht. Die Vollstreckung von strafrechtlichen Sanktionen fällt jedoch hauptsächlich in die Zuständigkeit der Kantone. Um Ressourcen und Kompetenzen zu optimieren, wurden interkantonale Bündnisse gebildet, die 3 Konkordate (das Ostschweizer, das Zentral- und Nordwestschweizer sowie das Westschweizer Konkordat), die auf eine verbesserte institutionelle Planung abzielen, um eine verbesserte Kohärenz im Schweizer Strafsystem zu gewährleisten (SKJV 2024d).

15.3.2 Finanzierung der Gesundheitsleistungen

Die Minimalanforderungen der Vereinten Nationen für die Behandlung von Gefangenen (Nelson-Mandela-Regeln) besagen, dass Personen, die in Haft leben, eine äquivalente Gesundheitsversorgung wie diejenigen in Freiheit erhalten sollen, und der Zugang zu kostenloser Gesundheitsversorgung ohne Diskriminierung aufgrund des Aufenthaltsstatus gewährleistet werden muss (Büro der Vereinten Nationen für Drogen- und Verbrechensbekämpfung ([UNODC] 2016). In der Schweiz hat der Bundesrat mehrfach die Fürsorgepflicht des Staates gegenüber inhaftierten Personen bestätigt. So müssen die im Leistungskatalog der Krankenversicherung vorgesehenen Behandlungen gewährleistet werden. Dennoch ist die Übernahme der Gesundheitskosten in Haft in der Schweiz heterogen. Die Kantone haben unterschiedliche Systeme zur Finanzierung der Leistungen, was zu Ungleichbehandlungen führen kann (Schweizerische Akademie der Medizinischen Wissenschaften [SAMW] 2019).

Im Widerspruch zu den Grundsätzen der Nelson Mandela-Regeln und den Stellungnahmen des Bundesrates schlagen die Konferenz der kantonalen Justiz- und Polizeidirektoren (KKJPD), die Konferenz der kantonalen Sozialdirektoren (SODK) sowie die Leitung der Schweizerischen Konferenz für Sozialhilfe (SKOS) vor, dass die Gesundheitskosten als persönliche Ausgaben definiert werden und somit von den inhaftierten Personen selbst getragen werden könnten. Diese Kostenbeteiligung ist ein Hindernis, das Menschen, die in Haft leben, dazu bringen kann, auf die notwendige Gesundheitsversorgung zu verzichten. Dies schadet nicht nur den inhaftierten Personen, indem es die rechtzeitige Diagnose und Behandlung von Krankheiten verzögert, sondern auch der Allgemeinbevölkerung, indem es das Ansteckungsrisiko während und nach der Inhaftierung erhöht und zusätzliche Behandlungskosten begünstigt. Die Zentrale Ethikkommission der Schweizerischen Akademie der Medizinischen Wissenschaften empfiehlt als Lösung für diese Herausforderung eine Harmonisierung der Praktiken in allen Kantonen, indem alle inhaftierten Personen der obligatorischen Krankenversicherung unterstellt werden (SAMW 2019).

15.3.3 Prävention

Die Epidemienverordnung von 2016 soll die Früherkennung, die Überwachung und die Prävention von übertragbaren Krankheiten verbessern. Artikel 30 dieses Gesetzes regelt die Maßnahmen zur Verhinderung der Ausbreitung von Infektionskrankheiten in Haftanstalten. Demnach müssen den inhaftierten Personen Zugang zu Maßnahmen zur Infektionsprävention angeboten werden und je nach Infektionsrisiko, Gesundheitszustand, Risikoverhalten, Aufenthaltsdauer und Haftbedingungen angepasst werden. Es wird gefordert, dass inhaftierte Personen schnell auf Infektionsrisiken untersucht werden, über Infektionskrankheiten informiert werden und Zugang zu Präventionsmitteln (inkl. Kondome und steriles Injektionsmaterial), angemessener medizinischer Behandlung und Pflege sowie Impfungen haben (Bundesamt für Gesundheit [BAG] 2024).

In ihrem Bericht über die Besuche in 13 schweizer Haftanstalten zwischen November 2019 und Mai 2021 untersuchte die Nationale Kommission zur Verhütung von Folter (NKVF) die Umsetzung der Bestimmungen der Epidemienverordnung. Besondere Aufmerksamkeit wurde den medizinischen Eingangsuntersuchungen und den Maßnahmen zur Prävention übertragbarer Krankheiten gewidmet (NKVF 2022).

Die Mehrheit der Einrichtungen führte innerhalb von 24 h nach der Aufnahme ein medizinisches Erstgespräch durch, wobei je nach Bedarf weitere Untersuchungen durchgeführt wurden. Es wurden jedoch Lücken festgestellt, insbesondere in kleineren Einrichtungen und solchen ohne eigenen medizinischen Dienst. Außerdem wurden Feststellungen über erlittene Verletzungen nicht systematisch erhoben und dokumentiert. Was die Prävention übertragbarer Krankheiten betrifft, so waren zwar im Allgemeinen Informationen zur Sensibilisierung verfügbar, doch die Anwendung spezifischer Präventionsmaßnahmen war von Einrichtung zu Einrichtung unterschiedlich. Die Verfügbarkeit von Substitutionstherapien, Impfstoffen und Kondomen war fast überall gegeben, die Ausgabe von sterilem Injektionsmaterial und anderen Maßnahmen zur Risikoverminderung blieben jedoch begrenzt.

Zusammenfassend lässt sich sagen, dass die Umsetzung der Epidemienverordnung in den Strafvollzugsanstalten sehr unterschiedlich war. Die NKVF hat daher den Bundesrat aufgefordert, für eine einheitliche Anwendung dieses Gesetzes in allen Kantonen zu sorgen, und empfiehlt eine verstärkte Zusammenarbeit zwischen den für den Vollzug von strafrechtlichen Sanktionen zuständigen Behörden und dem Bundesamt für Gesundheit.

Schweizerisches Kompetenzzentrum für den Justizvollzug (SKJV)

Das Schweizerische Kompetenzzentrum für den Justizvollzug (SKJV) hat zum Ziel, die Konferenz der Kantonalen Justiz- und Polizeidirektorinnen und -direktoren (KKJPD), die Kantone und die drei Konkordate bezüglich der Ausbildung des Personals und der inhaftierten Personen sowie der Entwicklung im Bereich des Strafvollzugs auf nationaler Ebene zu unterstützen. Es fungiert als Schnittstelle zwischen den politischen Entscheidungsträger*innen und den Fachleuten. In diesem Sinne hilft es bei der Kommunikation und der Vereinheitlichung der Strafvollzugspraktiken zwischen den verschiedenen Regionen des Landes (SKJV 2024e).

15.3.4 Konferenz der Schweizerischer Gefängnisärztinnen und -ärzte

Die Konferenz der Schweizer Gefängnisärztinnen und -ärzte (KSG) ist eine Organisation, in der die in den Strafvollzugsanstalten der Schweiz tätigen Ärzte*innen zusammengeschlossen sind. Sie will eine qualitativ hochwertige und einheitliche medizinische Versorgung für inhaftierte Personen sicherstellen, indem sie die Weiterbildung von Ärzt*innen und Pflegefachpersonen unterstützt, Gesundheits- und Pflegestandards entwickelt sowie die Interessen ihrer Mitglieder gegenüber Behörden und anderen Organisationen vertritt. Ihre Aufgaben sollen sicherstellen, dass in der Schweiz inhaftierte Personen eine angemessene und menschenwürdige Gesundheitsversorgung erhalten, die den internationalen Standards entspricht (KSG 2024).

Die KSG veranstaltet außerdem jährliche Fachtagungen, die dem Austausch von Erfahrungen und Problemen sowie der Entwicklung von Best-practice-Modellen dienen. Auf nationaler Ebene arbeitet die KSG mit allen wichtigen Partnern zusammen, v. a. der Verbindung der Schweizer Ärzte (FMH), der Schweizer Akademie der medizinischen Wissenschaften (SAMW) sowie dem Bundesamt für Gesundheit (BAG) und dem Schweizerischen Kompetenzzentrum für den Justizvollzug (SKJV).

Forum Pflegedienste im schweizerischen Strafvollzug

Das Forum Pflegedienste im schweizerischen Strafvollzug ist eine Plattform für Gesundheitsfachkräfte, die in Schweizer Gefängnissen arbeiten. Es fördert den Austausch von Informationen, bewährten Praktiken und Wissen zwischen den verschiedenen Akteuren in diesem Bereich.

Das Forum arbeitet eng mit der KSG zusammen und organisiert regelmäßig Konferenzen, Workshops und Schulungen für Pflegekräfte, die es ihnen ermöglichen, sich in diesem Bereich auf dem Laufenden zu halten und Probleme im Zusammenhang mit der Gesundheit im Gefängnis zu diskutieren, sowie innovative Lösungen zur Verbesserung der Pflege und Betreuung von Patient*innen auszutauschen (Forum Pflegedienste im schweizerischen Strafvollzug 2024).

15.3.5 Weiterbildung

Die Schweiz bietet auch Weiterbildungsprogramme in den Bereichen Gesundheit im Strafvollzug und forensische Psychologie und Psychiatrie an, darunter das CAS Gesundheit im Strafvollzug (Université de Genève 2024) und das CAS Forensische Psychiatrie und Psychologie (Université de Lausanne 2024). Diese Weiterbildungen sind für Fachkräfte konzipiert, die ihre Kenntnisse und Fähigkeiten in diesen Spezialgebieten vertiefen möchten.

CAS Gesundheit im Strafvollzug

Die Universität Genf bietet ein Weiterbildungsprogramm (CAS – Certificate of Advanced Studies) im Bereich Gesundheit im Strafvollzug an, welches alle 2 Jahre angeboten wird. Dieses Programm richtet sich an alle Fachkräfte, die im Bereich des Strafvollzugs tätig sind, v. a. Ärzt*innen, Psychiater*innen, Pflegefachkräfte, Sozialarbeiter*innen und auch Vollzugsbeamt*innen (Université de Genève 2024).

Das CAS umfasst 5 Module über 3 oder 4 Tage, die die rechtlichen Aspekte und den Strafvollzug, die Gefängnisorganisation und ihre Auswirkungen, die psychische Gesundheit, die allgemeinmedizinische Versorgung und Sucht sowie gefährdete Bevölkerungsgruppen abdecken. Die Ziele sind vielfältig: Verständnis des Kontexts und der Herausforderungen der Gesundheit im Gefängnis, Integration von Konzepten der klinischen und sozialen Epidemiologie, Vertrautheit mit den neuesten psychotherapeutischen und medizinischen Ansätzen im Strafvollzug, Entwicklung analytischer und kritischer Fähigkeiten, Erwerb klinischer Fähigkeiten, die in verschiedenen Versorgungskontexten anwendbar sind, sowie Kenntnis des rechtlichen Rahmens und der Netzwerke im Gesundheits- und Strafvollzug.

CAS in forensischer Psychiatrie und Psychologie

Das CAS in forensischer Psychiatrie und Psychologie, das von der Universität Lausanne angeboten wird, ist ein 18-monatiges Fortbildungsprogramm für Psychiater*innen, Kinderpsychiater*innen und Psycholog*innen. Dieses Programm verbindet Theorie und Praxis, um die Fachkräfte auf Expertenrollen in forensischen und therapeutischen Bereichen vorzubereiten (Université de Lausanne 2024).

Das CAS umfasst insgesamt 15 Module, die 30 Unterrichtstagen entsprechen, und verfolgt zwei Ziele: Erwerb der Kenntnisse und Fähigkeiten, die für die Praxis der forensischen Psychiatrie und Psychologie erforderlich sind, und die Beherrschung der theoretischen Grundlagen für die Erstellung von Gutachten und Therapien im Straf-, Zivil- und Verwaltungsrecht, insbesondere im Versicherungsrecht.

15.3.6 Vulnerabilität

Personen in Haft kumulieren, in der Schweiz wie anderswo, mehrere gesundheitliche Risikofaktoren: Der niedrige sozioökonomische Status führt zu einer erhöhten Häufigkeit von Krankheiten. Darüber hinaus sanktioniert die Justiz Menschen mit Suchtproblemen und Menschen mit psychischen Erkrankungen, die meist aufgrund des Platzmangels in geeigneten Strukturen oftmals in Gefängnissen untergebracht werden. Dies führt zu einer Konzentration von Krankheiten im Gefängnis, was sich nicht nur auf die inhaftierten Personen schädlich auswirkt, sondern auch auf ihr Umfeld: Mitgefangene, Gefängnispersonal, Anwälte und auch die freie Gesellschaft.

Das Risiko einer Verschlechterung der Gesundheit im Gefängnis hängt mit dem Wesen und der Organisation des Gefängnisses zusammen: Isolation, Verschlechterung sozialer Bindungen, Überbelegung, Mangel an Beschäftigung und Ausbildung, Verlust von Intimsphäre, Bestrafung. So beobachtet man z. B. eine um das Zehnfache erhöhte Sterblichkeitsrate durch Suizid für Menschen in Isolationshaft. Studien zeigen, dass dieser Effekt auch nach der Entlassung anhält. Darüber hinaus haben viele Menschen im Gefängnis keinen Aufenthaltsstatus und keine Krankenversicherung, was die Kontinuität der Versorgung nach der Entlassung erschwert.

15.3.7 Morbidität

Eine Studie, die die Krankenakten von 2195 Männern und Frauen untersuchte, die 2007 in Genf aus dem Untersuchungsgefängnis entlassen wurden (Wolff et al. 2011), berichtet, dass die häufigsten Krankheiten im Gefängnis Hautprobleme (27 %), Infektionskrankheiten (24 %), Probleme mit dem Muskel-Skelett-System (19 %), Verletzungen (18 %) und Probleme mit der Verdauung (15 %) oder den Atemwegen (14 %) waren. Eine längere Dauer im Gefängnis war mit mehr Gesundheitsproblemen verbunden. Muskel- und Skelett-Probleme (13 %), Infektionskrankheiten (9 %) und Verdauungsprobleme (8 %) wurden in einer Studie an 1664 erwachsenen Häftlingen im Kanton Waadt am häufigsten berichtet (Moschetti et al. 2017). Bluthochdruck (12 %) und Herz-Kreislauf-Erkrankungen (6 %) waren die häufigsten Risikofaktoren für eine schwere Covid-19-Erkrankung bei den Insassen der beiden größten Gefängnisse der Schweiz (Gonçalves et al. 2021b).

Ähnlich wie in der Schweiz haben Menschen in Haft auf internationaler Ebene in der Regel eine hohe Rate an Infektionskrankheiten, Bluthochdruck, Verdauungs-, Infektions-, Herz-Kreislauf-, Atemwegs-, endokrinen, metabolischen und Immunproblemen (Maruschak et al. 2021; Voller et al. 2016). Infektionskrankheiten wie Hepatitis und HIV treten im Gefängnis bis zu 9-mal häufiger auf als in der Allgemeinbevölkerung und können sich aufgrund der Promiskuität der inhaftierten Personen, des begrenzten Zugangs zu angemessenen sanitären Einrichtungen und der Überbelegung leichter verbreiten (Gétaz 2019; Gétaz et al. 2019).

Inhaftierte Personen nehmen mehr Gesundheitsleistungen in Anspruch als Personen außerhalb des Gefängnisses. In Waadt haben 82 % der inhaftierten Personen während ihrer Haftzeit mindestens einen Besuch beim Allgemeinmediziner*innen

(0,6 Besuche pro Monat), 90 % bei Pflegefachkräften (2,6 Besuche pro Monat) und 43 % bei Psychiater*innen (0,6 Besuche pro Monat) (Moschetti et al. 2017). Frauen nehmen mehr Gesundheitsdienste in Anspruch und die Zahl der Konsultationen beim Hausarzt/bei der Hausärztin steigt mit zunehmendem Alter. Infektions-, Muskel- und Skelettkrankheiten sowie Nerven- und Kreislauferkrankungen sind die Hauptgründe für Konsultationen bei Allgemeinmediziner*innen und Pflegekräfte (Moschetti et al. 2017).

15.3.8 Psychische Gesundheit

Eine empirische Studie für zwischen 2007 und 2008 neu in Administrativhaft in Basel eintretende Personen ergab, dass 76 % an mindestens einer psychiatrischen Störung litten, 16 % fünf oder mehr psychiatrische Diagnosen hatten und 26 % eine schwere psychische Erkrankung aufwiesen (Graf et al. 2013, Tab. 15.1). Der Anteil an Suchtkrankheiten, Psychosen und affektiven Störungen war hoch. Basierend auf den Krankenakten der Strafanstalten schätzten Studien aus Genf den Anteil der Personen mit psychischen Symptomen auf 28–33 % (Gonçalves et al. 2024; Wolff et al. 2011). Einige psychische Störungen werden jedoch nicht erkannt und tauchen daher nicht in den Registern auf. Auf internationaler Ebene weisen Menschen in Haft im Allgemeinen eine hohe Prävalenz von substanzbezogenen Störungen, Depressionen, Angststörungen (einschließlich Phobien und PTSD), Persönlichkeitsstörungen, psychotischen Syndromen und Aufmerksamkeitsdefizit-/Hyperaktivitätsstörungen auf (Baranyi et al. 2019; Fovet et al. 2020; Prins 2014).

Eine Studie mit 1664 erwachsenen Häftlingen im Kanton Waadt fand, dass 43 % eine psychosoziale Beratung in Anspruch genommen haben (Moschetti et al. 2017). Eine Studie mit 230 erwachsenen Männern, die in Genfer Administrativhaftanstalten inhaftiert waren, ergab, dass 30 % während ihrer Haftzeit psychologische Beratung erhielten, aber viele Personen, deren reduzierte psychische Gesundheit im Rahmen des Erstscreenings festgestellt wurde, und Personen, die sich während ihrer Haft selbst verletzt hatten, keine Beratung erhielten (Gonçalves et al. 2024).

15.3.9 Suizid und Selbstverletzungen

Selbstmordraten in Gefängnissen sind viel höher als in der Allgemeinbevölkerung (Fazel et al. 2017). Die offiziellen Statistiken der letzten 10 Jahre (2013–2022) zeigen, dass es durchschnittlich 7 Selbstmorde pro Jahr gab, was 47 % aller Todesfälle in Gefängnissen entspricht. Dies entspricht einer Rate von 103 Suiziden pro 100.000 Inhaftierten/Jahr in den letzten 10 Jahren, verglichen mit 10 Suiziden pro 100.000 Einwohner/Jahr in der Allgemeinbevölkerung (2011–2020; BFS 2022). Mit anderen Worten: Die Selbstmordrate in Gefängnissen ist etwa 10-mal höher als in der Allgemeinbevölkerung der Schweiz.

Metaanalysen zu Risikofaktoren für Suizid im Gefängnis zeigen, dass Suizidgedanken, eine Vorgeschichte selbstschädigender Handlungen und psychiatrische Störungen die wichtigsten Faktoren auf individueller Ebene sind (Favril et al. 2022;

Zhong et al. 2021). Auf der kontextuellen Ebene werden Selbstmorde im Gefängnis mit Einzelhaft und Einzelzellenunterbringung, Viktimisierung im Gefängnis, mangelnder sozialer Unterstützung und fehlenden Aktivitäten im Gefängnis in Verbindung gebracht (Favril et al. 2022; Zhong et al. 2021).

Selbstverletzungen sind eine große Herausforderung im Gefängnis (Fructuoso et al. 2019). Eine im Genfer Gefängnis Champ-Dollon durchgeführte Studie (Gétaz et al. 2021) ergab, dass zwischen 2016 und 2019 etwa 8 % der inhaftierten Personen Selbstverletzungen (z. B. Skarifizierung oder Schlucken fremder Gegenstände) begingen und 4 % einen Suizidversuch unternahmen (durch Strangulation oder Einnahme von Medikamenten). Im Jahr 2020, während der Covid-19-Pandemie, stiegen die Raten für Selbstverletzungen und Selbstmordversuche deutlich an und erreichten 13 % bzw. 7 %. Dies entspricht einem Anstieg von 57 % im Vergleich zu den Vorjahren. Eine weitere Studie, die im Jahr 2019 in Verwaltungshaftanstalten in Genf durchgeführt wurde, ergab, dass 12 % der inhaftierten Personen Selbstverletzungen im Gefängnis begangen hatten (Gonçalves et al. 2024).

Institutionelle Faktoren können sich negativ auf Selbstverletzungen auswirken. Beispielsweise zeigen Studien aus dem Kanton Genf, dass selbstschädigende Handlungen im Gefängnis häufiger sind, wenn die Überbelegung und der Turnover in der Einrichtung steigen (Baggio et al. 2018; Wolff et al. 2016). Die Haftbedingungen haben daher wichtige Auswirkungen auf den Respekt der Menschenrechte und die Gesundheit der inhaftierten Personen.

15.3.10 Verletzungen und Gewalt bei inhaftierten Personen sowie durch die Polizei oder Justizvollzugsbeamte

Gewalt ist ein wichtiges Thema im Strafvollzug; Gewalttaten sind dort häufiger als in der Allgemeinbevölkerung (Gravier und Marcot 2019). Verschiedene Faktoren wie die hohe Prävalenz von Persönlichkeitsstörungen und psychiatrischen Erkrankungen unter inhaftierten Personen, sowie die Lebensbedingungen in Haft können zu Gewalttaten führen (Rieder et al. 2010).

Eine Umfrage unter 2045 Angestellten in allen Arbeitsbereichen von 89 Strafvollzugsanstalten in der Schweiz zeigt, dass Angriffe auf das Personal selten sind (3 %) und dass Gewalt zwischen Inhaftierten eher verbaler (6 %) als physischer Natur ist (Isenhardt und Hostettler 2020). Viktimisierung und Gewalt zwischen Inhaftierten wirken sich negativ auf das Sicherheitsgefühl des Personals aus und erhöhen den Burnout. Von 52 inhaftierten Personen in Waadt hatten 15 % einen gewalttätigen Disziplinarverstoß und 42 % einen Disziplinarverstoß jeglicher Art innerhalb eines Jahres begangen (Abbiati et al. 2019).

Inhaftierte Personen werden gelegentlich Opfer von Gewalt durch Sicherheitskräfte. Untersuchungen in Genf zeigen, dass Anschuldigungen über Gewalt seitens der Polizei oder der Vollzugsbeamten von etwa 8–12 % der inhaftierten Personen, insbesondere der jüngeren, berichtet werden (Eytan et al. 2011; Wolff et al. 2011). CPT-Berichte bestätigen, dass es in einigen Haftanstalten für Jugendliche und Erwachsene in der Schweiz Gewalt seitens der Polizei und des Sicherheitspersonals gibt (Europäisches Antifolterkomitee [CPT] 2022). Verletzungen betreffen etwa 18 % der Inhaftierten und sind bei Männern doppelt so häufig wie bei Frauen (Wolff et al. 2011).

15.3.11   Monitoring und Evaluierung verstärken

Die oben genannten Grundsätze werden von Präventionsmechanismen auf nationaler (NKVF 2024) sowie auf internationaler Ebene (CPT 2024) überwacht. Dennoch lassen sich sehr unterschiedliche Praktiken der Kantone und sogar innerhalb der Kantone beobachten. Es ist dringend notwendig, qualitativ hochwertige medizinische Dienstleistungen sowie eine bessere Kohärenz der Abrechnungspraktiken und des Zugangs zu Gesundheitsleistungen zu gewährleisten. In diesem Zusammenhang sollten die inhaftierten Personen in die obligatorische Krankenversicherung einbezogen werden, was in der Schweiz immer noch nicht der Fall ist. Darüber hinaus sollten die kantonalen (Kantonsärzte) und eidgenössischen Stellen (Bundesamt für Gesundheit) sowie die Berufsverbände (FMH, FSP etc.) verstärkt auf die Einhaltung der Grundprinzipien in Strafvollzugsanstalten achten und Kontrollorgane einrichten. Aus Sicht der öffentlichen Gesundheit ist es unverantwortlich, in den Gefängnissen, die für ihre hohe Rate von Krankheiten bekannt sind, auf eine epidemiologische Überwachung zu verzichten. Im Gegensatz zu anderen Ländern werden den Häftlingen in der Schweiz nicht systematisch Bluttests angeboten, obwohl dies eine Schlüsselpopulation im Kampf gegen viele Infektionskrankheiten ist, wie z. B. gegen Hepatitis C. Studien zeigen, dass etwa ein Drittel der Patienten mit Hepatitis C regelmäßig inhaftiert wird. Das Gefängnis wäre daher der ideale Ort, um diese zu identifizieren, zu behandeln und zu heilen.

15.4   Blick in die Zukunft

Aufgrund der kantonalen Organisation sind die Gesundheitsdienste in der Schweiz sehr heterogen organisiert. Dies kann vorteilhaft sein, da durch die Nähe zu Politik und kantonalen EntscheidungsträgerInnen innovative Modelle schneller umgesetzt werden können. Trotzdem sollte eine Anpassung der Organisation der Gesundheitsversorgung in den Strafvollzugsanstalten darauf abzielen, die internationalen Standards einzuhalten, insbesondere in Bezug auf die Unabhängigkeit der Versorgung und die Professionalisierung der medizinischen Leistungen.
Die Finanzierung und der Zugang zur Gesundheitsversorgung sind nicht einheitlich, da kantonal sehr unterschiedlich organisiert. Der Zugang zu kostenloser Gesundheitsversorgung für alle inhaftierte Personen sollte durch eine national gültige gesetzliche Krankenversicherung geregelt werden.

Implikationen für die Praxis

- Die kantonale Organisation und die Autonomie der Gefängnisverwaltungen sowie die damit verbundene Gesundheitsversorgung sind sehr heterogen. So gibt es viele Best-practice-Modelle, wie z. B. der Spritzentausch und die Unabhängigkeit der Gesundheitsdienste, die in einigen Kantonen weltweit erstmals realisiert wurden. Es gibt in der Schweiz auch viele (zu) kleine Strafvollzugsanstalten mit oftmals weniger als 50 Haftplätzen. Diese sind zu klein, um professionelle Dienstleistungen durchgehend anzubieten, und führen dazu, dass die nationalen und internationalen Standards für die medizinische Versorgung nicht immer eingehalten werden können, insbesondere der Zugang zu Gesundheitsversorgung und die Vertraulichkeit.
- Die Zusammenlegung von Ressourcen in mobilen Teams, die in mehreren Haftanstalten tätig sind, stellt eine effiziente Lösung für die Organisation der Gesundheitsversorgung dar.
- Die systematische Untersuchung und medizinische Registrierung von Körperverletzungen im Gefängnis sind notwendig, ebenso wie die Übermittlung von Arztberichten über traumatische Verletzungen an die zuständigen Behörden.
- Aufklärung über übertragbare Krankheiten, deren Testung und Behandlung sowie der Zugang zu Kondomen, Spritzentauschprogrammen, sauberem Tätowiermaterial, Opioidsubstitutionsprogrammen und Impfungen muss in allen Haftanstalten gewährleistet sein.
- Fort- und Weiterbildung ist für die Entwicklung der Kompetenzen des Pflegepersonals und die Gewährleistung der Gleichwertigkeit und Qualität der Pflege unerlässlich und werden v. a in der Westschweiz angeboten.

Literatur

Abbiati M, Palix J, Gasser J, Moulin V (2019) Predicting physically violent misconduct in prison: A comparison of four risk assessment instruments. Behav Sci Law 37(1):61–77. https://doi.org/10.1002/bsl.2364. Zugriffsdatum 14.03.2024

Aebi MF, Cocco E, Molnar L (2023) Prisons and prisoners in Europe 2022: key findings of the SPACE I report. Series UNILCRIM 2023/2. Council of Europe and University of Lausanne

Baggio S, Gétaz L, Tran NT, Peigné N, Pala KC, Golay D, Heller P, Bodenmann P, Wolff H (2018) Association of overcrowding and turnover with self-harm in a Swiss pre-trial prison. Int J Environ Res Public Health 15(4):601. https://doi.org/10.3390/ijerph15040601. Zugriffsdatum 14.03.2024

Baranyi G, Scholl C, Fazel S, Patel V, Priebe S, Mundt AP (2019) Severe mental illness and substance use disorders in prisoners in low-income and middle-income countries: a systematic review and meta-analysis of prevalence studies. Lancet Glob Health 7(4):e461–e471. https://doi.org/10.1016/S2214-109X(18)30539-4. Zugriffsdatum 14.03.2024

Bundesamt für Gesundheit (BAG) (2024) Gesetzgebung Übertragbare Krankheiten – Epidemiengesetz (EpG). https://www.bag.admin.ch/bag/de/home/gesetze-und-bewilligungen/gesetzgebung/gesetzgebung-mensch-gesundheit/epidemiengesetz.html. Zugriffsdatum 14.03.2024

Bundesamt für Statistik (BFS) (2022) Suizidrate – Todesfälle durch Suizid pro 100.000 Einwohner/innen. https://www.bfs.admin.ch/bfs/de/home/statistiken/nachhaltige-entwicklung/monet-2030/alle-nach-themen/3-gesundheit/suizidrate.assetdetail.23567374.html. Zugriffsdatum 14.03.2024

Bundesamt für Statistik (BFS) (2023a) Anstalten des Freiheitsentzuges. https://www.bfs.admin.ch/bfs/de/home/statistiken/kriminalitaet-strafrecht/justizvollzug/justizvollzugseinrichtungen.assetdetail.24905179.html. Zugriffsdatum 14.03.2024

Bundesamt für Statistik (BFS) (2023b) Freiheitsentzug, Justizvollzugseinrichtungen am Stichtag. https://www.bfs.admin.ch/bfs/de/home/statistiken/kriminalitaet-strafrecht/justizvollzug/justizvollzugseinrichtungen.assetdetail.24825748.html. Zugriffsdatum 14.03.2024

Bundesamt für Statistik (BFS) (2023c) Entwicklung des Insassenbestandes nach Haftform, 1988–2023. https://www.bfs.admin.ch/bfs/de/home/statistiken/kataloge-datenbanken.assetdetail.24825844.html. Zugriffsdatum 14.03.2024

Bundesamt für Statistik (BFS) (2023d) Vollzug von Sanktionen nach Vollzugsart. https://www.bfs.admin.ch/bfs/de/home/statistiken/kataloge-datenbanken/grafiken.assetdetail.28305120.html. Zugriffsdatum 14.03.2024

Bundesamt für Statistik (BFS) (2023e) Vollzugsform nach Staatszugehörigkeit: Einweisungen und Einsätze. https://www.bfs.admin.ch/bfs/de/home/statistiken/kataloge-datenbanken/grafiken.assetdetail.28305119.html. Zugriffsdatum 14.03.2024

Bundesamt für Statistik (BFS) (2023f) Untersuchungs- und Sicherheitshaft nach Kanton. https://www.bfs.admin.ch/bfs/de/home/statistiken/kriminalitaet-strafrecht.assetdetail.24825831.html. Zugriffsdatum 14.03.2024

Bundesamt für Statistik (BFS) (2023g) Personen in Untersuchungs- und Sicherheitshaft. https://www.bfs.admin.ch/asset/de/24825838. Zugriffsdatum 14.03.2024

Bundesamt für Statistik (BFS) (2023h) Strafvollzug: mittlerer Insassenbestand nach Geschlecht, Nationalität und Alter. https://www.bfs.admin.ch/bfs/de/home/statistiken/kriminalitaet-strafrecht.assetdetail.28565814.html. Zugriffsdatum 14.03.2024

Bundesamt für Statistik (BFS) (2023i) Strafvollzug: Einweisungen, mittlerer Bestand, Aufenthaltstage. https://www.bfs.admin.ch/bfs/en/home/statistics/crime-criminal-justice.assetdetail.28565855.html. Zugriffsdatum 14.03.2024

Bundesamt für Statistik (BFS) (2023j) Massnahmenvollzug: mittlerer Insassenbestand nach Geschlecht, Nationalität und Alter. https://www.bfs.admin.ch/bfs/de/home/statistiken/kriminalitaet-strafrecht.assetdetail.28565832.html. Zugriffsdatum 14.03.2024

Bundesamt für Statistik (BFS) (2023k) Massnahmenvollzug: Einweisungen, mittlerer Bestand, Aufenthaltstage. https://www.bfs.admin.ch/bfs/de/home/statistiken/kriminalitaet-strafrecht.assetdetail.28565883.html. Zugriffsdatum 14.03.2024

Bundesamt für Statistik (BFS) (2023l) Massnahmenvollzug: mittlerer Bestand nach Art der Massnahme. https://www.bfs.admin.ch/bfs/de/home/statistiken/kriminalitaet-strafrecht/justizvollzug.assetdetail.28305121.html. Zugriffsdatum 14.03.2024

Büro der Vereinten Nationen für Drogen- und Verbrechensbekämpfung (UNODC) (2016) Mindestgrundsätze der Vereinten Nationen für die Behandlung der Gefangenen (Nelson-Mandela-Regeln). Wien. https://www.unodc.org/documents/justice-and-prison-reform/Nelson_Mandela_Rules-German.pdf. Zugriffsdatum 14.03.2024

Chatterjee B, Wolff H, Baggio S, Gétaz L (2019) Organisation des services médicaux en Suisse. In: Wolff H, Niveau G (Hrsg) Santé en prison. RMS éditions, S 169–175

Delessert D, Golay D (2019) Interventions psychiatriques et psychologiques auprès des adultes en milieu pénitentiaire en suisse. In: Wolff H, Niveau G (Hrsg) Santé en prison. RMS éditions, S 495–510

Der Bundesrat (2023) Geografie – Fakten und Zahlen. https://www.eda.admin.ch/aboutswitzerland/fr/home/umwelt/geografie/geografie%2D%2D-fakten-und-zahlen.html. Zugriffsdatum 14.03.2024

European Committee for the Prevention of Torture and Inhuman or Degrading Treatment or Punishment (CPT) (2022) Rapport au Conseil fédéral suisse relatif à la visite effectuée en Suisse par le Comité européen pour la prévention de la torture et des peines ou traitements inhumains ou dégradants (CPT) du 22 mars au 1er avril 2021. https://rm.coe.int/1680a6d051. Zugriffsdatum 14.03.2024

European Committee for the Prevention of Torture and Inhuman or Degrading Treatment or Punishment (CPT) (2024) CPT. https://www.coe.int/en/web/cpt. Zugriffsdatum 14.03.2024

Eytan A, Haller DM, Wolff H, Cerutti B, Sebo P, Bertrand D, Niveau G (2011) Psychiatric symptoms, psychological distress and somatic comorbidity among remand prisoners in Switzerland. Int J Law Psychiatry 34(1):13–19. https://doi.org/10.1016/j.ijlp.2010.11.003. Zugriffsdatum 14.03.2024

Favril L, Shaw J, Fazel S (2022) Prevalence and risk factors for suicide attempts in prison. Clin Psychol Rev 97:102190. https://doi.org/10.1016/j.cpr.2022.102190. Zugriffsdatum 14.03.2024

Fazel S, Ramesh T, Hawton K (2017) Suicide in prisons: An international study of prevalence and contributory factors. Lancet Psychiatry 4(12):946–952. https://doi.org/10.1016/S2215-0366(17)30430-3. Zugriffsdatum 14.03.2024

Fink D (2019a) La détention à Genève – réponse à une situation d'exception ou résultat d'une politique criminelle? In: Wolff H, Niveau G (Hrsg) Santé en prison. RMS éditions, S 221–229

Fink D (2019b) Privation de liberté en recul? La situation en Suisse. In: Wolff H, Niveau G (Hrsg) Santé en prison. RMS éditions, S 231–249

Forum Pflegedienste im schweizerischen Strafvollzug (2024) Forum Pflegedienste im schweizerischen Strafvollzug. https://forumprison.ch/de/. Zugriffsdatum 14.03.2024

Fovet T, Plancke L, Amariei A, Benradia I, Carton F, Sy A, Kyheng M, Tasniere G, Amad A, Danel T, Thomas P, Roelandt J-L (2020) Mental disorders on admission to jail: a study of prevalence and a comparison with a community sample in the north of France. Eur Psychiatr 63(1). https://doi.org/10.1192/j.eurpsy.2020.38. Zugriffsdatum 14.03.2024

Fructuoso A, Heller P, Perroud N (2019) Prise en charge des comportements autodommageables en milieu pénitentiaire. In: Wolff H, Niveau G (Hrsg) Santé en prison. RMS éditions, S 627–643

Gétaz L (2019) Améliorer le contrôle des maladies infectieuses. Prison-Info 2:20–23

Gétaz L, Chacowry K, Baggio S, Wolff H (2019) Maladies transmises sexuellement et par le sang en détention. In: Wolff H, Niveau G (Hrsg) Santé en prison. RMS éditions, S 367–379

Gétaz L, Wolff H, Golay D, Heller P, Baggio S (2021) Suicide attempts and Covid-19 in prison: Empirical findings from 2016 to 2020 in a Swiss prison. Psychiatry Res 303:114107. https://doi.org/10.1016/j.psychres.2021.114107. Zugriffsdatum 14.03.2024

Gonçalves LC, Baggio S, Weber M, Urwyler T, Noll T, Singh JP, Rossegger A, Endrass J (2021a) Recidivism in Switzerland: The influence of custodial sanctions. Swiss Med Wkly 151(1112):w20462. https://doi.org/10.4414/smw.2021.20462. Zugriffsdatum 14.03.2024

Gonçalves LC, Baggio S, Weber M, Gétaz L, Wolff H, Singh J, Naegeli A, Rossegger A, Endrass J (2021b) COVID-19 Inmate Risk Appraisal (CIRA): development and validation of a screening tool to assess COVID-19 vulnerability in prisons. Swiss Med Wkly 151(5–6). https://doi.org/10.4414/smw.2021.20471. Zugriffsdatum 14.03.2024

Gonçalves LC, Heller P, Bachmann A-CB, Barbolini J, Fuhrer C, Gétaz L, Luke E, Wolff H, Baggio S (2024) Mental health consultations in immigration detention: What can we learn from clinical records? Int J Public Health 69. https://doi.org/10.3389/ijph.2024.1605896. Zugriffsdatum 14.03.2024

Graf M, Wermuth P, Häfeli D, Weisert A, Reagu S, Pflüger M, Taylor P, Dittmann V, Jones R (2013) Prevalence of mental disorders among detained asylum seekers in deportation arrest in Switzerland and validation of the Brief Jail Mental Health Screen BJMHS. Int J Law Psychiatry 36(3–4):201–206. https://doi.org/10.1016/j.ijlp.2013.04.009. Zugriffsdatum 14.03.2024

Gravier B, Marcot D (2019) Comportements violents en prison. In: Wolff H, Niveau G (Hrsg) Santé en prison. RMS éditions, S 565–580

Isenhardt A, Hostettler U (2020) Inmate violence and correctional staff burnout: the role of sense of security, gender, and job characteristics. J Interpers Viol 35(1–2):173–207. https://doi.org/10.1177/08862605166811. Zugriffsdatum 14.03.2024

Konferenz der Schweizer Gefängnisärztinnen und -ärzte (KSG) (2024) KSG. https://www.cmps-ksg.ch/. Zugriffsdatum 14.03.2024

Maruschak LM, Bronson J, Alper M (2021) Medical problems reported by prisoners: Survey of prison inmates, 2016. Bureau of Justice Statistics, United States government,

Moschetti K, Zabrodina V, Stadelmann P, Wangmo T, Holly A, Wasserfallen JB, Elger BS, Gravier B (2017) Exploring differences in healthcare utilization of prisoners in the Canton of Vaud, Switzerland. PLoS One 12(10):1–15. https://doi.org/10.1371/journal.pone.0187255. Zugriffsdatum 14.03.2024

Nationale Kommission zur Verhütung von Folter (NKVF) (2022) Gesamtbericht über die schweizweite Überprüfung der Gesundheitsversorgung im Freiheitsentzug durch die Nationale Kommission zur Verhütung von Folter (2019–2021). https://www.nkvf.admin.ch/nkvf/de/home/publikationen/schwerpunktberichte/gesundheitsversorgung-freiheitsentzug.html. Zugriffsdatum 14.03.2024

Nationale Kommission zur Verhütung von Folter (NKVF) (2024) NKVF. https://www.nkvf.admin.ch/nkvf/de/home.html. Zugriffsdatum 14.03.2024

Pont J, Stöver H, Wolff H (2012) Dual loyalty in prison health care. Am J Public Health 102(3):475–480. https://doi.org/10.2105/AJPH. Zugriffsdatum 14.03.2024

Prins SJ (2014) Prevalence of mental illnesses in U.S. state prisons: a systematic review. In: Psychiatric services, Bd 65, Ausgabe 7. American Psychiatric Association, S 862–872. https://doi.org/10.1176/appi.ps.201300166. Zugriffsdatum 14.03.2024

Rieder J, Bertrand D, Wolff H, Gravier B, Pasche C, Bodenmann P (2010) Santé en milieu pénitentiaire: Vulnérabilité partagée entre détenus et professionnels de la santé. Rev Med Suisse 4(257):1462–1465.   https://www.revmed.ch/revue-medicale-suisse/2010/revue-medicale-suisse-257/sante-en-milieu-penitentiaire-vulnerabilite-partagee-entre-detenus-et-professionnels-de-la-sante. Zugriffsdatum 14.03.2024

Rieder J, Casillas A, Mary G, Secretan AD, Gaspoz JM, Wolff H (2013) Health care in small prisons: incorporating high-quality standards. Int J Prison Health 9(1):20–30

Schweizerische Akademie der Medizinischen Wissenschaften (SAMW) (2019) Finanzierung medizinischer Leistungen im Gefängnis. https://www.samw.ch/dam/jcr:a5381600-1f0c-47f0-aca9-97a517078569/stellungnahme_samw_finanzierung_med_leistungen_gefaengnis_2019.pdf. Zugriffsdatum 14.03.2024

Schweizerische Kompetenzzentrum für den Justizvollzug (SKJV) (2024a) Monitoring Justizvollzug. https://www.skjv.ch/de/unsere-dienstleistungen/monitoring-justizvollzug. Zugriffsdatum 14.03.2024

Schweizerische Kompetenzzentrum für den Justizvollzug (SKJV) (2024b) Vollzug. https://www.skjv.ch/de/was-ist-justizvollzug/vollzug. Zugriffsdatum 14.03.2024

Schweizerische Kompetenzzentrum für den Justizvollzug (SKJV) (2024c) Strafrechtliche Sanktionen. https://www.skjv.ch/de/was-ist-justizvollzug/strafrechtliche-sanktionen. Zugriffsdatum 14.03.2024

Schweizerische Kompetenzzentrum für den Justizvollzug (SKJV) (2024d) Organisation. https://www.skjv.ch/de/was-ist-justizvollzug/organisation. Zugriffsdatum 14.03.2024

Schweizerisches Rotes Kreuz (2023) Gesundheitsförderung im Freiheitsentzug in der Schweiz. https://www.migesplus.ch/publikationen/gesundheitsfoerderung-im-freiheitsentzug-in-der-schweiz. Zugriffsdatum 14.03.2024

Sprumont D, Schaffter G, Hostettler U, Richter M, Perrenoud J (2009) Pratique médicale en milieu de détention: „Effectivité des directives de l'Académie Suisse des sciences médicales sur "l'exercice de la médecine auprès de personnes détenues. Schweizerische Akademie der Medizinischen Wissenschaften (SAMW),

The Organization for Economic Cooperation and Development (OECD) (2023) OECD Health at a Glance 2023 Country Note – Switzerland. https://www.oecd.org/switzerland/health-at-a-glance-Switzerland-EN.pdf. Zugriffsdatum 14.03.2024

Thommen M (2018) Introduction to Swiss law. Carl Grossmann Verlag,

Université de Genève (2024) CAS Santé en milieu pénitentiaire. https://www.unige.ch/formcont/cours/formationpenitentiaire#. Zugriffsdatum 14.03.2024

Université de Lausanne (2024) Psychiatrie et psychologie légales et forensiques. https://www. formation-continue-unil-epfl.ch/formation/psychiatrie-psychologie-legales-forensiques-cas/#. Zugriffsdatum 14.03.2024

Voller F, Silvestri C, Martino G, Fanti E, Bazzerla G, Ferrari F, Grignani M, Libianchi S, Pagano AM, Scarpa F, Stasi C, Di Fiandra T (2016) Health conditions of inmates in Italy. BMC Public Health 16(1). https://doi.org/10.1186/s12889-016-3830-2. Zugriffsdatum 14.03.2024

Wolff H, Sebo P, Haller DM, Eytan A, Niveau G, Bertrand D, Gétaz L, Cerutti B (2011) Health problems among detainees in Switzerland: a study using the ICPC-2 classification. BMC Public Health 11. https://doi.org/10.1186/1471-2458-11-245. Zugriffsdatum 14.03.2024

Wolff H, Casillas A, Perneger T, Heller P, Golay D, Mouton E, Bodenmann P, Getaz L (2016) Self-harm and overcrowding among prisoners in Geneva, Switzerland. Int J Prison Health 12(1):39–44. https://doi.org/10.1108/IJPH-04-2015-0009. Zugriffsdatum 14.03.2024

Zhong S, Senior M, Yu R, Perry A, Hawton K, Shaw J, Fazel S (2021) Risk factors for suicide in prisons: A systematic review and meta-analysis. Lancet Public Health 6(3):e164–e174. https://doi.org/10.1016/S2468-2667(20)30233-4. Zugriffsdatum 14.03.2024

Heino Stöver

16.1 Einleitung

Der Freiheitsentzug an sich, die Trennung von Partner:innen, Familien, Kindern und Freunden ist gesundheitlich an sich sehr belastend – psychisch und physisch. Ebenso das Ertragen von Schuld- und Schamgefühlen und das Wissen um Leid, das Anderen zugefügt wurde, oder das Wissen um ungerechtfertigte Behandlung. Hohe Belegungsdichte, geschlossene Räume und die (erlernte) Unselbstständigkeit aufgrund hierarchischer Strukturen führen zudem oft zu Stress, Gewalttätigkeiten und weiteren gesundheitlich relevanten Belastungen. Bewegungsarmut, Langeweile und Perspektivlosigkeit kennzeichnen schließlich die alltägliche Lebenssituation der Gefangenen. Mangelnde Möglichkeiten der Einflussnahme auf alltägliche Verrichtungen führen bei vielen Insassen zu Passivität und einem „Sich-Treiben-Lassen". Ebenso verstärken strukturelle Vorgaben die Situation. Diesen gesundheitsabträglichen Bedingungen der Haft muss daher aktiv entgegengewirkt werden.

Eine gute medizinische Versorgung in Haft ist neben angemessener Unterbringung und Beratungs-/Behandlungs-/Bewegungsangeboten und sozialen Reintegrationsmaßnahmen ein wichtiger Baustein für eine erfolgreiche Resozialisierung und damit der Vermeidung einer Rückfälligkeit, denn nicht behandelte Erkrankungen können die (Wieder-)Eingliederung in die Gesellschaft oft erheblich erschweren.

Der Justizvollzug steht vor massiven Herausforderungen bezüglich der gesundheitlichen Versorgung Gefangener:

H. Stöver (✉)
Fachbereich 4: Soziale Arbeit und Gesundheit, Frankfurt University of Applied Sciences, Frankfurt am Main, Deutschland
e-mail: hstoever@fb4.fra-uas.de

- Zunahme von chronischen Erkrankungen und Multimorbiditäten sowie höhere Lebenserwartungen, die altersgerechte Versorgungs- und Pflegekonzepte erfordern,
- höhere Prävalenz an somatischen Erkrankungen Gefangener,
- steigende Anzahl von psychisch auffälligen Gefangenen,
- steigende Anzahl nicht deutschsprechender Gefangener,
- Zunahme von Gefangenen aus Herkunftsländern mit hohen Krankheitsbelastungen (mit z. T. schweren Infektionserkrankungen wie Tuberkulose),
- massive Substanzgebrauchsstörungen, die häufig mit Infektionserkrankungen wie Hepatitis und HIV/AIDS einhergehen.

Demgegenüber stehen strukturelle Einschränkungen der gesundheitlichen Versorgung:

- Keine freie Arztwahl/Ärztinwahl! Sich den Arzt/die Ärztin nicht aussuchen zu können, sondern komplett von ihm/ihr abhängig zu sein, kann schwerwiegende Belastungen für das Vertrauensverhältnis zwischen Patient:in und Arzt/Ärztin bedeuten. Ihre Unabhängigkeit müssen Ärzt:innen in Haft daher permanent sichtbar zum Ausdruck bringen (s. Kap. 4).
- Die fehlende freie Arztwahl/Ärztinwahl wird besonders im Frauenvollzug deutlich. Formuliert wird dies u. a. in der Forderung nach gendergerechter/-sensibler ärztlicher Versorgung der AG Frauenvollzug (AG Frauenvollzug 2013, S. 43).
- Insbesondere die Übergänge von der Freiheit in die Haft und wieder hinaus bilden enorme Schnittstellenprobleme einer kontinuierlichen Gesundheitsversorgung und münden oft in Abbrüchen sowie Unter- oder Fehlversorgungen (Jamin und Stöver 2020).
- Intramurale medizinische Dienste sind auf die medizinische Sekundärversorgung nur unzureichend vorbereitet. Während die Primärversorgung zu einem hohen Teil gewährleistet wird, werden sekundäre und tertiäre Behandlungsbedarfe (Ko-/Multimorbiditäten, psychiatrische, geriatrische, infektiologische, suchtmedizinische Störungen und Erkrankungen) oft nicht ausreichend abgedeckt.
- Gesundheitlich stark vorbelastete Gefangene, v. a. mit psychischen Störungen/ Erkrankungen (v. a. Substanzgebrauchsstörungen), aber auch geriatrische Problematiken, stellen enorme Herausforderungen dar. Diese Gesundheitsbelastungen bilden Herausforderungen, die mit keiner hausärztlichen, eher aber mit einer Schwerpunktpraxis verglichen werden können, die im Justizvollzug allenfalls von einigen Justizvollzugskrankenhäuser (JVKs) (s. Kap. 9) abgedeckt werden.
- Der Druck von innen und von außen bezogen auf die Erwartung an je eine spezifische Ausgestaltung der „Anstaltsmedizin" ist enorm hoch: Abstinenzforderungen/-unterstützung bei sicherheitsrelevanten Entscheidungen und Maßnahmen, Forderungen nach einem Abstandsgebot der Qualität medizinischer Versorgung zu der in Freiheit seitens der Mehrheit der Bevölkerung sind nur einige der Interessenkonflikte, in die Anstaltsärzt:innen geraten können (s. Kap. 2).

- Iatrogene Störungen/Erkrankungen[1] stellen besondere Herausforderungen für die gesundheitliche Versorgung dar, und sind besonders schwer zu diagnostizieren. Entsprechend umfangreich sind die Versorgungs- und Organisationsprobleme.

Abgesehen von einem allgemeinen Ärzt:innenmangel muss für den Justizvollzug festgestellt werden, dass dort oft Ärzt:innenstellen nicht besetzt werden können, weil die Ausübung des ärztlichen Berufes im Gefängnis wenig lukrativ ist, sogar stigmatisierend sein kann – trotz hoher Verantwortung und komplexer medizinischer Herausforderungen. Die Auswahlmöglichkeiten an qualifizierten Bewerber:innen trotz gesicherter Beamt:innenlaufbahn und z. T. erheblichen Zuschlägen ist oft stark eingeschränkt.

Die Organisation der medizinischen Versorgung sieht außerdem keine CME-basierte Fortbildung vor. Fortbildung beruht auf Freiwilligkeit und Interesse der Ärzt:innen.

Qualitätssicherung der gesundheitlichen Versorgung und Patient:innen-/Zufriedenheitsbefragungen sind in Haft wenig ausgeprägt.

Insgesamt wird deutlich, dass Anstaltsärzt:innen ein Setting-orientiertes Professionsverständnis und oft erhebliches Rückgrat beweisen müssen, um ihre professionelle Unabhängigkeit wahren zu können. Sie müssen über beruflich-ethische Leitlinien allgemein und über medizinische Ethik im Vollzug im Besonderen informiert sein (s. Kap. 2), um zu wissen, wie sie bspw. mit sicherheitsrelevanten Anforderungen an sie umgehen müssen (Keppler 2009).

16.1.1 Von der Gesundheits*fürsorge* zur Gesundheitsförderung

Im alten Bundesstrafvollzugsgesetz (s. Kap. 11) wird von Gesundheitsfürsorge gesprochen (§ 56–66 StVollzG), – dies stellt jedoch ein veraltetes Konzept gesundheitlicher Versorgung von Ärzt:innen für kranke Menschen dar. Es basiert auf einem überwiegend kurativen Verständnis von Medizin. Präventive Ansätze hingegen, moderne auf beispielsweise „partizipativer Entscheidungsfindung" basierende Ansätze proaktiver gesundheitlicher Versorgung (mit Impf- und Vorsorgeuntersuchungsangeboten), die auch zu einer verbesserten Adhärenz beitragen, kommen leider zu kurz. „Anstaltsmedizin" oder „Gefängnismedizin" sind ungenügende Begriffe für eine gesundheitliche Versorgung die sich grundsätzlich am Äquivalenzprinzip und an den Richtlinien der gesetzlichen Krankenversicherung (GKV) orientieren muss. „Anstaltsmedizin" suggeriert eine „Extra-Medizin", die es aber nicht gibt. Der Begriff bzw. das Konzept der „Gesundheits*fürsorge*" reflektiert nicht die in Freiheit entwickelten Konzepte von Gesundheitsförderung, die partizipativ, Setting- und Ressourcen-orientiert konzipiert sind, und alle im Vollzug lebenden und arbeitenden Menschen (auch die Bediensteten), sowie die baulich-physikalischen Bedin-

---

[1] Iatrogene Erkrankungen sind unerwünschte gesundheitliche Folgen einer ärztlichen Behandlung.

gungen einbeziehen würden: Ein Begriff, der die Gesundheitsförderung im Vollzug kurz und knapp und inhaltsgerecht beschreiben würde, wäre „Healthy Prisons" (vgl. Stöver 2000).

16.1.2 Gesundheitsberichterstattung

Um den Umfang und die Qualität der medizinischen Versorgung in Haft bemessen zu können, sollte der Ist-Zustand detailliert beschrieben und analysiert werden. Als besonders hilfreich erweist sich die Gesundheitsberichterstattung über die gesundheitliche Versorgung Gefangener. Im baden-württembergischen Justizvollzug werden seit dem Jahr 2008 systematisch Gesundheitsdaten der Gefangenen in den JVAen erhoben und durch das JuM in einem jährlichen Gesundheitsbericht zusammengefasst und ausgewertet. Der Bericht gliedert sich in folgende Rubriken:

- Justizvollzugsstatistik,
- Infektionskrankheiten,
- Gebrauch von Drogensubstanzen,
- psychische Störungen,
- Prävention,
- Betreuung,
- Risikoverhalten im Vollzug,
- Krankenhausaufenthalte,
- Vorstellungen bei Fachärzt:innen und Psychotherapeut:innen,
- zahnärztliche Versorgung.

Diese Daten bilden die Grundlage für eine Steuerung und Mittelallokation der gesundheitlichen Versorgung Gefangener, der Arbeitsbedingungen Bediensteter und der räumlich-physikalischen Bedingungen (s. Justizministerium Baden-Württemberg 2020).

16.1.3 Parallelsystem intramuraler Gesundheitsversorgung

Anders als in einigen anderen europäischen Ländern (vgl. van Hout et al. 2024) wird in Deutschland an dem Versorgungsmodell über sog. Anstalts- und Vertragsärzte festgehalten. Während in einigen Ländern Europas die gesundheitliche Versorgung Gefangener von medizinischen Diensten der Gemeinde und auch durch Hausärzt:innen übernommen wird, wird dieses System für Deutschland nicht einmal diskutiert. Dabei war in den 1970er-Jahren die Einbeziehung in die GKV vom Gesetzgeber gewollt und sollte weiterverfolgt werden. Allenfalls eine Lockerung der spezialisierten medizinischen Versorgung in den Justizvollzugskrankenhäusern wird in einigen Bundesländern aufgegeben, zugunsten der Einrichtung von besonders gesicherten Krankenräumen in öffentlichen Krankenhäusern (s. Kap. 9).

Die gesundheitlichen Probleme der Gefangenen (und Bediensteten) sind immens und für die Gefangenen stellt sich die Frage, ob die international und auch in Deutschland verpflichtenden Standards nach „Äquivalenz", d. h. medizinische/gesundheitliche Versorgung entsprechend des Standards in der Kommune/des Landes, mit der gegenwärtigen Organisation der gesundheitlichen Versorgung Gefangener eingehalten werden können? Insbesondere anhand der genannten Beispiele werden die strukturellen Probleme und Schwierigkeiten deutlich, die v. a. aus dem von der öffentlichen Gesundheitsversorgung entkoppelten Parallelsystem intramuraler Gesundheitsversorgung entstehen. Kernprobleme dieses Parallelsystems bleiben:

- das Herausfallen der Gefangenen aus der gesetzlichen Krankenversicherung (mit erheblichen Problemen des Zeitverzugs wieder in die Krankenkasse aufgenommen zu werden),
- der Wegfall der freien Arztwahl/Ärztinwahl und die damit verbundenen Probleme des Misstrauens gegenüber dem Einhalten der ärztlichen Schweigepflicht und der Vertraulichkeit des Umgangs mit sensiblen Daten,
- sowie der erhebliche Zeitverzug in der Einführung von State-of-the-Art-Medizin im Justizvollzug, die oft erst durch richterliche Entscheidungen erzwungen wird.[2]

„Anstaltsmedizin ist Monopolmedizin" (Keppler 2009, S. 85), dieser Umstand verlangt von den beteiligten Akteur:innen ein hohes Maß an Selbstreflektion im Sinne der Frage: „Wie gehe ich mit der mir zugewiesenen Macht um, wie bemühe ich mich um die Einhaltung von GKV-Standards, wieweit trenne ich mich von einer traditionellen Anstaltsmedizin in Richtung gesundheitlicher Versorgung Gefangener?"

16.2   Einbeziehung Gefangener in die Kranken- und Pflegeversicherung

Bis heute unterliegen Strafgefangene und Sicherungsverwahrte in der Bundesrepublik Deutschland einer gesetzlichen Arbeitspflicht. Ihre Arbeitstätigkeit wird aber nicht im gleichen Maße sozialrechtlich geschützt wie Arbeit außerhalb der Haft. Nach der derzeitigen Gesetzeslage sind alle Gefangenen zwar ausdrücklich in die Unfall- und Arbeitslosenversicherung (§ 2 Absatz 2 Satz 2 des Siebten Buches Sozialgesetzbuch [SGB VII] sowie § 26 Absatz 1 Nummer 4 des Dritten Buches Sozialgesetzbuch [SGB II]), aber nur ein kleiner Teil ist in die Kranken-, Pflege- und Rentenversicherung einbezogen. Dass Gefangene in die Sozialversicherungen einbezogen werden sollen, ist bereits vor 37 Jahren im Rahmen einer grundlegenden Gesamtreform des Strafvollzugswesens mit Erlass des Strafvollzugsgesetzes (StVollzG) festgelegt worden. Damals wie heute gilt, dass es „nicht gerechtfertigt ist, neben den notwendigen Einschränkungen, die der Freiheitsentzug unvermeidbar

---

[2] Vgl. etwa aktuelle Entscheidung des Bundesverfassungsgerichts (2 BvR 1661/23) vom 05.12.2023 zum „Ausschleichen" aus der Substitutionsbehandlung.

mit sich bringt, weitere vermeidbare wirtschaftliche Einbußen zuzufügen" (Bundestagsdrucksache 7/918, S. 67). Doch das damals in den §§ 190 ff. StVollzG angekündigte besondere Bundesgesetz, mit dem die Gefangenen in die Sozialversicherungen einbezogen werden könnten, ist bis heute verzögert und verschoben worden (vgl. Bundestagsdrucksache 18/2606 v. 24.09.2014; Der Paritätische Gesamtverband 2016).

Die Bestimmungen der gesetzlichen Kranken- und Pflegeversicherung müssten dahingehend geändert werden, dass Strafgefangene und Sicherungsverwahrte in die gesetzliche Kranken- und Pflegeversicherung einbezogen werden und die im Strafvollzug geleistete Arbeit in der gesetzlichen Kranken- und Pflegeversicherung paritätisch beitragspflichtig und anspruchsbegründend wirkt. Die sozialrechtliche Ungleichbehandlung zwischen Berufsfreigängern und Inhaftierten, die innerhalb der Strafvollzugsanstalt arbeiten, ist auch im Hinblick auf Artikel 3 des Grundgesetzes problematisch und kann nur behoben werden, wenn alle Strafgefangenen und Sicherungsverwahrten in die gesetzliche Kranken- und Pflegeversicherung einbezogen werden. Die Nichteinbeziehung in die gesetzliche Kranken- und Pflegeversicherung wirkt sich auf die Zeit nach der Haftentlassung aus. So sind Ansprüche auf eine Mitgliedschaft in der Krankenversicherung der Rentner (KVdR) und auf Leistungen der gesetzlichen Pflegeversicherung an bestimmte Vor- oder Mindestversicherungszeiten geknüpft. In der gesetzlichen Pflegeversicherung müssen beispielsweise in den 10 Jahren vor Antragstellung mindestens 2 Jahre Mitgliedschaft- oder Mitversicherungszeit nachgewiesen werden, um die Sozialversicherung in Anspruch nehmen zu können.

16.2.1 Übertragung der Verantwortlichkeit der gesundheitlichen Versorgung vom Justizministerium auf die Gesundheitsministerien (Van Hout et al. 2024)

Die internationale Diskussion um die Qualität und die Organisation der gesundheitlichen Versorgung Gefangener in Europa wird v. a. von dem WHO-initiierten „Health in Prisons Programme" seit 1995 geführt (das einzige übrigens weltweit). Die strategischen Ziele dieses Programms sind die Verbesserung der Haftbedingungen und der Gesundheit Gefangener, die Stärkung der Zusammenarbeit zwischen den gesundheitlichen Versorgungssystemen in Haft und den umgebenden nationalen Gesundheitssystemen (WHO 2023a).

Gesundheitsdaten der europäischen Mitgliedsorganisationen werden in einer Datenbank zusammengefasst (Health In Prisons European Database (HIPED) (WHO 2019, 2023a, b).

Die Moscow Declaration der WHO hat 2003 empfohlen, die Gesundheitsversorgung in Haft eng zu verzahnen mit den Einrichtungen, die auch in Freiheit dafür zuständig sind, d. h. eine enge Kooperation zwischen dem Ministerium für Gesundheit und dem Ministerium das zuständig für den Strafvollzug ist (WHO 2003). Der Europarat hat diese Empfehlung aufgegriffen und präzisiert in den „European Prison Rules" (1973, 1987, 2006, 2020), die Regeln enthalten bzgl. der Gesundheitsversorgung in Gefängnissen (Council of Europe 2023). Die Europaratsempfehlung No. R (98) 7 (Council of Europe 1999) führt dazu aus: „The role of the Ministry responsible for health should be strengthened in the domain of quality assessment of hygiene, healthcare and organizations of health services in custody, in accordance with national legislation. A clear division of responsibilities and authority should be established between the Ministry responsible for health or other competent ministries, which should co-operate in implementing an integrated health policy in prison."

Die Tab. 16.1 enthält eine Übersicht über die verschiedenen europäischen Dokumente zur Gesundheitsversorgung im Gefängnis.

Tab. 16.1 Europäische Empfehlungen/Regeln zur Gesundheitsversorgung im Gefängnis

Jahr	Dokument
1973	CoE European Prison Rules[a]
1987	CoE Revised European Prison Rules[b]
1993	CPT Healthcare Services in Prisons[c]
1995	WHO Regional Office for Europe Health in Prisons Programme (HIPP) established[d]
1998	CoE Ethical and Organisational Aspects of Health Care in Prison Recommendation No. R (98) 7[e]
1999	WHO Regional Office for Europe Consensus Statement on Mental Health[f]
2003	WHO Regional Office for Europe Consensus Statement on promoting the health of young people in custody[g]
2003	WHO Regional Office for Europe Moscow Declaration on Prison Health as a Part of Public Health[h]
2006	CoE Revised European Prison Rules[i]
2007	WHO Regional Office for Europe Health in Prisons Guide[j]
2008	WHO Regional Office for Europe Trenčín Statement regarding provision of health care to those with mental health problems in prison[k]
2009	WHO Regional Office for Europe Madrid Recommendation Health protection in prisons as an essential part of public health[l]
2013	WHO Regional Office for Europe Good Governance for Prison Health Policy Brief[m]
2014	WHO Regional Office for Europe Prisons and Health technical support report for prison staff[n]
2014	CoE Strasbourg Conclusions on Prisons and Health[o]
2017	WHO Regional Office for Europe Lisbon Conclusions regarding drug related harm in prisons[p]
2019	WHO Regional Office for Europe Helsinki Conclusions Prison health systems: the interface with wider national health systems[q]
2019	CoE Organisation and Management of Health Care in Prison: Guidelines[r]
2020	WHO Regional Office for Europe Organisational Models of Prison Health[s]
2020	CoE Revised European Prison Rules[t]
2021	WHO Regional Office for Europe prison health framework for assessing prison health system performance[u]

(Fortsetzung)

Tab. 16.1 (Fortsetzung)

[a] CoE. Guidance document on the European Prison Rules, 2023. Guidance document on the European Prison Rules (coe.int)

[b] CoE. Guidance document on the European Prison Rules, 2023. Guidance document on the European Prison Rules (coe.int)

[c] CPT. Healthcare Services in Prisons. CPT/Inf(93)12-part, 1993. https://rm.coe.int/16806ce943

[d] WHO Europe. Improving the health of people living in prisons in the WHO European Region: the work of the Health in Prisons Programme of the WHO Regional Office for Europe, 2022–2023, 2023. https://iris.who.int/handle/10665/369509

[e] CoE. Ethical and Organisational Aspects of Health Care in Prison, 1999. www.ojp.gov/ncjrs/virtual-library/abstracts/ethical-and-organisational-aspects-health-care- prison

[f] WHO Europe. Mental health promotion in prisons: report on a WHO meeting, The Hague, Netherlands 18–21 November 1998, 1999. https://iris.who.int/handle/10665/108156

[g] WHO Europe. Promoting the Health of Young People in Custody. A consensus statement on principles, policies and practices, 2003. http://www.hipp-europe.org/ resources/doh_promohealth_text.pdf

[h] WHO Europe. Moscow Declaration on prison health as part of public health: adopted in Moscow on 24 October 2003, 2003. https://iris.who.int/handle/10665/352130

[i] CoE. Guidance document on the European Prison Rules, 2023. Guidance document on the European Prison Rules (coe.int)

[j] WHO Europe. Health in prisons: a WHO guide to the essentials in prison health, 2007. https://iris.who.int/handle/10665/107829

[k] WHO Europe. Trenčín Statement on Prisons and Mental Health, 2008. Trenčín statement on prisons and mental health (who.int)

[l] WHO Europe. The Madrid recommendation: health protection in prisons as an essential part of public health, 2009. https://iris.who.int/handle/10665/108579

[m] WHO Europe. Good governance for prison health in the 21st century: a policy brief on the organization of prison health, 2013. https://iris.who.int/handle/10665/326388

[n] WHO Europe. Prisons and health, 2014. https://iris.who.int/handle/10665/128603

[o] CoE. Strasbourg Conclusions on Prisons and Health, 2014. rm.coe.int/strasbourgconclusions-on-prisons-and-health-final-draft-20-june-2014/168075f56c

[p] WHO Europe. Conclusions of the WHO international meeting on prisons and health: Lisbon 2017, 2018. https://iris.who.int/handle/10665/345712

[q] WHO Europe. 6th Prison Health Conference: prison health systems: the interface with wider national health systems: Helsinki, Finland, 26–27 March 2019. https://iris.who.int/handle/10665/347071?show=full

[r] CoE. Organisation and Management of Health Care in Prison: Guidelines, 2019. 168093ae69 (coe.int)

[s] WHO Europe. Organizational models of prison health: considerations for better governance, 2020. https://iris.who.int/handle/10665/336214

[t] CoE Guidance document on the European Prison Rules, 2023. Guidance document on the European Prison Rules (coe.int)

[u] WHO Europe. The WHO prison health framework: a framework for assessment of prison health system performance, 2021. https://iris.who.int/handle/10665/344561

Obwohl es kein ausschließliches, ideales Modell der Organisation und Durchführung für die Gesundheitsversorgung in Haft gibt (McLeod et al. 2020; WHO 2020; Council of Europe 2014) zeigt sich innerhalb der letzten 20 Jahre, seit der Moscow Declaration, eine deutliche Verschiebung der Zuständigkeiten von Ministerien der Justiz bzw. Inneres hin zu Gesundheitsministerien. Bis zum Oktober 2023, haben 13 Europaratsmitgliedsländer und ein Europaratskandidat (Kosovo) diese Umstellung vorgenommen.

Eine partielle Umstellung wurde dokumentiert für Spanien (Katalonien und das Baskenland) und die Schweiz (Kantone Genf, Wallis, Waadt, Neuchâtel und Basel-Stadt).

Drei Europaratsmitgliedsländer organisieren die gesundheitliche Versorgung Gefangener interministeriell (Malta, Portugal, Türkei).

Die berichteten Erfolge beziehen sich auf eine Verbesserung der Qualität der gesundheitlichen Versorgung Gefangener, ein größeres Bewusstsein bezüglich der Gesundheit im Gefängnis, verbesserte klinische und professionelle Standards, eine größere Transparenz, die Anwendung evidenz-basierter Antworten auf Herausforderungen, Verbesserungen in der Ausbildung der Bediensteten, eine reduzierte professionelle Isolation, der Einbezug von Gefangenen in die allgemeine Gesundheitsförderung und eine Verbesserung der Versorgung im Prozess der Entlassung (z. B. Italien, Baskenland in Spanien, Vereinigtes Königreich) (Leaman et al. 2017)

16.2.2 Schlussfolgerungen

Insbesondere der Zugang zu erprobten, bewährten und anerkannten Hilfe- und Behandlungsmethoden in Haft ist im Vergleich zur Situation in Freiheit in manchen Bereichen (v. a. in der Prävention, der Suchtkrankenversorgung und Infektionsprophylaxe) unzulänglich. Dies führt auf der einen Seite zu Behandlungsdiskontinuitäten mit z. T. erheblichen Auswirkungen auf den gesundheitlichen Status in und nach der Haft. Auf der anderen Seite finden in Haft z. B. erstmals Diagnostik und Behandlungen von Störungen und Krankheiten statt (z. B. viele somatische Störungen, HCV/HIV).

Strafgefangene und Sicherungsverwahrte sollen in die gesetzliche Krankenversicherung (SGB V) und die Pflegeversicherung (SGB XI) aufgenommen werden.

Modelle, die die sicherheitsorientierte Anstaltsmedizin mit dem strukturellen Problem dualer Loyalitäten (Pont et al. 2012), paralleler Gesundheitsversorgungsstrukturen überwinden und eine Umorganisation der Verantwortung vom Ministerium der Justiz zu den Gesundheitsministerien zur besseren Einhaltung des Äquivalenzprinzips befürworten, werden international gerade stark diskutiert (van Hout et al. 2024) und sollten weiterhin in die Diskussion um die Verbesserung der gesundheitlichen Versorgung auch in Deutschland einbezogen werden.

Entlang des bundesweit einmaligen „Medizinischen Versorgungskonzeptes" aus Baden-Württemberg (2020) sollten folgende Themen intensiver diskutiert und in die Praxis umgesetzt werden:

- „Telemedizin im Justizvollzug",
- einheitliche Qualität der medizinischen Versorgung mit Bildung von medizinischen Kompetenzzentren,
- Verbesserung der medizinischen Versorgung und Teilhabechancen von körperbehinderten oder mehrfachbehinderten Gefangenen,
- Bildung einer Abteilung für Schwerstpflege im JVKH,

- Versorgungsmodelle für ältere und schwerbehinderte Gefangene (z. B. barrierefreie Gestaltung des Krankenreviers),
- Einführung einer elektronischen Krankenakte im JVKH,
- Überprüfung der Möglichkeit, Erforderlichkeit und ggf. des Aufschubs einer sofortigen Vollstreckung der Ersatzfreiheitsstrafe vor einer Aufnahme im Justizvollzug,
- Zusammenarbeit von Justiz- und Maßregelvollzug auf regionaler und landesweiter Ebene mit dem Ziel des Abschlusses einer landesweiten Kooperationsvereinbarung,
- Etablierung von Qualitätszirkeln als zentrales und übergreifendes Gremium zur Qualitätssicherung und Qualitätsentwicklung,
- Depotsubstitution und nahtlose Anschlusssubstitution nach Haftentlassung, und Naloxon-Programme (Übergangsmanagement im Rahmen der Suchtbehandlung, Mortalitätsprophylaxe),
- obligatorischer Abschluss der „Fachkunde Suchtmedizin" für alle Anstaltsärzt:innen,
- Verbesserung der Personalausstattung in den Krankenrevieren der JVAen und personelle Ausstattung der medizinischen Kompetenzzentren,
- Fortbildungsoffensive für Fortbildung für Anstaltsärzt:innen und Krankenpflegepersonal,
- Schaffung von Weiterbildungsangeboten für Ärzt:innen im Justizvollzug (Weiterbildungen [auch abschnittsweise] zu einzelnen Facharztqualifikationen).

Eine ganzheitliche, interdisziplinäre Perspektive ist nötig, bei der nicht nur die Verbesserung der medizinischen Versorgung Gefangener, sondern auch die Arbeitsbedingungen und der Qualifikationsbedarf (und die Gesundheit) der Bediensteten in den Blick genommen wird, ebenso wie die physisch-baulichen Bedingungen für das Leben und Arbeiten im Justizvollzug.

Literatur

AG Frauenvollzug (2013) „Wir fordern eine Strukturreform im Frauenvollzug". 10 Lebensnotwendigkeiten für inhaftierte Frauen. In: BAG-S (Hrsg.) Informationsdienst Straffälligenhilfe 21, Heft 1/2013, S. 43

Bundestagsdrucksache 18/2606 (24.09.2014) Antrag der Abgeordneten Matthias W. Birkwald, Ulla Jelpke, Halina Wawzyniak, Sabine Zimmermann (Zwickau), Katja Kipping, Azize Tank, Kathrin Vogler, Harald Weinberg, Birgit Wöllert, Pia Zimmermann und der Fraktion DIE LINKE. Wiedereingliederung fördern – Gefangene in die Renten-, Kranken- und Pflegeversicherung einbeziehen

Council of Europe (1999) Ethical and organisational aspects of health care in prison. Council of Europe. www.ojp.gov/ncjrs/virtual-library/abstracts/ethical-and-organisational-aspects-health-care-prison. Zugegriffen am 03.10.2023

Council of Europe (2014) Report on the Organisation of health care services in prisons in European member states. Council of Europe. www.coe.int/t/dg3/health/Prisonsreport_en.asp. Zugegriffen am 02.10.2023

Council of Europe (2023) Guidance document on the European prison rules. Council of Europe. Guidance document on the European Prison Rules (coe.int). Zugegriffen am 03.10.2023

Der Paritätische Gesamtverband (2016) Positionspapier zu Gesundheit und Haft – gleicher Zugang, gleicher Schutz, gleiche Rechte

Hout V, Claire M, Klankwarth U-B, Fleißner S, Pont J, Stöver H (2024) State of transition to Ministry of Health governance of prison healthcare in the Council of Europe region. Journal: Public Health 229:151–159. https://doi.org/10.1016/j.puhe.2024.01.020, Zugegriffen am 03.10.2023.https://www.sciencedirect.com/science/article/pii/S0033350624000404?via%3Dihub. Zugegriffen am 20.09.2024.

Jamin D, Stöver H (2020) Schnittstelle Haft und Freiheit – Zur Entlassungssituation von Drogengebrauchenden - Das Risiko „Haftentlassung" für Drogengebrauch. In: Forum Strafvollzug, S. 209ff

Keppler K (2009) Überlegungen zu einem Curriculum für die ärztliche Arbeit im Justizvollzug. In: Keppler, Stöver (Hrsg) Gefängnismedizin. Medizinische Versorgung unter Haftbedingungen. Thieme, Stuttgart, S 305–310

Leaman J, Richards AA, Emslie L, O'Moore EJ (2017) Improving health in prisons – from evidence to policy to implementation – experiences from the UK. Int J Prison Health 13(3e4):139e67

McLeod KE, Butler A, Young JT, Southalan L, Borschmann R, Sturup-Toft S et al (2020) Global prison health care governance and health equity: a critical lack of evidence. Am J Publ Health 110(3):303e8

MINISTERIUM DER JUSTIZ UND FÜR EUROPA BADEN-WÜRTTEMBERG (2021) Medizinische Versorgung im baden[1]württembergischen Justizvollzug · Abschlussbericht der Expertenkommission · Abschlussbericht-der-Expertenkommission-Medizinkonzept.pdf (justiz-bw.de). Zugegriffen am 20.09.2024

Pont J, Stöver H, Wolff H (2012) Dual loyalty in prison health care: carry on or abolish? American Journal of Public Health 102(3):475–480. (online: 19 January 2012). http://ajph.aphapublications.org/action/doSearch

Stöver H (2000) Healthy Prisons: Strategien der Gesundheitsförderung im Justizvollzug. BIS, Oldenburg, S 498

World Health Organization (2003) Regional Office for Europe. Declaration on prison health as part of public health. Adopted in Moscow on 24 October 2003. World Health Organization. Regional Office for Europe; 2003. https://iris.who.int/handle/10665/352130. Zugegriffen am 02.10.2023

World Health Organization (2019) Regional Office for Europe. Health in prisons: fact sheets for 38 European countries. World Health Organization. Regional Office for Europe. www.who.int/publications/i/item/who-euro-2019-3694-43453-61042. Zugegriffen am 02.10.2023

World Health Organization (2020) Regional Office for Europe. Organizational Models of prison health: Considerations for better governance. World Health Organization. Regional Office for Europe. https://iris.who.int/handle/10665/336214. Zugegriffen am 02.10.2023

World Health Organization (2023a) Regional Office for Europe. Status report on prison health in the WHO European Region 2022. World Health Organization. Regional Office for Europe. www.who.int/europe/publications/i/item/9789289058674. Zugegriffen am 02.10.2023

World Health Organization (2023b) Regional Office for Europe. Improving the health of people living in prisons in the WHO European region: the work of the health in prisons Programme of the WHO regional Office for Europe, 2022e2023. World Health Organization. Regional Office for Europe. https://iris.who.int/handle/10665/369509. Zugegriffen am 02.10.2023

Stichwortverzeichnis

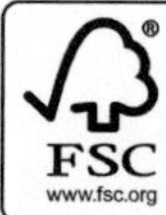